Manual de
Nutrição para o Exercício Físico

3ª edição

Editora
Sueli Longo

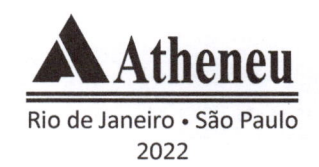

Rio de Janeiro • São Paulo
2022

EDITORA ATHENEU

São Paulo	—	*Rua Maria Paula, 123 – 18º andar* *Tel.: (11)2858-8750* *E-mail: atheneu@atheneu.com.br*
Rio de Janeiro	—	*Rua Bambina, 74* *Tel.: (21)3094-1295* *E-mail: atheneu@atheneu.com.br*

PRODUÇÃO EDITORIAL/CAPA: Equipe Atheneu
DIAGRAMAÇÃO: Villa d'Artes

CIP-BRASIL. CATALOGAÇÃO NA PUBLICAÇÃO
SINDICATO NACIONAL DOS EDITORES DE LIVROS, RJ

M251
3. ed.

Manual de nutrição para o exercício físico / editora Sueli Longo. - 3. ed. - Rio de Janeiro
: Atheneu, 2022.
 ; 24 cm.

Inclui bibliografia e índice
ISBN 978-65-5586-541-7

1. Atletas - Nutrição. 2. Esportes. 3. Exercícios físicos. 4. Aptidão física -
Aspectos nutricionais. I. Longo, Sueli.

22-78752	CDD: 613.2024796 CDU: 613.2:796.071

Meri Gleice Rodrigues de Souza - Bibliotecária - CRB-7/6439

05/07/2022   08/07/2022

Editora

Sueli Longo

Nutricionista. Graduação em Nutrição pela Faculdade de Ciências da Saúde São Camilo. Especialista em Nutrição em Esportes e Exercício Físico pela Associação Brasileira de Alimentação e Nutrição/Conselho Federal de Nutrição (ASBRAN/CFN). Mestre em Comunicação Social pela Universidade Metodista de São Paulo (UMESP). Especialização em Nutrição Clínica pelas Faculdades Integradas São Camilo. Especialização em Nutrição em Cardiologia pela Sociedade de Cardiologia do Estado de São Paulo (SOCESP). Nutricionista da Seleção Brasileira Masculina de Handebol (2000-2005). Vice-Presidente da Associação Brasileira de Nutrição Esportiva (2014--2019). Presidente da Sociedade Brasileira de Alimentação e Nutrição (SBAN) – triênio 2022-2025. Organizadora da obra Série SBAN *Nutrição do Exercício Físico ao Esporte*. Vencedora do "Prêmio Dra. Eliete Salomon Tudisco" – Destaque Profissional 2016 – Categoria Nutrição Esportiva. Diretora do Instituto de Nutrição Harmonie.

Colaboradores

Alexandre de Souza Aguiar

Licenciatura em Química pela Universidade Vale do Rio Verde (UninCor). Bacharel em Nutrição pela Universidade José do Rosário Vellano (UNIFENAS). Especialista em Nutrição Clínica e Metabolismo pela Universidade Gama Filho (UGF). Especialista em Psicologia Positiva pela Pontifícia Universidade Católica do Rio Grande do Sul (PUC-RS).

Alvaro Reischak de Oliveira

Licenciado em Educação Física pela Universidade Federal do Rio Grande do Sul (UFRGS). Doutor em Ciências Biológicas: Fisiologia pela UFRGS. Pós-Doutorado em Metabolismo do Exercício pela Loughborough University – Reino Unido. Professor Titular de Fisiologia do Exercício da Escola de Educação Física, Fisioterapia e Dança da UFRGS (ESEFID-UFRGS). Orientador de Mestrado e Doutorado do Programa de Pós-Graduação em Ciências do Movimento Humano (PPGCMH-UFRGS) e Pesquisador 1D do Conselho Nacional de Desenvolvimento Científico (CNPq).

Ana Beatriz Siqueira Campos Barrella Leone

Nutricionista pelo Centro Universitário São Camilo. Especialista em Ciências e Tecnologia de Alimentos pela Universidade Estadual de Campinas (UNICAMP). Membro da Diretoria da Associação Brasileira de Nutrição Esportiva (ABNE). Nutricionista do Departamento de Ginecologia do Esporte da Universidade Federal de São Paulo (UNIFESP). Nutricionista do Esporte Clube Pinheiros.

Andrea Romero de Almeida

Graduada em Nutrição pela Universidade de São Paulo (USP). Graduada em Psicologia pela Universidade Presbiteriana Mackenzie. Mestre em Saúde Pública pela USP (2000). Especialista pela Universidade Federal de São Paulo (UNIFESP) em Teorias e Técnicas para Cuidados Integrativos e em Administração Hoteleira pelo SENAC. Desde 2010 é Professora da Universidade Presbiteriana Mackenzie, atuando nas áreas de ensino, pesquisa e extensão no curso de Nutrição e Tecnologia em Gastronomia. Atua como Psicóloga nas áreas de Análise do Comportamento e Transtornos Alimentares. Graduada em 2017 pelo Método Friends de ensino de habilidades socioemocionais.

Andrea Zaccaro de Barros

Nutricionista pelo Centro Universitário São Camilo. Especialista em Fisiologia do Exercício pela Escola Paulista de Medicina (UNIFESP). Mestre em Ciências da Saúde pela Centro Universitário Faculdade de Medicina do ABC (FMABC). Diretora Técnica e Proprietária da Vianutri Consultoria Nutricional. Sócia Fundadora da Associação Brasileira de Nutrição Esportiva (ABNE). Presidente nas gestões 2014-2016 e 2017-2019 da Associação Brasileira de Nutrição Esportiva (ABNE). Nutricionista com prática na orientação em diversas modalidades esportivas.

Antonio Herbert Lancha Jr.

Professor Titular em Nutrição pela Universidade de São Paulo (USP). Livre-Docente em Nutrição Aplicada a Atividade Motora da USP. Pós-Doutorado em Medicina Interna pela Washington University in St. Louis, EUA. Mestre e Doutor em Nutrição pela Faculdade de Ciências Farmacêuticas da Universidade de São Paulo (FCF-USP). Pesquisador Convidado INRA Paris-França. Pesquisador Associado Universite Clermint Auverge – Clermont-Ferrand, França.

Carlos Alberto Werutsky

Médico Nutrólogo e do Esporte. Mestre em Ciências do Movimento Humano pela Universidade Federal do Rio Grande do Sul (UFRGS). Doutor em Clínica Médica pela Universidade de São Paulo (USP). Coordenador da Pós-Graduação Médica em Nutrologia Esportiva do Instituto BWS da Associação Brasileira de Nutrologia (ABRAN). Diretor do Departamento de Nutrologia Esportiva da ABRAN.

Claudia Melchior

Nutricionista. Doutora em Ciências pela Escola Paulista de Medicina/Universidade Federal de São Paulo (EPM/UNIFESP). Mestre em Ciências pela EPM/UNIFESP. Especialista em Fisiologia do Exercício e Treinamento Resistido na Saúde, na Doença e no Envelhecimento – Faculdade de Medicina da Universidade de São Paulo (FMUSP) – Centro de Estudos em Ciências da Atividade Física (CECAFI).

Claudia Ridel Juzwiak

Nutricionista. Mestre e Doutora pelo Programa de Pós-Graduação em Pediatria da Escola Paulista de Medicina da Universidade Federal de São Paulo (EPM/UNIFESP). Especialista em Nutrição Clínica e Nutrição em Esporte pela Associação Brasileira de Alimentação e Nutrição (ASBRAN). Pós-Doutora em Antropologia da Alimentação pelo Observatório de la Alimentación (ODELA), Universidade de Barcelona (UB). Professora Associada do Departamento de Ciências do Movimento Humano da Universidade Federal de São Paulo (UNIFESP).

Cláudio Filgueiras Pinto Chinaglia

Nutricionista Clínico e Esportivo. Atendimento em consultório desde 2003. Especialização em Nutrição Esportiva pelas Faculdades Metropolitanas Unidas (FMU). Pós-Graduação em Nutrição Esportiva. Professor de curso de pós-graduação.

Dan L. Waitzberg

Professor Associado do Departamento de Gastroenterologia da Faculdade de Medicina da Universidade de São Paulo (FMUSP). Chefe do Laboratório de Metabologia e Nutrição em Cirurgia Digestiva – Metanutri – FMUSP. Livre-Docente, Doutor e Mestre em Cirurgia pela FMUSP. Diretor-Presidente do Ganep Nutrição Humana. Diretor Científico da Bioma4me.

Daniel Paduan Joaquim

Nutricionista. Pós-Graduado em Fisiologia do Exercício e Mestre em Ciências pela Universidade Federal de São Paulo (UNIFESP). Pesquisador da Academia Paralímpica Brasileira. Foi Nutricionista do Comitê Paralímpico Brasileiro (2013-2019). Nutricionista do Atletismo nos Jogos Paralímpicos do Rio 2016 e da delegação brasileira nos Jogos Parapan-americanos de Lima 2019.

Danielle Cristina Fonseca

Nutricionista pelo Centro Universitário São Camilo. Possui aprimoramento em Nutrição Clínica nas áreas de concentração pediatria e clínica médica (Hospital Geral de Carapicuíba). Especialização em Nutrição Clínica – Centro Universitário São Camilo. Especialização em Nutrição Clínica em Pediatria pelo Instituto da Criança do Hospital das Clínicas da Faculdade de Medicina da Universidade de São Paulo (ICr/HCFMUSP). Mestre em Ciência em Gastroenterologia pela FMUSP. Doutoranda e pesquisadora na linha de microbiota intestinal na saúde e na doença – Metanutri/FMUSP – LIM 35.

Douglas Popp Marin

Doutor em Ciências da Saúde pela Universidade Cruzeiro do Sul. Mestre em Ciência do Movimento Humano e especialista em Fisiologia do Exercício pela Universidade Federal de São Paulo (UNIFESP). Graduado em Educação Física pela Universidade Metodista de São Paulo (UMESP). Certificado como Wellness Coaching. Docente da UMESP e Professor de cursos de pós-graduação das Faculdades Metropolitanas (FMU) e do Centro Universitário Vale do Iguaçu (Uniguaçu).

Edilceia Domingues do Amaral Ravazzani

Formada em Nutrição pela Universidade Federal do Paraná (UFPR). Especialização em Nutrição Clínica pela UFPR. Mestre em Ensino nas Ciências da Saúde pela Faculdades Pequeno Príncipe (FPP). Atualmente é Coordenadora do curso de Nutrição e Supervisora da Clínica de Nutrição do Centro Universitário Autônomo do Brasil (UniBrasil), onde ainda atua como docente dos cursos de Nutrição e Educação Fisica.

Eliana Bistriche Giuntini

Nutricionista pela Faculdade de Saúde Pública da Universidade de São Paulo (FSP/USP). Mestre e Doutora em Nutrição Humana Aplicada pelo Programa Interunidades FCF/FEA/FSP-USP. Pós-Doutorado pela Faculdade de Ciências Farmacêuticas da Universidade de São Paulo (FCF/USP). Pesquisadora do Centro de Pesquisa em Alimentos da Universidade de São Paulo (FoRC-USP/Fapesp).

Elza Maria Castilho

Doutora em Fisiologia Humana pela Faculdade de Medicina de Ribeirão Preto da Universidade de São Paulo (FMRP). Mestre em Ciências Biológicas pelo Instituto de Biociências, Letras e Ciências Exatas da Universidade Federal de São Paulo (UNIFESP). Docente da Faculdade de Medicina de São José do Rio Preto (Famerp), na área de Fisiologia Humana. Coordenadora de diversos cursos de Pós-Graduação na área da Nutrição, do Esporte e Fisiologia do Exercício, desde 2003.

Erick Prado de Oliveira

Professor da Universidade Federal de Uberlândia (UFU). Mestre e Doutor em Patologia pela Universidade Estadual Paulista – Campus de Botucatu (UNESP/Botucatu).

Fabiana Andréa Hoffmann Sardá

Farmacêutica-Bioquímica formada na Faculdade de Ciências Farmacêuticas da Universidade de São Paulo (FCF-USP). Mestrado em Bromatologia pela FCF-USP. Doutorado em Ciências (Nutrição Experimental) pela FCF-USP, com período sanduíche na Perelman Medical School – University of Pennsylvania (Philadelphia-PA, USA). Pós-Doutorado na University College Cork – Marie Curie Fellowship (Cork, Irlanda). Atualmente é Docente na University of Limerick (Limerick, Irlanda) (Lecturer in Human Microbiome-Health Interactions).

Fernanda Silveira Seguro de Carvalho

Graduação em Medicina pela Escola Paulista de Medicina da Universidade Federal de São Paulo (EPM/UNIFESP). Residência Médica em Ginecologia e Obstetrícia (EPM/UNIFESP). Especialização em Ginecologia do Esporte.

Flávia Moure Simões de Branco

Graduação em Nutrição pela Universidade Federal de Uberlândia (UFU). Mestrado em Ciências da Saúde pela UFU. Doutorado em andamento em Ciências da Saúde pela UFU.

Gustavo Duarte Pimentel

Professor do curso de Nutrição da Universidade Federal de Goiás (UFG). Doutor pela Universidade Estadual de Campinas (UNICAMP). Mestre em Nutrição pela Universidade Federal de São Paulo (UNIFESP). Especialização em cuidados nutricionais do paciente e do desportista pela Universidade Estadual Paulista (UNESP).

Illana Louise Pereira de Melo

Graduada em Nutrição pela Universidade Federal do Rio Grande do Norte (UFRN). Mestre e Doutora em Ciência dos Alimentos pela Faculdade de Ciências Farmacêuticas da Universidade de São Paulo (FCF/USP). Pós-Doutora em Ciências pela FCF/USP. Docente nos Cursos de Nutrição e Gastronomia do Centro Universitário Uninassau Natal. Coordenadora do Curso de Gastronomia na Uninassau Natal.

João Carlos Bouzas Marins

Professor Titular da Universidade Federal de Viçosa (UFV). Doutor em Biologia pela Universidad de Murcia (Espanha). Doutor em Educação Física pela Universidad de Granada (Espanha). Mestre em Ciências da Atividade Física pela Universidade Federal do Rio de Janeiro (UFRJ). Graduação em Educação Física pela UFRJ.

Jorge Mancini Filho

Graduado em Farmácia-Bioquímica pela Universidade de São Paulo (USP). Mestre e doutor em Ciência dos Alimentos pela USP. Pós-Doutorado pela Universidade da Califórnia – Davis – Estados Unidos. Pós-Doutorado pelo Instituto de Fisiologia de Karlsruhe – Alemanha. Professor Titular da Faculdade de Ciências Farmacêuticas da Universidade de São Paulo (FCF-USP). Mais de 200 trabalhos publicados em periódicos nacionais e estrangeiros. Três livros e 11 capítulos de livros publicados. Dezenove dissertações de mestrado orientadas e defendidas e 20 teses de doutorado orientadas e defendidas. Diretor da

FCF-USP nas gestões 2000-2004 e 2008-2012. Assessor *"ad hoc"* da Fundação de Amparo à Pesquisa do Estado de São Paulo (FAPESP), do Conselho Nacional de Desenvolvimento Científico e Tecnológico (CNPq), da Coordenação de Aperfeiçoamento de Pessoal de Nível Superior (CAPES) e do Programa Ibero-Americano de Ciência e Tecnologia para o Desenvolvimento (CYTED).

Jose Cesar Rosa Neto

Professor Doutor do Departamento de Biologia Celular e do Desenvolvimento do Instituto de Ciências Biomédicas da Universidade de São Paulo (ICB-USP). Chefe do laboratório de Imunometabolismo do ICB-USP. Pós-doutor pelo departamento de Fisiologia do ICB-USP. Doutor pela Universidade Federal de São Paulo (UNIFESP). Graduado em Esporte na USP.

Juliana Masami Morimoto

Nutricionista pela Faculdade de Saúde Pública da Universidade de São Paulo (FSP-USP). Mestre em Saúde Pública pela USP. Doutora em Ciências pela USP. Docente e Pesquisadora do Centro de Ciências Biológicas e da Saúde da Universidade Presbiteriana Mackenzie. Coordenadora de Pesquisa do Centro de Ciências Biológicas e da Saúde da Universidade Presbiteriana Mackenzie.

Karin Graziele Marin dos Santos

Graduada em Nutrição pela Universidade Federal do Paraná (UFPR). Especialização em Exercício Físico, Nutrição e Medicina na Saúde e no Esporte pela Universidade Estadual Paulista (UNESP). Mestre em Saúde Coletiva pela UNESP. Professora e Coordenadora do curso de Nutrição do Centro Universitário de Rio Preto (UNIRP). Membro do corpo diretivo da Associação Brasileira de Nutrição Esportiva (ABNE).

Kauana Borges Marchini Siqueira

Graduada em Educação Física pela Universidade Estadual de Maringá (UEM). Mestre em Atividade Física Relacionada à Saúde pela UEM. Doutoranda em Desempenho Humano e Atividade Física. Membro do Grupo de Estudo e Pesquisa em Exercício e Nutrição para a Saúde e no Esporte (GEPENSE). Experiência em prescrição de exercício personalizado para populações especiais e com doenças crônicas.

Lili Purim Nuehues

Nutricionista pela Universidade Federal do Paraná (UFPR). Coordenadora de Nutrição da Universidade Livre do Esporte. Conselheira e Sócia Fundadora da Associação Brasileira de Nutrição Esportiva (ABNE). Especialização em Treinamento Esportivo. Especialização em Didática do Ensino Superior.

Luciana Lancha

Nutricionista pela Faculdade de Saúde Pública da Universidade de São Paulo (FSP-USP). Bacharel em Esporte pela Escola de Educação Física e Esporte da USP. Mestrado em Biologia Celular pelo Instituto de Biologia da Universidade Estadual de Campinas (UNICAMP). Doutorado em Ciências pelo Instituto de Ciências Biomédicas (ICB) da USP. Pós-Doutorado no Institut de la Recherche Agronomique-Paris. Personal/Professional Coach formada pela Sociedade Brasileira de Coaching. *Wellness Coach* formado pela WellCoaches by ACSM (American College of Sports Medicine). Certificação em *Mindfulness* pelo Mindfulness e Movimentos de Integração. Diretora do Instituto de Bem-Estar e Saúde (IBES).

Luciana Tedesco Yoshime

Pós-Doutoranda. Doutora e Mestre em Ciência dos Alimentos pela Faculdade de Ciências Farmacêuticas da Universidade de São Paulo (FCF-USP). Especialização em Saúde, Nutrição e Alimentação Infantil pela Universidade Federal de São Paulo (UNIFESP). Nutricionista pela Universidade Católica de Santos (UniSantos).

Marcelo Chiara Bertolami

Cardiologista. Mestre e Doutor em Saúde Pública pela Faculdade de Saúde Pública da Universidade de São Paulo (FSP-USP). Professor Pleno e Orientador do Programa de Pós-Graduação (Doutorado Direto) do Instituto Dante Pazzanese de Cardiologia (IDPC).

Marcelo de Mesquita Spinola

Graduado em Medicina pela Faculdade de Ciências Médicas da Pontifícia Universidade Católica de Campinas (PUC-Campinas). Especializado em Medicina Desportiva pela Universidade Federal de São Paulo (UNIFESP).Titulado pela Sociedade Brasileira de Medicina do Exercício e do Esporte. Diretor Médico da Confederação Brasileira de Handebol (1996-2004). Coordenador do Laboratório de Fisiologia do Exercício da Universidade Metodista de São Paulo (UMESP). Médico das Equipes Esportivas da UMESP (1999-2019).

Marcus Vinicius Lucio dos Santos Quaresma

Nutricionista pelo Centro Universitário São Camilo. Especialização em Fisiologia do Exercício Físico aplicada à Clínica pela Universidade Federal de São Paulo (UNIFESP). Especialização em Nutrição Esportiva pela Fundação de Apoio à Pesquisa e Estudo na àrea da Saúde (FAPES-SP). Mestre em Ciências pela UNIFESP. Doutorando em Nutrição em Saúde Pública. Docente do Curso de Nutrição do Centro Universitário São Camilo.

Maria Cecília Monteiro Dela Vega

Médica pela Faculdade de Medicina e Enfermagem de Marília (FAMEMA). Residência em Clínica Médica pela FAMEMA. Residência em Oncologia Clínica pela Universidade Federal de São Paulo (UNIFESP). Oncologista Clínica no Hospital das Clínicas da Universidade Federal de Goiás e no Centro Brasileiro de Radioterapia, Oncologia e Mastologia (CEBROM), Goiânia, Goiás.

Michele Caroline de Costa Trindade

Nutricionista e Professora de Educação Física. Vice-Presidente da Associação Brasileira de Nutrição Esportiva (ABNE). Docente do Departamento de Educação Física da Universidade Estadual de Maringá (UEM). Especialização em Treinamento Esportivo pela Universidade Estadual de Londrina (UEL). Mestre em Ciência dos Alimentos e Doutora em Ciências pela Universidade de São Paulo (USP). Pós-Doutora pela Universidade Estadual de Londrina (UEL).

Monica Beyruti

Graduada em Nutrição pelo Centro Universitário São Camilo. Especializada em Nutrição em Cardiologia pela Sociedade de Cardiologia do Estado de São Paulo (SOCESP). Especializada em Fisiologia do Exercício pela Universidade Federal de São Paulo (Unifesp). Diretora-Proprietária da Clínica de Nutrição Monica Beyruti. Nutricionista do Departamento de Nutrição da Associação Brasileira para o Estudo da

Obesidade e Síndrome Metabólica (ABESO). Membro do Núcleo de Nutrição e Terapia Nutricional da Sociedade Brasileira de Cardiologia (SBC). Diretora do Departamento de Nutrição da SOCESP (2010--2011). Membro fundador da Associação Brasileira de Nutrição Esportiva (ABNE).

Monique Cristine de Oliveira

Educadora em Diabetes pelo International Diabetes Federation (IDF) e Universidade Paulista (UNIP). Graduação em Ciências Biológicas (UNINGÁ). Mestrado em Biologia Celular e Molecular pela Universidade Estadual de Maringá (UEM). Doutorado em Biologia Celular e Molecular pela UEM com período sanduíche na Universidade de Amsterdam (Tytgat Institute for Liver and Intestinal Research – Academic Medical Center). Pós-Doutorado em Bioquímica e Biologia Molecular pela UEM.

Murilo Dattilo

Nutricionista pelo Centro Universitário São Camilo. Pós-Graduado em Nutrição Desportiva e Qualidade de Vida pelas Faculdades Integradas de Santo André (FEFISA). Mestre e Doutor em Ciências pela Universidade Federal de São Paulo (UNIFESP). Membro do Corpo Diretivo da Associação Brasileira de Nutrição Esportiva (ABNE).

Myrian Spinola Najas

Docente da Disciplina de Geriatria e Gerontologia da Universidade Federal de São Paulo (UNIFESP). Mestre em Epidemiologia pela UNIFESP. Nutricionista Especialista em Envelhecimento pela Sociedade Brasileira de Geriatria e Gerontologia (SBGG).

Nadine Marques Nunes Galbes

Nutricionista formada pela Faculdade de Saúde Pública da Universidade de São Paulo (FSP-USP). Especialista em Psicobiologia e Exercício pela Universidade Federal de São Paulo (UNIFESP). Mestre em Ciências pelo Programa de Nutrição em Saúde Pública da FSP-USP. Doutoranda pelo Programa de Saúde Pública da FSP-USP.

Nyara Didone

Nutricionista. Especialista em Nutrição Clínica, Transtornos Alimentares, Administração de Empresas e Nutrição Comportamental. Produtora de conteúdos digitais, realiza atendimentos individuais e em grupos e presta consultorias para empresas. Atua tanto na parte clínica quanto na administrativa.

Patricia Aparecida Cruz

Graduada em Nutrição pelo Centro Universitário São Camilo. Mestrado em Ciências pela Faculdade de Saúde Pública da Universidade de São Paulo (FSP-USP). Aprimorada em Transtornos Alimentares pela Ambulim-IPQ – FMUSP. Professora do Curso de Pós-Graduação do Centro Universitário São Camilo. Educadora em Diabetes pelo International Diabetes Federation (IDF). Colaboradora da Liga de Síndrome Metabólica do Hospital das Clínicas da Faculdade de Medicina da Universidade de São Paulo (HCFMUSP). Colaboradora da Liga de Obesidade Infantil do HCFMUSP.

Pedro Luiz Bulgarelli

Licenciado e Bacharel em Educação Física pela Universidade Metodista de São Paulo (UMESP). Especialista em Fisiologia do Exercício pela Escola Paulista de Medicina da Universidade Federal de São Paulo (EPM/UNIFESP). Mestre em Educação Física pela Universidade Metodista de Piracicaba (UNIMEP).

Pérola Grinberg Plapler

Fisiatra. Mestre e Doutora em Medicina pela Universidade de São Paulo (USP). Diretora Científica da Associação Brasileira de Medicina Física e Reabilitação (ABMFR). Diretora da Divisão de Medicina Física do Instituto de Ortopedia e Traumatologia do Hospital das Clínicas da Faculdade de Medicina da Universidade de São Paulo (IOT-HCFMUSP).

Pollyana Mayara Nunhes

Graduada em Educação Física (Bacharelado) pela Universidade Estadual de Maringá (UEM). Graduada em Educação Física (Licenciatura) pelo Centro Universitário Ingá (Uningá). Mestre em Educação Física pela UEM. Doutoranda em Educação Física pela UEM. Membro do Grupo de Estudo e Pesquisa em Exercício e Nutrição para a Saúde e Esporte (GEPENSE-UEM).

Rafaela Nehme

Graduada em Nutrição pela Universidade Federal de Uberlândia (UFU) (2016-2022). Mestranda em Ciências da Saúde pela Universidade Federal de Uberlândia (UFU). Membro do Grupo de Pesquisa do Laboratório de Nutrição, Exercício e Saúde (LaNES), da Universidade Federal de Uberlândia. Representante Discente do curso de graduação em Nutrição no Colegiado de Pesquisa (COLPE) da Faculdade de Medicina da Universidade Federal de Uberlândia (2019-2021).

Raissa Sansoni do Nascimento

Farmacêutica, Biomédica e Doutora em Ciência dos Alimentos e Nutrição Experimental pela Faculdade de Ciências Farmacêuticas da Universidade de São Paulo (FCF-USP). Tese intitulada: Estudo dos efeitos biológicos de pectinas extraídas de diferentes tipos de frutos no tratamento de células de câncer do epitélio intestinal. Carreira com 25 anos de atuação na área da saúde. Ministra aulas e palestras sobre Fitoterapia, suplementos alimentares e compostos bioativos.

Raphael Alves Campanholi

Nutricionista e Mestrando em Ciências da Saúde pelo Centro Universitário Faculdade de Medicina do ABC (FMABC).

Renata Bressan Pepe

Graduação em Nutrição pela Faculdade de Saúde Pública da Universidade de São Paulo (FSP-USP). Especialização em Nutrição nas Doenças Crônico-Degenerativas pelo Instituto de Ensino e Pesquisa Albert Einstein (IEPAE). Especialização em Nutrição Enteral e Parenteral e Nutrição Clínica – GANEP. Mestrado em Ciências pela Faculdade de Medicina da Universidade de São Paulo (FMUSP). Nutricionista da Clínica Halpern. Coordenadora do Departamento de Nutrição da Associação Brasileira para o Estudo da Obesidade e da Síndrome Metabólica (ABESO) (2015-atual). Colaboradora do Grupo de Obesidade e Síndrome Metabólica do Hospital das Clínicas da Faculdade de Medicina da Universidade de São Paulo (HCFMUSP).

Rita Heloísa da Costa Yoem

Farmacêutica Industrial. Especialista em Gestão de Instituições de Ensino Superior. Mestrado em Biologia Molecular. Doutorado em Ciências – Bioquímica. Pós-Doutorado em Bioquímica. Coordenadora do Curso de Farmácia das Faculdades Anhanguera – Guarulhos. Ex-Diretora de Pesquisa e Extensão da Universidade do Grande ABC no Santo André (UniABC). Ex-Pró-Reitora de Pesquisa e Extensão da Universidade Anhembi Morumbi (UAM). Professora de Bioquímica, Farmacologia e Suplementos no Esporte no UAM.

Roberto Lohn Nahon

Graduado em Medicina pela Universidade Federal Fluminense (UFF). Especialização em Medicina do Exercício e do Esporte. Residência Médica em Ortopedia e Traumatologia. Mestre em Clínica Médica pela Universidade Federal do Rio de Janeiro (UFRJ). Doutor em Neurologia/Neurociências pela UFRJ. Coordenador e Gerente de Ações Médicas (CMO) do Comitê Olímpico do Brasil (COB) (2015-2020). Membro da Comissão de Remo Paralímpico da Federação Internacional de Remo (FISA). Pertence ao corpo editorial da revista *Arquivos em Movimento*, UFRJ. Atuação principalmente nos seguintes temas: esporte, ortopedia, classificação paralímpica, fisiologia e engenharia biomédica. Classificador paralímpico internacional das Confederação Internacional de Remo e Triathlon nas especialidades médico e técnico. Membro Titular da Sociedade Brasileira de Ortopedia (SBOT). Membro Titular da Sociedade Brasileira de Medicina do Exercício e do Esporte (SBME). Membro do Comitê Médico da PATCO.

Sara Quaglia de Campos Giampá

Graduada em Educação Física – Modalidade Saúde pela Universidade Federal de São Paulo (UNIFESP). Especialista em Marketing, Gestão e Prescrição de Exercício Físico – Personal Global. Mestre em Ciências pela UNIFESP. Doutoranda em Ciências pelo Instituto de Coração da Faculdade de Medicina da Universidade de São Paulo (InCor-HCFMUSP).

Tânia Rodrigues dos Santos

Nutricionista. Pós-Graduada em Fisiologia do Exercício. Especialista em Nutrição pela Associação Brasileira de Alimentação e Nutrição (ASBRAN). Mestre em Gerontologia Social pela Pontifícia Universidade Católica de São Paulo (PUC-SP). Presidente fundadora e atual gestão da Associação Brasileira de Nutrição Esportiva (ABNE).

Thamires Lopes Botelho

Fisioterapeuta formada pela Universidade de Brasília (UnB). Especializada em Fisioterapia em Ginecologia pela Universidade Federal de São Paulo (UNIFESP). Mestranda da Pós-Graduação em Ciências da Saúde Aplicada ao Esporte e à Atividade Física. Fisioterapeuta colaboradora do Ambulatório de Ginecologia do Esporte da UNIFESP.

Tiago da Silva Alexandre

Fisioterapeuta. Especialista em Gerontologia pela Universidade Federal de São Paulo (UNIFESP) e pela Sociedade Brasileira de Geriatria e Gerontologia do Estado de Sao Paulo (SBGG). Especialista em Fisioterapia em Gerontologia pela Associação Brasileira de Fisioterapia em Gerontologia (ABRAFIGE). Mestre em Reabilitação pela UNIFESP. Doutor em Epidemiologia e Saúde Pública pela Universidade de São Paulo (USP) com treinamento no Sealy Center on Aging na University of Texas Medical Branch (EUA). Pós-Doutorado em Epidemiologia e Saúde Pública na University College London (UCL), Inglaterra. Docente do Departamento de Gerontologia da Universidade Federal de São Carlos (UFSCar).

Tiego Aparecido Diniz

Graduação em Educação Física pela Universidade Estadual de São Paulo (UNESP). Mestrado em Ciências da Motricidade pela UNESP. Estudante de doutorado em Biologia de Sistemas pela Universidade de São Paulo (USP).

Vanderli Marchiori

Nutricionista pela Faculdade de Ciências da Saúde São Camilo. Mestranda em Nutrição pela Faculdade de Saúde Pública da Universidade de São Paulo (FSP-USP). Especialista em Fitoterapia com longa participação em entidades como Associação Paulista de Nutrição (APAN), Conselho Regional de Nutricionistas (CRN) e Conselho Federal de Nutrição (CFN). Fundadora da Associação Paulista de Fitoterapia (APFIT), Associação Brasileira de Nutrição Esportiva (ABNE) e Associação Brasileira de Nutrição e Saúde Mental (ABNUSM). Pioneira em estudos de fitoterapia no Brasil, *stakeholder* da regulamentação do uso de plantas por nutricionistas.

Victor Matsudo

Médico Especialista em Ortopedia e Traumatologia e em Medicina do Esporte. Professor Livre-Docente em Medicina pela Universidade Gama Filho (UGF). Diretor Científico e Presidente do Centro de Estudos do Laboratório de Aptidão Física de São Caetano do Sul (CELAFISCS).

Dedicatória

Dedico esta obra à minha família, exemplo de vida, perseverança, dedicação, união, amor, constituição do meu porto seguro, enfim o meu tesouro mais precioso.

Meus pais – Camila Luca Longo e Osvaldo Longo

Minha irmã – Sandra Longo Fernandes

Minha sobrinha e afilhada – Juliana Longo Fernandes

Meu cunhado – Marcello Oliver Fernandes

Agradecimento

A todos os amigos que conquistei ao longo do caminho e com quem tenho a oportunidade de somar esforços, compartilhar sonhos e de multiplicar realizações. Obrigado por serem meus incentivadores. Gratidão e admiração por todos vocês.

Prefácio

A Nutrição nos esportes e exercício físico é uma especialidade da atuação do Nutricionista com o objetivo de intensificar o desempenho do atleta, garantir a recuperação muscular e garantir a saúde do indivíduo, não necessariamente nesta ordem.

Mais do que entender as bases do conhecimento científico que sustentam as condutas nutricionais para o exercício físico, atualmente, faz-se necessário integrar a ciência da nutrição à transição epidemiológica e demográfica da população brasileira.

Fenômenos impactantes e transformadores nos aspectos políticos e socioeconômicos, como o processo de envelhecimento e índices alarmantes de obesidade e doenças crônicas não transmissíveis, observados em diferentes faixas etárias, evidenciam a importância da disseminação dos conceitos nutricionais e a informação como ferramentas de melhores escolhas alimentares na promoção da saúde.

Há décadas, a prática regular de exercício físico tem sido estimulada com evidências positivas sobre indicadores de saúde, como o efeito no controle de peso, na adequação da composição corporal e na atenuação da dislipidemia, hipertensão arterial, hiperglicemia e, ainda, com benefícios na socialização e saúde mental.

Indivíduos que tenham incluído exercícios físicos supervisionados para fins competitivos, ou manutenção da melhor qualidade de vida e que mantenham a consistência da prática dos mesmos, sucedem em planilhas de treinos com incremento de intensidade e volume de esforço e, possivelmente, a introdução de competições, constatando a necessidade da adequação alimentar, assentada em prescrições quantitativas e qualitativas consoantes à modalidade esportiva, bem como como a sua fase de treinamento.

A atualização desses conhecimentos é entregue pela organizadora desta obra, colaborando com os nutricionistas na tomada de decisão quanto à conduta nutricional em diversas particularidades da nutrição aplicada aos esportes e exercício físico.

A Dra. Sueli Longo, nutricionista especialista em Esporte e Exercício Físico, com ampla experiência em atendimentos de atletas e indivíduos praticantes de exercício físico e em docência, organizou esta obra com todo cuidado e critério científico que permeiam sua atuação profissional.

Nos primeiros capítulos, a obra apresenta os conceitos básicos do treinamento, considerando a atuação interdisciplinar necessária a essa área da Nutrição, já que o entendimento da fisiologia do exercício e os princípios do treinamento dialogam com a elaboração do plano alimentar do atleta.

Fundamentada na inter-relação disciplinar, a fisiologia do trato gastrointestinal, o metabolismo e a bioenergética também são apresentados como conceitos decisórios fundamentais no arranjo dietético da rotina alimentar do indivíduo, bem como das estratégias nutricionais em competições.

Métodos de avaliação esportiva, nutricional e antropométrica, bem como diagnósticos nutricionais, também são contemplados, aprimorando o resultado final da obra como instrumento de consulta do nutricionista.

Inteirada à demanda da compreensão das necessidades especiais nas diversas fases da vida, a obra dispõe de importantes capítulos dedicados à infância, adolescência, mulheres e idosos na esfera da nutrição em esportes.

Para além do cerne deste Manual, com capítulos completos sobre as recomendações nutricionais, hidratação, compostos bioativos, substâncias lícitas e ilícitas e fitoterápicos, a organizadora desta obra abrange as questões de saúde modificáveis pela prática de exercícios físicos regulares e o ajuste nutricional como sistema imune, qualidade de sono, câncer e síndrome metabólica e não deixou de atentar-se aos conhecimentos sobre transtornos alimentares e os aspectos nutricionais no esporte adaptado.

A organizadora nos brinda com um Manual completo, complexo e com curadoria minuciosa na escolha dos autores que compõem este livro, reunindo profissionais experientes, pesquisadores renomados e referências profissionais que concebem um importante dispositivo para todos os profissionais envolvidos com o universo da nutrição e dos esportes.

Boa leitura!

Tânia Rodrigues dos Santos
Nutricionista (UMC)
Especialista em Fisiologia do Exercício (UNIFESP)
Titulada Especialista em Nutrição Esportiva (ASBRAN)
Mestre em Gerontologia Social (PUC-SP)
Presidente da ABNE (triênio 2020-2023)

Apresentação

É com muito orgulho e satisfação que apresento a terceira edição do livro *Manual de Nutrição para o Exercício Físico*. Aperfeiçoar e ampliar uma obra que ao longo do tempo ganhou o respeito e a admiração dos leitores é uma tarefa de imensa responsabilidade.

Mantendo o compromisso de valorizar a educação em saúde como o único caminho para a criação de um estilo saudável de viver, estruturamos a obra com temáticas essenciais para a compreensão de como a alimentação, o exercício físico, o sono e o controle do estresse, inerente ao viver, contribuem com a manutenção da saúde, envelhecer com qualidade e tratamento de doenças.

Agradeço a participação dos colaboradores e afirmo que o envolvimento dos profissionais com a criação foi essencial para construção da obra. O desafio de trazer conteúdo atualizado, baseado em evidências científicas, mesclando teoria e prática e viabilizando a reflexão, é marca registrada percebida em cada capítulo.

O resultado desse esforço é o estabelecimento de uma linha tênue que evidencia a importância do conhecimento, aperfeiçoamento, ética e responsabilidade profissional na definição de conduta(s) individualizada(s).

Convidamos o leitor a atualizar-se por meio dos conteúdos discutidos em *"O que precisamos saber sobre alimentação, nutrição, atividade e exercício físico"* e, a partir desse aprendizado, conhecer as diversas estratégias nutricionais preconizadas para o melhor desempenho físico. Os temas discutidos em *"Nutrição, atividade e exercício físico em situações especiais"* são um convite para que os profissionais reflitam sobre os novos desafios do atendimento.

Desejo a todos uma boa leitura!

Sueli Longo

Sumário

Parte I

O Que Precisamos Saber sobre Atividade Física e Exercício Físico

1

Atividade Física e Alimentação como Pilares do Estilo de Vida Saudável

Victor Matsudo
Sueli Longo

Manter um padrão alimentar saudável é um comportamento de saúde, que quando acompanhado da prática regular de atividade física, redução à exposição de produtos do tabaco, do controle do estresse e da quantidade e qualidade adequada de sono, definem um estilo de vida saudável.[1-2]

O sedentarismo é o mais prevalente, o segundo em causa de morte[1] e o mais custoso fator de risco,[2] podendo assim ser considerado o inimigo número um da saúde pública. Além disso, aumenta a resistência à insulina que leva ao diabetes. Aumenta o colesterol e a proteína C reativa, precipitando o depósito desse colesterol no endotélio das arteríolas, levando à hipertensão, fator associado ao risco de acidentes vasculares cerebrais e infarto do miocárdio. A inatividade física tem se mostrado um fator de risco para diversos tipos de câncer, dentre os quais, os com maiores índices de prevalência na nossa população, como o câncer de mama em mulheres e do cólon nos homens.[3]

Podemos destacar também, outros problemas associados ao sedentarismo como o aumento da osteoporose e, por conseguinte, de fraturas, a litíase biliar, maior risco de pneumopatias, neuropatias, como a degeneração vascular senil e o Alzheimer, além de problemas psicológicos e emocionais, como o estresse e a depressão, e, ainda, problemas de cognição e memória.

Para esse poderoso inimigo, a medicina tradicional tem recorrido ao uso de fármacos, que, além do custo e os efeitos colaterais eventuais, têm apresentado resultados inferiores à prática regular de atividade física e à alimentação saudável.[4] Estudo clássico, o Diabetes Prevention Program (DPP),[5] avaliou três grupos de 1.000 pessoas, sendo que o primeiro foi o controle, o segundo recebeu doses adequadas de metformina, um fármaco com propriedades de reduzir o risco de diabetes, e o terceiro realizou um programa de exercícios e alimentação saudável. O grupo metformina reduziu o risco de diabetes em 34%, enquanto o grupo que tomou "juízo" apresentou uma redução de 58%. Até mesmo aqueles que possuem problemas de saúde mais sérios, como o câncer, a atividade física tem mostrado um impacto impressionante. Mulheres que alcançaram a recomendação dos 150 minutos de atividade física por semana apresentaram uma redução de 50% na prevalência de câncer de mama.[6] Além disso, mulheres que ingeriram maiores quantidades de frutas e vegetais e que realizaram altas quantidades de atividade física apresentaram 58% a menos de risco de recidiva do câncer de mama.[7]

Outro aspecto que merece atenção é que enquanto os tratamentos médicos convencionais usam pelo menos uma droga para cada problema (p. ex., diabetes, hipertensão, hipercolesterolemia e outros), a prática regular de atividade física é uma terapia única que alcança todos os problemas ao mesmo tempo.

Vale a pena lembrar que atividade física é qualquer movimento corporal resultante de contração muscular que tem um gasto energético acima do repouso, como por exemplo andar. O exercício físico é uma forma mais estruturada de atividade física que envolve duração, frequência e intensidade. Enquanto o esporte é uma outra forma de atividade física que tem como objetivo a performance e algum nível de competição.[8]

Para compreender intensidade podemos exemplificar que a atividade física leve é aquela que você consegue cantar enquanto a realiza. Por sua vez, a atividade física moderada é aquela em que você consegue falar, mas não cantar enquanto a realiza. Já a atividade física vigorosa é aquela que você mal consegue falar quando a realiza.

A recomendação atual de atividade física indica a realização de 150 até 300 minutos por semana, de intensidade moderada, de forma contínua ou acumulada, ou, ainda, de 75 a 150 minutos de atividade física vigorosa por semana. Deve-se sempre que possível associar exercícios de força muscular, alongamentos e de equilíbrio, principalmente para idosos.[9]

A partir de artigo clássico publicado em 2009,[10] ficou evidenciado um aumento do risco de mortalidade para as mais variadas causas devido ao aumento do tempo que uma pessoa fica sentada. Assim, preconiza-se, hoje, a redução do tempo a ficar sentado. No Agita São Paulo, a recomendação é de que para cada 30 minutos sentado, deva-se ficar de 2 a 5 minutos em pé, ou para cada 60 minutos sentado dever-se-ia ficar de 5 a 10 minutos em pé.

Embora na recomendação da Organização Mundial de Saúde[11] tenha-se colocado, ao nosso ver de forma não apropriada, a realização de pelo menos 150 a 300 minutos por semana, existem evidências, como no artigo que publicamos recentemente, que 70% dos benefícios auferidos pela prática da atividade física já são alcançados com 50% da recomendação dos 150 minutos.[12]

Recentemente, com o advento de instrumentos mais poderosos para mensurar os efeitos da atividade física, como os acelerômetros, conseguiu-se demonstrar o poderoso papel dela em nível leve, a qual até então não era considerada como importante. Artigo que envolveu mais de 300 mil pessoas usando acelerômetros demonstrou que a atividade física leve reduz a mortalidade por todas as causas, assim como a atividade moderada ou a vigorosa.[13]

Por tudo isso, nossa recomendação atual é de que realizemos pelo menos 30 minutos de atividade física moderada, cinco vezes na semana (perfazendo ao menos 150 minutos), com redução do tempo sentado e se movendo sempre que possível, até porque as novas evidências apontam para que "todo passo conta".[14]

É importante ressaltar que para a realização de atividades físicas moderadas, aquelas mais preconizadas pelas recomendações atuais, não é necessária nenhuma avaliação médica, a não ser que a pessoa apresente alguma enfermidade ou queixa específica, pois os riscos são menores do que se ela se mantiver sedentária. Já se a pessoa pretende realizar atividades físicas vigorosas, se possível, é interessante passar por uma avaliação médica. Lembramos, ainda, que o risco de um sedentário passar a fazer atividades físicas vigorosas é cinquenta e uma vezes maior de ter um infarto do miocárdio do que se não estivesse fazendo nada.

Para indivíduos portadores de obesidade é recomendado a realização de pelo menos 300 minutos por semana de atividade física moderadamente vigorosa. Se para uma pessoa eutrófica é difícil começar um programa de exercícios, para um obeso essa dificuldade torna-se ainda maior. Assim, recomendamos iniciar com pequenas caminhadas de 10 até 15 minutos, seguidas e/ou precedidas de alongamentos para que tenha, sempre que possível, prazer, sensação fundamental para se adquirir um novo hábito.

É bom lembrar que programas de atividade física para combater a obesidade podem encontrar uma enorme dificuldade, pois não raro as pessoas sentem-se melhor, mas não reduzem o peso corporal. A elas é importante alertar que, mesmo sem alterar o peso como gostariam, estão com menor risco de diabetes, hipertensão, hipercolesterolemia, diversos tipos de câncer, infarto e derrame cerebral, entre outros problemas. Não esquecendo também que um gordo ativo morre menos que um magro sedentário.

Havia um consenso de que devíamos realizar 10.000 passos por dia através de caminhadas. Mais recentemente se chegou à conclusão que a partir de 7.500 passos os benefícios já seriam alcançados. Em idosos, os benefícios já estão presentes com no mínimo 4.500 passos por dia, sendo possível um aumento nesses benefícios quando se realizam até 7.500 passos.[15] No entanto, vale ressaltar que mais importante do que o tempo ou o número de passos é o prazer que possa estar associado à atividade física, porque se desejamos que ela passe a ser um hábito de vida, seria impossível pensar em praticá-la sem prazer por um tempo longo de vida. Assim, muita atenção ao prazer que determinada atividade possa trazer à pessoa. Antes de indicar essa ou aquela atividade, consulte com cuidado a opinião das pessoas.

A atual tendência é que mais do que programas de atividade física, proponhamos estilos de vida saudável, em que a realização de atividade física e o gerenciamento das escolhas alimentares continuem sendo os pilares fundamentais. Importante lembrar também do enorme impacto que a realização de atividades físicas regulares apresenta sobre a saúde mental.

▶ Alimentação saudável

Como parte de um estilo de vida saudável, compreender a importância de termos um hábito alimentar, no qual o gerenciamento das escolhas alimentares assegure uma oferta variada de alimentos e bebidas em quantidade suficiente para suprir as necessidades nutricionais, é o grande desafio da atualidade.

Manter um padrão alimentar saudável faz parte das estratégias preconizadas pelas diretrizes em saúde nacionais e internacionais que visam a manutenção da saúde e tratamento de doenças. Os modelos alimentares baseados em evidências científicas que contribuem com tais objetivos apresentam como pontos comuns:[16-21] (Figura 1.1).

1. Incentivo ao consumo de legumes, verduras e frutas por apresentarem baixa densidade energética e alta concentração de nutrientes como fibras alimentares, vitaminas, minerais e compostos bioativos;

2. Incentivo ao consumo de carboidratos disponíveis de lenta digestão e carboidratos não disponíveis (fibra alimentar), presentes em cereais integrais, grãos, leguminosas e tubérculos, em função de apresentarem uma resposta mais adequada do ponto de vista fisiológico (glicemia e lipemia pós-prandial, insulinemia, laxação, saciedade, modulação da microbiota intestinal, entre outros);

3. Incentivo a maior participação de leguminosas (soja, diversos tipos de feijão, ervilha, grão de bico) e castanhas como fonte de proteína da dieta;

4. Escolha de proteínas animais com menor teor de gordura: cortes de carne magros, leite e laticínios com menor ou zero gordura;

5. Redução do sal/sódio, gorduras e açúcar de adição;

6. Preferência por alimentos frescos e pouco processados;

7. Redução no consumo de bebidas alcóolicas e bebidas açucaradas;

8. Necessidade de manutenção do hábito alimentar saudável diariamente e em todas as situações (tanto dentro quanto fora de casa).

Enfatizar
- Frutas, legumes e verduras
- Alimentos na versão integral (cereais e grãos)
- Fontes proteicas: leguminosas e subprodutos, peixes e frutos do mar, castanhas, leite e laticínios com baixo teor de gordura, carnes magras
- Óleos vegetais

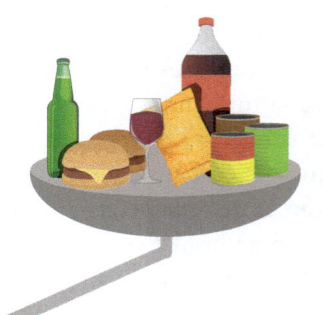

Minimizar
- Açúcares de adição, bem como alimentos e bebidas com este ingrediente
- Sal de adição, bem como alimentos e bebidas com este ingrediente
- Carnes processadas (embutidos)
- Alimentos ultraprocessados (NOVA system)
- Bebidas alcoólicas
- Óleos tropicais

- A oferta de energia diária deverá promover a manutenção de um peso corporal saudável
- Utilize estas orientações diariamente, independentemente de onde os alimentos são preparados ou consumidos

FIGURA 1.1 – Orientações baseadas em evidências científicas para promoção de saúde cardiovascular.
Fonte: Adaptada de Lichtenstein, 2021.[17]

Por meio dos alimentos, temos de garantir a oferta de energia e nutrientes estabelecidas pelas recomendações nutricionais vigentes, de acordo com sexo, idade e fases da vida. Praticantes de atividade física, exercício físico e esporte, em função de características do treinamento, como frequência, intensidade e duração, poderão apresentar necessidades nutricionais específicas de energia e macronutrientes (carboidrato e proteína). Suplementos alimentares são indicados quando necessário.

Modelos alimentares restritivos e dietas da moda que preconizam a exclusão de alimentos ou grupos de alimentos constituem conduta nutricional com baixa evidência científica, cuja indicação requer avaliação prévia por prescritores em função dos resultados incertos à saúde, tanto a médio quanto a longo prazo.[17,21]

Na prática, sabemos que implementar as ações direcionadas ao controle dos fatores de risco modificáveis não é ação simples. Além das características nutricionais, os alimentos contêm importante carga referente a aspectos culturais, sociais, religiosos, comportamentais e econômicos que interferem nas escolhas alimentares.[18]

Modificar um comportamento alimentar implica em estabelecer uma nova rede de conexões. Ao criar um hábito alimentar como parte integrante de um estilo de vida saudável, visando a manutenção de peso corporal adequado,[16-21] estamos promovendo um balanço energético com modulação, não apenas do que se ingere de alimentos e bebidas, mas também por meio do aumento do gasto de energia promovido pela prática regular de atividade física.[16,17,21]

Ao gerenciar as escolhas alimentares, respeitando a individualidade de preferências e aversões, estamos ampliando o leque de possibilidades, favorecendo a diversidade e, ao mesmo tempo, propiciando a experimentação de novos alimentos, cores e sabores.[17,20,21]

O incentivo ao consumo de alimentos regionais estimula a produção local, gera renda, valoriza a cultura e respeita a diversidade de alimentos. Práticas voltadas ao aproveitamento integral dos alimentos promovem redução do desperdício. Nutrir mais e desperdiçar menos é o grande desafio da humanidade.

Analisando os dados publicados pela Pesquisa de Orçamento Familiar (POF),[22] observamos que a alimentação do brasileiro está ano a ano se distanciando do que consideramos ser um hábito alimentar saudável. Da mesma forma, analisando os dados publicados por Vigitel,[23] observa-se um crescimento na participação de doenças como obesidade, diabetes, hipertensão e cardiopatias no cenário nacional. A prática insuficiente de atividade física é outro aspecto que chama a atenção. Somos uma população com elevada taxa de sedentarismo.

O desafio mundial é modificar este cenário por meio das seguintes ações: educar para a saúde; diagnosticar o estilo de vida como fator causal de doenças; incluir a criação de hábitos saudáveis de vida como primeiro item da prescrição; construir uma abordagem com riqueza de informações baseadas em evidências científicas; utilizar linguagem e recursos adequados que contribuam com a compreensão e o convencimento sobre a importância da mudança; oferecer subsídios para a implementação do processo; monitorar os resultados valorizando os benefícios conquistados e estimulando novos desafios. Inegavelmente, os profissionais da área da saúde têm papel fundamental nessa transição.

Por que o simples é tão complexo? Porque não temos uma cultura de educação em saúde. Teremos primeiro de limpar o terreno para depois iniciar a construção do alicerce.

Referências bibliográficas

1. Lee I-Min, Shiroma E, Lobelo F, Puska P, Blair SN, Katzmarzyk PT, et al. Effect of physical inactivity on major non-communicable diseases worldwide: an analysis of burden of disease and life expectancy. Lancet. 2012;380(9838):219-229.
2. Weller R, Stamatakis E. Physical activity in the UK: A unique crossroad? British Journal of Sports Medicine. 2010;44(13):912-4.
3. Blair SN. Physical inactivity: the biggest public health problem of the 21st century. Br J Sports Med. 2009;43(1):1-2.
4. Santos M, Matsudo VKR. Atividade física e uso de medicamentos. Rev. Diagn. Tratamento. 2018;23(4):152-9.
5. Knowler WC, Barrett-Connor E, Fowler SE, Hamman RF, Lachin JM, Walker EA, Nathan DM. Diabetes Prevention Program Research Group. Reduction in the Incidence of Type 2 Diabetes with lifestyle intervention or metformin. New England Journal of Medicine. 2002;346(6):393-403.
6. McTiernan A, Kooperberg C, White E, Wilcox S, Coates R, Adams-Campbell LL, et al. Recreational physical activity and the risk of breast cancer in postmenopausal women: the women's health Initiative cohort study. JAMA. 2003;290(10):1331-6.
7. Pierce JP, Stefanick ML, Flatt SW, Natarajan L, Sternfeld B, Madlensky L, et al. Greater survival after breast cancer in physically active women with high vegetable-fruit intake regardless of obesity. J Clin Oncol. 2007;25(17):2345-51.
8. Caspersen CJ, Powell KE, Christenson GM. Physical activity, exercise, and physical fitness: definitions and distinctions for health-related research. Public Health Rep. 1985;100(2):126-31.
9. Piercy KL, Troiano RP, Ballard RM, et al. The physical activity guidelines for Americans. JAMA. 2018;320(19):2020-8.
10. Katzmarzyk PT, Church TS, Craig CL, Bouchard C. Sitting time and mortality from all causes, cardiovascular disease, and cancer. Med Sci Sports Exerc. 2009;41(5):998-1005. PMID: 19346988; doi: 10.1249/MSS.0b013e3181930355.
11. Fiona C Bull HYPERLINK "https://bjsm.bmj.com/content/54/24/1451?s=09#aff-1", Salih S Al-Ansari, Stuart Biddle, Katja Borodulin, Matthew P Buman, Greet Cardon, Catherine Carty, Jean-Philippe Chaput, Sebastien Chastin, Roger Chouhttps://bjsm.bmj.com/content/54/24/1451?s=09#aff-13, Paddy C Dempsey, Loretta Di-Pietro, Ulf Ekelund, Joseph Firth, Christine M Friedenreich, Leandro Garcia, Muthoni Gichu, Russell Jago, Peter T Katzmarzyk, Estelle Lambert, Michael Leitzmann, Karen Milton, Francisco B Ortega, Chathuranga Ranasinghe, Emmanuel Stamatakis, Anne Tiedemann, Richard P Troiano, Hidde P van der Ploeg, Vicky Wari, Juana F Willumsen. World Health Organization 2020 guidelines on physical activity and sedentary behaviour.
12. Porto LGG, Molina GE, Matsudo VK. Physical activity and the coronavírus pandemic: an urgent time to change the recommendation focus. Rev. Bras. Ativ. Fís. Saúde. 29 de setembro de 2020;25:1-5.
13. Ekelund U, Tarp J, Steene-Johannessen J, Hansen BH, Jefferis B, Fagerland MW, et al. Dose-response associations between accelerometry measured physical activity and sedentary time and all cause mortality: systematic review and harmonised meta-analysis. British Medical Journal. 2019;366:4570. doi 10.1136/bmj.l4570.
14. Matsudo VKR, Beltran D, Guedes JS. Todo passo conta! Novas recomendações para atividade física e saúde. Diagn. Tratamento. Jan-mar 2019;24(1):21-24.
15. Lee I-M, Shiroma EJ, Kamada M, Bassett DR, Matthews CE, Buring JE. Association of step volume and intensity with all-cause mortality in older women. JAMA Intern Med. 2019;179(8):1105-1112.
16. Arnett DK, Blumenthal RS, Albert MA, Buroker AB, Goldberger ZD, Hahn EJ, et al. 2019 ACC/AHA Guideline on the primary prevention of cardiovascular disease: executive summary: a report of the american college of cardiology/american heart association task force on clinical practice guidelines. Circulation. 2019;140(11):e563-e595. doi: 10.1161/CIR.0000000000000677. Epub 2019 Mar 17. Erratum in: Circulation. 2019;140(11):e647-e648. Erratum in: Circulation. 2020;141(4):e59. Erratum in: Circulation. 2020;141(16):e773.
17. Lichtenstein AH, Appel LJ, Vadiveloo M, Hu FB, Kris-Etherton PM, Rebholz CM, et al.; American Heart Association Council on Lifestyle and Cardiometabolic Health; Council on Arteriosclerosis, Thrombosis and Vascular Biology; Council on Cardiovascular Radiology and Intervention; Council on Clinical Cardiology; and Stroke Council. 2021 Dietary Guidance to Improve Cardiovascular Health: A Scientific Statement From the American Heart Association. Circulation. 2021;144:e472-e487.
18. Kris-Etherton PM, Petersen KS, Després JP, Anderson CAM, Deedwania P, Furie KL, et al.; American Heart Association Council on Lifestyle and Cardiometabolic Health; Council on Cardiovascular and Stroke Nursing; Stroke Council; Council on Clinical Cardiology; Council on Arteriosclerosis, Thrombosis and Vascular Biology; and Council on Hypertension. Strategies for Promotion of a Healthy Lifestyle in Clinical Settings: Pillars of Ideal Cardiovascular Health: A Science Advisory From the American Heart Association. Circulation. 2021;144:e515-e532.
19. Précoma DB, Oliveira GMM, Simão AF, Dutra OP, Coelho OR, Izar MCO, et al. Atualização da diretriz de prevenção cardiovascular da Sociedade Brasileira de Cardiologia – 2019. Arq Bras Cardiol. 2019;113(4):787-891.
20. Ministério da Saúde (BR). Secretaria de Atenção à Saúde. Departamento de Atenção Básica. Guia alimentar para a população brasileira/Ministério da Saúde, Secretaria de Atenção à Saúde, Departamento de Atenção Básica. – 2. ed., 1. reimpr. Brasília: Ministério da Saúde, 2014.
21. U.S. Department of Agriculture and U.S. Department of Health and Human Services. Dietary Guidelines for Americans, 2020-2025. 9. ed. December 2020. Disponível em: https://www.dietaryguidelines.gov/. Acesso: 22 nov 2021.
22. Pesquisa de orçamentos familiares 2017-2018: análise do consumo alimentar pessoal no Brasil/IBGE, Coordenação de Trabalho e Rendimento. Rio de Janeiro: IBGE, 2020.
23. Ministério da Saúde (BR). Vigitel Brasil 2019: vigilância de fatores de risco e proteção para doenças crônicas por inquérito telefônico: estimativas sobre frequência e distribuição sociodemográfica de fatores de risco e proteção para doenças crônicas nas capitais dos 26 estados brasileiros e no Distrito Federal em 2019. Secretaria de Vigilância em Saúde, Departamento de Análise em Saúde e Vigilância de Doenças não Transmissíveis. Brasília: Ministério da Saúde, 2020.

2

Fisiologia do Exercício

Marcelo de Mesquita Spinola
Pedro Luiz Bulgarelli

Este capítulo objetiva dar subsídios para profissionais da área da saúde sobre as alterações fisiológicas do corpo humano durante a prática de exercício físico.

Para isto, serão abordados alguns aspectos da fisiologia relevantes para a adaptação do nosso organismo aos exercícios físicos. Estão entre eles os aspectos relacionados à fisiologia musculoesquelética, com a apresentação da estrutura, funcionamento e caracterização das fibras musculares, a fisiologia endócrina com a apresentação das respostas hormonais ao exercício físico, a fisiologia respiratória e cardiovascular.

Entre os sistemas fisiológicos e suas respostas ao exercício, é importante que você as correlacione com as demandas energéticas durante o exercício (ver Capítulo 8), pois assim ficará mais claro a importante contribuição que a nutrição tem para a prática de exercícios físicos regulares.

Sistema musculoesquelético e exercício físico

O músculo esquelético é composto por fibras contráteis (Figura 2.1), as *miofibrilas* (células musculares), que são constituídas de 75% de água e 20% de proteína. Elas se mantêm unidas por uma fina camada de tecido conjuntivo, o *endomísio*, que as separa das fibras vizinhas. O conjunto de miofibrilas é envolto por uma camada de tecido conjuntivo, denominada *perimísio*. O perimísio é responsável por separar esses conjuntos de miofibrilas, que são conhecidos como *fascículos*. O conjunto de fascículos é revestido por uma outra camada de tecido conjuntivo, que chamamos de *epimísio*, e esse conjunto de fascículos constitui o músculo esquelético.[1-3]

Dentro da miofibrila existe uma membrana fina e elástica que envolve sua estrutura celular, denominada *sarcolema*. Em seu interior encontramos um líquido viscoso, chamado de *sarcoplasma*, que é composto de proteínas contráteis, enzimas, compostos energéticos, núcleos e organelas especializadas.[1-4]

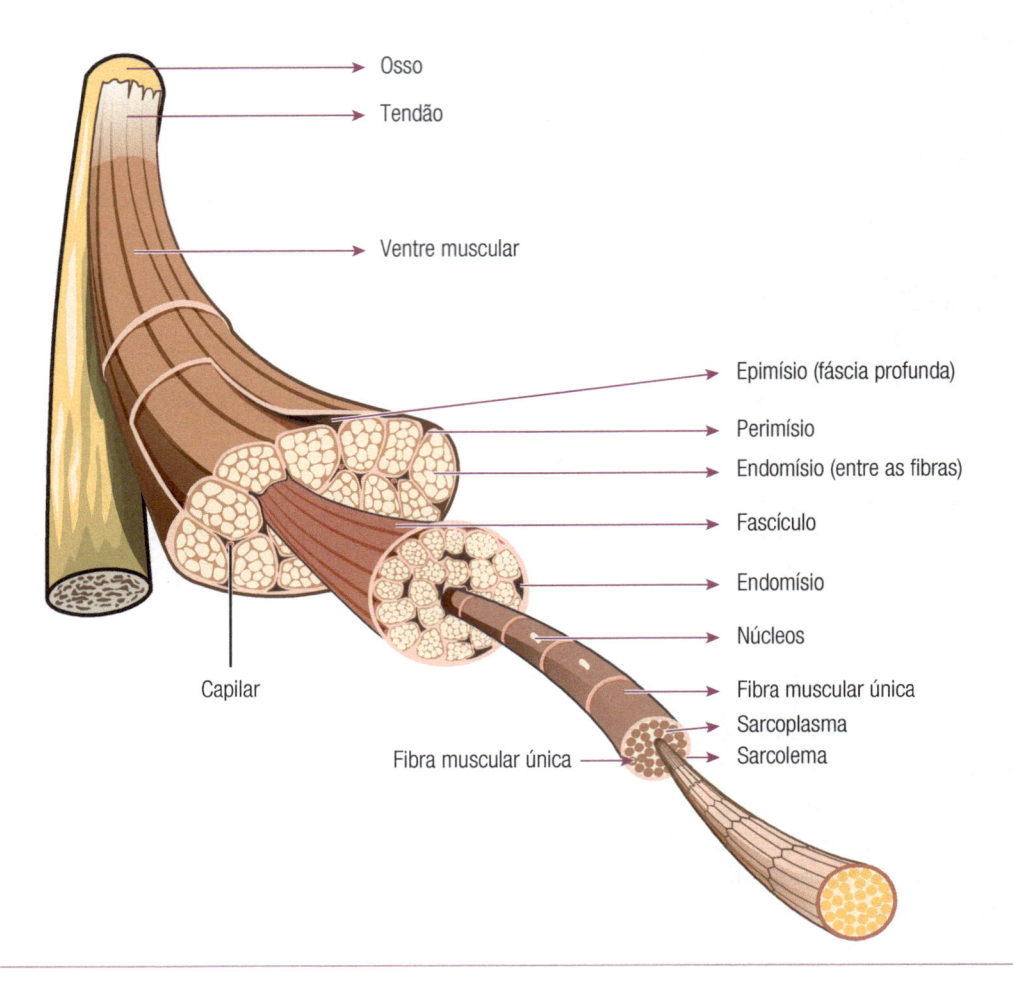

FIGURA 2.1 – Estrutura muscular.[1]

Ao final da fibra muscular, os tecidos conjuntivos, assim como o sarcolema, fundem-se para formar os tendões,[3] esses que se conectam no sistema esquelético por meio do periósteo, que é o invólucro mais externo do osso. Os tendões são os responsáveis por suportarem as enormes tensões geradas pelos músculos durante sua contração.[1-4]

Microestrutura muscular

Vimos como são as macroestruturas musculares, e agora daremos mais ênfase as microestruturas musculares, mais especificamente falaremos da estrutura das *miofibrilas* (Figura 2.2).

Ao redor das miofibrilas encontramos também uma rede de túbulos, denominado *Retículo Sarcoplasmático* (RS) e, posicionados transversalmente a esses túbulos, encontramos outra rede de túbulos, essas denominadas *Túbulos T*. Nos RS se originam as *cisternas*, onde está armazenada o cálcio (Ca^{++}) utilizado na contração muscular, e os Túbulos T, que são os responsáveis por propagar o impulso nervoso até as partes mais profundas das miofibrilas.[2,3] Outra estrutura

Organização da fibra muscular

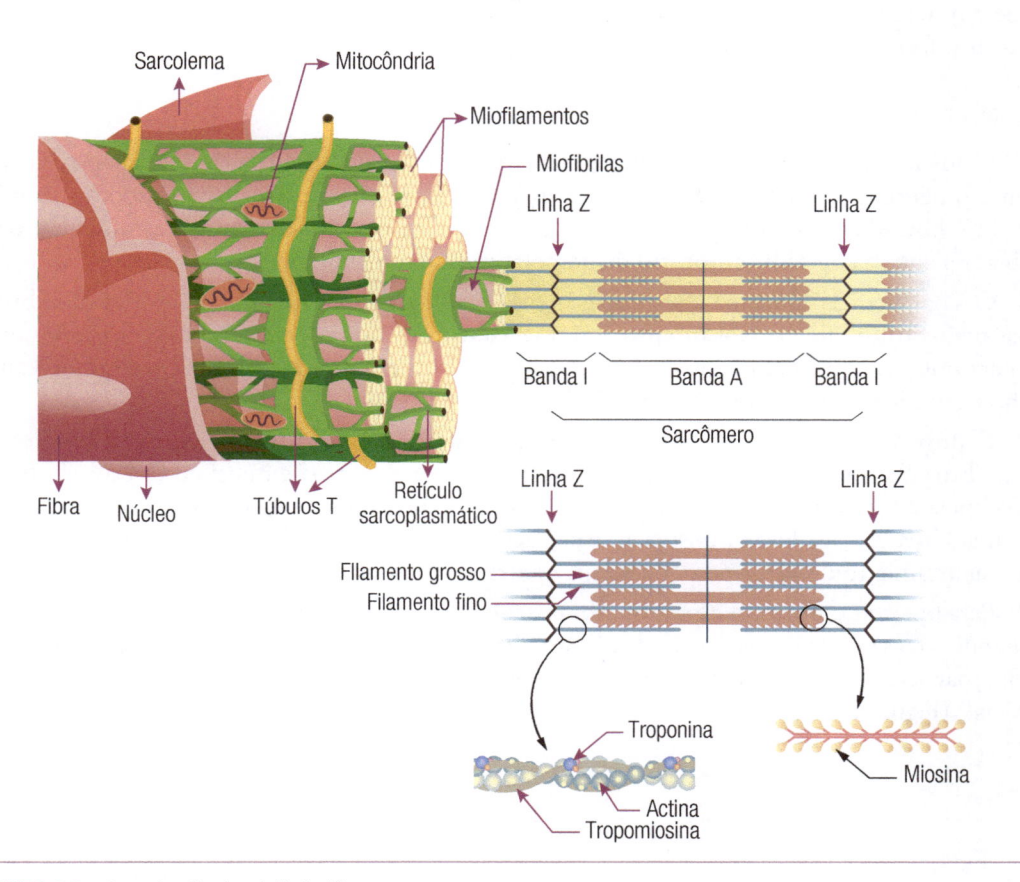

FIGURA 2.2 – Organização da miofibrila.[1,2]

importante encontrada paralelamente e entre as miofibrilas é a mitocôndria, que produz energia para a contração muscular.[1,2]

Dentro das miofibrilas podemos encontrar subdivisões conhecidas como *sarcômeros* e que são os locais específicos onde se dará o processo de contração da fibra muscular.

O sarcômero é dividido nas seguintes estruturas: (1) Linha Z, que separa um sarcômero do outro; (2) Banda ou Faixa I (zona clara) que é constituída pelos filamentos proteicos de *Actina*; (3) Banda ou Faixa A (zona escura), composta pelos filamentos proteicos de *Miosina*; (4) Zona H, faixa mais clara dentro da Faixa A, onde não encontramos filamentos de actina; (5) Linha M que é uma linha no meio da Faixa A de onde saem os filamentos de miosina.[1-5]

Os músculos são irrigados constantemente por meio da rede de vasos sanguíneos (artérias e veias) e de suas ramificações (arteríolas, capilares e vênulas), que penetram nas fibras musculares pelos tecidos conjuntivos, entram e se conectam ao redor das miofibrilas. Essa rica irrigação sanguínea está relacionada com a necessidade do sistema em estar sempre bem suprido de oxigênio para seu funcionamento.

Dentro da estrutura muscular, temos outra importante estrutura conectada às miofibrilas que é o nervo motor, também conhecido como motoneurônio. É a estrutura responsável por passar informação à fibra muscular e está conectada à membrana da miofibrilar.[3]

Contração muscular

O início da contração muscular acontece pela junção neuromuscular (na sinapse, lacuna entre o neurônio e a fibra). O impulso elétrico que parte do cérebro chega ao motoneurônio, onde é liberado o neurotransmissor acetilcolina (ACh) que penetra na fibra muscular, para liberar a entrada de sódio (processo de despolarização da membrana).[5]

O sinal elétrico continua a se propagar pela rede de túbulos que circundam as miofibrilas por meio dos túbulos T. Nos túbulos T, o sinal elétrico se propaga em duas direções, a primeira é para o RS, no qual são liberados os íons Ca^{++} para o interior da miofibrila, e o segundo caminho é em direção ao interior das miofibrilas.

O próximo passo do processo de contração muscular após a entrada de Ca^{++} no interior da miofibrila é o ligamento que ocorre entre os filamentos de actina e miosina. O Ca^{++} é responsável pela ativação das pontes cruzadas da miosina, que resulta na ligação com o filamento de actina. Uma vez ligados, a miosina arrasta a actina para o centro do sarcômero, que dá origem ao encurtamento do sarcômero, ou seja, a contração muscular.

Para finalizar o processo de contração muscular temos também a fase de relaxamento, isto é, quando todas as estruturas dentro da célula voltam aos seus estados originais, o Ca^{++} é levado de volta para o RS, os filamentos de actina e miosina se desconectam e voltam a sua estruturação inicial[5] (Figura 2.3).

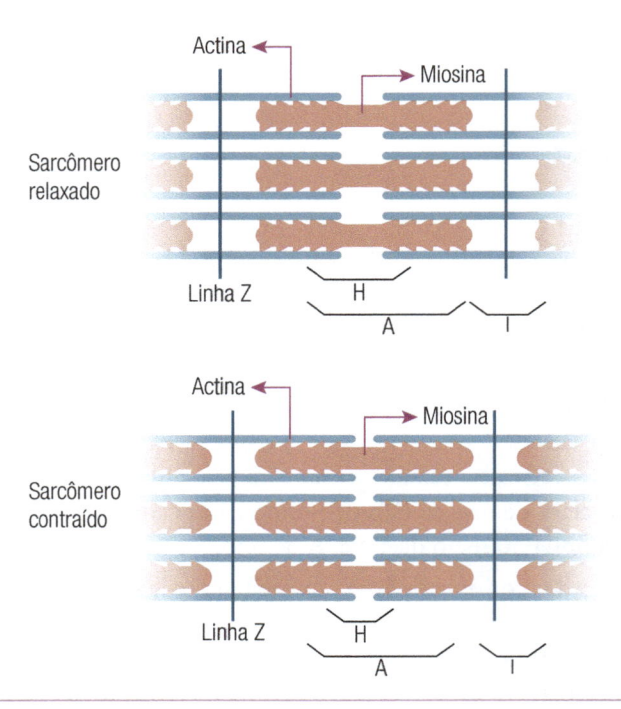

FIGURA 2.3 – Contração do sarcômero.[1,2]

Tipos de fibras musculares e seu metabolismo

Dentro dos músculos não existe apenas um tipo de fibras musculares, elas são divididas em dois tipos principais: as fibras tipo I, também conhecidas como fibras de contração lenta, e as fibras tipo II, de contração rápida. Porém, as fibras tipo II ainda podem ser subdivididas em tipo IIa, IIb (IIx) e IIc. Foss & Keteyian[4] utilizam ainda outro tipo de classificação às fibras musculares, de acordo com sua estrutura bioquímica e fornecimento de energia para a contração, de forma a classificar as fibras tipo I como oxidativas, as fibras tipo IIa como rápidas oxidativas glicolíticas, as fibras tipo IIb como rápidas glicolíticas e as fibras tipo IIc como não classificadas.

As fibras tipo I são chamadas de oxidativas, pois possuem grande quantidade de mitocôndrias, maior vascularização para fornecimento de oxigênio para a fibra e grande quantidade de mioglobina (transportador de O_2 para a mitocôndria) assim o seu suprimento energético vem predominantemente do sistema oxidativo do metabolismo aeróbio.[1-6]

Já nas fibras tipo II temos a caracterização de fibras glicolíticas, pois possuem RS mais extenso para liberação mais rápida dos íons de Ca^{++}, uma quantidade grande de enzimas glicolíticas e, em comparação com as fibras tipo I, uma menor vascularização e menor número de mitocôndrias. Com uma quantidade de enzimas glicolíticas levada, o suprimento energético dessas fibras se faz por meio do metabolismo anaeróbio.

Porém, dentro do metabolismo anaeróbio temos duas formas de fornecimento energético, uma pelo sistema ATP-CP e a outra por meio da glicólise anaeróbia. E pela diferenciação dos dois sistemas é que explicaremos as diferenças entre as fibras tipo IIa e IIb. As fibras tipo IIa possuem em sua estrutura uma quantidade maior de mitocôndrias, capilares e mioglobina, só que insuficiente para o suprimento energético ser predominante do sistema oxidativo, por isso sua característica glicolítica e, assim, podemos dizer que essas fibras são supridas energeticamente pelo sistema da glicólise anaeróbia. Já as fibras tipo IIb são caracterizadas, especificamente, como mostrado anteriormente e seu suprimento energético feito pelo sistema ATP-CP.[1-4]

Como as fibras tipo IIc não são classificadas, não especificaremos qual é seu suprimento energético; contudo, podemos supor que, como as outras fibras tipo II, sejam também do metabolismo anaeróbio (Quadro 2.1). Uma vez mostrados os caminhos da energia para a contração muscular, podemos classificar também o tipo de fibra muscular predominantemente utilizado, a depender das características do exercício físico.

Primeiramente, falaremos das fibras tipo I, lentas, oxidativas e com fornecimento de energia vinculado ao metabolismo aeróbio. Essas fibras, por possuírem tais características, têm alta resistência aeróbia, portanto, são mais requisitadas em atividades de longa duração e resistência, nas quais predomina o metabolismo aeróbio.

Quando se pensa da mesma maneira, as fibras tipo II, por serem glicolíticas e seu suprimento de energia relacionado ao metabolismo anaeróbio, podemos dizer que serão recrutadas em situações de curta duração e alta intensidade. E, para diferenciarmos ainda, as fibras tipo IIa são mais recrutadas em exercícios em que é necessário uma alta intensidade em um período um pouco mais prolongado, como uma corrida de 1.500 no atletismo, enquanto as fibras tipo IIb são mais requisitadas em atividades que requerem maior intensidade em curto tempo, como na musculação e corrida de 100 m do atletismo.[5]

QUADRO 2.1 – Características das fibras musculares.[1-4]

Fibras tipo I – lentas – oxidativas	Fibras do tipo II – rápidas – glicolíticas	Subdivisão das fibras tipo II
• Capacidade de geração aeróbia de ATP – maior tamanho e número de mitocôndrias, bem como ao alto nível das enzimas necessárias para o metabolismo aeróbio • Pigmentação avermelhada em função das mitocôndrias (e os correspondentes citocromos que contêm ferro) e altos níveis de mioglobina • Realizam principalmente atividades contínuas – ritmo estável de transferência de energia • Fadiga associada à depleção de glicogênio	• Retículo sarcoplasmático mais extenso, para liberação mais rápida dos íons de Ca^{++} • Maior quantidade de enzimas glicolíticas em comparação com as fibras tipo I • Menor vascularização e menor número de mitocôndrias • Tendência para a enzima desidrogenase lática favorecer a conversão do piruvato para lactato • Tornam-se mais ativas durante as atividades com mudança de ritmo e com paradas e arranques (p. ex.: basquete, futebol) • Contribuem também em atividades com maior produção de força ou durante esforço explosivo que requer movimentos rápidos e vigorosos – energia proveniente do metabolismo anaeróbio	Fibras tipo IIa – rápidas oxidativas glicolíticas • Alta velocidade de encurtamento e capacidade moderadamente bem desenvolvida para a transferência de energia das fontes tanto aeróbias quanto anaeróbias Fibras tipo IIb (IIx) – rápidas glicolíticas • Maior potencial anaeróbio e velocidade de encurtamento mais rápida Fibras tipo IIc – não diferenciada • Rara, pode contribuir para a reinervação e transformação da unidade motora

Fonte: Desenvolvido pela autoria.

Sistema endócrino e exercício físico

Ao realizarmos um exercício físico, é necessário que nosso organismo se adapte às novas condições de maneira imediata e eficiente, para que as novas demandas fisiológicas sejam atendidas. Um dos principais mecanismos responsáveis por essas adaptações é o sistema nervoso; porém, ele não é o único sistema que ajuda na regulação fisiológica, outro importante mecanismo responsável por essas adaptações é o *sistema endócrino*.

A maneira como esses dois sistemas agem no organismo é de forma organizada e harmoniosa. O sistema nervoso, embora seja o principal mecanismo de comunicação entre o meio externo e o meio interno do nosso organismo, não faz o ajuste mais detalhado às adaptações necessárias, e aí é que entra o papel do sistema endócrino, que realiza o ajuste fino às alterações do sistema. Para dividirmos bem as funções dos dois sistemas, podemos concluir que o sistema nervoso funciona com rapidez, contudo, seus efeitos são localizados e de curta duração, enquanto o sistema endócrino funciona de maneira mais lenta, porém, seus efeitos são mais duradouros.[3]

Hormônios

O sistema endócrino é formado por todas as glândulas e tecidos que secretam hormônios, os quais são substâncias químicas que agem diretamente sobre as células, tecidos e órgãos de forma a determinar suas ações.[1,3] De acordo com Curi & Procopio,[8] as funções dos hormônios podem ser divididas em: (1) garantir a reprodução; (2) promover crescimento e desenvolvimento e (3) garantir o equilíbrio do meio interno.

Os hormônios são classificados em dois grandes grupos; de acordo com sua composição química, eles podem ser *lipossolúveis* ou *hidrossolúveis*.[6] Os hormônios lipossolúveis são também conhecidos como hormônios esteroides, ao passo que os hormônios hidrossolúveis são caracterizados como hormônios não esteroides.

Os hormônios são secretados diretamente na corrente sanguínea, percorrem e entram em contato com todo o organismo; no entanto, isto não significa que eles irão interagir com todo o organismo. Como os hormônios interagem com células específicas num esquema que podemos chamar de chave e fechadura, quando secretados, percorrem o organismo em busca de células-alvo específicas, e, em contato com sua célula-alvo específica, gera uma ação exclusiva da célula.[5]

O mecanismo de regulação da secreção hormonal se faz por meio de um mecanismo chamado *feedback negativo*, que controla a estimulação e a inibição da produção e secreção dos hormônios. Esse mecanismo age de acordo com a sinalização das concentrações hormonais, tanto para as altas concentrações como para as baixas. Por exemplo, quando há necessidade de secreção de um hormônio, as glândulas os sintetizam e secretam até chegar um ponto em que não é mais necessário o aumento nas concentrações desse hormônio e, em resposta a essa situação, o organismo manda um sinal para as glândulas secretoras inibirem a produção desse hormônio, isso ocorre de maneira contínua, a fim de que as concentrações hormonais se mantenham sempre perto de um valor constante.[5,7]

Glândulas endócrinas, hormônios e exercício

Apesar de as glândulas endócrinas, no sistema fisiológico virem antes que os hormônios propriamente ditos, uma vez que elas os secretam, para o nosso objetivo foi importante darmos ênfase primeiramente ao hormônio, pois agora falaremos das glândulas endócrinas, seus hormônios secretados e suas relações com a atividade física.

Para isso, é necessário conhecermos as principais glândulas endócrinas do nosso organismo, que são: (1) hipófise; (2) tireoide; (3) paratireoide; (4) adrenais (ou suprarrenais); (5) pâncreas e (6) as gônadas (ovário e testículos).[8]

Hipófise

A hipófise está localizada na base do encéfalo, ligada diretamente com o hipotálamo e pode ser dividida em duas partes, chamadas de lobos: o lobo anterior (adeno-hipófise) e o lobo posterior (neuro-hipófise). O hipotálamo é responsável pela secreção de neuro-hormônios que são, por sua vez, responsáveis por estimular ou inibir a produção dos hormônios secretados pela glândula hipofisária.[8]

Os hormônios secretados pela adeno-hipófise são de acordo com Wilmore, *et al.*,[3] o hormônio do crescimento (GH), hormônio tireoestimulante ou tirotropina (TSH), adrenocorticotropina (ACTH), prolactina, hormônio folículo estimulante (FSH) e hormônio luteinizante (LH). Foss & Keteyian[4] colocam ainda nesse grupo de hormônios secretados pela adeno-hipófise a endorfina.

A neuro-hipófise é responsável pela secreção de dois hormônios apenas, o hormônio antidiurético ou vasopressina (ADH) e a ocitocina. Os hormônios secretados pela hipófise apresentam funções e respostas específicas, além de sofrerem alterações relacionadas à prática de exercícios físicos.

A maioria dos hormônios secretados pela hipófise tem sua produção aumentada em resposta imediata (aguda) à realização de uma sessão de exercícios, diversos mecanismos estão envolvidos para que isso aconteça, desde a necessidade de reparo tecidual, necessidade de aumento no metabolismo, temperatura do ambiente até a regulação da hidratação.

Porém, quando pensamos nas respostas hormonais a longo prazo, os estudos apresentam dados inconclusivos, como mostram Canali e Kruel.[9] Possuem resposta mais destacada os hormônios GH, ACTH e ADH, que a longo prazo apresentam uma resposta atenuada em sua secreção. Sendo essa resposta justificada pelo processo adaptativo da prática de exercícios regulares, que diminui a necessidade de reparo tecidual, diminui o estresse do treinamento e diminui a necessidade de controle hídrico do organismo.

O Quadro 2.2 apresenta detalhadamente todos os hormônios secretados pela hipófise, suas funções no organismo e suas respostas ao exercício agudo e aos exercícios a longo prazo.

QUADRO 2.2 – Hormônios secretados pela hipófise.

Hormônio	Órgãos-alvo	Principais funções no organismo	Respostas ao exercício agudo	Efeitos do treinamento físico
Hormônio do crescimento (GH)	Todas as células do corpo	• Desenvolvimento e crescimento dos tecidos do corpo • Aumenta a síntese proteica • Aumenta a mobilização e utilização da gordura • Diminui a velocidade de utilização dos carboidratos	• Aumenta com o aumento das cargas de trabalho	• Resposta atenuada na mesma carga de trabalho
Hormônio tireoestimulante (TSH)	Tireoide	• Controla a liberação e utilização de tiroxina e triiodotironina	• Aumenta com o aumento das cargas de trabalho	• Sem efeito conhecido
Adrenocorticotropina (ACTH)	Córtex suprarrenal	• Controla a secreção de hormônios do córtex suprarrenal	• Aumenta com o aumento das cargas e duração do trabalho	• Resposta atenuada na mesma carga de trabalho
Prolactina	Mamas	• Estimula a produção de leite pelas mamas	• Aumenta com o exercício	• Sem efeito conhecido
Hormônio folículo-estimulante (FSH)	Ovários e testículos	• Inicia o crescimento de folículos nos ovários e promove secreção de estrogênio por eles • Promove o desenvolvimento de espermatozoides nos testículos	• Pouca ou nenhuma mudança	• Sem efeito conhecido

(Continua)

QUADRO 2.2 – Hormônios secretados pela hipófise. (*Continuação*)

Hormônio	Órgãos-alvo	Principais funções no organismo	Respostas ao exercício agudo	Efeitos do treinamento físico
Hormônio luteinizante (LH)	Ovários e testículos	• Secreção de progesterona e estrogênio, faz com que ocorra ruptura do folículo com a liberação do óvulo • Faz com que os testículos secretem testosterona	• Pouca ou nenhuma mudança	• Sem efeito conhecido
Hormônio antidiurético (ADH)	Rins	• Ajuda no controle da excreção de água pelos rins • Eleva a pressão arterial	• Aumenta com o aumento das cargas de trabalho	• Resposta atenuada na mesma carga de trabalho
Ocitocina	Útero e mamas	• Controla a contração do útero e a secreção do leite	• Desconhecido	• Desconhecido

Fonte: Adaptado de Wilmore, *et al.*, 2010 e Foss & Keteyian 2002.[4,5]

Tireoide

A glândula tireoide está localizada logo abaixo da laringe, é responsável pela síntese e secreção dos hormônios triiodotironina (T_3) e tiroxina (T_4) que realizam praticamente a mesma função no organismo, além também do hormônio calcitocina. Quem controla a secreção de T_3 e T_4 no organismo é o TSH.[4]

As alterações para praticantes de exercícios físicos são relacionadas apenas ao aumento na concentração do T_3 e T_4 durante a fase inicial do exercício, mantendo-se constante ao longo da atividade. Já para a *calcitocina* ainda não está claro qual é a sua resposta ao estímulo do exercício.

As principais funções dos hormônios secretados pela tireoide, assim como suas respostas ao exercício serão apresentados no Quadro 2.3.

QUADRO 2.3 – Hormônios secretados pela tireoide.

Hormônio	Órgãos-alvo	Principais funções no organismo	Resposta ao exercício agudo	Efeito do treinamento físico
T_3 e T_4	Todas as células do corpo	• Aumentam a taxa de metabolismo celular • Aumentam a frequência cardíaca e a contratilidade do coração • Aumentam a síntese proteica (e com isso a síntese das enzimas)	• T_3 e T_4 livre aumentam com o aumento das cargas de trabalho	• Aumento da reciclagem de T_3 e T_4 na mesma carga de trabalho

(Continua)

QUADRO 2.3 – Hormônios secretados pela tireoide. (*Continuação*)

Hormônio	Órgãos-alvo	Principais funções no organismo	Resposta ao exercício agudo	Efeito do treinamento físico
		• Aumenta o tamanho e o número de mitocôndrias na maioria das células • Promovem rápida absorção de glicose pela célula • Aumentam a glicólise e a gliconeogênese • Melhoram a mobilização dos lipídios, o que aumenta a disponibilidade de ácidos graxos livres (AGLs) para oxidação		
Calcitocina	Ossos	• Controla a concentração do íon cálcio no sangue	• Desconhecido	• Desconhecido

Fonte: Adaptado de Wilmore, *et al*., 2010 e Foss & Keteyian 2002.[4,5]

Apesar dessas funções principais, os hormônios T_3 e T_4 apresentam outras ações como: (1) aumentam a síntese proteica (e com isso a síntese das enzimas); (2) aumenta o tamanho e o número de mitocôndrias na maioria das células; (3) promovem rápida absorção de glicose pela célula; (4) aumentam a glicólise e a gliconeogênese; e (5) melhoram a mobilização dos lipídios, o que aumenta a disponibilidade de ácidos graxos livres (AGLs) para oxidação.[5]

Paratireoide

As glândulas paratireoides estão localizadas na parte posterior da glândula tireoide e são responsáveis por secretar um hormônio chamado paratormônio (PTH) que, durante a prática de exercícios, tem aumento em sua secreção, o que auxilia no processo de formação óssea. Apesar de não ser conhecido diretamente seu efeito a longo prazo, Canali e Kruel[9] indicam que há um aumento nas concentrações do PTH resultantes do fortalecimento ósseo devido à prática de exercícios regulares. O Quadro 2.4 mostra as principais funções e respostas do PTH.

QUADRO 2.4 – Hormônios secretados pela paratireoide.

Hormônio	Órgãos-alvo	Principais funções no organismo	Resposta ao exercício físico agudo	Efeito do treinamento físico
Paratormônio (PTH)	Ossos, intestinos e rins	• Controla a concentração do íon cálcio no líquido extracelular por meio de sua influência nos ossos, intestinos e rins	• Aumenta com o exercício prolongado	• Desconhecido

Fonte: Adaptado de Wilmore, *et al*., 2010 e Foss & Keteyian 2002.[4,5]

Glândulas suprarrenais

As glândulas suprarrenais, como o próprio nome diz, estão localizadas exatamente sobre os rins e é composta por duas partes específicas: a medula suprarrenal (no interior da glândula) e o córtex suprarrenal (exterior da glândula).

Cada uma dessas partes secreta diferentes tipos de hormônios, a medula suprarrenal secreta a adrenalina e noradrenalina, que são conhecidas como catecolaminas. Já o córtex suprarrenal secreta os corticosteroides, que são divididos em mineralocorticoides, glicocorticoides e gonadocorticoides (hormônios sexuais). Para o exercício físico discutiremos apenas os mineralocorticoides e os glicocorticoides, que são os principais corticosteroides secretados.[3]

Durante a prática de exercícios físicos, esses hormônios sofrem alterações agudas e crônicas (longo prazo) que variam de acordo com a duração e intensidade dos exercícios. Porém, por serem hormônios com características estimulantes, eles respondem de forma aguda com o aumento na sua secreção à característica do exercício, com destaque para as catecolaminas.

Com relação à continuidade do treinamento, podemos encontrar como resposta uma diminuição das concentrações desses hormônios devido ao processo adaptativo do treinamento, uma vez que a aplicação das mesmas cargas de exercícios não mais representa o mesmo estresse e a mesma intensidade para o organismo, que já se adaptou a elas.

O Quadro 2.5 mostra as principais funções e respostas dos hormônios secretados pela glândula suprarrenal.

QUADRO 2.5 – Hormônios secretados pela glândula suprarrenal.

Hormônios	Órgãos-alvo	Principais funções no organismo	Resposta ao exercício agudo	Efeito do treinamento físico
Adrenalina	Quase todas as células do corpo	• Estimula a utilização de glicogênio no fígado e no músculo • Estimula a lipólise no tecido adiposo e no músculo • Aumenta o fluxo sanguíneo para a musculatura • Aumenta a FC • Aumenta o consumo de oxigênio	• Aumenta com o aumento das cargas de trabalho quando começa em cerca de 75% de $VO_{2máx.}$	• Resposta atenuada com a mesma carga de trabalho
Noradrenalina	Quase todas as células do corpo	• Estimula a lipólise dos tecidos adiposo e muscular • Promove constrição das arteríolas e vênulas, o que eleva a pressão arterial	• Aumenta com o aumento das cargas de trabalho quando começa em cerca de 50% de $VO_{2máx.}$	• Resposta atenuada com a mesma carga de trabalho
Mineralocorticoides (aldosterona)	Rins	• Aumentam a retenção de sódio e a excreção de potássio pelos rins	• Aumenta com o aumento das cargas de trabalho	• Inalterado

(Continua)

QUADRO 2.5 – Hormônios secretados pela glândula suprarrenal. (*Continuação*)

Hormônios	Órgãos-alvo	Principais funções no organismo	Resposta ao exercício agudo	Efeito do treinamento físico
Glicocorticoides (cortisol)	Quase todas as células do corpo	• Controlam o metabolismo dos carboidratos, gorduras e proteínas • Exercem ação anti-inflamatória • Diminui a utilização de glicose, o que poupa esse combustível para o cérebro • Deprime as reações imunes • Aumenta a vasoconstrição causada pela adrenalina	• Aumenta com o aumento das cargas de trabalho	• Valores ligeiramente mais elevados

Fonte: Adaptado de Wilmore, *et al.*, 2010 e Foss & Keteyian, 2002.[4,5]

Pâncreas

O pâncreas se situa no corpo humano atrás e um pouco abaixo do estômago.[5] Nele encontramos uma estrutura chamada de ilhotas pancreáticas que são as responsáveis por secretar os hormônios pancreáticos, a insulina e o glucagon, que possuem ações opostas.[8]

Por terem ação contrária, suas respostas aos exercícios também são opostas. Enquanto o glucagon tem sua secreção aumentada, a insulina apresenta redução na secreção durante a realização de exercícios. As respostas crônicas ao exercício paracem ser similares, com uma atenuação na secreção de ambos os hormônios.

Além desses hormônios, as ilhotas pancreáticas também secretam um outro hormônio, a somatostatina, que é responsável pela regulação da secreção da insulina e do glucagon. Sua estimulação está ligada à glicose, ao glucagon e a alguns aminoácidos, enquanto sua inibição está relacionada à adrenalina, dopamina e acetilcolina.[8]

O Quadro 2.6 apresenta dois hormônios secretados pelo pâncreas.

QUADRO 2.6 – Hormônios secretados pelo pâncreas.

Hormônio	Órgãos-alvo	Principais funções no organismo	Resposta ao exercício agudo	Efeito do treinamento físico
Insulina	Todas as células do corpo	• Controlar os níveis de glicose, por baixá-los; aumenta o uso da glicose e a síntese de gordura	• Diminui com o aumento das cargas de trabalho	• Resposta atenuada com a mesma carga de trabalho
Glucagon	Todas as células do corpo	• Aumenta a glicose sanguínea; estimula a degradação de proteínas e gorduras	• Aumenta com o aumento das cargas de trabalho	• Resposta atenuada com a mesma carga de trabalho

Fonte: Adaptado de Wilmore, *et al.*, 2010 e Foss & Keteyian, 2002.[4,5]

Gônadas

Os órgãos reprodutores masculino e feminino atuam também como forma de glândulas endócrinas, e produzem importantes hormônios sexuais. Os testículos são responsáveis pela secreção de testosterona, enquanto os ovários são os responsáveis pela secreção de estrógenos e progesterona; entretanto, a ação das gônadas como glândulas endócrinas é dependente da ação do hormônio luteinizante (LH).

Em resposta à realização de exercício físico, ainda não temos uma definição em relação ao comportamento de ambos os hormônios. A testosterona apresenta respostas de aumento em exercícios de alta intensidade, porém, não tão grandes, e em exercícios de intensidade moderada e baixa demonstra uma manutenção dos níveis de repouso. Já para o estrógeno ainda não há dados conclusivos em relação a suas possíveis alterações durante e após o exercício.[4]

A seguir o Quadro 2.7, com as funções e repostas dos hormônios sexuais.

QUADRO 2.7 – Hormônios sexuais masculinos e femininos.

Hormônios	Órgãos-alvo	Principais funções no organismo	Efeitos ao exercício agudo	Efeito do treinamento físico
Testosterona	Órgãos sexuais e músculos	• Promove o desenvolvimento das características sexuais masculinas • Promove o crescimento muscular	• Pequenos aumentos com o exercício	• Níveis em repouso diminuídos em corredores homens
Estrógeno e progesterona	Órgãos sexuais e tecido adiposo	• Promove o desenvolvimento das características e dos órgãos sexuais femininos • Aumenta as reservas de gordura • Ajuda na regulação do ciclo menstrual	• Pequenos aumentos com o exercício	• Níveis de repouso podem estar diminuídos em mulheres altamente treinadas

Fonte: Adaptado de Foss & Keteyian, 2002.[4,5]

Hormônios produzidos em outros locais

Para finalizarmos a fisiologia endócrina, falaremos de alguns hormônios que são secretados por outros órgãos e que também são importantes. Entre esses hormônios os principais são: (1) a *eritropoietina*, (2) as *prostaglandinas* e (3) as *somatomedinas*.

A eritropoietina é secretada em resposta ao estado de hipóxia, uma vez que sua função é estimular a medula óssea a aumentar a produção de hemácias. As prostaglandinas são produzidas em vários tecidos do corpo (vasos sanguíneos, músculo esquelético e coração) e atuam, principalmente, para influenciar a regulação do fluxo sanguíneo. E, por fim, as somatomedinas, que são produzidas pelo fígado e por alguns outros tecidos corporais, e possuem como função estimular o crescimento muscular e cartilagem. Porém, as somatomedinas não são propriamente consideradas como hormônio, pois são produzidas em resposta à maior liberação de GH, e acabam consideradas como fatores que ajudam a ação do GH.[4]

Com relação a esses hormônios, a eritropoietina é a que mais se destaca em relação ao exercício físico, uma vez que ela também auxilia no transporte de oxigênio no organismo. Mesmo sem entendermos ainda de forma clara como esse hormônio responde à prática de exercício, já é claro o seu efeito na *performance* de atletas de modalidades de longa duração, uma vez que esse hormônio é classificado como uma substância dopante.[9]

Sistema respiratório e exercício físico

A capacidade pulmonar varia de acordo com a idade, gênero e dimensões corporais, e essas alterações têm impactos sobre seus volumes fisiológicos que são divididos em estáticos e dinâmicos. Os estáticos são o volume corrente, volume de reserva inspiratório, volume de reserva expiratório, capacidade vital forçada, volume pulmonar residual, capacidade pulmonar total e a capacidade residual funcional. O volume expiratório forçado e sua relação com a capacidade vital forçada dão uma dimensão dinâmica desses volumes e capacidades pulmonares.

O *volume corrente* (VC) é o volume de ar movimentado durante a fase inspiratória e expiratória de cada incursão respiratória. O *volume de reserva inspiratório* (VRI) é o volume adicional do ar corrente inspirado. Já o *volume de reserva expiratório* (VRE) é o volume adicional do ar expirado. Durante o exercício, a extrapolação do VRI e do VRE permite um aumento significativo no VC.

A *capacidade vital forçada* (CVF) é o volume total de ar que pode ser movimentado voluntariamente em cada incursão respiratória (VC + VRI + VRE), e pode variar de acordo com a dimensão corporal. O *volume pulmonar residual* (VPR) é o volume de ar que permanece nos pulmões após uma expiração completa, e a *capacidade pulmonar total* (CPT) é a somatória do VPR com a CVF, em homens é de aproximadamente 6 L e mulheres cerca de 4,2 L. Cabe salientar que os volumes pulmonares estáticos não podem ser modificados em grau significativo com a prática de exercícios.

Os volumes e capacidades pulmonares dinâmicos estão relacionados ao "volume de ejeção" máximo dos pulmões, ou seja, a capacidade vital, e também com a velocidade com que esse volume pode ser movimentado (frequência respiratória).

A relação entre o *volume expirado forçado* (VEF) e a CVF é determinada pelo percentual da CVF que pode ser expirado em 1 segundo. É simbolizado por VEF 1,0/CVF. De uma maneira geral, cerca de 85% da CV pode ser expelido em 1 segundo. A Figura 2.4 apresenta a regulação da ventilação pulmonar. Em repouso, a ventilação minuto (VE), ou seja, o volume de ar respirado a cada minuto, é de cerca de 6 L.min^{-1}.

O aumento na VE se dá tanto por aumentos na frequência respiratória quanto por aumentos na profundidade (volume corrente) da respiração. A regulação da ventilação pulmonar se dá de tal maneira que a frequência e a profundidade da ventilação estão intimamente ajustadas em função das necessidades metabólicas individuais. Este controle ventilatório comporta tanto fatores neurais como químicos e humorais.

O ciclo respiratório normal é consequência da atividade dos neurônios do bulbo. A ventilação é controlada por vários circuitos neurais que recebem informações provenientes dos centros superiores cerebrais, dos pulmões e de outros sensores em todo nosso organismo. Muito importante para o controle da ventilação é o estado químico e gasoso do sangue que banha a medula e os quimiorreceptores, localizados na carótida e aorta.

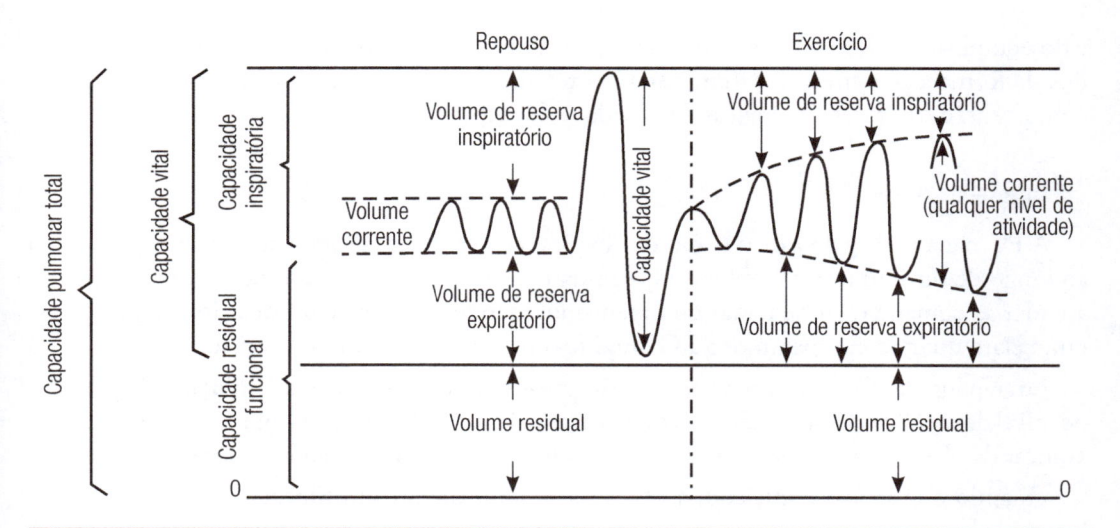

FIGURA 2.4 – Regulação da ventilação pulmonar.
Fonte: Adaptada de McArdle, *et al.*, 2011.[1]

Em repouso fatores químicos agem diretamente sobre o centro respiratório ou, de maneira reflexa, modificam sua atividade por meio dos quimiorreceptores, para controlar a ventilação alveolar. Dentre esses fatores, um dos mais determinantes é o nível arterial da pressão de gás carbônico (P_{CO_2}) e a acidez. Uma queda na pressão arterial de oxigênio irá também modificar o padrão respiratório. Os ajustes da ventilação durante o exercício não resultam de um único fator, mas sim da combinação de vários estímulos químicos e neurais que podem agir até mesmo simultaneamente.

Durante o exercício intenso, a VE pode alcançar valores próximos ou mesmo superiores a 100 L.min[-1] como resultado do aumento da frequência respiratória e do volume corrente. O modelo do controle da ventilação durante o exercício pressupõe a integração de fatores neurogênicos, químicos e da regulação da temperatura corporal. Segundo esse modelo, os estímulos neurogênicos, quer sejam corticais ou periféricos, são responsáveis pelo aumento abrupto inicial da ventilação no início do exercício. A VE mantém-se de forma elevada, gradualmente, até um nível estável, suficiente para atender as demandas metabólicas.

Nesse sentido, a regulação da ventilação é provavelmente mantida por estímulos centrais e químicos reflexos, fundamentalmente por aqueles fornecidos pela temperatura corporal, dióxido de carbono e íons de hidrogênio.

Sistema cardiovascular e exercício físico

O sistema cardiovascular possui várias funções importantes em nosso organismo, as quais servem de suporte para outros sistemas fisiológicos. As principais funções do sistema cardiovascular são: oferta, remoção, transporte, manutenção e prevenção.

Ele disponibiliza oxigênio e nutrientes para as células e remove dióxido de carbono e metabólitos do metabolismo celular de cada célula de nosso organismo, transporta hormônios das glândulas endócrinas para os receptores alvo, participa da manutenção da temperatura corporal e do equilíbrio acidobásico e é responsável por manter os líquidos corporais em níveis adequados de forma a prevenir a desidratação. O entendimento dessas funções é fundamental para a compreensão das bases fisiológicas da atividade física.[10]

Frequência cardíaca (FC)[11]

A FC nada mais é do que o ritmo dos batimentos cardíacos e, tradicionalmente, é medido ao longo de um minuto. Ela reflete a quantidade de trabalho que o coração deve realizar para atender as demandas aumentadas do organismo quando em exercício físico. Isto se torna bastante claro quando comparamos a FC durante o repouso e durante o exercício.

Em repouso a FC varia entre 60 e 80 batimentos por minuto (bpm), e é influenciada pela idade, nível de condicionamento físico e condições ambientais (altas temperaturas e altitude). Com o avançar da idade, a FC apresenta redução e é menor em indivíduos condicionados aerobiamente.

Quando o exercício é iniciado, a FC eleva-se rapidamente em função do aumento de sua intensidade, que também pode ser representada pelo aumento no consumo de oxigênio. A relação da elevação da FC durante o exercício é direta com o aumento da intensidade do esforço até que o indivíduo esteja próximo dos limites da exaustão e, à medida que esses limites se aproximam, a FC tende a estabilizar, neste ponto é que encontramos a maior FC durante a realização de um esforço máximo, considerada a FC máxima.

Durante a realização de exercícios submáximos, nos quais a intensidade do esforço é mantida constante, a FC eleva-se rapidamente nos estágios iniciais até alcançar um nível estável. Nesse estágio, entende-se que a FC atinge um estado de equilíbrio em que pode ser considerada ideal para suprir as demandas circulatórias para este nível específico de intensidade.

Volume de ejeção sistólico

Assim como ocorre com a FC, o volume de ejeção também se modifica durante o exercício, de modo a permitir que o coração trabalhe de forma mais eficiente. O volume de ejeção é determinado por quatro fatores: o volume de sangue venoso que retorna ao coração, a distensibilidade ventricular, a contratilidade ventricular e a pressão nas artérias aorta ou pulmonar. Podemos considerar que os dois primeiros fatores determinam a capacidade de enchimento do ventrículo e os dois últimos influenciam a capacidade de esvaziamento do ventrículo, o que determina a força com a qual o sangue é ejetado e a pressão contra a qual ele deve fluir nas artérias. Esses quatro fatores controlam diretamente a resposta do volume de ejeção à intensidade do esforço durante o exercício.

O volume de ejeção aumenta para valores superiores aos de repouso durante o exercício, uma vez que essa elevação se dá paralelamente ao aumento da intensidade do exercício. Entretanto, quando a intensidade do esforço é de moderada a baixa, o volume de ejeção procura se estabilizar.

O volume de ejeção é controlado por dois mecanismos fisiológicos. O primeiro, intrínseco ao miocárdio, requer um aumento no enchimento cardíaco que resultará em uma maior força de contração. Já o segundo mecanismo está sob a influência neuro-hormonal, que envolve um enchimento ventricular normal, porém, acompanhado por uma ejeção mais forte, o que gera um maior esvaziamento cardíaco.

Débito cardíaco (Q)

O débito cardíaco é a quantidade de sangue bombeada pelo coração a cada minuto, e pode ser alterado sob influência da FC e do volume de ejeção. Desta maneira, podemos definir o débito cardíaco como um produto da frequência cardíaca e do volume de ejeção (Q = FC × vol. Ejeção).

Uma vez que o débito cardíaco é uma função da FC e do volume de ejeção, torna-se evidente que, durante o exercício, o Q aumenta em função de sua intensidade na tentativa de atender as demandas aumentadas de oxigênio pelos músculos em atividade.

Nas fases iniciais do exercício o aumento do Q se dá em função da elevação tanto da FC quando do volume de ejeção; entretanto, quando a intensidade do exercício supera a faixa dos 40% a 60% da capacidade individual máxima, o aumento do Q deve-se principalmente a uma elevação na FC, uma vez que nestas intensidades de esforço espera-se que o volume de ejeção já esteja estabilizado ou com leves aumentos.

A distribuição do fluxo sanguíneo modifica-se significativamente quando um indivíduo sai de uma condição de repouso para a de exercício, de forma a ocorrer uma redistribuição do Q sob a ação do sistema nervoso simpático, e redireciona um maior volume sanguíneo para as áreas mais ativas durante o exercício. Durante o repouso, cerca de 20% do Q vai para o músculo esquelético e, em condições de exercício, pode chegar a 85%. Essa redistribuição se dá muito em função de uma redução do aporte sanguíneo para os rins, fígado, estômago e intestinos durante o exercício.

Outro fator que também modifica a distribuição do fluxo sanguíneo durante o exercício é a condição ambiental na qual ele é realizado. A dissipação de calor pelo nosso organismo em ambientes quentes depende principalmente da evaporação de suor na pele e da circulação cutânea, pois o sangue é responsável pelo transporte de calor dos músculos até a superfície do corpo. Durante o exercício, além de participar dos processos de transferência de calor, nosso sistema cardiovascular deve responder adequadamente à demanda de oxigênio para a musculatura ativa. Daí o conceito de concorrência entre o fluxo sanguíneo para a pele e para os músculos ativos durante o exercício, principalmente quando o exercício é realizado em ambientes quentes, impondo uma sobrecarga ao sistema cardiovascular.

Pressão arterial – pressão arterial sistólica (PAS) e pressão arterial diastólica (PAD)[12,13]

A cada contração ventricular, uma dada quantidade de sangue entra na artéria aorta e distende o vaso, o que cria, assim, uma pressão dentro dele. A distensão e o recolhimento das paredes do vaso se propagam como uma onda ao longo de todo o sistema arterial. Durante o repouso, a maior pressão que é gerada pelo coração com intuito de levar sangue por todo o sistema vascular é de cerca de 120 mmHg durante a contração do ventrículo esquerdo ou durante a sístole.

À medida que o coração relaxa e, consequentemente, ocorre o fechamento da válvula aórtica, o recolhimento elástico natural da aorta e de outras artérias faz com que uma pressão contínua seja mantida, para garantir um fluxo sanguíneo estável por toda a periferia até que uma nova sístole ocorra. Durante esta fase de relaxamento ou de diástole do ciclo cardíaco, a pressão sanguínea no sistema arterial cai para valores de cerca de 70 a 80 mmHg.

A pressão arterial pode também ser entendida como um produto do débito cardíaco pela resistência periférica total, o que representa a força exercida pelo sangue contra as paredes das artérias durante o ciclo cardíaco, sendo descrita de acordo com a fase do ciclo como pressão arterial sistólica e pressão arterial diastólica.

Durante o exercício, as respostas da pressão arterial são distintas e particulares a cada etapa do ciclo cardíaco. De forma geral, a PAS aumenta de acordo com a elevação da intensidade do exercício em decorrência do aumento do débito cardíaco que proporciona um fluxo rápido de sangue pelos vasos. A pressão arterial determina quanto de líquido deve sair dos capilares para entrar nos tecidos, de forma a levar consigo os nutrientes necessários para a atividade realizada. Assim, podemos assumir que o aumento da PAS é necessária e auxilia no processo de oferta de nutrientes pelo sistema cardiovascular.

Já a PAD praticamente não se altera durante o exercício, independentemente da intensidade dele. A PAD reflete a pressão nas artérias quando o coração está em "repouso" e não se espera que durante o exercício qualquer fator a altere.

Referências bibliográficas

1. McArdle WD, Katch FI, Katch VL. Fisiologia do exercício, nutrição e desempenho humano. 7. ed. Rio de Janeiro, Guanabara Koogan, 2011.
2. Powers SK, Howley ET. Fisiologia do exercício: teoria e aplicação ao condicionamento e ao desempenho. 8. ed. Barueri, Manole, 2015.
3. Oliveira ASB, Pereira RDB. Fisiologia músculo tendínea e movimento. In: Cohen M (org.). Guias de medicina ambulatorial e hospitalar da Unifesp-EPM – Medicina do Esporte. 1. ed. Barueri: Ed. Manole, 2008.
4. Foss ML, Keteyian SJ. Bases fisiológicas do exercício e do esporte. 6. ed. Rio de Janeiro: Guanabara Koogan; 2002.
5. Wilmore JH, Costill DL, Kenney WL. Fisiologia do esporte e do exercício. 5. ed. Barueri: Manole; 2013.
6. Guyton AC, Hall JE. Tratado de fisiologia médica. 12. ed. Rio de Janeiro: Guanabara Koogan, 2012.
7. Horton, et al. Fuel metabolism in men and women during and after long-duration exercise. Journal of Applied Physiology. 1998;85(5):1823-32.
8. Curi R, Procopio J. Fisiologia básica. 1. ed. Rio de Janeiro: Guanabara Koogan; 2009.
9. Kanali ES, Kruel LFM. Respostas Hormonais ao Exercício. Revista Paulista de Educação Física, 2001;15(2):141-53.
10. Andrade J, et al. Diretrizes da Sociedade Brasileira de Cardiologia sobre teste ergométrico. Arq Bras Cardiol. 2002; 78(Supl. II).
11. American College of Sports Medicine – ACSM. General principles of exercise prescription. In: ACSM's Guidelines for Exercise Testing and Prescription. Philadelfia: Lippincott, Williams & Wilkins; 2006, 133-73p.
12. American College of Sports Medicine – ACSM. Position stand: physical activity, physical fitness, and hypertension. Med Sci Sports Exerc. 1993;25(10):i-x.
13. American College of Sports Medicine – ACSM. Position stand: physical activity, physical fitness, and hypertension. Med Sci Sports Exerc. 2004;36:533-53.

3

Princípios do Treinamento Físico

O treinamento físico busca promover adaptações morfológicas e funcionais voltadas para o aprimoramento do desempenho físico em diferentes tarefas motoras. O controle da prescrição do treinamento depende de princípios orientadores que atuam como regras gerais com base nas ciências biológicas e pedagógicas. Portanto, o conhecimento dos princípios do treinamento facilitará a seleção de conteúdos, meios, métodos e a organização dos aspectos voltados à prescrição do treinamento físico.[1]

Princípio da adaptação

Do ponto de vista biológico, adaptação significa o ajuste do organismo ao seu meio ambiente. Em resposta ao treinamento físico, o princípio da adaptação manifesta-se de forma crônica através de alterações orgânicas estruturais. Quando a grandeza do estímulo do treinamento é suficiente para causar perturbações no equilíbrio interno, o organismo promove uma série de reações fisiológicas como resposta (adaptação) a fim de restabelecer o equilíbrio em relação ao novo regime ao qual ele é submetido. As respostas adaptativas podem variar em função da intensidade e duração do estímulo aplicado, da capacidade de remodelamento do tecido (p. ex., tecido muscular *vs.* pulmonar) e do tempo necessário para ocorrer às adaptações necessárias (p. ex., aumento da força muscular *vs.* mudanças na composição corporal). Nesse caso, adaptações estruturais no organismo são dose-dependentes ao estímulo aplicado e diferem, temporalmente, entre os diferentes tecidos e tipos celulares.[2]

Podemos classificar os efeitos do treinamento da seguinte maneira:

- **Efeitos agudos:** ocorrem durante a sessão de treinamento (p. ex., elevação da frequência cardíaca).
- **Efeitos imediatos:** são observados imediatamente após uma única sessão de treinamento (p. ex., excesso de consumo de oxigênio pós-exercício).

- **Efeitos crônicos:** são decorrentes da exposição regular ao estímulo do exercício (p. ex., aumento do consumo máximo de oxigênio).
- **Efeitos residuais:** são aqueles retidos durante um período após a interrupção do treinamento (p. ex., hipertrofia muscular).

Princípio da sobrecarga

As adaptações produzidas nos sistemas fisiológicos são dependentes da aplicação de um determinado nível de sobrecarga de treinamento. O princípio da sobrecarga fundamenta-se no fato de que para adquirir adaptações adicionais, o organismo necessita receber estímulos do treinamento maior do que o nível habitual (acostumado). Portanto, a sobrecarga do treinamento deve ser estruturada para garantir sua aplicação de forma progressiva e coerente ao estado de treinamento do indivíduo. Os aspectos de controle da sobrecarga de treinamento são específicos para cada modalidade de exercício. No treinamento de resistência aeróbia, podemos destacar a intensidade, a duração e a frequência das sessões de exercício. Para o treinamento com pesos, as variáveis que podem ser manipuladas para modificar a sobrecarga são diversas. Tipicamente, manipula-se o número de séries e repetições, a carga aplicada no exercício, a duração do intervalo de recuperação, a ordem e a escolha dos exercícios, a frequência, a amplitude e a velocidade de movimento (cadência do exercício). Dentro do processo de treinamento sistemático podemos aplicar o princípio da sobrecarga por meio de aspectos quantitativos (volume e duração) ou qualitativos (intensidade e intervalo de recuperação).

O conceito da aplicação de sobrecarga progressiva deve ser aplicado a todas as populações, como atletas, idosos, pessoas sedentárias e até mesmo em populações especiais (cardiopatas e diabéticos).

Princípio da variabilidade

Este princípio fundamenta-se no fato de que independente do programa de treinamento elaborado, esse deverá ser aplicado durante um curto período de tempo. Quando o indivíduo apresenta algum tipo de adaptação ao estímulo aplicado, um novo programa de treinamento deve ser construído para evitar o processo de estagnação ou platô dos resultados, principalmente observado em praticantes de nível avançado.

O princípio da variabilidade é aplicado quando alterações conscientes e sistemáticas, nas variáveis do programa de treinamento (principalmente volume e intensidade), são programadas em períodos de curto, médio e longo prazo. Além de potencializar os resultados, a modificação das variáveis configura um novo estímulo para motivação no treinamento, reduzindo a monotonia comumente observada em academias de ginástica.

Princípio da especificidade

O processo de adaptação do organismo ao treinamento ocorre de maneira altamente específica ao estímulo aplicado. Isso quer dizer que o programa de treinamento deve ser elaborado de maneira específica do ponto de vista fisiológico, metabólico e biomecânico. As modificações cardiorrespiratórios, bioenergéticas, neuroendócrinas, neuromusculares e psicofisiológicas induzidas pelo exercício são próprias do tipo de ação muscular, da velocidade de movimento, do sistema energético predominante, dos grupos musculares treinados e ângulos articulares envolvidos. Por exemplo, o atleta que aprimorou o consumo máximo de oxigênio durante o treinamento de resistência aeróbica na piscina (treinamento de natação) não apresentará o mesmo desempenho de consumo de oxigênio se o teste for realizado em esteira rolante.[3]

Fundamentalmente, o princípio da especificidade tem relação direta com o treinamento desportivo em atletas de alto rendimento devido à íntima relação entre as modalidades de exercícios aplicadas nas sessões de treinamento e na especificidade do gesto esportivo.

Princípio da acomodação

Do ponto de vista biológico, a acomodação sugere que a resposta de um determinado objeto biológico a um estímulo constante tende a diminuir ao longo do tempo. Indivíduos engajados em programas de exercício regular que utilizam carga de treinamento constante (não utilizam progressão ou variação de intensidade, duração e frequência) poderão experimentar redução da capacidade adaptativa e estagnação dos resultados obtidos. Sendo assim, os programas de treinamento precisam variar em períodos específicos e predeterminados (treinamento periodizado).

Princípio da reversibilidade

Este princípio pode ser visto em decorrência da descontinuidade ou redução drástica do volume/intensidade do treinamento. A reversibilidade representa a regressão dos processos adaptativos com prejuízo das medidas de desempenho e resultados adquiridos e, também, pode ser entendida como destreinamento. Pelo fato de o organismo adaptar-se a um nível habitual (regular) de solicitação, os efeitos do treinamento podem ser transitórios quando o indivíduo se torna inativo. Com intuito de preservar os recursos biológicos e reduzir a demanda energética, o organismo tende a eliminar as estruturas não utilizadas.

Do mesmo modo que o princípio da especificidade, o processo de destreinamento é dependente do lastro de treinamento prévio do indivíduo, assim como é totalmente específico à adaptação analisada.[4] Atletas de resistência aeróbia podem experimentar redução entre 4% e 6% no $VO_{2máx.}$ com somente duas semanas de interrupção do treinamento.[5]

Princípio da individualidade biológica

Este princípio parte do pressuposto de que existem diferenças individuais e, portanto, cada indivíduo responderá de maneira diferente às cargas impostas no treinamento. Tais diferenças ocorrem em razão de fatores genéticos (genótipo – potencial genético) e ambientais (fenótipo). Podemos des tacar que o nível de treinamento do indivíduo, a idade e o gênero também são fatores importantes para entendermos as demandas do treinamento e a magnitude das adaptações almejadas.

No início do programa de treinamento é esperado que indivíduos destreinados ou iniciantes apresentem taxas de desenvolvimento de uma determinada capacidade física em grande velocidade. À medida que o programa de treinamento evolui e, dessa forma, o praticante se torna progressivamente mais treinado (altamente adaptado), a taxa de desenvolvimento das capacidades físicas diminui gradativamente, alcançando seu limite genético de adaptação. Coletivamente, podemos entender que o princípio da individualidade biológica determina a resposta adaptativa ao exercício, a taxa de desenvolvimento das capacidades físicas, assim como, o potencial de sustentar uma determinada taxa de desenvolvimento a longo prazo.[4]

A prescrição do treinamento deve considerar as necessidades, experiências, habilidades específicas e objetivos do indivíduo para elaboração do programa de treinamento. Através do conhecimento de protocolos de exercício já descritos ou de recomendações de órgãos de pesquisa, a prescrição de exercício pode aliar a criatividade e o conhecimento técnico específico, adequando esses protocolos de treinamento às necessidades e expectativas individuais. A análise dos fatores não deve ficar restrita somente aos aspectos biológicos, mas também aos psicológicos, sociais, culturais, entre outros relevantes à prescrição do treinamento.

Métodos de treinamento

Os métodos de treinamento são as diferentes formas disponíveis para realizar os exercícios. Tradicionalmente, eles foram classificados como contínuos e intervalados.

Método contínuo

O método contínuo é caracterizado pela aplicação contínua do estímulo do exercício, principalmente em modalidades cíclicas de longa duração (natação, corrida e ciclismo). A intensidade do esforço geralmente é moderada e voltada para o desenvolvimento da resistência aeróbia.

Métodos intervalados

Os métodos intervalados são compostos por períodos de trabalho (exercício) e períodos de recuperação (descanso) organizados de maneira alternada. Dependendo da orientação da carga de treinamento, o método intervalado pode ser utilizado para desenvolver diferentes componentes da aptidão física e sistemas de transferência de energia. Os intervalos de recuperação são expressos com relação ao intervalo de trabalho (Tabela 3.1). Por exemplo, uma razão de 1:1/2 resulta em um tempo de recuperação que é metade do tempo de trabalho e 1:1 significa que o tempo de recuperação é igual ao tempo de trabalho.

TABELA 3.1 – Aplicação do método intervalado visando sistemas de transferência de energia específicos.

% da potência máxima	Sistema energético predominante	Duração do intervalo de trabalho	Razão trabalho: recuperação
90 a 100	ATP-CP	5 a 10 segundos	1:12 a 1:20
75 a 90	Glicólise anaeróbia	15 a 30 segundos	1:3 a 1:5
30 a 75	Glicólise anaeróbia e oxidativa	1 a 3 minutos	1:3 a 1:4
20 a 30	Fosforilação oxidativa	> 3 minutos	1:1 a 1:3

Fonte: Adaptada de Baechle e Earle.[6]

Treinamento das capacidades físicas

A atividade física inclui qualquer atividade muscular que implique em gasto energético.[7] O exercício é um subconjunto, da atividade física, estruturado e planejado para aprimorar ou manter o condicionamento físico. Estudos epidemiológicos, envolvendo grandes populações, documentaram com clareza a relação dose-resposta entre exercício físico, doença cardiovascular e mortalidade prematura.[7] Nas recomendações gerais voltadas para o desenvolvimento da aptidão física e saúde, encontramos "todos os adultos sadios, entre 18 a 65 anos, necessitam de atividade física/exercício físico de intensidade moderada por no mínimo 30 minutos, 5 dias por semana, ou de atividade física vigorosa por no mínimo 20 minutos, 3 dias por semana".[7]

A Tabela 3.2 apresenta recomendações gerais acerca do exercício para a saúde/aptidão física em adultos saudáveis.

TABELA 3.2 – Recomendações gerais para prescrição de exercício.

Recomendações gerais acerca do exercício para adultos saudáveis	
Frequência	Tipos de exercício
Ao menos 5 dias	Atividade aeróbia moderada (40% a 59% FCR) e flexibilidade
Ao menos 3 dias	Atividade aeróbia vigorosa (> 60% FCR) e flexibilidade
3 a 5 dias	Combinação de atividade moderada e vigorosa, exercícios com sustentação do peso corporal e flexibilidade
2 a 3 dias	Força muscular, exercícios de propriocepção e agilidade

*FCR: Frequência cardíaca de reserva.

Fonte: Adaptada de ACSM.[7]

Treinamento de resistência

A resistência pode ser definida como a capacidade de resistir à fadiga, realizando trabalhos com efetividade em determinada intensidade. Além disso, a resistência pode ser classificada de diversas maneiras, de acordo com sua forma de manifestação quanto à participação da musculatura, mobilização energética, duração e aos principais requisitos motores.[8]

Os ajustes bioquímicos e fisiológicos ao exercício de resistência ocorrem em reposta ao aumento na demanda metabólica ao tecido muscular. A manipulação da intensidade, duração do esforço e o intervalo de recuperação alteram as demandas energéticas nas vias metabólicas, assim como os ajustes necessários para sustentar a disponibilidade de oxigênio. As adaptações subsequentes ao nível celular e sistêmico são específicas às características do programa de treinamento aplicado.

Prescrição do treinamento de resistência

Existe uma relação entre os riscos/benefícios do treinamento de resistência com a manipulação das variáveis de treinamento. Percebemos a relação dose-resposta entre intensidade/duração e os benefícios do treinamento para saúde/aptidão. Por outro lado, existe também o aumento do risco ortopédico em sessões de exercício de longa duração ou excessivamente repetidas (Figura 3.1). A probabilidade de complicações cardiovasculares aumenta quando a intensidade do exercício excede o recomendado para o desenvolvimento do condicionamento cardiorrespiratório.

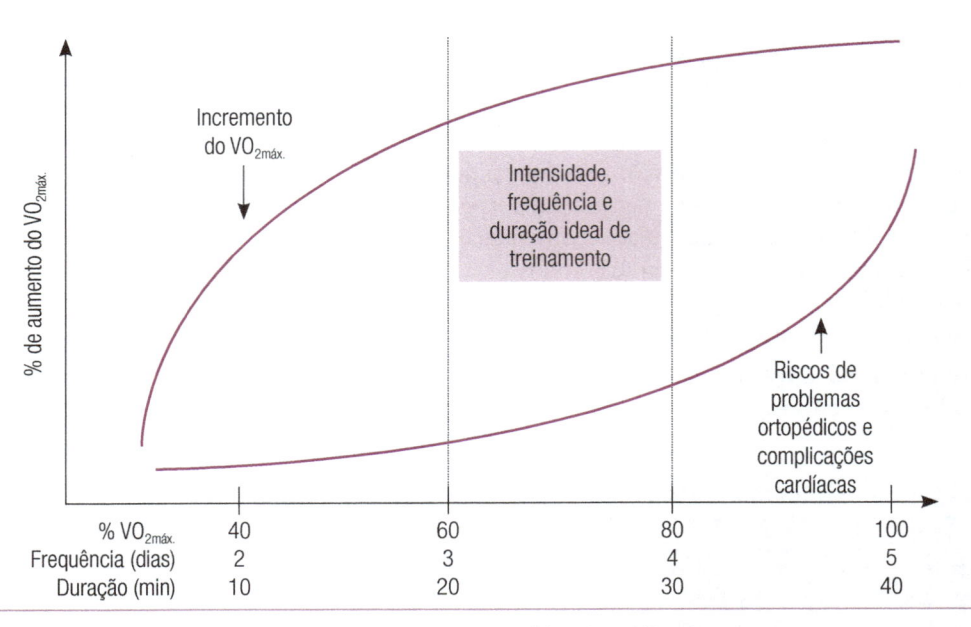

FIGURA 3.1 – Efeito da intensidade, duração e intensidade do exercício sobre o $VO_{2máx}$.

Fonte: Adaptada de Howley e Frank.[9]

Para o sucesso de um programa de treinamento de resistência, a prescrição de exercício deve ser baseada nas necessidades individuais. Isto requer a manipulação de quatro variáveis primárias de treinamento:

- **Tipo de exercício:** refere-se à atividade específica realizada pelo indivíduo como a natação, corrida, ciclismo, máquinas elípticas, remo e dança aeróbica. Essas modalidades de exercício envolvem grandes grupamentos musculares e, portanto, aumentam drasticamente a demanda metabólica.

- **Frequência:** refere-se ao número de sessões de treinamento realizadas por unidade de tempo (geralmente semanal). A escolha da frequência de treinamento dependerá da intensidade e duração das sessões e do nível de condicionamento do praticante. Sessões de treinamento de maior intensidade e/ou duração exigem menor frequência por necessitar de maior tempo de recuperação. Benefícios para saúde/aptidão podem ser alcançados em alguns indivíduos com apenas 1 a 2 sessões de exercício por semana, realizadas em intensidade vigorosa ($\geq$ 60% FCR). O ACSM[10] recomenda o exercício físico na maioria dos dias da semana (3 a 5 dias). Indivíduos engajados em programas de exercício voltado para o emagrecimento podem se beneficiar com aumento da frequência de treinamento. Entretanto, o exercício em intensidade vigorosa $\geq$ 5 dias/semana pode elevar a incidência de lesões musculoesqueléticas. Nesse caso, recomenda-se a prescrição de diferentes tipos de exercício (pedalar, correr e nadar) para impor diferentes tipos de estresse sobre o sistema musculoesquelético.

- **Duração:** a quantidade de exercício prescrita geralmente é monitorada pelo tempo de aplicação do estímulo, porém, a duração também pode ser controlada pelo dispêndio calórico total da sessão ou pelo número de passadas contadas por um pedômetro. Existe uma relação dose-dependente entre quantidade total de calorias despedidas por semana em exercício físico e os benefícios do exercício para saúde/aptidão. O ACSM[10] recomenda o mínimo de 1.000 Kcal/semana de atividade física apara a maioria dos adultos saudáveis. Essa quantidade de exercício físico é, proporcionalmente, igual a 150 min/semana, ou 30 min/dia, ou uma caminhada moderada de 3.000 a 4.000 passadas por dia. O volume total semanal de exercício (soma do tempo de todas as sessões de exercício) deve estar próximo a 300 min/semana em atividades moderadas e 150 min/semana em atividades vigorosas, embora essas recomendações possam variar, principalmente em função do nível de condicionamento ou de aspectos sociais (disponibilidade de tempo) (Tabela 3.3).

- **Intensidade:** um limiar mínimo de intensidade que resulte em benefícios de saúde/aptidão existe para maioria das pessoas, exceto dos indivíduos altamente destreinados. As adaptações fisiológicas ao treinamento são altamente dependentes da intensidade do esforço. O exercício em intensidade moderada (40% a 59% FCR – reserva da frequência cardíaca) é recomendado para proporcionar condicionamento físico, embora uma combinação de exercício em intensidade vigorosa (60% a 80% da FCR ou do $VO_{2máx.}$) parece apresentar efeitos superiores com relação ao desenvolvimento dos indicadores de saúde/aptidão.[7]

TABELA 3.3 – Recomendação do ACSM para o treinamento de resistência aeróbia.

Recomendação do treinamento aeróbio para adultos sadios								
Nível de exercício	Nível de condicionamento	Frequência		Intensidade			Duração	
		Kcal/semana	Dias/ semana	FCR	%FC máx.	Percepção de esforço	Diário (min)	Semanal (min)
Sedentário	Ruim	500 a 1.000	3 a 5	30% a 45%	57% a 67%	Leve moderado	20 a 30	60 a 150
Atividade física mínima	Ruim regular	1.000 a 1.500	3 a 5	40% a 55%	64% a 74%	Leve moderado	30 a 60	150 a 200
Atividade física esporádica	Regular	1.500 a 2.000	3 a 5	55% a 70%	74% a 84%	Moderado vigoroso	30 a 90	200 a 300
Habitual/ moderado vigoroso	Regular – bom	> 2.000	3 a 5	65% a 80%	80% a 91%	Moderado vigoroso	30 a 960	200 a 300
Regular vigoroso	> Bom excelente	> 2.000	3 a 5	70% a 85%	84% a 94%	Muito vigoroso	30 a 90	200 a 300

Fonte: Adaptado de ACSM.[10]

A prescrição da intensidade do exercício com base nos valores do teste de $VO_{2máx.}$ é mais precisa para monitorar o grau de esforço. Entretanto, outros métodos e indicadores fisiológicos são utilizados para o controle da carga de treinamento. Tipicamente são utilizados a FCR, o VO_2 de reserva, a percepção subjetiva de esforço (escala de Borg ou OMNI), o dispêndio energético por minuto (Kcal/min), o equivalente metabólico (MET) e a concentração de lactato.

A frequência cardíaca máxima (FC) de treinamento tem sido amplamente utilizada na prescrição e monitoramento da intensidade do exercício. Para prescrição de exercício utilizando valores da FC, é necessário, inicialmente, conhecer o valor da frequência cardíaca máxima ($FC_{máx.}$) determinada nos testes de esforço incremental até a capacidade máxima (exaustão).

Entretanto, na ausência dos valores reais da $FC_{máx.}$, algumas equações de predição foram propostas para o ajuste da intensidade do exercício. Recentemente, Gellish, *et al.*[11] introduziram a equação:

$$FC_{máx.} = 207 - (0{,}67 \times \text{idade do indivíduo}).$$

É possível que a FCR apresente uma maior exatidão para quantificação da intensidade do esforço. Contudo, é necessário a determinação precisa da $FC_{repouso}$ e $FC_{máx.}$.

Método com reserva da FCR:

$$FC \text{ alvo} = [(FC_{máx.} - FC_{repouso}) \times \% \text{ da intensidade desejada}] + FC_{repouso}$$

Exemplo: Um indivíduo de 30 anos com frequência cardíaca de repouso de 62 bpm ($FC_{repouso}$), pretende realizar exercício aeróbio em intensidade de 65% FCR. Podemos estimar a $FC_{máx.}$ Pela fórmula de Gellish, *et al.* (2007):

$$FC_{máx.} = 207 - (0{,}67 \times \text{idade})$$

$$FC_{máx.} = 207 - (0{,}67 \times 30)$$

$$FC_{máx.} = 187 \text{ bpms}$$

$$FC \text{ alvo} = [(FC_{máx.} - FC_{repouso}) \times \% \text{ da intensidade desejada}] + FC_{repouso}$$

$$FC \text{ alvo} = [(187 - 62) \times 65\%] + 62$$

$$FC \text{ alvo} = 143 \text{ bpm}$$

A variação da intensidade do exercício deve ser prescrita individualmente, levando em consideração a idade, o nível habitual de atividade física, o nível de aptidão, o estado de saúde e grau de experiência no treinamento. Além da FC, as escalas de percepção subjetiva de esforço (PSE) de Borg e OMNI são recomendadas como medida coadjuvante para monitorar a intensidade do exercício.

Treinamento com pesos

O treinamento de pesos, também conhecido como treinamento de força, treinamento contra resistência, treinamento resistido, ou musculação, tornou-se uma das formas mais populares de exercício para melhora da aptidão física. Contudo, entendemos que treinamento de força se refere a uma ampla variedade de métodos de treinamento, incluindo o com pesos, a pliometria e corridas em aclive (ou resistidas). O termo treinamento com pesos se refere apenas ao treinamento de força utilizando pesos livres ou algum tipo de equipamento voltado para desenvolver alguma manifestação da força muscular.

A força muscular é a capacidade máxima de um músculo ou grupo muscular orquestrado pelo sistema nervoso central em gerar tensão.[12] A manifestação da força muscular depende de fatores específicos como o tipo de ação muscular, o ângulo articular e a velocidade de movimento.

Encontramos na literatura especializada no treinamento desportivo três expressões da força muscular: força máxima, força rápida (explosiva) e resistência de força.

- A força máxima representa a maior força que o sistema neuromuscular pode mobilizar em uma ação muscular voluntária. A força máxima pode ser expressa como força máxima estática (isométrica), força máxima dinâmica concêntrica e força máxima dinâmica excêntrica.

- Força rápida ou explosiva pode ser definida como a capacidade do sistema neuromuscular de movimentar o corpo ou parte dele, ou, ainda, objetos em velocidade máxima. Costuma-se definir força explosiva como potência muscular, ou seja, o produto da força pela velocidade (Potência = Força $\times$ Velocidade).

- Resistência de força é a capacidade do sistema neuromuscular em sustentar níveis de força moderados por longos períodos de tempo.

Prescrição do treinamento com pesos

A elaboração de um programa de treinamento com pesos deve ser baseada nos princípios do treinamento físico e na identificação de variáveis específicas que precisam ser controladas a fim de prognosticar os resultados. Outro aspecto importante, é definir objetivos específicos para cada período ou ciclo de treinamento durante um processo contínuo a longo prazo. As decisões técnicas tomadas com respeito à elaboração do programa devem ser baseadas em um planejamento inicial, na capacidade de monitorar e testar a progressão dos resultados e na compreensão das necessidades individuais.

Os ajustes fisiológicos e adaptações estruturais induzidas pelo treinamento com pesos depende da manipulação consciente das variáveis de treinamento que serão apresentadas a seguir. A correta manipulação das variáveis em função dos objetivos propostos é determinante para a construção de um estímulo individualizado, a progressão ótima do treinamento ao longo do tempo e a prevenção de platôs nas repostas ao treinamento.

Seleção dos exercícios

A escolha do exercício é determinada pelos grupos musculares envolvidos e pelas variações biomecânicas dos exercícios. Evidências disponíveis na literatura sustentam a hipótese de que variações nos exercícios alteram o padrão de recrutamento de unidades motoras.[6]

Exercícios multiarticulares envolvem o movimento de mais de uma articulação, e, portanto, um grande número de grupos musculares (p. ex., exercício de agachamento, supino reto). Protocolos de treinamento envolvendo exercícios multiarticulares promovem maior demanda metabólica, neuroendócrina, coordenativa e gasto energético.[13] Dessa forma, a escolha dos exercícios está diretamente relacionada à magnitude de gasto energético e da depleção de substrato energético na sessão de treinamento.

Exercícios monoarticulares ou uniarticulares envolvem o movimento predominante de uma única articulação. Eles permitem aumentar o estímulo localizado para os grupos musculares específicos.

Ordem dos exercícios

A ordem dos exercícios representa a sequência específica a ser realizada em cada sessão. A ordem deles, tradicionalmente, recomendada é a execução dos grandes grupos musculares antes da execução dos pequenos grupos (multiarticulares > moniarticulares). Acredita-se que treinando os maiores grupos primeiro, um estímulo de treinamento superior será apresentado aos demais grupos devido à maior resposta neural, metabólica, hormonal e cardiovascular.[6] Portanto, espera-se uma resposta metabólica maior no início da sessão de treinamento.

Por outro lado, quando o objetivo for impor mais ênfase no treinamento para determinado grupo muscular, este deve ser treinado primeiro. Essa estratégia permite ao indivíduo concentrar esforços, empregar sobrecarga mais elevada e eliminar fadiga excessiva durante a execução dos exercícios/grupos musculares prioritários na sessão.

Volume

O volume no treinamento com pesos é expresso como Volume = Séries (por grupo muscular) × Repetições × Sobrecarga (kg). Assim, a manipulação do volume de treinamento pode ser feita alterando o número de exercícios realizados e o número de repetições por grupo muscular. A literatura reporta que sessões de treinamento com maior volume de trabalho apresentam maior magnitude na resposta aguda cardiovascular, metabólica, hormonal e neuromuscular ao treinamento com pesos.[12] O alto volume de treinamento é requerido para estimular o desenvolvimento de hipertrofia e força muscular em praticantes avançados. Não está claro se o efeito do volume nas adaptações de força e hipertrofia ocorre devido ao maior tempo de tensão, dano muscular, estresse metabólico, estresse mecânico ou o somatório de todos os mecanismos.[14]

Intensidade

A intensidade no treinamento com pesos não está somente relacionada com a quantidade de peso empregada (sobrecarga) nos exercícios, mas, também, a outras variáveis do treinamento como o volume, a ordem e o intervalo entre as séries.

Na literatura científica encontramos o controle da intensidade do treinamento com pesos baseada em intensidade de carga (percentual de uma repetição máxima = % de 1 RM) e em intensidade de esforço (o quão próxima da falha muscular uma série é realizada = Escala de reserva de repetições).

Devido a sua aplicabilidade prática, o treinamento com pesos é, frequentemente, prescrito com base em repetições máximas (RMs). Esse método consiste na carga máxima utilizada para um determinado número de repetições.

Podemos considerar o exemplo a seguir:

Elaboramos um protocolo de treinamento, com pesos, voltado para desenvolver a hipertrofia muscular, exemplo três séries de 8 a 10 RMs.

Após o praticante selecionar a sobrecarga, podemos observar duas situações:

- **Caso o praticante realize menos de 8 RMs:** isso indica que a magnitude a sobrecarga está acima da intensidade prescrita e, portanto, deve ser reduzida.

- **Caso o praticante realize mais do que 10 RMs:** isso indica que a magnitude a sobrecarga está abaixo da intensidade prescrita e, portanto, deve ser aumentada.

As zonas de repetições determinam um predomínio dos sistemas de transferência de energia e de ativação neuromuscular. A prescrição de uma zona de altas repetições (≥ 20 RMs), geralmente, apresenta menor desenvolvimento de hipertrofia muscular quando comparado às zonas de baixas e moderadas repetições. Mesmo considerando um alto estresse metabólico com altas repetições, a sobrecarga empregada é moderada, o que não é especialmente voltado para o recrutamento de unidades motoras de alto limiar (Fibras do tipo II – ver Capítulo 2) que possuem maior resposta anabólica e potencial para o desenvolvimento da força muscular.[14]

A superioridade na resposta anabólica muscular com o treinamento na zona de moderadas repetições (6 RM a 12 RM) parece ser devido à sobrecarga moderada associada a um alto estresse metabólico. Protocolos de treinamento com pesos voltados para o fisiculturismo mostram significativo declínio no conteúdo intracelular de ATP, creatinofosfato e glicogênio, enquanto, por outro lado, observa-se um aumento dramático da concentração de lactato plasmático e intracelular.[14] A literatura sugere redução de 30% a 60% do glicogênio muscular em protocolos de treinamento voltados para a hipertrofia muscular.[15] O acúmulo destes metabólitos atua, positivamente, na sinalização da resposta anabólica muscular,[14] além de sinalizar aumento para o incremento de estoque de substratos. Atletas de fisiculturismo apresentam conteúdo de glicogênio muscular e atividade de glicogênio sintase, significativamente, maior do que indivíduos sedentários.[16]

Diversas pesquisas foram utilizadas para descrever o *continuum* de repetições máximas com predominâncias para diferentes fases ou objetivos no treinamento com pesos. Esses estudos têm mostrado que o treinamento com sobrecargas entre 1 RM e 6 RM foi mais efetivo para desenvolver a força dinâmica máxima em comparação à hipertrofia e resistência muscular. Embora também úteis para incrementar a força muscular e a resistência muscular, os modelos de sobrecarga de 6 RM a 12 RM parecem induzir, predominantemente, a hipertrofia muscular. Por fim, o uso de sobrecargas suficiente para executar ≥ 20 repetições parece ser mais efetivo para aumentar as adaptações de resistência muscular.[12]

Embora as zonas de repetições máximas descritas acima sejam úteis para iniciar o processo de elaboração do programa de treinamento, não devemos ficar totalmente céticos quanto a sua aplicação. A literatura mais atualizada vem quebrando paradigmas com relação à prescrição das zonas de repetições máximas (Figura 3.2).

Vale destacar que quando o objetivo é desenvolver a hipertrofia muscular, o programa de treinamento pode explorar todo o *continuum* de repetições. Por exemplo, em recente meta-análise, Lopez, *et al.*[18] demonstraram que o desenvolvimento da hipertrofia muscular foi independente da sobrecarga utilizada, quando comparadas zonas de baixa (> 15 RM), moderada (9 RM a 15 RM) e alta (< 8 RM) sobrecarga em volumes equalizados. Isso quer dizer que podemos utilizar diferentes zonas de intensidade ao longo do programa de treinamento, especialmente quando controlamos o volume de treinamento pelo ajuste do número de séries e exercícios.

Outro aspecto importante no controle da intensidade de exercício é quão próximo um determinado número de repetições em uma série se aproxima da falha muscular (inabilidade de realizar uma repetição adicional com técnica adequada). Durante muito tempo, praticantes, treinadores e atletas acreditaram que treinar até a falha nas séries do treinamento com pesos promovia ganhos adicionais de força e hipertrofia muscular. Atualmente, a literatura não apresenta evidências de superioridade no desenvolvimento da força e hipertrofia muscular com a aplicação da falha muscular nas séries dos exercícios. Gogic, *et al.*[19] em estudo meta-analítico (x estudos incluídos na análise) concluíram que não houve benefícios adicionais com o treinamento até a falha para a hipertrofia muscular. Entretanto, é possível utilizar este tipo de estratégia especialmente em indivíduos treinados. Podemos inserir séries até a falha no programa de treinamento principalmente em exercício monoarticulares e com zona de baixa sobrecarga e alto número de repetições (> 15 RM).

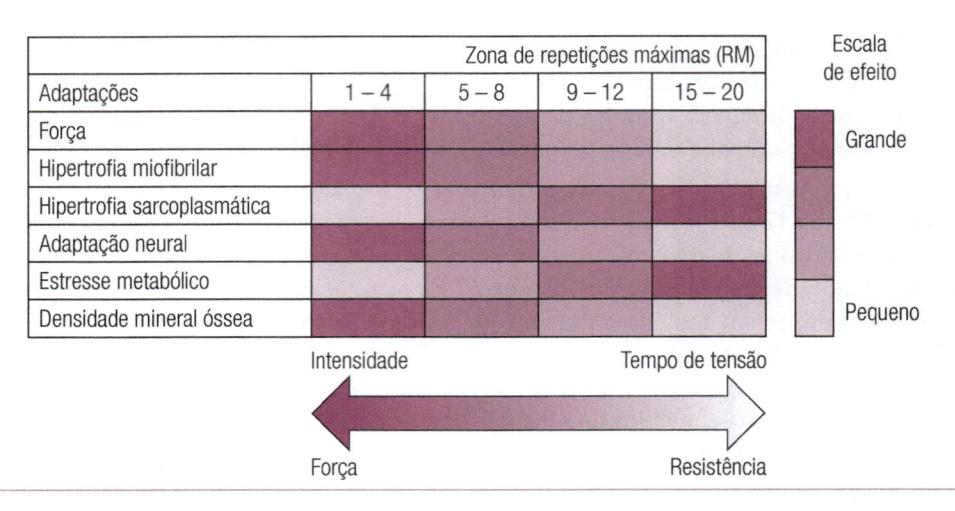

FIGURA 3.2 – Relação entre *continum* de repetições máximas e adaptações induzidas pelo treinamento com pesos.
Fonte: Adaptada de Baechle e Earle.[6]

Intervalo de repouso entre as séries e os exercícios

A duração do intervalo de repouso entre as séries e exercícios determina a magnitude de ressíntese de ATP-CP e a remoção de lactato sanguíneo. Durante os exercícios de alta intensidade, a ressíntese de ATP é suprida, predominantemente, pelas vias anaeróbias alática e lática (ver Capítulo 8), enquanto a via de ressíntese para recuperação muscular realizada no intervalo de repouso é a via aeróbia. Utilizando períodos de intervalo entre 5 e 8 minutos, a creatinofosfato é totalmente ressintetizada conforme a reação a seguir:

$$ATP + creatina + H^+ \rightarrow creatinofosfato + ADP$$

Além da ressíntese de creatinofosfato, podemos verificar uma via de tamponamento de H^+, auxiliando o controle do pH intracelular. Porém, se utilizarmos intervalos de repouso inferiores a 3 minutos, a creatinofosfato será ressintetizada parcialmente, aumentando a contribuição de energia do metabolismo anaeróbio lático, e, consequentemente, a concentração de lactato no sangue após o exercício.

O intervalo de repouso tem uma influência significativa sobre as respostas adaptativas ao treinamento com pesos. Nesse caso, diferenças sobre as respostas metabólicas, hormonais, neuromusculares e cardiovasculares, bem como modificações no desempenho de força nas séries subsequentes, têm sido observadas.[12] Os períodos de intervalo de repouso entre as séries e exercícios podem ser classificados em três categorias: curto (≤ 30 segundos), moderado (60 a 90 segundos) e longo (≥ que 3 minutos). O intervalo curto tende a produzir um grande estresse metabólico, aumentando a reposta anabólica. Entretanto, limitar o intervalo de repouso para 30 segundos não permite tempo suficiente para recuperação e manutenção do desempenho durante as séries do exercício. Assim, os benefícios do estresse metabólico para a hipertrofia muscular podem ser contrabalanceados pelo baixo nível de força empregado, tornando o estímulo subótimo para maximizar as adaptações neuromusculares.[14]

Intervalos de repouso longos permitem a recuperação completa entre as séries, facilitando a capacidade de treinar com força máxima. Ainda que a tensão mecânica seja otimizada pelo intervalo de longa duração, o estresse metabólico pode ser comprometido devido ao maior tempo de remoção dos metabólitos.

O intervalo moderado entre as séries representa um balanço entre as duas condições anteriores. O maior ambiente anabólico nessas condições ocorre, principalmente, pela hipóxia muscular, o acúmulo de metabólitos e pela acentuada resposta hormonal aguda. Entretanto, esses achados foram obtidos em estudos que avaliaram a resposta aguda ao exercício e, por isso, se essas alterações fisiológicas determinam as adaptações a longo prazo (hipertrofia muscular) ainda não foi esclarecido. Por exemplo, no estudo de Buresh *et al.*[17] o intervalo de 60 segundos entre as séries produziu resposta, significativamente, maior de GH em comparação ao intervalo de 150 segundos. Interessantemente, essa diferença não foi observada após 5 semanas de treinamento. Parece ocorrer uma adaptação muscular ao treinamento com intervalo de repouso curto, sugerindo a necessidade de periodização das variáveis agudas de montagem de programa.

A realização de esforços máximos no treinamento com pesos requer a disponibilidade máxima de substratos energéticos da via anaeróbia. A sobrecarga mais elevada não resulta, necessariamente, em maiores concentrações de lactato após o exercício.[15] O tempo de tensão muscular e o trabalho total realizado durante as séries parecem determinar a resposta do lactato. Como visto anteriormente, os períodos curtos de intervalo de repouso entre as séries promovem maior estresse metabólico e, consequentemente, maior estresse psicológico durante a sessão de treinamento.

Praticantes interessados em desenvolver a hipertrofia muscular, frequentemente, utilizam períodos curtos de intervalo de repouso associados ao alto volume e intensidade moderada/alta. Devemos lembrar que esta estratégia deve ser introduzida gradativamente no programa de treinamento, a fim de desenvolver, inicialmente, a tolerância à acidose muscular e plasmática (redução do pH) e melhorar a capacidade de tamponamento celular. Atualmente, recomenda-se o uso de ao menos 2 minutos de intervalo entre as séries para exercício multiarticulares.[20] Períodos de recuperação entre 60 e 90 segundos podem ser utilizados para exercícios monoarticulares. A aplicação do intervalo de recuperação entre as séries menor que 60 a 90 segundos pode comprometer o volume de treinamento nas séries e exercício subsequentes.

Outra questão importante que deve ser levada em consideração é a diferença de desempenho entre os músculos dos membros inferiores e superiores para o mesmo intervalo entre as séries. Nesse caso, os grupos musculares dos membros inferiores exibem maior capacidade de suportar o volume da sessão de treinamento com intervalos mais curtos em comparação aos grupos dos membros superiores. É possível que a musculatura dos membros inferiores apresente maior resistência devido às atividades de vida diária, além de um percentual maior de fibras oxidativas (tipo I – ver Capítulo 2). A partir dessas observações, podemos considerar a prescrição de intervalo de repouso para grupos musculares específicos.[15]

As Tabelas 3.4 e 3.5 apresentam a recomendação do ACSM[14] para prescrição do treinamento com pesos para praticantes intermediários e avançados.

TABELA 3.4 – Recomendação do ACSM para prescrição do treinamento com pesos para praticantes intermediários.

	Ação muscular	Seleção do exercício	Ordem dos exercícios	Sobrecarga	Volume	Intervalo de repouso	Velocidade de movimento	Frequência
Força máxima	EXC e CON	Multi e monoarticular	Grandes < pequenos Multi < mono	70% – 80% 1 RM	Múltiplas 6 a 12 RM	2 a 3 minutos	Moderada	2 a 4 ×/ semana
Hipertrofia	EXC e CON	Multi e monoarticular	Grandes < pequenos Multi < mono	70% – 80% 1 RM	Múltiplas 6 a 12 RM	1 a 2 minutos	Lenta – moderada	2 a 4 ×/ semana
Resistência muscular	EXC e CON	Multi e monoarticular	Variada	50% – 70% 1 RM	Múltiplas 10 a 15 RM	1 a 2 minutos	Moderada – rápida	2 a 4 ×/ semana

CON: ação muscular concêntrica; EXC.= ação muscular excêntrica.

TABELA 3.5 – Recomendação do ACSM para prescrição do treinamento com pesos para praticantes avançados.

	Ação muscular	Seleção do exercício	Ordem dos exercícios	Sobrecarga	Volume	Intervalo de repouso	Velocidade de movimento	Frequência
Força máxima	EXC e CON	Multi e monoarticular	Grandes < pequenos Multi < mono	70% a 100% 1 RM	Múltiplas 1 a 12 RM	2 a 3 minutos	Lenta – rápida	4 a 6 ×/ semana
Hipertrofia	EXC e CON	Multi e monoarticular	Grandes < pequenos Multi < mono	70% a 100% 1 RM	Múltiplas 1 a 12 RM	1 a 3 minutos ou menos	Lenta – moderada – rápida	4 a 6 ×/ semana
Resistência muscular	EXC e CON	Multi e monoarticular	Variada	30% a 80% 1 RM	Múltiplas 10 a 25 RM	1 a 2 minutos ou menos	Moderada – rápida	4 a 6 ×/ semana

CON: ação muscular concêntrica; EXC.= ação muscular excêntrica.

A compreensão das respostas fisiológicas induzidas pelas diferentes formas de manipulação das variáveis de treinamento físico é fundamental para o entendimento da demanda energética de cada protocolo de exercício. Ao determinar as variáveis de treinamento em uma sessão de exercício, o treinador busca promover uma série de adaptações fisiológicas agudas que, a longo prazo, apresentarão efeitos acumulativos direcionando à adaptações estruturais específicas no organismo do praticante. Essas adaptações dependem do perfeito ajuste no fornecimento de energia para as sessões de exercício e períodos de recuperação. Além disso, protocolos de treinamento mais intensos (predominantemente anaeróbios) podem apresentar maior demanda de nutrientes específicos para a sinalização e regulação da síntese de proteínas e reparo tecidual muscular.

Referências bibliográficas

1. Prestes J, Foschini D, Marchetti P, Charro M. Prescrição e periodização do treinamento de força em academias. Manole Editora. São Paulo, 2010.
2. Gambetta V. Athletic development: the art and science of functional sports conditioning. 1. ed. Human Kinetics Publisher. Illinois, 2007.
3. Magel JR, McArdle WD, Toner M. Metabolic and cardiovascular adjustment to arm training. Journal Appl Physiol, 1978;45:75-79.
4. Hoffman J. Physiological aspects of sport training and performance. 2. ed. Human Kinetics Publisher. Illinois, 2014.
5. Coyle EF, Hemmert MK, Coggan AR. Effects of detraining on cardiovascular response to exercise: Role of blood volume. Journal Appl Physiol, 1986;60:95-99.
6. Baechle TR, Earle RW. Essentials of strength training and conditioning of NSCA. 3. ed. Human Kinetics Publisher. Illinois, 2008.
7. American College of Sports Medicine. ACSM's Guidelines for Exercise Testing and Prescription. 8. ed. Lippincott Williams & Wilkins. Philadelphia, 2010.
8. Kraemer WJ, Fleck SJ, Deschenes MR. Exercise physiology: integrating theory and application. 1. ed. Lippincott Williams & Wilkins. Philadelphia, 2012.
9. Howley ET, Franks BD. Manual do condicionamento físico. 5. ed. Artmed. Porto Alegre, 2008.
10. American College of Sports Medicine. Position stand. Quantity and quality of exercise for developing and maintaining cardiorespiratory, musculoskeletal, and neuromotor fitness in apparently healthy adults: guidance for prescribing exercise. Med Sci Sports Exerc, 2011;43:1334-1359.
11. Gellish RL, Goslin BR, Olson RE, McDonald A, Rusi GD, Moudgil VK. Longitudinal modeling of the relationship between age and maximal heart rate. Med Sci Sports Exerc. 2007;39:822-829.
12. Heyward VH, Gibson AL. Advanced fitness assessment and exercise prescription. 7. ed. Human Kinetics Publisher. Illinois, 2014.
13. Verkhoshansky Y, Siff MC. Supertraining. 6. ed. UAC. Rome, 2009.
14. American College of Sports Medicine. Position Stand. Progression models in resistance training for healthy adults. Med Sci Sports Exerc, 2009;41:687-708.
15. Schoenfeld, BJ. Potential mechanisms for a role of metabolic stress in hypertrophic adaptations to resistance training. Sports Med. 2013;43:179-94.
16. Ratamess NA. ACSM's foundations of strength training and conditioning. 8. ed. Lippincott Williams & Wilkins. Philadelphia, 2012.
17. Komi PV. Strength and Power in Sport. Boston. 2. ed. Blackwell Scientific Publications. Oxford, 2003.
18. Buresh R, Berg K, French J. The effect of resistive exercise rest interval on hormonal response, strength, and hypertrophy with training. J Strength Cond Res. 2009;23:62-71.
19. Lopez P, Radaelli R, Taaffe DR, Newton RU, Galvão DA, Trajano GS, et al. Resistance training load effects on muscle hypertrophy and strength gain: Systematic review and network meta-analysis. Med Sci Sports Exerc, 2021;153(6):1206-1216.
20. Grgic J, Schoenfeld BJ, Orazem J, Sabol F. Effects of resistance training performed to repetition failure or non-failure on muscular strength and hypertrophy: A systematic review and meta-analysis. J Sport Health Sci, 2021;23:S2095-2546(21)00007-7.
21. Schoenfeld BJ, Fisher JP, Grgic J, Haun CT, Helms ET, Phillips SM, et al. Resistance training recommendations to maximize muscle hypertrophy in an athletic population: position stand for the IUSCA. International Journal of Strength and Conditioning, 2021;1(1):1-30.

4

Periodização do Treinamento

Douglas Popp Marin

O conceito de periodização do treinamento está sob constante revisão à medida que as demandas esportivas mudam, principalmente, em função do calendário esportivo e nível de especialização dos atletas. Segundo Stone (1999),[1] periodizar é aplicar um método lógico de manipulação das variáveis de treinamento, tendo como fim o aumento do potencial para atingir objetivos de desempenho.

É comum observarmos certa confusão entre os termos periodização e programação do treinamento. Periodização descreve o macrogerenciamento do processo de treinamento em relação ao tempo. É um modelo direcional que opera como uma ferramenta sistemática e metodológica para guiar a preparação do atleta, gerenciando períodos (dia, semana, mês, ano, quadriênio) e objetivos (prevenção de lesões, monitoramento de fadiga e recuperação, maximização do desempenho etc.). Os objetivos primários da periodização incluem: 1) o equilíbrio apropriado das cargas de treinamento e a prontidão competitiva ao longo da temporada; 2) manejo dos indicadores de fadiga e a redução do potencial de *overtraining*; 3) planejamento do pico de desempenho em momentos específicos.[2] O conceito de programação do treinamento se refere ao microgerenciamento do processo, ou seja, programação é a manipulação de meios, métodos e variáveis (volume, intensidade, densidade, frequência, tipo de exercício, ordem etc.) em padrões intencionais para atingir objetivos específicos em determinadas fases do processo de treinamento.[3]

A ideia de periodização foi proposta entre 1950 e 1960 pelo professor Lev Pavlovic Matveev para atender uma necessidade do treinamento esportivo de alto rendimento: como atingir o pico de desempenho em um período específico (competição principal)? Matveev abordou essa questão em sua tese de doutorado analisando resultados competitivos de atletas de natação, levantamento de peso olímpico e atletismo.[4] De fato, periodização é um processo de estruturação das fases de treinamento, que busca atingir níveis máximos ou ótimos das capacidades físicas, da técnica, tática e psicológica dos atletas, através de avaliações periódicas com a finalidade de verificar quais são os pontos que foram bem trabalhados e áreas que devem sofrer alterações na aplicação dos treinamentos.

Síndrome de adaptação geral: a base para o conceito de periodização

A periodização do treinamento foi fortemente baseada nos estudos da resposta orgânica ao estresse, denominada pelo endocrinologista canadense Hans Seyle como síndrome geral de adaptação,[3] bem como no conceito de supercompensação proposto por Yakolev.[4] A síndrome de adaptação geral constitui em uma série de reações funcionais não específicas, desencadeadas quando o organismo é exposto a um estímulo que ameace a manutenção do equilíbrio dinâmico interno. Esse conjunto de reações foi descrito em 3 fases[5] (Figura 4.1).

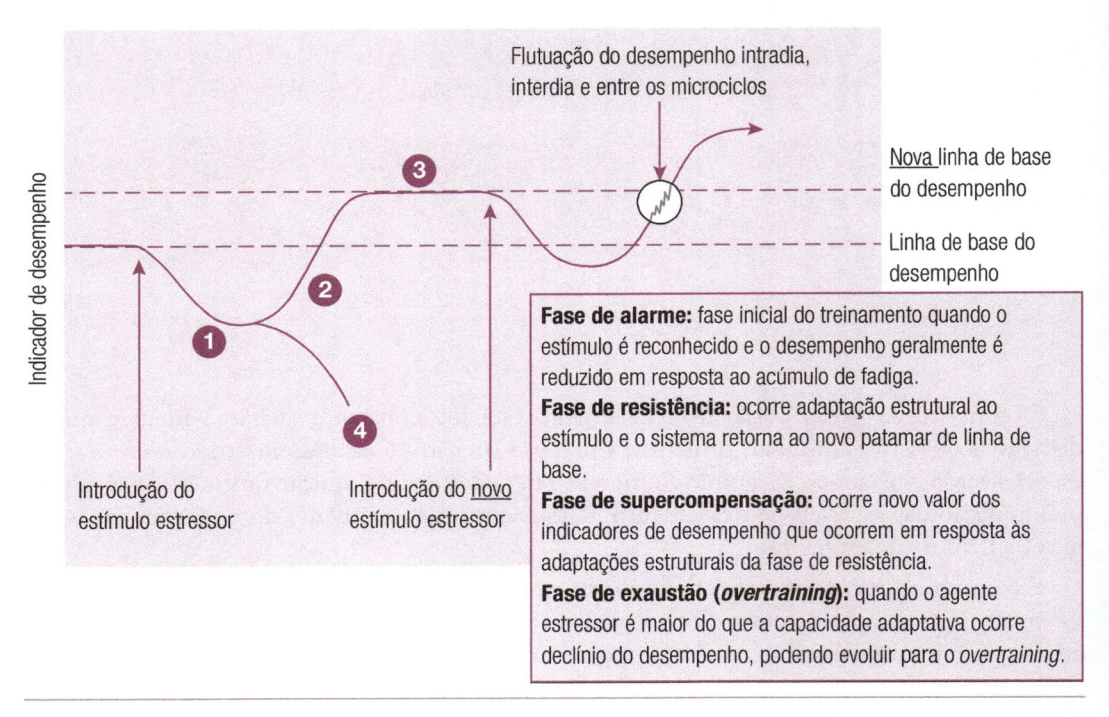

FIGURA 4.1 – Síndrome de adaptação geral no contexto da periodização do treinamento.
Fonte: Adaptada de Haff e Triplet (2015).[6]

Fase 1 – reação de alarme

Descreve a resposta ao estresse empregado pela sobrecarga do treinamento. Quando o organismo experimenta um novo estresse ou mais intenso daquele habitual, dispara a reação de alarme. Essa reação se inicia no sistema nervoso central estimulando a síntese de hormônios, os quais estimulam uma série de reações fisiológicas voltadas para aumentar a disponibilidade de energia para o trabalho muscular. Essa fase pode perdurar por vários dias e semanas, durante a qual o praticante pode experienciar dor muscular de início tardio, rigidez muscular e redução do desempenho de força e potência.[6]

Fase 2 – reação de resistência

Descreve as adaptações do organismo que substituem os mecanismos de fadiga aguda pelas mudanças estruturais e funcionais em longo prazo, especialmente, para satisfazer a demanda de energia e a produção de trabalho muscular. O aumento da capacidade de resposta do organismo frente a um agente estressor é também conhecido como supercompensação. O tempo de obtenção dessa reação é de semanas ou meses e depende da capacidade de resposta do praticante.

Fase 3 – reação de exaustão (esgotamento)

Essa fase ocorre quando a ação do agente estressor não diminui e, dessa maneira, verifica-se o esgotamento progressivo da capacidade de adaptação do organismo. Nesse momento, surge a reação defensiva do organismo, percebida subjetivamente pelo indivíduo como fadiga. Essa fase pode ocorrer quando o nível de sobrecarga aplicada está acima da capacidade de adaptação do indivíduo, ou acima da capacidade de mobilizar sua reserva atual de adaptação. Cronicamente, a reação de exaustão pode evoluir para sintomas de *overtraining*, porém, a estagnação do desempenho e das adaptações (princípio da acomodação) pode acorrer com maior frequência.

Organização e estruturação do ciclo anual de treinamento

O rendimento esportivo do atleta, ou a magnitude de resposta adaptativa do praticante de exercícios voltados para a saúde, estética e desempenho, depende, em grande parte, da distribuição das cargas de treinamento no ciclo anual. O efeito acumulado das cargas propicia adaptação funcional no organismo especificamente aos objetivos do treinamento. Estruturar a preparação de um atleta ou praticante avançado de exercício é uma tarefa muito difícil a ser resolvida pelo treinador. Selecionar os conteúdos do treinamento, bem como controlar a influência dos diversos tipos de carga no organismo do praticante, representam um importante desafio para as ciências envolvidas no treinamento desportivo.

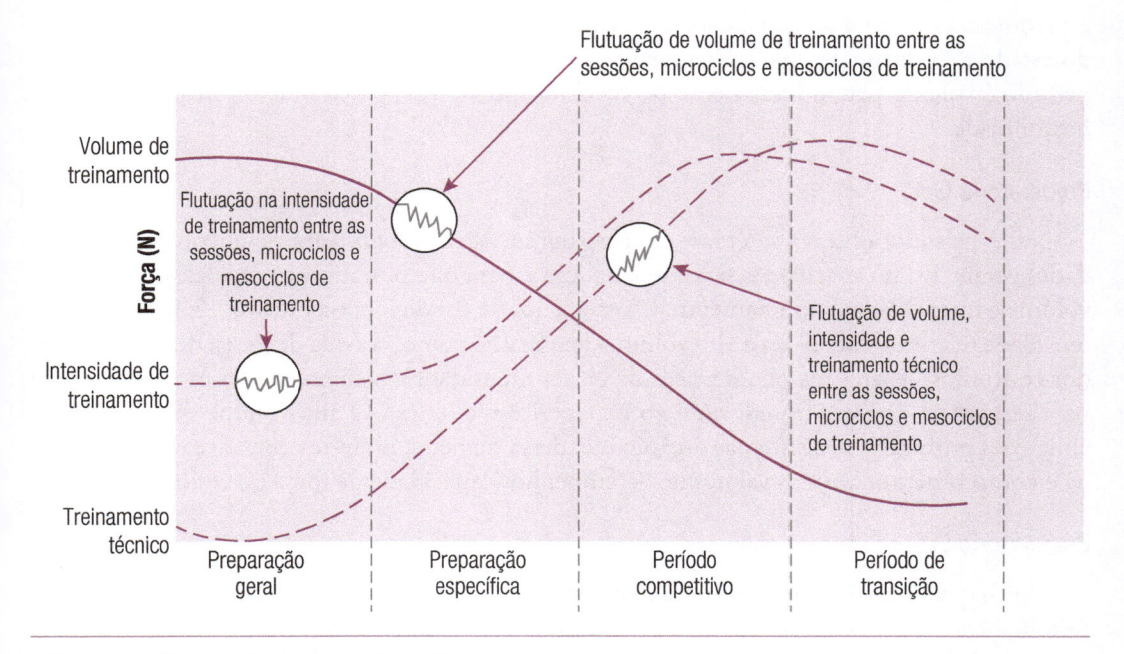

FIGURA 4.2 – Estruturação do macrociclo anual.
Fonte: Adaptada de Ratamess, 2012.[7]

A periodização possui determinados níveis de organização. Podemos organizar a carga de trabalho por uma semana, um mês, um período de meses ou anos. Os ciclos de treinamento caracterizam um ritmo determinado de estímulos e recuperação, ou seja, verifica-se um aumento progressivo da carga até atingir os valores ótimos, seguindo-se de uma fase de redução do trabalho muscular total para proporcionar o organismo um período adequado de recuperação.[6]

Macrociclo

O macrociclo, do ponto de vista estrutural, representa o período de adaptação do organismo ao treinamento. O conteúdo, a organização e a duração do macrociclo dependem, basicamente, do calendário disponível e do tempo necessário para mobilização da reserva adaptativa do organismo do praticante ou atleta.

Matveyev dividiu o macrociclo em três períodos distintos: período preparatório, período competitivo ou manutenção e período transitório. Cada período do treinamento está relacionado com uma organização de volume e intensidade. As curvas de volume e intensidade variam de acordo com o período e as etapas de treinamento. O período preparatório é dividido em etapa geral e especial. Durante a etapa geral, o volume é aumentado acentuadamente, enquanto a intensidade é aumentada de forma bem mais paulatina. Durante a etapa especial, o volume é reduzido e a intensidade é aumentada de maneira acentuada. É esperado que os marcadores de desempenho aumentem de maneira proporcional ao incremento da intensidade de treinamento.

Período Preparatório

O período preparatório deve garantir o desenvolvimento das capacidades determinantes e predominantes para a modalidade de exercício ou esporte e a solução de tarefas específicas do estado de preparação. No treinamento personalizado os objetivos não são diferentes. Esse período é voltado para o incremento do nível de aptidão física incluindo a força, resistência e flexibilidade.

Preparatório Geral

Neste período, observa-se ênfase na preparação física voltada para desenvolver as capacidades gerais. Estas capacidades servirão de alicerce para que o praticante consiga suportar alto volume e intensidade do treinamento. Os exercícios de condicionamento são iniciados com intensidade relativamente baixa e alto volume de trabalho como: corrida de longa duração (métodos contínuos), exercícios pliométricos de baixa intensidade e treinamento com pesos voltado para resistência de força (maior número de repetições e séries). O alto volume deve promover alterações profundas nos sistemas orgânicos e, dessa maneira, pode-se observar fadiga acentuada e comprometimento dos valores de desempenho (capacidade de força ou resistência).

Preparatório Específico (especial)

O principal objetivo desse período é dar ênfase adaptativa nas capacidades específicas e determinantes para o desempenho da modalidade. No treinamento de força, a intensidade deve ser priorizada em vez do volume de treinamento, garantindo as adaptações específicas com relação ao aumento da força e hipertrofia muscular.

Período de manutenção ou competitivo

O período de manutenção deve estar voltado para a estabilidade do condicionamento físico adquirido. A carga de treinamento deve ter o volume de treinamento semanal reduzido, mas com a manutenção da intensidade para evitar o destreinamento das capacidades físicas adquiridas.

Período transitório

Esta etapa contribui para os processos de recuperação completa do potencial adaptativo do organismo e serve como elo de conexão entre os macrociclos. A recuperação do praticante deve ocorrer ao nível físico e psicológico. Os microciclos de treinamento adquirem caráter de descanso ativo ou passivo para propiciar baixa incidência de dano muscular, promovendo a regeneração tecidual e elevação da síntese proteica. Geralmente, o período transitório é organizado de 2 a 4 semanas, a fim de proporcionar recuperação das reservas energéticas e do potencial adaptativo. O critério principal da determinação da duração do período transitório deve ser o calendário disponível dos praticantes e atletas, bem como o grau de estresse dos períodos anteriores.

Mesociclo

O mesociclo representa o elemento intermediário da estrutura de preparação que inclui uma série de ciclos menores (microciclos). O mesociclo geralmente é composto por um período de 2 semanas a 6 semanas, ou microciclos, em que se aplica a organização e a dinâmica das cargas de treinamento dentro do macrociclo. Os mesociclos devem garantir a progressão contínua dos estímulos de treinamento e serem voltado para a resolução de tarefas específicas. Os mesociclos devem ser construídos levando em consideração dois grandes aspectos: 1) inicialmente o calendário disponível ou 2) pela definição dos objetivos de cada etapa do treinamento.

Microciclo

Os microciclos representam estruturas de organização de cargas ao longo de uma sequência de sessões de treinamento e, geralmente, descrevem períodos de 1 semana a 4 semanas de duração. O principal papel dos microciclos é garantir a variabilidade das cargas de treinamento e aumentar o nível de especialização dentro da elaboração do programa de treinamento.[6] No planejamento dos microciclos devemos discriminar o nível de solicitação de carga e os conteúdos por meio da distribuição das sessões de treinamento em cada dia da semana, assim como, descrever, detalhadamente, os procedimentos metodológicos de cada sessão.

Periodização do treinamento de força

A periodização do treinamento de força pode ser definida como as variações planejadas nas variáveis agudas de montagem de programa em intervalos de tempo regulares, cuja intenção é induzir ganhos ótimos das expressões da força muscular.[8]

Está bem esclarecido que programas de treinamento periodizado apresentam adaptações superiores quando comparados a modelos de treinamento não variados, principalmente se comparados a longo prazo.[9] Programas de treinamento não periodizados que utilizam cargas fixas, como muitas vezes observado em academias, também promovem adaptações neuromusculares e na composição corporal. Entretanto, tais adaptações se manifestam por períodos limitados (por volta de 4 a 5 meses).[10] Comparando programas não periodizados com programas de treinamento periodizado, verifica-se que a maioria dos estudos reporta o desenvolvimento da força muscular, significativamente, maior com a periodização do treinamento com pesos, variando entre 8% e 29% para membros superiores e 11% e 48% para os inferiores.[10-12,]

Modelo tradicional

O modelo tradicional de periodização, também chamado de linear, é caracterizado pelo alto volume e baixa intensidade de treinamento na fase inicial de preparação. Esse modelo caracteriza a progressão de cargas com redução gradual do volume e aumento da intensidade, aplicando ênfases para adaptações de força máxima e potência muscular. Para o treinamento de força, isso significa que um número relativamente alto de repetições é executado em baixa intensidade no início do macrociclo e à medida que o treinamento progride, o número de repetições é reduzido e a sobrecarga no exercício é aumentada (Tabela 4.1). Embora este modelo seja referido como linear, a estrutura da periodização não é obrigatoriamente linear em toda sua duração[7] (Ratamess, 2012). Observamos que a progressão de intensidade entre os mesociclos possui um caráter linear, porém, o volume e intensidade ao longo dos microciclos podem flutuar. Geralmente, cada mesociclo é designado para maximizar os ganhos de força e potência muscular ou pico de desempenho anaeróbio. As mudanças no número de repetições por série contribuem para as maiores alterações na intensidade e no volume de treinamento. Do ponto de vista fisiológico, a progressão do treinamento tem como objetivo um incremento gradativo no recrutamento de unidades motoras, na transição do metabolismo glicolítico para o ATP-CP, na redução da incidência de dano muscular e dor muscular de início tardio. A progressão das cargas de treinamento ocorre tipicamente em ciclos de 1 semana a 4 semanas. A seguir encontramos as fases do modelo de periodização linear:

- Fase de resistência de força e hipertrofia

  Ocorre nas semanas iniciais do período preparatório por volta de 6 a 12 semanas. Nesta fase busca-se desenvolver a massa muscular e uma boa base metabólica para suportar o treinamento mais intenso nas fases posteriores. Durante esta fase, o treinamento é composto por alto volume de baixa-moderada intensidade.

- Fase de hipertrofia e força

  No final do período preparatório, a fase de força básica é treinada com objetivo de aumentar a força muscular até níveis ótimos para os objetivos específicos do programa de treinamento. Tipicamente, utilizam-se 4 a 12 semanas em função do nível de adaptação do praticante.

- Fase de força e potência

  O último estágio do período preparatório é a fase de força e potência. O treinamento com pesos é direcionado para a execução de exercícios de levantamento olímpico e exercícios explosivos utilizando sobrecarga elevada e baixo volume.

TABELA 4.1 – Modelo linear clássico para o treinamento com pesos.

Período	Preparatório			Competitivo		Transitório
Fase	Resistência/ hipertrofia	Hipertrofia/ força	Força/ potência	Potência/ pico	Manutenção	Transição
Intensidade	Moderada	Alta	Alta	Muito alta	Moderada/alta	Recuperação ativa
	50% a 75% 1 RM	80% a 90% 1 RM	87% a 95% 1 RM	> 93% 1 RM	80% a 85% 1 RM	
Volume	Alto	Moderado	Moderado/ Baixo	Baixo	Moderado/ Baixo	
	3 a 10 séries	3 a 5 séries	3 a 5 séries	1 a 3 séries	2 a 3 séries	
	10 a 20 repetições	4 a 8 repetições	2 a 5 repetições	1 a 3 repetições	6 a 8 repetições	
Frequência	3 a 4 dias/ semana	3 a 5 dias/ semana	3 a 5 dias/ semana	3 a 5 dias/ semana	1 a 5 dias/ semana	

Fonte: Adaptada de Haff e Triplet, 2015.[6]

Evidências científicas apontam que a periodização tradicional proporciona maiores ganhos de força e potência quando comparada aos programas de treinamento não periodizados.[9] Os mesmos trabalhos também demonstraram modificações favoráveis na composição corporal, principalmente, com relação ao incremento da massa muscular. Contudo, uma pequena quantidade de estudos investigou o efeito da periodização na composição corporal e, desse modo, as conclusões referentes a este tópico devem ser analisadas com cautela.

Willoughby (1993)[12] realizou um estudo para investigar o efeito da periodização linear sobre os ganhos de força nos membros inferiores e superiores. As sessões de treinamento foram executadas 3 vezes por semana durante 16 semanas de treinamento. O estudo apresentou dois modelos não periodizados que consistiam em 5 × 10 repetições com cerca de 79% de 1 RM e 6 × 8 repetições com cerca de 83% de 1 RM. O programa de treinamento periodizado foi composto de 4 microciclos de 4 semanas. As fases consistiam em 5 × 10 (79% 1 RM), 6 × 8 (83% 1 RM), 3 × 6 (88% 1 RM) e 3 × 4 (92% 1 RM). No exercício de supino reto, o programa linear mostrou superioridade a partir da oitava semana de treinamento (entre a oitava e a décima sexta semana) quando comparado aos dois programas não periodizados, os quais atingiram o platô entre a quarta e a décima segunda semana. Para o exercício de agachamento, o modelo de periodização linear e o programa não periodizado de 6 × 8 repetições proporcionaram ganhos significativos na força muscular. A superioridade do modelo linear somente foi observada na décima sexta semana. Os resultados revelaram que o comportamento no incremento da força muscular não é similar entre os grupos musculares ou no mesmo período de tempo do programa de treinamento. Os programas de periodização requerem um longo período de treinamento para mostrarem sua superioridade nos processos de adaptação no organismo. Isso ocorre devido às adaptações fisiológicas (hipertrofia muscular e adaptações neurais) necessitarem de tempo suficiente para se manifestarem em níveis ótimos e em períodos específicos.

Referências bibliográficas

1. Stone MH, et al. Periodization: Effects of manipulating volume and intensity. Part 1. Strength Cond J. 1999;21(3):54-60.
2. DeWeese BH, Hornsby G, StoneM, et al. The training process: Planning strength-power training in track and field. Part 2: Practical and applied aspects. J Sport Health Sci 4: 2015;318-324.
3. Cunanan AJ, DeWeese BH, Wagle JP, et al. The general adaptation syndrome: A foundation for the concept of periodization. Sports Med 2018;48:787-797.
4. Krüger A. From Russia with love? Sixty years of proliferation of L.P. Matveyev's concept of Periodisation? Staps, 2016;114(4):51-59.
5. Seyle H. Stress and the general adaptation syndrome. Br Med J. 1950;17:1383-1392.
6. Haff GG, Triplet NT. Essentials of strength training and conditioning of NSCA. 4. ed. Illinois: Human Kinetics; 2015.
7. Ratamess NA. ACSM's foundations of strength and conditioning. Lippincott Williams & Wilkins; 2012.
8. Fleck SJ, Kraemer WJ. Designing resistance training programs. 4. ed. Illinois: Human Kinetics; 2014.
9. Fleck SJ. Periodized training: A critical review. J Strength Cond Res. 1999;13(1):82-89.
10. Hoffman JR, Ratamess NA, Klatt M, Faigenbaum AD, Ross RE, Tranchina NM, et al. Comparison between different off-season resistance training programs in division III American college football players. J Strength Cond Res. 2009;23(1):11-19.
11. Baker D, Wilson G, Carlyon R. Periodization: The effect on strength of manipulating volume and intensity. J Strength Cond Res. 1994;8(4):235-242.
12. Willoughby DS. The effects of meso-cycle-length weight training programs involving periodization and partially equated volume on upper and lower body strength. J Strength Cond Res. 1993;7(1):2-8.

5

Avaliação de Pré-Participação Esportiva (APPE)

Pedro Luiz Bulgarelli
Marcelo de Mesquita Spinola

Com as atuais evidências dos benefícios da prática regular de exercícios físicos na saúde e com os avanços tecnológicos que alcançaram a ciência dos esportes torna-se imperativo sistematizar e personalizar a prescrição do exercício. Os benefícios do exercício físico são bem conhecidos (Quadro 5.1), enquanto a inatividade física é um importante fator de risco para a saúde, principalmente, no desenvolvimento de doenças crônicas não transmissíveis.

QUADRO 5.1 – Benefícios do exercício físico.

- Redução do risco de morte prematura
- Redução do risco de morte causado por doença cardíaca
- Redução do risco de desenvolver diabete
- Redução do risco de desenvolver pressão arterial alta
- Ajuda a reduzir a pressão arterial em pessoas com pressão arterial alta
- Redução do risco de desenvolver câncer do cólon e mama
- Redução do risco de desenvolver depressão e ansiedade
- Ajuda a controlar o peso
- Ajuda a construir e manter ossos, músculos e articulações saudáveis
- Ajuda aos idosos se tornarem mais fortes e melhora a movimentação sem risco de queda
- Promove bem-estar psicológico

Fonte: Adaptado por Spinola M e Bulgarelli P, 2014.

Indivíduos com importantes fatores de risco para doenças cardiovasculares, metabólicas, pulmonares ou do sistema locomotor, seja assintomático ou sintomático, exigem um cuidado especial na hora da realização de um programa de exercícios físicos para que o efeito seja positivo sobre o organismo. Deve-se identificar as restrições e limitações bem como estabelecer objetivos específicos o que resultará em uma prescrição mais assertiva.

O estudo de Framingham (Framinghan Heart Study) indica que o risco de infarto do miocárdio em um homem de 50 anos que não é fumante e não sofre de diabetes é de aproximadamente 1 em 1.000.000 por hora. Já a incidência de morte durante a prática de exercícios é relativamente baixa, cerca de 0,13 a 0,75 por 100.000 jovens atletas masculinos e femininos e 6 em 100.000 homens de meia-idade morrem durante exercícios nos Estados Unidos. No Brasil, essa incidência ainda é desconhecida.

Considerando o sistema cardiovascular, os problemas mais importantes durante o exercício são a morte súbita e o infarto agudo do miocárdio. Sendo que as principais causas de morte súbita diferem em função da idade dos indivíduos: abaixo dos 30 anos, as causas mais comuns são a cardiomiopatia hipertrófica (48%), hipertrofia idiopática do ventrículo esquerdo (18%) e implante anômalo das artérias coronárias (14%). Acima dos 30 anos prevalecem as doenças cardíacas adquiridas e a aterosclerose coronariana que corresponde a mais de 80% dos casos.

Os eventuais danos secundários ao excesso de treinamento, que podem corresponder entre 50% e 60% de todas as lesões esportivas, devem ser analisados para que as vantagens da indicação dos exercícios sejam devidamente quantificadas.

O traumatismo musculoesquelético é o risco mais frequente, apresentando local gravidade e prognósticos variados, sendo que as lesões na cabeça correspondem a cerca de 20%. O índice de gravidade desses casos, em geral, é considerado moderado e o prognóstico é positivo. Uma forma especial de traumatismo craniano com possibilidades fatais relacionado com os exercícios é chamada de Síndrome do Segundo Impacto, a qual vem sendo mais bem compreendida, estudada e diagnosticada. No entanto, é um dado impressionante que as lesões esportivas sejam a terceira causa de paraplegia permanente e a quarta de fratura da espinha vertebral, depois dos acidentes com veículos, dos ocupacionais e dos domésticos nos Estados Unidos.

Esse cenário reforça a importância da prevenção sobre a ocorrência de tais eventos e como primeiro passo é indicada a realização da Avaliação de Pré-Participação Esportiva que corresponde a um conjunto de avaliações importantes para indicar o estado de saúde do indivíduo antes do início da prática de exercício físico.

A maioria das lesões e intercorrências relacionadas à prática de exercícios físicos podem ser prevenidas com a avaliação e estratificação de riscos para problemas ortopédicos, cardiovasculares, pulmonares, metabólicos ou de outra natureza, bem como com a adequação da carga e personalização do programa de treinamento.

É comum e desejável para uma maior eficácia do programa de prática de exercício que as orientações sejam feitas por uma equipe multidisciplinar, tendo o médico nutricionista e o profissional de educação física como base desta equipe (podendo ser composta por demais profissionais da área da saúde), sendo a prescrição dos exercícios pautada no estado de saúde do indivíduo e de forma individualizada para que ocorram as adaptações desejadas no organismo.

Para uma prescrição individualizada, os estímulos devem respeitar o princípio da sobrecarga, progressão, individualidade, especificidade e o da reversibilidade. A frequência, duração, intensidade, disposição sequencial e tipo de exercício físico devem ser considerados na elaboração dos programas de exercícios físicos. Esse programa deverá. Ainda. abordar todos os componentes voltados à dimensão funcional-motora (resistência aeróbia/anaeróbia, força/resistência muscular e flexibilidade) e, dessa forma, interferir favoravelmente nas dimensões fisiológica, morfológica, funcional e comportamental da aptidão física relacionada à saúde.

Para que os objetivos sejam alcançados no sentido de se promover ajustes nos estímulos oferecidos, procurando maximizar seus resultados, é fundamental a realização de avaliação prévia e periódicas reavaliações a fim de obter subsídios quanto às reais condições do indivíduo. A não realização da avaliação de pré-participação esportiva para subsidiar as decisões na elaboração e atualização dos programas de exercícios pode levar a esforços inadequados, resultando em desgaste funcional e orgânico indevidos, induzindo à fadiga psicológica e física, à graves lesões ortopédicas e ao impedimento do alcance de todo o potencial orgânico, desestimulando os indivíduos na continuidade da prática de exercícios físicos.

O estado de saúde, sexo, idade, hábitos alimentares, experiências anteriores com exercícios físicos e nível de aptidão física são parâmetros mínimos a serem identificados para se conhecer o potencial individual relacionado ao exercício físico e, com base nessas informações, estabelecer as características iniciais dos esforços físicos a serem desenvolvidos, promovendo na sequência as eventuais modificações necessárias. Nesse sentido, avaliações médicas, físicas, nutricionais, fisioterapêuticas e psicológicas procedidas por profissionais capacitados e treinados nas ciências do esporte contribuem para a obtenção destas informações.

A AMPPE tem sido tema amplamente debatida e ainda é controversa nos congressos da Sociedade Brasileira de Medicina do Esporte e do Exercício (SBMEE) e a procura da sua sistematização favorece a segurança e eficácia de um Programa de Exercícios Físicos. Ela pode ser entendida como um *check-up* avaliando se a pessoa examinada está apta a realizar exercício físico com segurança. Seus objetivos principais são o de fornecer informações que sirvam para determinar o grau de atividade adequado ao nível de condicionamento físico da pessoa.

Deve-se iniciar a AMPPE com uma detalhada e cuidadosa anamnese clínica. Evidências têm apontado que a principal causa de desistência nos estágios iniciais dos programas de exercícios está associada aos desconfortos provocados por determinado tipo de execício, muitas vezes, no momento contraindicado, levando-se em conta as condições apresentadas pelo praticante. Portanto, mesmo, aparentemente, não havendo qualquer dúvida acerca do estado de saúde do indivíduo, este deve ser submetido à minuciosa avaliação clínica, especialmente aquele que, até então, havia incorporado hábitos de vida mais sedentários.

Um dado fundamental que deve ser abordado na AMPPE é a avaliação do risco coronariano que são entendidos como agentes causais que predispõem o indivíduo ao aparecimento de doenças cardíacas. A monitoração dos fatores de risco coronariano pode auxiliar na identificação de sinais antecessores que, ao serem modificados, podem atenuar ou até mesmo reverter o processo evolutivo das coronariopatias.

Com base nas recomendações da SBMEE, da Associação Americana do Coração (AHA) e da Sociedade Europeia de Cardiologia, o *screening* cardiovascular pré-participação esportiva deve ser entendido como uma prática sistemática antes do início do exercício físico, feita com o propósito de identificar anormalidades que podem provocar progressão de doenças cardiovasculares preexistentes ou mesmo morte súbita.

Independentemente da idade do indivíduo que iniciará a prática de exercícios, a análise deve incluir a história clínica com ênfase em antecedentes pessoais e familiares e o exame físico para detectar os fatores de risco cardíaco. A investigação deve ser de forma aprofundada apenas quando houver indícios de anormalidade e poderá ser realizada por meio do eletrocardiograma de repouso, teste ergométrico, ergoespirometria, ecodoplercardiograma e outros exames de maior complexidade.

O Comitê Olímpico Internacional e a Sociedade Europeia de Cardiologia recomendam que o uso de eletrocardiograma (ECG) seja incluído na AMPPE porque é um teste que auxilia no diagnóstico da miocardiopatia hipertrófica (principal patologia causadora de morte súbita em atletas), porém a American Heart Association (AHA) não recomenda o referido exame em massa devido ao seu alto custo, mesmo reconhecendo sua importância no diagnóstico cardiovascular.

O teste de esforço máximo com monitorização eletrocardiográfica (teste ergométrico) é indicado para ser realizado anualmente para homes acima de 35 anos e mulheres acima de 40 anos que sejam praticantes de exercício físico de intensidade moderada e alta ou atividades competitivas.

Trata-se de um método comumente utilizado que permite analisar as repostas clínicas, hemodinâmicas e metabólicas ao esforço que, entre outros aspectos, é utilizado para detecção e quantificação de arritmias, resposta hipertensiva e isquemia miocárdica induzida pelo esforço.

Um exame de particular importância na medicina do esporte e do exercício, pela riqueza de dados, é o teste cardiopulmonar de esforço (ergoespirometria), o qual consiste na análise das trocas gasosas (VO_2/VCO_2) e dos parâmetros ventilatórios, permitindo maior exatidão na determinação do consumo máximo de oxigênio e dos limiares anaeróbios. Esse teste fornece dados para discriminar a intensidade do exercício aeróbio seguro para cada indivíduo e ainda aponta dados metabólicos detalhados como as necessidades energéticas específicas, gasto calórico indireto durante a prática de exercícios e a determinação da capacidade funcional.

QUADRO 5.2 – Variáveis obtidas na ergoespirometria.

As seguintes variáveis podem ser obtidas na ergoespirometria
• VO_2 – volume de oxigênio consumido por minuto
• VCO_2 – volume de dióxido de carbono produzido por minuto
• VE – volume de ar expirado por minuto = frequência respiratória × volume corrente ou FR × VC
• VE/VO_2 – equivalente respiratório de oxigênio
• VE/VOC_2 – equivalente respiratório de dióxido de carbono
• $R = VCO_2 VO_2$ – razão de trocas razão de trocas respiratórias (RER)
• $PETO_2$ – pressão de oxigênio no final da expiração
• $PETCO_2$ – pressão de dióxido de carbono no final da expiração
• FEO_2 – fração expirada de O_2
• $FECO_2$ – fração expirada de CO_2
• VD/VT – razão entre espaço morto funcional e volume corrente
• VO_2/FC – pulso de oxigênio
• VVM – ventilação voluntária máxima (obtida na espirometria convencional)

Fonte: Adaptado por Spinola M. e Bulgarelli P, 2014.

No aspecto metabólico, a ergoespirometria apresenta dados de estimativa do gasto calórico através da medição das trocas respiratórias, ou seja, do volume de oxigênio consumido (VO_2)

e do volume de gás carbônico produzido (VCO_2), sendo que o metabolismo predominante pode ser estimado através do quociente respiratório (QR) que é medido pela fórmula QR = VCO_2/VO_2. Valores próximos de 1, neste cálculo, indicam oxidação de carboidratos e valores próximos de 0,7, a oxidação de gorduras.

Os protocolos de esforço preconizados devem, como sempre, ser individualizados independente do ergômetro utilizado. Tem sido recomendado, pela melhor identificação do limiar anaeróbio e por permitir maiores níveis de VO_2 máximo, os denominados protocolos de rampa. Caracterizam-se por incrementos de carga em reduzido intervalo de tempo idealmente com duração total do exercício entre 8 e 12 minutos. Tais limites corporais seriam os adequados, 8 minutos para que o esforço não viesse a ser interrompido por fadiga muscular lática precoce ou 12 minutos por esgotamento das reservas de glicogênio.

A ergoespirometria propicia a localização de dois pontos referenciais que identificam padrões ventilatórios e metabólicos sendo (1) o primeiro limiar ventilatório ou liminar anaeróbio e (2) o segundo limiar ventilatório ou ponto de compensação ventilatória para acidose metabólica. O mais importante parâmetro de avaliação da capacidade funcional pela ergoespirometria é o consumo máximo de oxigênio (VO_2máx.) que se correlaciona com o débito cardíaco máximo. A identificação do VO_2máx. em um teste com aumento progressivo de trabalho é obtida quando um aumento de carga não mais corresponde a uma elevação do VO_2. Quando este critério não é obtido o termo VO_2pico é utilizado para identificar o maior VO_2 atingido.

A AMPPE deve incluir também a avaliação postural, avaliação da flexibilidade, quantificação da força muscular e avaliação hemodinâmica. Contudo, dependendo da queixa do paciente e do propósito da avaliação, há indicação da realização de exames físicos específicos, por exemplo, indivíduos que sentem dores em alguma articulação devem ter mais bem investigadas e elucidadas suas queixas por meio de testes irritativos que simulam o movimento da dor.

A flexibilidade é um componente da função neuromuscular que é responsável pela manutenção de uma amplitude de movimento adequada das articulações levando o indivíduo a se movimentar com maior facilidade e eficácia. Ter um nível satisfatório de flexibilidade é importante tanto para um bom funcionamento articular como para manter os músculos com um grau de elasticidade correto, enquanto o nível insatisfatório pode resultar em aumento da probabilidade de ocorrerem lesões musculoesqueléticas, tornar impossível a realização de determinado movimento e pode contribuir para o aumento de desvios posturais adquiridos. Especialmente importante é a manutenção dos níveis de flexibilidade nas regiões lombar e posterior da coxa porque se limitadas, aumentam o risco de aparecimento de lombalgias.

É importante lembrar que esses itens se referem a um screening, ou seja, se porventura for detectada alguma anormalidade, o indivíduo deve prosseguir a investigação com um especialista.

A avaliação das variáveis hemodinâmicas, metabólicas e neuromusculares fundamentam-se nas inúmeras adaptações fisiológicas relacionadas à melhoria e manutenção do estado de saúde associadas aos programas de exercícios.

Dados quanto às alterações que se observam na frequência cardíaca e na pressão arterial em estado de repouso e em diferentes níveis de esforço físico, assim como, estimativas quanto ao consumo máximo de oxigênio, força/resistência muscular e flexibilidade, se caracterizam como referenciais extremamente úteis na monitorização dos benefícios induzidos pelos programas de exercícios. Além do que, o organismo humano somente deverá responder favoravelmente quando os esforços forem administrados de acordo com as condições funcionais de cada um e com o passar do tempo sejam ajustados conforme o nível de adaptação de cada indivíduo.

Alguns exames complementares também podem ser bastante úteis na AMPPE como avaliações laboratoriais envolvendo taxas de hemoglobina, hematócrito, colesterol total, glicemia, TSH e T_4 livre associados aos antecedentes familiares.

Embora existam alguns consensos elaborados por especialistas, não existe um modelo único de AMPPE. Os procedimentos realizados variam, principalmente, em função de custo de cada exame e pela disponibilidade de equipamentos sofisticados para avaliação. Hoje é possível utilizar protocolos que necessitam de menos infraestrutura e mesmo assim obter dados significativos para o diagnóstico e prescrição do exercício.

Consenso entre os médicos especialistas em Cardiologia e Medicina Esportiva é a recomendação para todos os indivíduos praticantes de exercício ou esporte da realização da avaliação cardiológica competente prévia, contemplando um ECG e um teste ergométrico feito por médico porque deve-se procurar possíveis alterações clínicas cardíacas ou do eletrocardiograma durante o esforço.

Prevenir é o melhor tratamento, independentemente do nível do praticante de exercício e esporte praticado. Para isso uma ferramenta que pode ser usada como avaliação clínica pré-participação é o questionário PAR-Q (sigla de Physical Activity Readiness Questionary ou Questionário de Prontidão para Exercício Físico) apresentado no Quadro 5.3. Se responder "não" a todas as perguntas, a possibilidade de ter alguma condição clínica que ofereça risco durante a prática esportiva é baixa. Caso haja alguma resposta "sim", procure imediatamente o médico.

QUADRO 5.3 – Questionário de Prontidão para Exercício Físico.

- Algum médico já disse que você possui algum problema de coração e que só deveria realizar exercício físico com supervisão por profissionais de saúde?
- Você sente dores no peito quando pratica exercícios físicos?
- No último mês, você sentiu dores no peito quando praticava exercício físico?
- Você apresenta desiquilíbrio devido à tontura e/ou perda de consciência?
- Você possui algum problema ósseo/articular/muscular que pode piorar pelo exercício físico?
- Você toma, atualmente, algum medicamento para pressão arterial e/ou problema de coração?
- Sabe de alguma outra razão pela qual você não deve realizar exercício físico?

Fonte: Adaptado de Canadian Society for Exercise Physiology.

A decisão acerca do afastamento de atletas ou praticantes de exercícios físicos, temporário ou definitivo, tem que ser colegiada e representa uma proteção a esses profissionais. Os problemas detectados nesses indivíduos pelas características peculiares dessa população são levados a discussões em grupo e segundas opiniões são muito frequentes o que deixa a certeza de que as alterações encontradas na AMPPE têm um caminho longo e lento. Aquilo que se vê e devem ser evitadas são decisões apressadas, nas quais o segredo ético chega a ser esquecido.

Por serem seguramente casos isolados de indivíduos com cardiopatia, as condutas ainda são baseadas em experiências pessoais. O acompanhamento periódico, trimestral ou semestral nas cardiopatias de risco com repetições dos exames é desejável. A proteção do paciente atleta e o respeito ao profissional médico são os pilares dessa área de trabalho como em qualquer outra área da medicina.

Na avaliação de crianças e adolescentes, do ponto de vista de saúde pública, aquelas aparentemente saudáveis podem participar de atividades de baixa e moderada intensidade, lúdicas e de lazer, sem a obrigatoriedade de uma avaliação de pré-participação formal. É importante que algumas condições básicas de saúde – como nutrição adequada – estejam atendidas para que o exercício seja implementado. Quando o objetivo é a participação competitiva ou atividade de alta intensidade, uma avaliação médico funcional mais ampla deve ser realizada. O risco de complicações cardiovasculares na criança é extremamente baixo, exceto quando existem cardiopatias congênitas ou doenças agudas.

Sugestão de leitura

- Albert CM, Mittleman MA, Chae CU, Lee IM, Hennekens CH, Manson JE. Triggering of sudden death from cardiac causes by vigorous exertion. N Engl J Med. 2000;343:1355-61.
- American College of Sports Medicine. ACMS´s guidelines for exercise testing and prescription. 6. ed. Philadelphia: Lippincott, Williams e Wilkins; 2000.
- American College of Sports Medicine. Position stand on exercise and physical activity for older adults. Med Sci Sports Exe.rc. 1998;30:992-1008.
- Amsterdam EA. Sudden death during exercise. Cardiology. 1990;77:411-7.
- Basso C, Maron BJ, Corrado D, Thiene G. Clinical profile of congenital coronary artery anomalies with origin from the wrong aortic sinus leading to sudden death in young competitive athletes. J Am Coll Cardiol. 2000;35:1493-501.
- Billea K, Figueiras D, Schamasch P, Kappenberger L, Brenner JL, Meijboom FJ, et al. Sudden cardiac death in athletes: the Lausanne Recommendations. Eur J Cardiovasc Prev Rehabil. 2006;13(6):859-75.
- Brugada J. Sudden death in hypertrophic myocardiopathy. Rev Esp Cardiol. 1998;51:991-6.
- Burke AP, Farb A, Virmani R, Goodin J, SAmialek JE. Sports related and non-related sudden cardiac in young adults. Am Heart J. 1991;121(2)Pt1:568-75.
- Corrado D, Basso C, Rizzoli G, Schiavon M, Thiene G. Does sports activity enhance the risk of sudden death in adolescents and young adults? J Am Coll Cardiol. 2003;42:1959-63.
- Corrado D, Basso C, Schiavon M, Thiene G. Screening for hypertrophic cardiomyopathy in young athletes. N Engl J Med. 1998;339:364-9.
- Corrado D, Pelliccia A, Bjørnstad HH, Thiene G. Cardiovascular pre-participation screening of young competitive athletes for prevention of sudden death: proposal for a common European protocol; reply. Eur Heart J. 2005;26:516-24.
- Cruz FES, Vanheusden LGS, Ghorayeb N. Epidemiologia da morte cardíaca súbita. In: Ghorayeb N, Dioguardi G. (eds). Tratado de cardiologia do exercício e do esporte. São Paulo: Atheneu; 2006. p. 571-86.
- Diretriz da Sociedade Brasileira de Medicina do Esporte: morte súbita no exercício e no esporte. Rev Bras Med Esporte. 2005;11(supl 1):S1-S8.
- Elliott P, Gimeno Blanes JR, Mahon NG, Poloniecki J, McKenna WJ. Relation between severity of left ventricular hypertrophy and prognosis in patients with hypertrophic cardiomyopathy. Lancet 2001;357:420-4.
- Esteban MTT, Garcia-Pinilla MJ, McKenna WJ. Actualización en miocardiopatía arritmogénica del ventrículo derecho: genética, diagnóstico, manifestaciones clínicas y estratificación de riesgo. Rev Esp Cardiol. 2004;57:757-67.
- Fiatarone MA, Marks EC, Ryan ND, Meredith CN, Lipsitz LA, Evans WJ. High-intensity strength training in nonagenarians: effects on skeletal muscle. JAMA. 1990;236:3029-34.
- Fletcher GF, Balady G, Blair SN, Blumenthal J, Caspersen C, Chaitman B, et al. Statement on exercise: benefits and recommendations for physical ativity programs for all americans – A statemente for health professionals by the Committee on Ecercise and Cardiac Rehabilitation of the Council on Clinical Cardiology. American Heart Association. Circulation. 1996;94:857-62.
- Fuller CM, Mc Nutly CM, Spring DA. Prospective screening of 5615 high school athletes and sudden cardiac death. Med Sci Sports Exerc. 1997;29:1131-8.
- Fuller CM, Mc Nutly CM, Spring DA. Prospective screening of 5615 high school athletes and sudden cardiac death. Med Sci Sports Exerc. 1997;29:1131-8.
- Ghorayeb N, Dioguardi G, Batlouni M, Daher D, Jardim CAP, Baptista CA. O coração, o esporte, e o exercício físico. Rev Soc Cardiol Estado de São Paulo. 2005;15(3):97-102.
- Ghorayeb N, Dioguardi G, Daher D, Jardim CA, Baptista CA, Battlouni M. Avaliação cardiológica pré--participação do atleta. In Ghorayeb N, Dioguardi G. (eds). Tratado de cardiologia do exercício e do esporte. São Paulo: Atheneu; 2006. p. 133-40.

- Ghorayeb N. Estratificação de risco para morte súbita em atletas. In: Cruz Fº FES, Maia IG (eds). Morte súbita no novo milênio. Rio de Janeiro: Revinter; 2003. p. 107-18.
- Iskandar EG, Thompson PD. Exercise-related sudden death due to an unusual coronary artery anomaly. Med Sci Sports Exerc. 2004;36:180-2.
- Joint Position Statement – American College of Sports Medicine-American Heart Association. Automated external defibrillators in health/fitness facilities. Med Sci Sports Exerc. 2002;34:561-4.
- Liberthson RR. Sudden death from cardiac causes in children and young adults. N Engl J Med. 1996;334:1039-44.
- Maron BJ, Douglas PS, Graham TP, Nishimura RA, Thompson PD. Task Force 1: preparticipation screening and diagnosis of cardiovascular disease in athletes. J Am Coll Cardiol. 2005;45:1340-5.
- Maron BJ, Douglas PS, Graham TP, Nishimura RA, Thompson PD. Task Force 1: preparticipation screening and diagnosis of cardiovascular disease in athletes. J Am Coll Cardiol. 2005;45:1340-5.
- Maron BJ, Shirani J, Poliac LC, Mathenge R, Roberts WC, Mueller FO. Sudden death in young competitive athletes: clinical, demographic and pathological profiles. JAMA. 1996;276:199-204.
- Maron BJ. Sudden death in young athletes. N Engl J Med. 2003;329:1064-75.
- Mitchell JH, Maron BJ, Raven PB. American College os Sports Medicine/American College of Cardiology 26th Bathesda Conference: Recommendations for determining eligibility for competition in athletes with cardiovascular abnormalities. J Am Coll Cardiol. 1994;24:845-99.
- Mitten MJ, Maron BJ, Zipes DP. Task Force 12: legal aspects of the 36th Bethesda Conference Recommendations. J Am Coll Cardiol. 2005;45(8):1373-5.
- Mittleman MA, Maclure M, Tofler GH, Sherwood JB, Goldberg RJ, Muller JE. Triggering of acute myocardial infarction by heavy physical exertion protection against triggering by regular exertion. N Engl J Med. 1993;329:1677-83.
- Moss AJ, Jennifer LR. The long-QT syndrome. Circulation. 2002;105:784-86.
- Moss AJ, Zareba W, Hall WJ, Schwartz PJ, Crampton RS, Benhorin J, et al. Effectiveness and limitations of B-blocker therapy in congenital long-QT syndrome. Circulation. 2000;101:616-23.
- Nóbrega ACL, Freitas EV, Oliveira MAB, Leitão MB, Lazzoli JK, Nahas RM. Posicionamento Oficial da Sociedade Brasileira de Medicina do Esporte e da Sociedade Brasileira de Geriatria e Gerontologia: Exercício físico e saúde no idoso. Rev Bras Med Esporte. 1999;5:207-11.
- Pappone C, Santinelli V, Manguso F, Augello G, Santinelli O, Vicedomini G, et al. A randomized study of prophylactic catheter ablation in asyntomatic patients with the Wolff-Parkinson-White Syndrome. N Engl J Med. 2003;349:1803-11.
- Pérez AB, Fernández S. Muerte súbita en el deportista. Requerimientos mínimos antes de realizar deporte de competición. Rev Esp Cardiol. 1999;52:1139-45.
- Pollock ML, Mengelkoch L, Graves J, Lowenthal D, Limacher M, Foster C, et al. Twenty-year follow-up of aerobic power and body composition of older track athletes. J Appl Physiol. 1997;82:1508-16.
- Priori SG, Aliot E, Blomstrom-Lundqvist C, Bossaert L, Breihardt G, Brugada P, et al. Task force on sudden cardiac death of the European Society of Cardiology. Eur Heart J. 2001;22:1375-455.
- Priori SG, Blanc JJ, Budaj A, Burgos EF, Deckers JW, Garcia MAA, Klein WW, et al. ACC/AHA/ESC guidelines for the management of patients with supraventricular arrhythmias – Executive summary. J Am Coll Cardiol. 2003;42:1493-53.
- Spirito P, Bellone P, Harris KM, Bernabo P, Bruzzi P, Maron BJ. Magnitude of left ventricular hypertrophy and risk of sudden death in hypertrophic cardiomyopathy. N Engl J Med. 2000;342:1778-85.
- Thomas S, Reading J, Shepard RJ. Revision of the physical activity readiness questionnaire (PAR-Q). Can J Sports Sci 1992;17:338-45.
- Thompson PD. The cardiovascular complications of vigorous physical activity. Arch Intern Med. 1996;156:2297-302.
- Willich SN, Lewis M, Lowel H, Arntz HR, Schubert F, Schroder R. Physical exertion as a trigger of acute myocardial infarction. N Engl J Med. 1993;329:1684-90.
- Yazbek Junior P, Diament J, Haebisch H, Kedor HH, Mady C, Romano A, et al. Ergospirometry as a method for predicting the clinical course of ischemic, Chagas and idiopathic myocardiopathy. Arq Bras Cardiol. 1991;57:451-8.

6

Envelhecimento Ósseo, Articular e Muscular e Sua Influência na Mobilidade – Um Olhar Integrado

Pérola Grinberg Plapler
Tiago da Silva Alexandre
Sueli Longo

Conceito de mobilidade

A capacidade dos humanos de se moverem depende da interação entre ossos e músculos. Entre as principais funções do esqueleto estão a de ser a estrutura que sustenta o corpo, dar sua forma característica e fornecer a integridade mecânica para locomoção e proteção. Os músculos, que correspondem a 50% da massa corporal, atuam nos ossos e nas articulações, gerando os movimentos necessários para garantir a mobilidade.[1]

A mobilidade é definida como a habilidade de mover-se dentro de ambientes comunitários que se expandem da própria residência para a vizinhança e outras localidades.[2,3]

A manutenção da mobilidade é um aspecto importante da saúde e do bem-estar das pessoas idosas. Existem vários fatores de risco modificáveis e não modificáveis que afetam a saúde óssea, muscular e articular, predispondo pessoas idosas à quedas e fraturas. Os exercícios e as intervenções nutricionais podem ajudar a prevenir a deterioração progressiva dos ossos, músculos e articulações, afetando a mobilidade na idade mais avançada. As limitações na mobilidade são cada vez mais reconhecidas como um importante problema de saúde pública devido ao envelhecimento da população e ao número crescente de pessoas idosas afetadas por comorbidades incapacitantes.[4]

As condições mais comuns que afetam ossos, músculos e articulações são osteoporose, sarcopenia e osteoartrite, respectivamente, contribuindo para a deficiência em pessoas idosas e aumentando o risco de mortalidade. Evidências atuais apoiam o uso de várias modalidades de tratamento não farmacológico, principalmente exercícios e nutrição e/ou farmacológico para ajudar a prevenir e/ou reverter essas condições. Intervenções no estilo de vida, introduzindo exercícios e nutrição em uma idade mais jovem podem ajudar a prevenir a deterioração progressiva relacionada à idade nos ossos, músculos e articulações. Com isso, podemos ter menos impacto sobre a mobilidade mais tarde na vida.[4]

A limitação da mobilidade e da incapacidade podem ser prevenidas pela limitação da sarcopenia e da osteoporose com intervenções não farmacológicas, que incluem nutrição e exercício físico e suplementação de cálcio e vitamina D. Das três doenças que impactam a mobilidade, a que mais tem agentes farmacológicos é a osteoporose. Esses medicamentos são capazes de diminuir a progressão da osteoporose e as fraturas por fragilidade.[1]

Pautados nesses conceitos, o presente capítulo discutirá a mobilidade como produto da integração entre diversos sistemas corporais. Serão aqui enfatizados os sistemas articular, ósseo e muscular, por possuírem importante papel na manutenção da mobilidade em toda a trajetória de vida de um indivíduo. Ademais, discutiremos as principais mudanças que acontecem nesses três sistemas à medida que se envelhece, bem como evidências de como o exercício físico e a nutrição podem contribuir para a manutenção da mobilidade integrada ao longo da vida.[3]

Saúde articular e mobilidade

Postura e movimento são influenciados diretamente pela mobilidade articular. Com o envelhecimento, ocorrem mudanças nas articulações que podem influenciar a saúde geral e a função, piorando a mobilidade, que deve ser considerada como um componente importante do diagnóstico e desenvolvimento do plano de cuidados para pessoas idosas.[5]

A mobilidade articular é definida como o grau em que uma articulação pode se mover antes de ser restringida pelos tecidos circundantes (ligamentos/tendões/músculos etc.) sendo também conhecida como a amplitude de movimento não inibido em torno de uma articulação.[5]

A estabilidade da articulação é definida como a capacidade de manter ou controlar o movimento ou posição da articulação. A estabilidade é alcançada pelas ações de coordenação dos tecidos circundantes e do sistema neuromuscular.[5]

O envelhecimento ideal é o que permite participar da vida levando em consideração as interações entre muitos aspectos da saúde. As características de saúde de cada indivíduo devem ser avaliadas como um contexto para considerar as associações de envelhecimento e mobilidade articular.[5]

A independência na vida diária é a principal preocupação das pessoas idosas e como a capacidade locomotora é um componente integrante das atividades diárias comuns, os membros inferiores são uma consideração central. Limitações da mobilidade podem ter como consequências dificuldades para andar, subir escadas ou rampas. As alterações mecânicas são, na maior parte das vezes, a consequência das mudanças estruturais que vão se desenvolvendo nas articulações. Mesmo pessoas idosas saudáveis podem apresentar grandes mudanças em sua capacidade de locomoção que se acentuam após os 70 anos de idade. Ocorre uma diminuição sistemática, tanto da amplitude de movimentos ativa como passiva, que fica mais acentuada a partir dos 90 anos.[6]

Saúde óssea e mobilidade

A espessura do osso humano é determinada geneticamente e influenciada pelo estilo de vida. A deterioração dos ossos, que acontece na osteoporose, afeta a capacidade de funcionamento de todo o corpo. Na fase inicial, a osteoporose é assintomática, mas pode causar dores com o aparecimento das fraturas ósseas, alterando a mobilidade e diminuindo a capacidade funcional. Identificar indivíduos com alto risco de problemas causados por baixa massa óssea e avaliar a densidade óssea são fatores-chave no combate a esse importante problema de saúde.[7]

O envelhecimento está associado a uma perda progressiva de massa, resistência óssea e muscular que quando acima do fisiológico são denominados, respectivamente, osteoporose e sarcopenia. A osteoporose e a sarcopenia compartilham muitos dos mesmos fatores de risco, sendo chamados muitas vezes de "dois lados da mesma moeda" e, direta ou indiretamente, causam maior risco de limitações de mobilidade, quedas, fraturas e incapacidade nas atividades da vida diária. Os ossos adaptam sua morfologia e resistência às cargas exercidas pelos músculos durante atividades. Podemos afirmar que existe um *crosstalk* (conversa cruzada) entre músculos e ossos com mediadores químicos (fatores locais e sistêmicos não mecânicos) que sendo liberados em cada um desses órgãos, influenciam um ao outro.[1]

Osteoporose e obesidade

Os indivíduos obesos exibem uma densidade óssea preservada ou mesmo aumentada, provavelmente pela adaptação ao aumento da carga mecânica gerada pelo peso corporal ou devido ao aumento de estrogênio disponível através da aromatização. Em curto prazo, uma alimentação com alto teor de gordura está associada à densidade óssea preservada ou aumentada. No entanto, estudos mostram que apesar da quantidade óssea relativamente preservada, a qualidade e composição óssea podem não ser proporcionais ao peso corporal, apresentando maior fragilidade óssea relativa e maior risco de fratura.[8]

Sabemos que o aumento das calorias de gordura na dieta contribui para a expansão do volume de *MAT* (*marrow adipose tissue* = tecido adiposo da medula óssea) ainda antes dos aumentos nos depósitos de gordura adiposa branca visceral durante a alimentação de curto prazo com alto teor de gordura.[8] Tais achados foram evidenciados em um estudo onde ratos foram divididos em dois grupos. Um grupo recebia dieta rica em gordura e o outro, dieta pobre em gordura. O acúmulo de *MAT*, devido à dieta rica em gordura, é suprimido pelo exercício diário em camundongos. A supressão da expansão de *MAT* pelo exercício ocorre simultaneamente com a formação de novo osso. Muitos estudos com roedores confirmam o aumento da taxa de formação óssea como uma resposta adaptativa ao exercício via histomorfometria, incluindo corrida. É importante ressaltar que esse efeito do exercício está correlacionado com uma diminuição no tamanho dos adipócitos, tanto no grupo com dieta baixa em gordura quanto no grupo de dieta rica em gordura. A força biomecânica da tíbia foi maior em praticantes de exercícios devido ao aumento da espessura cortical e trabecular. O exercício foi associado a uma maior resistência à flexão em ambos os grupos de dieta, com um maior impacto nos ossos de ratos obesos em comparação com os de ratos não obesos.[8]

Os dados demonstram que a perda de lipídios nos adipócitos da medula em resposta ao exercício de corrida indica que a gordura da medula serve como depósito de combustível.[8]

O que fica evidente é que a dieta rica em gordura resulta em maior volume da medula, fazendo com que o osso altere sua estratégia para manter a resistência. O exercício reduz o *MAT*, aumenta os marcadores locais de utilização da gordura e permite que a quantidade/qualidade óssea seja alcançada por um esqueleto mais robusto ao invés de um maior. O exercício melhora a quantidade e a qualidade óssea em dietas ricas e pobres em gordura, mas os obesos se beneficiaram mais quando começaram com uma adaptação fora da norma.[8]

Saúde muscular e mobilidade

Com o avanço da idade há um conjunto de mudanças fisiológicas no músculo esquelético que culminam com redução da massa e da força muscular. Recente revisão demonstrou que há um declínio da massa muscular ao longo da vida, na ordem de 0,37% ao ano nas mulheres e de 0,47% ao ano nos homens, sendo que a partir dos 75 anos, esse declínio é ainda maior, alcançando entre 0,64% e 0,70% ao ano nas mulheres e 0,80% a 0,98% ao ano nos homens.[9]

Dentre as mais importantes alterações fisiológicas que ocorrem no músculo esquelético, encontramos a perda de unidades motoras, diminuição do tamanho das fibras musculares, com perda entre 10% e 40% de fibras tipo II, sem grandes mudanças nas fibras tipo I, atrofia muscular, redução de células satélites, em especial as que se diferenciam em fibras tipo II, e redução da ativação neuromuscular que são capazes de afetar a velocidade e a força de contração do músculo bem como levar a uma redução do desempenho físico que pode prejudicar a mobilidade dos indivíduos.[9]

Uma das causas principais da perda de massa muscular é a ruptura na regulação do *turnover* proteico no músculo esquelético que repercute num balanço negativo entre síntese e degradação de proteínas musculares. Contudo, além da redução da massa muscular, uma redução na força gerada por unidade de área muscular esquelética é também observada em fibras únicas e no músculo inteiro em pessoas idosas. Uma das causas dessa redução intrínseca na capacidade de geração de força muscular são mudanças no processo de acoplamento excitação-contração resultantes da redução de receptores de di-hidropiridina, prejudicando a liberação de íons cálcio do retículo sarcoplasmático. Por outro lado, uma redução da recaptação dos íons cálcio pelo retículo sarcoplasmático, repercute num atraso no relaxamento da contração muscular aumentando a apoptose celular e acarretando fraqueza e fatigabilidade do músculo.[9]

Além das alterações no processo de acoplamento excitação-contração, há outras importantes alterações na arquitetura muscular que contribuem para a redução da massa e da força muscular sendo, uma delas, o aumento da infiltração de gordura no músculo esquelético. Há evidências de que não só a gordura intramuscular, mas o aumento da quantidade de gordura corporal seriam responsáveis por induzir um estado pró-inflamatório com secreção de inúmeras citocinas. Citocinas elevadas, por sua vez, seriam capazes de reduzir a massa e a força muscular, o desempenho físico e a mobilidade em pessoas idosas, bem como interagir com hormônios como a insulina, testosterona e hormônio de crescimento resultando em resistência a estímulos anabólicos como a atividade física e a dieta proteica.[9]

Além de toda sua importância na mobilidade, descrita anteriormente, o músculo esquelético está também envolvido em diferentes caminhos metabólicos, uma vez que é o local primário para a captação de glicose sanguínea estimulada pela insulina e sendo crucial para manter a homeostase da glicose. Além disso, os músculos são um importante local para o metabolismo dos ácidos graxos e para a síntese de glicogênio. Dessa forma, distúrbios metabólicos no músculo podem gerar resistência à insulina, síndrome metabólica e obesidade. Ademais, os músculos interagem com outros órgãos através da excreção de miocinas que exercem efeitos autócrinos, parácrinos e endócrinos. As miocinas apoiam a função metabólica de diferentes tecidos como os ossos, pâncreas, fígado e tecido adiposo. Contudo, a função metabólica do músculo esquelético e o papel das miocinas ilustram a importância dos músculos na manutenção de uma saúde ótima ao longo da vida.[9]

Sarcopenia e fraturas

A sarcopenia pode ser definida como a redução da massa muscular e da função muscular, e pode ser considerada uma das marcas do processo de envelhecimento. É considerada como a consequência de vários fatores médicos, comportamentais e ambientais que caracterizam as pessoas idosas.[10]

Vários mecanismos patogenéticos que levam à perda de massa óssea e redução da resistência óssea levam a fragilidade óssea. Sarcopenia e osteoporose quando associadas, podem levar a fraqueza muscular, medo de quedas, e fraturas em geral decorrentes de quedas. Esses fatores levam à restrição da mobilidade, perda de autonomia e redução da expectativa de vida.[10]

Existe uma importante interligação entre os sistemas esqueléticos e musculares que são as forças mecânicas aplicadas aos ossos. São as contrações musculares que condicionam a densidade, força e microarquitetura óssea. Fica claro, portanto, que a diminuição da força muscular leva a uma menor resistência óssea. Os processos degenerativos que levam à osteoporose e sarcopenia mostram muitas vias patogênicas comuns como a sensibilidade à redução da secreção do hormônio anabólico, aumento da atividade inflamatória das citocinas e redução da atividade física. Por essas mesmas razões, também podem responder ao mesmo tipo de tratamento. As intervenções no estilo de vida relacionadas a exercícios e nutrição, níveis adequados de vitamina D, pela exposição ao sol ou pela suplementação em idades mais avançadas, podem contribuir na melhora da massa óssea e muscular. Não menos importante é o treino de resistência várias vezes por semana, acompanhado da ingestão adequada de proteína.[10]

Dessa forma, a manutenção da saúde muscular é elemento fundamental para uma velhice saudável e ativa. Consequentemente, são inúmeras as evidências de que o treinamento resistido é a intervenção mais efetiva tanto para o ganho de massa e força muscular, quanto para a melhora do desempenho físico e da mobilidade. Inicialmente, deve-se definir a carga do treinamento, realizando-se, em cada grupo muscular que será treinado, o teste de uma repetição máxima (1RM).[11-13]

Uma vez realizado o teste de 1 RM, treinos de alta intensidade devem ser perseguidos (80% de 1 RM), sendo recomendados dois exercícios para cada grande grupo muscular de três séries cada, com 8 a 10 repetições por série. O início do treinamento pode ocorrer com intensidade menor, pois pessoas idosas podem não tolerar tamanha sobrecarga e há evidências de que, nesses casos, para ganho de força, mas não de massa, treinos com 45% de 1 RM ou mais podem ser compensados com o aumento do número de séries e de repetições. Ao usar essa estratégia, deve-se garantir que com 45% de 1 RM seja realizado o mesmo trabalho muscular que com 80% de 1 RM, por exemplo. Isso é possível modulando as variáveis carga, séries e repetições num simples cálculo multiplicativo (carga × séries × repetições). Deve-se tentar aumentar a carga a cada duas semanas e o treinamento deve ser realizado, no mínimo, de duas a três vezes por semana, sendo que os resultados são melhores com treinos de longa duração.[11-13]

Mesmo o treinamento resistido sendo o mais recomendado para a manutenção e, em alguns casos, o aumento da massa e da força muscular, o exercício aeróbio é importante para a manutenção do ótimo desempenho músculo esquelético. Isso se deve ao fato de exercício aeróbico resultar em adaptações mitocondriais, melhora da função cardiovascular com repercussão em melhor capacidade aeróbia otimizando o desempenho músculo esquelético em pessoas idosas.

Aspectos nutricionais

A nutrição contribui com a saúde de ossos, músculos e articulações ao propiciar adequado aporte de energia e nutrientes essenciais para crescimento, desenvolvimento e manutenção dos sistemas corporais.

Estratégias nutricionais que asseguram oferta de nutrientes de acordo com valores estipulados pela *Recommended Dietary Allowance* (RDA) são suficientes para atender às necessidades de quase todos (97% a 98%) os indivíduos saudáveis em um grupo específico, segundo o estágio de vida e sexo (ver Capítulo 9).[14] Escolhas alimentares realizadas em todos os estágios da vida refletem no processo de maturidade dos órgãos e sistemas.

Desta forma, a avaliação nutricional que compreende análise de dados de antropometria, composição corporal, consumo alimentar (atual e pregresso) e marcadores bioquímicos é fundamental para compreensão e definição do diagnóstico nutricional (ver Capítulo 14).

As estratégias nutricionais devem promover um balanço energético que assegure a manutenção de peso e composição corporal adequados. Nessa fase da intervenção, consumo e gasto de energia diário são fatores modificáveis que necessitam de análise individualizada para estabelecimento das necessidades nutricionais.

Vale a pena lembrar que em uma abordagem integrada não há espaço para valorização apenas de uma estrutura corporal, ou seja, nossa meta é assegurar que osso, músculo, articulações e tecido adiposo apresentem adequação.

A quantidade de energia ofertada no dia tem de suprir o gasto energético basal (metabolismo basal), bem como a termogênese induzida pela dieta e o dispêndio energético promovido pelas atividades cotidianas e prática regular de exercício físico. Portanto, temos de equacionar o consumo de energia de modo a suprir a necessidade basal e promover aumento do gasto de energia, estimulando aumento progressivo da prática de exercício físico (frequência, intensidade e duração).[14]

Aspecto que merece destaque é que quando a energia disponível é baixa, há comprometimento para a saúde e rendimento esportivo (Quadro 6.1). Lembrando que a baixa energia disponível não é sinônimo de balanço energético negativo. Quando a energia disponível for inferior ao gasto energético de repouso, se estabelece um novo balanço energético e ocorre estabilidade de peso mesmo com energia disponível baixa.

QUADRO 6.1 – Deficiência Relativa de Energia no Esporte (*Relative Energy Deficiency in Sport* – RED-S).

Consequências para a saúde:
- podem afetar negativamente a função menstrual, óssea, endócrina, metabólica, hematológica, de crescimento e desenvolvimento, sistemas psicológicos, cardiovasculares, gastrointestinais e imunológicos

Consequências para o desempenho:
- ↓ resistência, ↑ risco de lesão, ↓ resposta ao treinamento, comprometimento na tomada de decisão, ↓ coordenação, ↓ concentração, irritabilidade, depressão, ↓ reservas de glicogênio e ↓ força muscular

Fonte: Adaptado de Thomas DT, E.[15]

O carboidrato, além de responder por oferta de energia, contribui também com a preservação da massa magra, microbiota intestinal, imunidade, entre outros. *Acceptable Macronutrient Distribution Ranges* (*AMDR*) – DRIs recomendam que 45% a 65% do total de energia diária seja proveniente dos carboidratos (ver Capítulo 9).[14] A prescrição nutricional prioriza o consumo de carboidratos disponíveis de lenta digestão e carboidratos não disponíveis (fibra alimentar), em função de apresentarem uma resposta mais adequada do ponto de vista fisiológico (ver Capítulo 10).

Para praticantes de exercício físico e esporte, a recomendação nutricional de carboidratos é diferenciada, pois o nutriente deve assegurar a manutenção do substrato para os músculos esqueléticos e sistema nervoso central:[15,16]

- **Atividades de baixa intensidade:** 3 a 5 g/kg massa corporal/dia;
- **Atividades de moderada intensidade:** 5 a 7 g/kg massa corporal/dia;
- **Atividades de alta intensidade:** 6 a 10 g/kg massa corporal/dia;
- **Atividades de muito alta intensidade:** 8 a 12 g/kg massa corporal/dia;

O planejamento e distribuição da oferta (antes, durante e depois do exercício físico) guarda relação direta com frequência, duração e intensidade do treino efetivamente executado, bem como tempo de recuperação (ver Capítulo 15).

A recomendação de proteínas para praticantes de exercício físico e esporte é superior à indicada para indivíduos inativos e sedentários (Quadro 6.2) em função do papel dos aminoácidos na síntese de proteínas e nas adaptações musculares promovidas pelo exercício físico (ver Capítulo 17).[15,17] A escolha das fontes proteicas deve assegurar a adequada oferta de aminoácidos essenciais.

QUADRO 6.2 – Recomendações de consumo diário de proteína.

	Recomendação diária de proteína
American College Sports of Medicine (2016)	1,2-2,0 g/kg de peso coporal • 0,25 a 0,30 g/kg peso/refeição
PROTE-AGE Study group (2013) • Idosos saudáveis	1,0-1,2 g/kg de peso corporal • 25 a 30 g proteína por refeição
Diretriz BRASPEN de terapia nutricional no envelhecimento (2019) • Idosos saudáveis	• 1,0 g-1,2 g/kg de peso corporal
PROTE-AGE Study group (2013) • Doença aguda ou crônica • Doença ou lesão grave ou com desnutrição acentuada	• 1,2-1,5 g/kg peso corporal • > 2,0 g/kg peso corporal
Diretriz BRASPEN de terapia nutricional no envelhecimento (2019) • Idosos com doença aguda ou crônica • Doença grave (↑ catabolismo proteico)	• 1,2-1,5 g/kg peso corporal • Podendo chegar a 2,0 g/kg peso corporal

Fontes: Adaptado de Thomas DT E,[15] Kerksick CMW,[16] Bauer JB,[17] GonçalvesTJM.[18]

A recomendação de lipídeos é similar à indicada para prevenção e tratamento das dislipidemias[15-16] (ver Capítulo 29).

No que diz respeito aos micronutrientes, as recomendações nutricionais vigentes – *Dietary Reference Intakes* (DRIs) – nos fornecem valores de referência quantitativos para ingestão diária de acordo com o sexo e estágio da vida (ver Capítulo 9).[14] Para praticantes de exercício físico e esporte não há recomendações de consumo de micronutrientes em valores superiores ao máximo de tolerância (UL).[15-17]

Dados comparativos da Pesquisa de Orçamento Familiar[19] sinalizam inadequação no consumo de micronutrientes quando comparados aos valores da *Estimated Average Requirement* (EAR) em adolescentes, adultos e idosos. Inadequação no consumo de micronutrientes como cálcio, magnésio e vitamina D podem comprometer a saúde óssea, muscular e articular em função do papel que estes nutrientes exercem nestas estruturas.[20] Ver ação específica desses micronutrientes no Capítulo 13.

Nos casos onde a insuficiência do nutriente for diagnosticada, faz-se necessário o ajuste da oferta por meio dos alimentos fontes e/ou suplementação.

Apesar do processo do envelhecimento ter grande potencial de interferir na mobilidade, uma vez que importantes sistemas corporais passam por mudanças ao longo da vida, uma dieta equilibrada, exercícios físicos regulares e acompanhamento médico frequente são fundamentais para a prevenção e tratamento das principais doenças que acometem esses sistemas.

Dessa forma, abordagens multidisciplinares preventivas ou reabilitadoras tendem a garantir boa mobilidade ao longo de toda a trajetória de vida de um indivíduo.

Referências bibliográficas

1.   Ferrucci L, Baroni M, Ranchelli A, Lauretani F, Maggio M, Mecocci P, et al. Interaction between bone and muscle in older persons with mobility limitations. Curr Pharm Des. 2014;20(19):3178-97.

2.   Webber SC, Porter MM, Menec VH. Mobility in older adults: a comprehensive framework. The Gerontologist. 2010;50(4):443-450.

3.   Hart DA, Zernicke RF. Editorial: Optimal mobility and function across the lifespan. Frontiers in Physiology. 2021;12:652640.

4.   Ebeling PR, Cicuttini F, Scott D, Jones G. Promoting mobility and healthy aging in men: a narrative review. Osteoporos Int. 2019;30(10):1911-22.

5.   Chui K, Yen S-C, Chen T, Christiansen C. Chapter 15 – Impaired Joint Mobility in Older Adults. In: Avers D, Wong RA, editors. Guccione's Geriatric Physical Therapy. 4. ed. St. Louis (MO): Mosby; 2020. p. 344-64.

6.   James B, Parker AW. Active and passive mobility of lower limb joints in elderly men and women. American Journal of Physical Medicine & Rehabilitation. 1989;68(4):162-7.

7.   Cymet TC, Wood B, Orbach N. Osteoporosis. J Am Osteopath Assoc. 2000;100(10 Su Pt 1):S9-15.

8.   Styner M, Pagnotti GM, McGrath C, Wu X, Sen B, Uzer G, et al. Exercise Decreases Marrow Adipose Tissue Through ß-Oxidation in Obese Running Mice. J Bone Miner Res. 2017;32(8):1692-702.

9.   Tieland M, Trouwborst I, Clark BC. Skeletal muscle performance and ageing. Journal of Cachexia, Sarcopenia and Muscle. 2018;9:3-19.

10.   Cederholm T, Cruz-Jentoft AJ, Maggi S. Sarcopenia and fragility fractures. Eur J Phys Rehabil Med. 2013;49(1):111-7.

11.   Csapo R, Alegre LM. Effects of resistance training with moderate vs heavy loads on muscle mass and strength in the elderly: A meta-analysis. Scand J Med Sci Sports. 2016 Sep;26(9):995-1006.

12.   Bao W, Sun Y, Zhang T, Zou L, Wu X, Wang D, et al. Exercise Programs for Muscle Mass, Muscle Strength and Physical Performance in Older Adults with Sarcopenia: A Systematic Review and Meta-Analysis. Aging Dis. 2020;11(4):863-873.

13. Zhang Y, Zou L, Chen ST, Bae JH, Kim DY, Liu X, et al. Effects and Moderators of Exercise on Sarcopenic Components in Sarcopenic Elderly: A Systematic Review and Meta-Analysis. Front Med (Lausanne). 2021;8:649748.

14. Institute of Medicine (IOM). Dietary Reference Intakes for Energy, Carbohydrate, Fiber, Fat, Fatty Acids, Cholesterol, Protein, and Amino Acids. Washington, DC: National Academy Press; 2005.

15. Thomas DT, Erdman KA, Burke LM. American College of Sports Medicine Joint Position Statement. Nutrition and Athletic Performance. Med Sci Sports Exerc. 2016;48(3):543-68.

16. Kerksick CM, Wilborn CD, Roberts MD, et al. ISSN exercise & sports nutrition review update: research & recommendations. J Int Soc Sports Nutr 2018;15:38.

17. Bauer J, Biolo G, Cederholm T, Cesari M, Cruz-Jentoft AJ, Morley JE, et al. Evidence-based recommendations for optimal dietary protein intake in older people: a position paper from the PROT-AGE Study Group. J Am Med Dir Assoc. 2013;14(8):542-59.

18. Goncalves TJM, et al. Diretriz BRASPEN de terapia nutricional no idoso. BRASPEN J 2019;34(Supl 3):2-58.

19. Pesquisa de orçamentos familiares 2017-2018: primeiros resultados/IBGE, Coordenação de Trabalho e Rendimento. Rio de Janeiro: IBGE, 2019. 69 p.

20. Institute of Medicine (IOM). Dietary reference intakes for calcium and vitamin D. Washington, DC: National Academy Press; 2011.

Parte II

O Que Precisamos Saber sobre Alimentação e Nutrição

7

Fisiologia do Trato Gastrointestinal

Elza Maria Castilho

A digestão dos alimentos envolve vários processos secretores, enzimáticos e motores que estão intimamente coordenados entre si e iniciados a partir da ingestão de alimentos. Cada seção do trato gastrointestinal (TGI) foi projetada para realizar aspectos distintos do processo digestivo.

O objetivo deste capítulo não é detalhar todas as funções do TGI, mas fornecer informações básicas suficientes sobre sua estruturação e funcionamento para que se compreenda as primeiras etapas do processo nutricional.

Organização geral

O TGI consiste de órgãos ocos, em série, da boca ao ânus e nas várias glândulas e órgãos acessórios que adicionam secreções a esse tubo (Figura 7.1).

Há vários esfíncteres presentes no TGI, cada um com diferentes pressões de repouso e respostas a vários estímulos. Eles são responsáveis pela separação entre esses órgãos ocos, com funções especializadas (Figura 7.1).

Histologia

Os diferentes segmentos do TGI, embora diversos, apresentam estruturas histológicas em camadas: mucosa, submucosa, muscular e serosa.

Na mucosa há células epiteliais, tecido conjuntivo, capilares, células imunológicas e neurônios entéricos. Na superfície apical, em contato com o lúmen, há microvilosidades e criptas, formadas por células epiteliais, secretoras de enzimas. A submucosa garante a secreção de muco para o lúmen, com função protetora, além de tecido conjuntivo frouxo e vasos sanguíneos maiores.

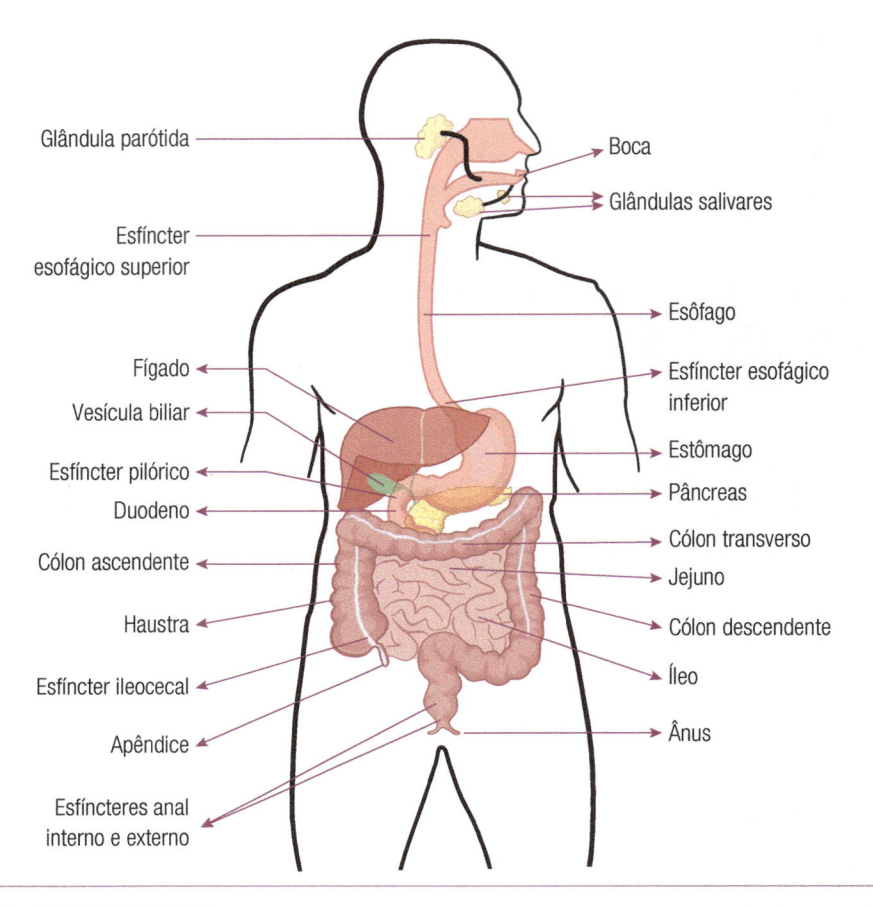

FIGURA 7.1 – Trato gastrointestinal.
Fonte: Adaptada de https://doctorlib.info/physiology/medical-physiology-molecular/42.html.

Duas camadas de músculo liso formam a camada muscular: a circular, ou camada interna, e a longitudinal, ou externa, ambas apresentando neurônios entéricos que coordenam os movimentos e secreção do TGI. A contração da camada circular, normalmente, fecha os esfíncteres, porém quando o sistema não funciona adequadamente, pode ocorrer, por exemplo, o refluxo de ácido do estômago para o esôfago, causando ulceração esofágica.[12]

A serosa, ou peritônio visceral, é formada por tecido conjuntivo, recoberta de células epiteliais escamosas, sendo a camada mais externa do TGI.[2]

Regulação da função gastrointestinal

A série de eventos que resulta da ingestão de alimentos é regulada por uma resposta integrada que inclui aferentes e eferentes, tanto do sistema nervoso entérico, quanto do sistema nervoso neurovegetativo (simpático e parassimpático), além de peptídeos e hormônios.

O sistema neurovegetativo simpático tem inervação difusa no TGI, o neurotransmissor norepinefrina que se liga ao receptor β e o hormônio epinefrina, aos receptores α ou β. A norepinefrina parece manter a proliferação celular intestinal quando as vias intracelulares diferentes dos receptores α e β são ativadas.[5,8,25]

A inervação parassimpática é limitada aos nervos cranianos, sendo o nervo vago o mais importante, por inervar o TGI superior e o cólon. A acetilcolina é o principal neurotransmissor e exerce sua função ligando-se aos receptores muscarínicos e nicotínicos. A ligação com receptor ativa o complexo sistema de segundos mensageiros, com destaque para a proteína G.[2,10]

O sistema nervoso entérico apresenta neurônios sensoriais, interneurônios e neurônios motores. Os neurônios são agrupados em dois plexos: o mucoso (ou de Meissner), no intestino delgado e grosso, e o mioentérico (ou de Auerbach), entre as camadas musculares circulares e longitudinais do esôfago ao reto (Figura 7.2). A liberação de neurotransmissores, pelos plexos, afeta a atividade de neurônios e células efetoras. A função independente do sistema nervoso entérico deu origem ao conceito de segundo cérebro.[8]

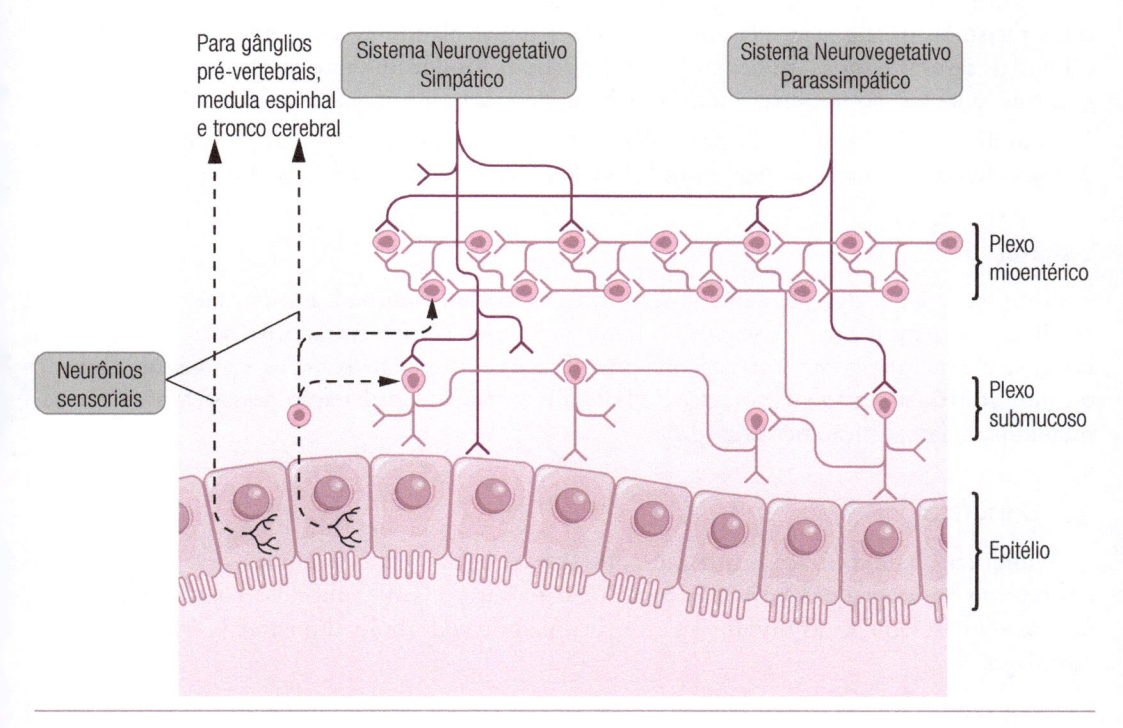

FIGURA 7.2 – Regulação neural da função gastrointestinal.

Fonte: Adaptada de <https://www.brainkart.com/article/Neural-Control-of-Gastrointestinal-Function--Enteric-Nervous-System_19812/>.

O eixo intestino-cérebro é um sistema de comunicação coordenado que não apenas mantém a homeostase, mas consiste na comunicação bidirecional entre os sistemas nervoso central e entérico, ligando centros emocionais e cognitivos cerebrais com as funções intestinais periféricas.

O início da resposta neuro-humoral acontece quando os receptores detectam o conteúdo do lúmen. A distensão (estimulação mecânica) das paredes dos diversos segmentos ocos, a mudança de pH e a osmolalidade ativam receptores sensoriais (receptores mecânicos, quimiorreceptores e osmorreceptores), interneurônios e os neurônios secretomotores eferentes, dando sequência à digestão. Por exemplo, a proteína alimentar no estômago estimula a secreção e liberação de hormônio que estimulará a produção de ácido clorídrico.[2,10,12]

A presença do alimento na boca, no esôfago e estômago ativa todo o sistema de controle (neurovegetativo, enteral e hormonal) provocando o aumento da motilidade intestinal, conforme a composição do quimo, e a liberação de secreções que terminarão o processo digestivo.[10]

Cavidade oral

Separar sólidos e líquidos, com a mastigação e a trituração, diminuir o tamanho das partículas alimentares e iniciar a digestão química é função da boca.

Glândulas salivares

A saliva é secretada pelas três glândulas salivares (parótida, submaxilar e sublingual), estruturas acessórias da digestão. Na porção secretora destas glândulas, encontram-se dois tipos de células: as serosas e/ou as mucosas. As células serosas produzem secreção aquosa rica em enzimas e as mucosas são responsáveis pela secreção de muco, lubrificante do bolo alimentar.[2,10,12]

A amilase salivar produzida pelas glândulas quebra as cadeias longas de carboidratos em cadeias menores. A lipase lingual hidrolisa cadeias de triglicerídeos longas e médias.

Deglutição

Terminada a mastigação, a língua empurra o bolo alimentar para a orofaringe e impulsiona os alimentos para o canal esofágico. A úvula (apêndice cônico situado na parte posterior da boca) se eleva e a epiglote (cartilagem acima da laringe) se fecha sobre as vias aéreas, abrindo o caminho para a passagem esofágica do bolo alimentar. A coordenação dessas etapas é fundamental para a deglutição bem sucedida.[2,10]

O esôfago

A alternância de contração entre músculos lisos circulares e longitudinais, que impulsionam em sentido anterógrado o bolo alimentar até o estômago, são conhecidas como ondas peristálticas. No esôfago, essas ondas só terminam quando todo bolo alimentar já transitou até o estômago.[2,10,12]

O estômago

Armazenar, continuar a triturar os alimentos, iniciar a digestão de proteínas são as funções do estômago. Ele tem uma enorme capacidade de expansão que acomoda de 2 a 4 litros de alimentos, podendo o volume ser variável conforme o comportamento alimentar adotado.[2,10,12]

Digestão mecânica

Quando o estômago está cheio, as ondas peristálticas diminuem. A presença de gordura em uma refeição pode interromper completamente esses movimentos por um curto período de tempo, até que seja diluída com o suco gástrico ou removida do estômago.[12,14]

As ondas peristálticas começam como contrações fracas no início do estômago e tornam-se progressivamente mais fortes à medida que se aproximam das regiões distais do estômago, agitando e impulsionando o bolo alimentar para o intestino delgado. Normalmente, duas a três ondas estão presentes ao mesmo tempo, em diferentes regiões do estômago, e cerca de três ondas ocorrem a cada minuto.[2,12,14]

Esvaziamento gástrico

O esfíncter piloro é a válvula que controla a passagem do bolo alimentar, agora denominado quimo, para o intestino. Regular o trânsito para o intestino delgado é uma das funções estomacais, pois a sobrecarga intestinal com o conteúdo gástrico poderá causar cólicas, diarreia e flatulência.[12]

Existem várias substâncias que, quando detectadas no intestino delgado, inibem o esvaziamento do estômago: ácido clorídrico, polipeptídeos, glicose, ácidos graxos livres, líquidos hiper ou hipotônicos. Estes têm a capacidade de reduzir o esvaziamento gástrico quando ativam os receptores sensoriais do intestino. A comunicação com o estômago será neural. Além do controle nervoso, há o controle hormonal com o peptídeo inibidor gástrico (GIP) ou Peptídeo insulinotrópico dependente de glicose, é uma incretina (substância que controla o metabolismo da glicose) que além de retardar o esvaziamento gástrico exerce funções sobre o metabolismo da glicose.[2,10,12]

Os fabricantes de bebidas esportivas levam em consideração as questões de osmolalidade do quimo e procuram produzir bebidas esportivas com osmolalidade semelhante a do sangue.[20]

Digestão química

Os diversos tipos celulares secretores são observados no estômago. As células mucosas produzem muco e bicarbonato que formam uma barreira gástrica protetora da mucosa; as células parietais ou oxínticas secretarão o ácido clorídrico e o fator intrínseco; as células principais secretarão o precursor da enzima pepsina, o pepsinogênio; as endócrinas secretarão gastrina e somatostatina, importantes hormônios para o controle do processo digestivo.[2,10,12]

A digestão de carboidratos, iniciada na boca, continua até a desativação completa da amilase salivar em pH ácido. A lipase gástrica, liberada em maior quantidade do que a lipase salivar, contribui, significativamente, para a digestão das gorduras.[2,10]

As proteínas são alvo da digestão estomacal. Na presença do ácido, o pepsinogênio, liberado pelas células principais, origina-se a enzima pepsina. O ácido clorídrico desnatura as proteínas, revelando sua estrutura tridimensional para que essa enzima rompa as ligações peptídicas. Sua função é dividir as proteínas em peptonas e polipeptídeos. Quanto maior o conteúdo proteico da alimentação, maior será o tempo gasto para a digestão e esvaziamento gástrico.[2,10,12]

O hormônio gastrina é liberado pelas células endócrinas G para a circulação e, posteriormente, ligando-se aos receptores específicos, ativa as células parietais a produzirem mais ácido clorídrico. A acetilcolina, peptídeos, aminoácidos e a peristalse são estímulos para a liberação da gastrina que, em menor grau, também promove motilidade do intestino delgado e contração da vesícula biliar.[10]

▶ O intestino delgado

O intestino delgado é subdividido em três partes: duodeno, jejuno e íleo. Os movimentos peristálticos continuam a espalhar o quimo para a digestão adequada. Após a saída do estômago, o processo digestivo dos carboidratos, gorduras e proteínas é assumido pelas enzimas pancreáticas e intestinais.[10]

Secreção hormonal

A presença do quimo ácido no duodeno estimula a secreção dos hormônios colecistocinina (CCK) e secretina, a secreção enzimática e produção de bicarbonato pancreático.

A CCK é secretada pelo duodeno e jejuno proximal. Tem amplas funções na digestão, com destaque para a contração da vesícula biliar, inibição do esvaziamento gástrico, estimulação da secreção enzimática pancreática, além do controle da saciedade.[2,10,12]

A secretina é produzida pelas células do duodeno proximal a partir da estimulação local ácida. Ela é liberada na circulação e se combina com receptores específicos. Suas ações envolvem o controle da secreção de gastrina, do pH duodenal, retardo no esvaziamento gástrico e secreção do suco pancreático rico em enzimas e bicarbonato.[10]

Digestão no duodeno

Pâncreas

Glândula acessória do TGI que secreta, para a circulação, hormônios vinculados ao controle metabólico (secreção endócrina) e, para o duodeno, o suco pancreático (secreção exócrina). A unidade funcional exócrina é composta de ácinos e tubos que levam o conteúdo produzido para o duodeno.[18]

As enzimas pancreáticas têm acentuada capacidade digestiva e devem ser produzidas na forma de seus precursores, ou inativas, evitando a digestão pancreática, se ativadas, tem-se a pancreatite. Abuso de álcool e tabagismo são fatores de risco fundamentais na epidemiologia, tanto da pancreatite, quanto do câncer pancreático.[10,18,21]

Outro mecanismo que o pâncreas exócrino utiliza para prevenir a ativação intracelular é a síntese e incorporação de um inibidor de tripsina na via secretora e o armazenamento na forma de grânulo de zimogênio (grandes organelas que se fundem com a membrana celular).[10]

As enzimas secretadas incluem: proteases (quimotripsinogênio e tripsinogênio), que digerem proteínas e peptídeos, liberando aminoácidos livres, amilase, que termina a digestão do amido e da maltose, e lipase pancreática, que digere triglicerídeos, monoglicerídeos e libera ácidos graxos livres.[2,10,12,18]

Entretanto, para que as enzimas atuem é necessária a ativação dos seus precursores, o que ocorre no duodeno. A enteroquinase, ligada à superfície intestinal, quebra o tripsinogênio, ativando-o em tripsina. A tripsina, por sua vez, converte os grânulos de zimogênio, incluindo o próprio tripsinogênio, em suas formas enzimáticas ativadas por meio de clivagem enzimática.[10,18]

As enzimas, pancreáticas e intestinais, só atuam plenamente em pH básico. A neutralização do quimo estomacal ácido é feita com a secreção simultânea de bicarbonato e enzimas pancreáticas, formando o suco pancreático.[2,10]

Fígado

É considerado uma glândula acessória do TGI, responsável por uma série de funções que auxiliam na digestão. A veia porta fornece 75% e a artéria hepática 25% do suprimento sanguíneo.[1,13]

Ao interagir com o sistema endócrino e digestório, auxilia a metabolização dos compostos ingeridos. Deposita e metaboliza vitaminas lipossolúveis. Desempenha papel importante na síntese proteica destinada à coagulação sanguínea, manutenção do volume sanguíneo intravascular, transporte hormonal, metabolização dos hormônios sexuais, do colesterol, drogas e o grupamento heme. É responsável pela ligação do oxigênio nas hemácias.[13]

A hemólise, ou ruptura das hemácias, ocorre em vários locais do corpo, incluindo fígado, baço e medula óssea. Do grupamento heme surge a biliverdina que é, então, reduzida a bilirrubina não conjugada. Esta se associa à albumina e chega ao fígado.[2]

O sistema uridina difosfato glucuroniltransferase (UGT) atua sobre a bilirrubina não conjugada, tornando-a hidrofílica. Então, essa bilirrubina é secretada para a bile e pequenas quantidades se dissolvem no sangue, onde é filtrada para excreção renal. A maior parte da bilirrubina conjugada na bile é armazenada na vesícula biliar. A concentração da bile pode chegar até a dez vezes o volume original com a absorção da água e os eletrólitos.[2,13]

O colesterol é o precursor dos sais biliares, a partir de sua conversão a ácido cólico e ácido quenodesoxicólico. Esses ácidos se combinam com a glicina e taurina para formar os ácidos biliares glico e tauroconjugados. Os sais desses ácidos são excretados na bile, na forma de sais biliares.[10]

Após a ingestão de alimentos, a gordura dietética e os aminoácidos estimulam as células duodenais a secretarem a CCK. Ocorre a contração da vesícula biliar e o relaxamento do esfíncter de Oddi – a válvula muscular que controla o fluxo biliar e pancreático para o duodeno. Em condições de jejum, pouca bile entra no duodeno devido ao alto grau de contração do esfíncter de Oddi. A CCK também estimula as células acinares pancreáticas a secretarem, simultaneamente, suco pancreático.

No lúmen do intestino delgado, os sais biliares agem como detergentes, formando micelas mistas com lipídios dietéticos e colesterol para aumentar a área de ação enzimática. No íleo, aproximadamente 94% dos sais biliares são reabsorvidos e transportados de volta ao fígado pela circulação portal ou êntero-hepática. Nas fezes, a bile também pode ser convertida em urobilinogênio ou bilirrubina não conjugada, pelas bactérias intestinais, sendo novamente reabsorvida e retornando à circulação êntero-hepática.[10]

Secreções do intestino delgado

As microvilosidades intestinais são consideradas superfície absortiva do intestino delgado (borda em escova) e de produção de enzimas digestivas, responsáveis pelo estágio final da digestão antes da absorção.

Compõem as enzimas: aminopeptidases, carboxipeptidases, endopeptidases, dipeptidases, lipases e oligossacaridases. Juntas, essas enzimas hidrolisam os oligômeros de nutrientes (estruturas em cadeia, de baixo peso molecular) que permanecem após a digestão bucal, gástrica e pancreática. A deficiência dessas enzimas gera a má absorção, privação de nutrientes, deficiência de crescimento, diarreia, desconforto abdominal e flatulência.[11]

As glândulas de Brunner, localizadas no duodeno proximal, secretam muco protetor da parede intestinal mediante o estímulo tátil, vagal ou hormonal. Esse muco é rico em bicarbonato que se soma ao bicarbonato pancreático e biliar. O estresse é um grande inibidor da atividade destas glândulas.[12]

As criptas de Lieberkühn, localizadas na parede intestinal, têm células caliciformes produtoras de muco e enterócitos, secretores de água e eletrólitos. Os líquidos e eletrólitos provenientes da alimentação e os secretados são rapidamente absorvidos pelo intestino para a circulação.[10]

Absorção intestinal

O intestino delgado absorve substâncias nutritivas e macronutrientes após a digestão: lipídeos, carboidratos e aminoácidos.

A absorção é feita por transportadores diversos inseridos nas células, nas regiões apicais e basolaterais.[3]

Absorção de carboidratos

Os dissacarídeos (sacarose, lactose e maltose) são divididos em moléculas de glicose individuais e são absorvidas pelas células intestinais por meio de transportadores, com destaque para o SGLT1, GLUT5 e GLUT2.[2,9]

Os carboidratos dietéticos (amidos, lactose e sacarose) atravessam as membranas celulares somente após a digestão e com a ajuda de transportadores.

A digestão do amido começa com a ação da amilase salivar, é interrompida no estômago e continua com a amilase pancreática no duodeno. A glicose livre é absorvida por co-transporte com o sódio.

A maltose derivada da digestão do amido, a lactose e sacarose dietéticas já estão aptas à digestão por apresentarem enzimas específicas na borda em escova: maltase, lactase e sacarase. A digestão da maltose originará duas moléculas de glicose; a lactase gera glicose e galactose e, por fim, a sacarose é clivada em glicose e frutose.[9,10]

Glicose e galactose são levadas para o enterócito por co-transporte com sódio, usando o mesmo transportador, o SGLUT-1. A frutose entra na célula a partir do lúmen intestinal, por difusão facilitada, através de outro transportador, o GLUT5. Na membrana basolateral, o GLUT2 também atua como transportador.[2,6,10,12]

Uma vez dentro do enterócito, a glicose e o sódio serão exportados da célula para o sangue. O sódio contribui para gerar o gradiente osmótico que impulsiona a absorção de água.[2,10,12]

Absorção de aminoácidos e peptídeos

Os peptídeos e aminoácidos, produtos finais da digestão proteica, são absorvidos no intestino, principalmente, na parte proximal do jejuno, podendo a absorção continuar até o cólon.

Pequeno número de peptídeos com mais de quatro aminoácidos consegue entrar no sangue de forma intacta, os demais precisam ser digeridos por enzimas da borda em escova. A velocidade de absorção depende da estrutura e propriedades químicas. Há transportadores para aminoácidos básicos, neutros e ácidos.[2,3,12,19]

Em humanos, sabe-se que dez tipos de transportadores são responsáveis pelo transporte e equilíbrio de aminoácidos dentro e entre as células e tecidos.

Os aminoácidos de cadeia ramificada e essenciais tendem a ser absorvidos mais rapidamente do que os aminoácidos não essenciais. Os aminoácidos neutros são absorvidos pelo ASCT2

(Alanina, Serina, Cisteína Transportador 2) pertencente à família de transportadores de membrana SLC1. Muitos transportadores são dependentes de sódio, enquanto que outros de íons H[+] (PepT1). Quando os dependentes de sódio são ativos, o gradiente eletroquímico de sódio, para o interior celular, garante a energia ao processo.[2,3,12,19]

A absorção no cólon corresponde aos aminoácidos gerados pela microbiota e os reciclados endogenamente, como os que compõem o muco.

Absorção de gordura

A absorção ocorre por difusão simples das gotículas de gordura emulsionadas, compostas de ácidos graxos e monoglicerídeos. Essas são levadas até a borda em escova e difundem-se facilmente pela membrana celular bilipídica.[10]

Dentro dos enterócitos, os ácidos graxos e monoglicerídeos são resintetizados em triglicerídeos, combinando-se com colesterol, vitaminas lipossolúveis, proteínas e fosfolipídeos, formando os quilomicrons. Saindo das células intestinais, os quilomicrons são captados pelo sistema linfático e, posteriormente, entram na circulação.[10]

Absorção de vitaminas e minerais

As vitaminas e os minerais desempenham papéis importantes em várias vias metabólicas que mantêm as funções celulares: produção de energia, transporte de oxigênio, síntese de DNA, funções cognitivas, musculares, dentre outras.[24]

Todo o intestino delgado, especialmente o duodeno e primeira metade do jejuno, é capaz de absorver vitaminas e minerais por meio de transportadores especializados. O íleo é o responsável pela absorção da vitamina B_{12} com auxílio do fator intrínseco produzido pelo estômago.[10]

Absorção de água

A absorção da maior parte de água ocorre por osmose. O volume de água que se consome, tanto em repouso, quanto no exercício, não corresponde a carga total de absorção de água no intestino, pois o intestino delgado é capaz de secretar vários litros de líquidos para o lúmen. Posteriormente, esses serão absorvidos num inteligente sistema de reciclagem que reduz a necessidade de maior ingestão de água pelos organismos.[2,12]

Na hidratação, durante o exercício, deve ser rápida e a osmolalidade da bebida é o fator mais importante a se considerar. Há transportadores intestinais que são ativados por sódio e glicose. As bebidas hidratantes apresentam sódio e glicose na sua composição para, justamente, ativarem esses transportadores, acelerando a absorção de água. Bebidas hipertônicas não são boa escolha, pois promovem a saída de líquido para o lúmen, assim como a ingestão de água pura não ativa esses transportadores.[20]

As bebidas esportivas foram elaboradas para encontrar o equilíbrio entre o fornecimento de líquido, eletrólitos e carboidrato para a manutenção do desempenho durante exercícios prolongados.

Exceto os quilomicrons, que devem entrar primeiro no sistema linfático, os nutrientes absorvidos pelo intestino delgado se destinam diretamente à circulação capilar, veia e sistema portal. Qualquer quimo não absorvido, termina na válvula ileocecal, o esfíncter que controla a passagem dos resíduos para o intestino grosso.[10]

O intestino grosso

O intestino grosso é composto por: cólon ascendente, cólon transverso, cólon descendente e cólon sigmóide. O quimo que chega é uma mistura de resíduos de carboidratos não digeridos, fibra, água e eletrólitos. Com movimentos mais lentos do que os observados no intestino delgado, a transformação do quimo em bolo fecal acontece pela absorção de água e eletrólitos.[10]

O ácido do estômago e a bile no intestino delgado não são meios acolhedores para as bactérias, porém o cólon é o local onde a microbiota cresce livremente. Ali, resíduos de carboidratos e as fibras são degradados por enzimas bacterianas (clostrídios, bacteroides e bifidobactérias). A composição e a atividade da microbiota intestinal dependem do genoma, da nutrição e do estilo de vida do indivíduo.[4,16]

Os produtos finais do metabolismo de carboidratos são gases (p. ex., hidrogênio, dióxido de carbono, metano) e ácidos graxos de cadeia curta (p. ex., acetato, propionato, butirato). Os ácidos graxos de cadeia curta são absorvidos no intestino e servem como combustível para as células intestinais, afetando, diretamente, o crescimento e a diferenciação dos colonócitos.[4,7,15-17,22,23,27]

Pesquisas recentes indicam que os atletas têm microbiota diferente dos sedentários e sugerem que o treinamento físico pode aumentar as bactérias produtoras de butirato, melhorando o metabolismo dos lipídios no intestino. Os atletas de alto nível apresentaram maior diversidade e maior capacidade metabólica do microbioma intestinal podendo influenciar, positivamente, a saúde intestinal e o desempenho atlético.[15-17]

As camadas de músculo liso circular e a camada longitudinal, ativadas por estímulos mecânicos, geram os movimentos colônicos. Dois tipos de movimentos estão presentes no cólon: contração haustral e movimento de massa. Haustra são bolsas que conferem sua aparência segmentada ao cólon. As contrações haustrais surgem a intervalos regulares o dia todo, expondo o conteúdo intestinal à absorção.

Os movimentos de massa ocorrem uma ou duas vezes por dia. São fortes e gerados por contração peristáltica súbita e uniforme do músculo liso, movendo rapidamente as fezes armazenadas para o reto. A presença do alimento nas porções superiores do TGI é suficiente para desencadear as haustrações e os movimentos de massa, explicando o surgimento da necessidade de evacuação após os processos alimentares.[10,12,14]

O reto e o ânus

O reto constitui os últimos centímetros do cólon e sua principal função é receber e armazenar, brevemente, as fezes antes que sejam excretadas. A ativação dos receptores à chegada das fezes, após o movimento de massa, envia sinais ao cérebro que são interpretados como desconforto e vontade de defecar.

As terminações nervosas retais e anais permitem distinguir entre sólidos, líquidos e gases. O esfíncter anal interno é controlado pelo sistema neurovegetativo e o externo tem controle consciente. Em condições adequadas, há o relaxamento dos dois esfíncteres e a evacuação. A retenção das fezes pode espaçar os reflexos de defecação causando a constipação.[10,12]

Essa sinfonia celular, produzindo a decomposição mecânica e química dos alimentos, é que faz a ampla obtenção de energia com a absorção de substâncias nutritivas, minerais, vitaminas e fluidos, proporcionando ao ser humano diversas atividades físicas ou intelectuais.

Defeitos na digestão mecânica ou química podem levar à deficiências nutricionais e patologias gastrointestinais. Os ajustes na oferta de nutrientes para garantir o conforto gastrointestinal são essenciais, tanto nas patologias, quanto na prática esportiva.

A Tabela 7.1 apresentará diversas situações de desconfortos intestinais na prática esportiva, abuso nutricional, por desconhecimento e falta de orientação adequada.[26]

TABELA 7.1 – Sintomas gastrointestinais em esportistas.

Sintomas	Prevalência	Causas prováveis
Náusea e vômito	• Predomina em 10% dos maratonistas ou treino intenso de corrida • Em ultramaratonas a prevalência aumenta • Razão comum para o abandono da prova	• Liberação adrenérgica no exercício intenso: aumento da produção de ácido clorídrico, que causa irritação estomacal • Desidratação, com redução do fluxo sanguíneo do trato gastrointestinal • Ingestão prévia, ou durante a prova, de alimentos gordurosos • Ingestão de fluidos hipertônicos durante o exercício • Excesso de ingestão alimentar ou de líquidos durante a realização da atividade • Redução do sódio plasmático: sudorese abundante ou excesso de ingestão hídrica • Hipoglicemia • Altas doses de cafeína ou uso de estimulantes • Estresse e ansiedade

Refluxo, azia e regurgitação	• Predomina em 10% dos maratonistas ou treino intenso de corrida
	• Levantamento de peso
		• Diagnóstico de refluxo gastroesofágico
		• Redução do fluxo sanguíneo intestinal
		• Compressão excessiva da parede abdominal
		• Ingestão de:
		  • alimentos uma hora antes do exercício
		  • fluidos hipertônicos durante o exercício
		  • carboidrato em excesso, durante o exercício
		  • grande volume de alimento ou líquido durante o exercício
		• Consumo de chocolate, frutas cítricas, alimentos apimentados, alimentos ácidos, café, álcool e bebidas carbonatadas
		• Estresse e ansiedade

(Continua)

TABELA 7.1 – Sintomas gastrointestinais em esportistas. (*Continuação*)

Sintomas	Prevalência	Causas prováveis

Plenitude gástrica	• Prevalência é variável dependendo do tipo, da duração do exercício e da escolha nutricional	• Desidratação
		• Redução do fluxo sanguíneo intestinal
		• Ingestão de gorduras, proteína, ou alimentos ricos em fibras, imediatamente antes ou durante exercício
		• Ingestão durante o exercício de:
		  • fluidos hipertônicos
		  • excesso carboidrato
		  • Ingestão de grande volume de alimento ou líquido
		• Dieta rica em fibras
		• Estresse e ansiedade

Cólicas intestinais	• 20% dos participantes das provas
	• > 20% com treinos e competições com longa duração
		• Redução do fluxo sanguíneo intestinal
		• Ingestão durante o exercício de:
		  • fluidos hipertônicos
		  • excesso carboidrato
		• Má absorção de carboidratos
		• Fármacos anti-inflamatórios não esteroidais (AINES)
		• Estresse e ansiedade

Dor abdominal transitória relacionada ao exercício	• Esses sintomas são comuns em até 70% dos nadadores, corredores e cavaleiros	• Redução do fluxo sanguíneo intestinal • Torções ou empurrões abdominais • Ingestão de hipertônicos fluidos durante o exercício • Irritação do peritônio parietal
Flatulência	• Ocorre em 50% dos atletas de resistência ocasionalmente experienciam esse sintoma	• Ingestão excessiva de carboidrato • Má absorção do carboidrato • Alta ingestão de fibras
Defecação e diarreia	• O desejo de evacuação ocorre em 40% dos corredores	• Redução do fluxo sanguíneo intestinal • Ingestão de líquidos hipertônicos durante o exercício • Torções abdominais • Ingestão excessiva de carboidrato • Má absorção do carboidrato • Infecções gastrointestinais • Medicações (antibióticos, metformina, antidepressivos etc.) • Suplementos: cafeína, sódio, bicarbonato, dentre outros • Estresse fisiológico/ansiedade

(*Continua*)

TABELA 7.1 – Sintomas gastrointestinais em esportistas. (*Continuação*)

Sintomas	Prevalência	Causas prováveis
Constipação	• Não é comum, pois durante o exercício, a motilidade intestinal é acelerada	• Trânsito colônico lento • Ingestão insuficiente de líquidos • Dieta pobre em carboidratos, fibras ou conteúdo energético • Supressão consciente do desejo de defecar • Uso de antidepressivos, opioides e antiácidos • Estresse e ansiedade
Sangue nas fezes	• 13% a 23% dos maratonistas: sangue oculto nas fezes • 1% a 2% reportam perda visível de sangue	• Redução do fluxo sanguíneo intestinal. • Torções abdominais • Síndrome do intestino irritável • Uso de anti-inflamatórios não esteroidais (AINES)

Fonte: Adaptada de Wilson, P. The athlete's gut. 1st ed. Velopress; 2020.

Referências bibliográficas

1. Arias IM, Alter HJ, Boyer JL, Cohen DE, Shafritz DA, Thorgeirsson SS, et al. The Liver: Biology and pathobiology. 6. ed. Wiley-Blackwell; 2020.
2. Boron WF, Boulpaep EL. Fisiologia médica. 1. ed. GEN Guanabara Koogan; 2015.
3. Bröer S, Fairweather SJ. Amino acid transport across the mammalian intestine. Compr Physiol. 2018;9(1):343-373.
4. Clauss M, Gérard P, Mosca A, Leclerc M. Interplay between exercise and gut microbiome in the context of human health and performance. Front Nutr. 2021;8:637010.
5. Duan H, Cai X, Luan Y, Yang S, Yang J, Dong H, et al. Regulation of the autonomic nervous system on intestine. Front Physiol. 2021;12:700129.
6. Elferink H, Bruekers JPJ, Veeneman GH, Boltje TJ. A comprehensive overview of substrate specificity of glycoside hydrolases and transporters in the small intestine. Cell Mol Life Sci. 2020;77(23):4799-826.
7. Fu X, Liu Z, Zhu C, Mou H, Kong Q. Nondigestible carbohydrates, butyrate, and butyrate-producing bacteria. Crit Rev Food Sci Nutr. 2019;59(1):S130-S152.
8. Gershon MD. The enteric nervous system: a second brain. Hosp Pract (1995). 1999;34(7):31-2,35-8,41-2.
9. Gromova LV, Fetissov SO, Gruzdkov AA. Mechanisms of glucose absorption in the small intestine in health and metabolic diseases and their role in appetite regulation. Nutrients. 2021;13(7):2474.
10. Hall JE, Hall ME. Guyton & Hall Tratado de fisiologia médica. 13. ed. GEN Guanabara Koogan; 2021.
11. Hooton D, Lentle R, Monro J, Wickham M, Simpson R. The secretion and action of brush border enzymes in the mammalian small intestine. Rev Physiol Biochem Pharmacol. 2015;168:59-118.
12. Johnson LR. Gastrointestinal physiology: mosby physiology series (mosby's physiology monograph). 9. ed. Elsevier; 2018.
13. Kalra A, Yetiskul E, Wehrle CJ, Tuma F. Physiology, liver. statpearls [Internet]. Treasure Island (FL): StatPearls Publishing; 2021.
14. Kumral D, Zfass AM. Gut movements: a review of the physiology of gastrointestinal transit. Dig Dis Sci. 2018;25(63):2500-2506.
15. Liang R, Zhang S, Peng X, Yang W, Xu Y, Wu P, et al. Characteristics of the gut microbiota in professional martial arts athletes: A comparison between different competition levels. PLoS One. 2019;14(12):e0226240.
16. Mitchell CM, Davy BM, Hulver MW, Neilson AP, Bennett BJ, Davy KP. Does exercise alter gut microbial composition? A systematic review. Med Sci Sports Exerc. 2019;51(1):160-167.
17. Nogal A, Valdes AM, Menni C. The role of short-chain fatty acids in the interplay between gut microbiota and diet in cardio-metabolic health. Gut Microbes. 2021;13(1):1897212.

18. Pandol SJ. The exocrine pancreas. San Rafael (CA): Morgan & Claypool Life Sciences; 2010.

19. Pizzagalli MD, Bensimon A, Superti-Furga G. A guide to plasma membrane solute carrier proteins. FEBS J. 2021;288(9):2784-835.

20. Sadowska A, Świderski F, Laskowski W. Osmolality of components and their application in the design of functional recovery drinks. Applied Sciences. 2020;10(21):7663.

21. Singhvi A, Yadav D. Myths and realities about alcohol and smoking in chronic pancreatitis. Curr Opin Gastroenterol. 2018;34(5):355-361.

22. Smith KA, Pugh JN, Duca FA, Close GL, Ormsbee MJ. Gastrointestinal pathophysiology during endurance exercise: endocrine, microbiome, and nutritional influences. Eur J Appl Physiol. 2021;121(10):2657-2674.

23. Soldavini J, Kaunitz JD. Pathobiology and potential therapeutic value of intestinal short-chain fatty acids in gut inflammation and obesity. Dig Dis Sci. 2013;58(10):2756-66.

24. Tardy AL, Pouteau E, Marquez D, Yilmaz C, Scholey A. Vitamins and minerals for energy, fatigue and cognition: a narrative review of the biochemical and clinical evidence. Nutrients. 2020;12(1):228.

25. Ten Hove AS, Seppen J, de Jonge WJ. Neuronal innervation of the intestinal crypt. Am J Physiol Gastrointest Liver Physiol. 2021;320(2):G193-G205.

26. Wilson P. The athlete's gut. 1. ed. Velopress; 2020.

27. Yu C, Liu S, Chen L, Shen J, Niu Y, Wang T, et al. Effect of exercise and butyrate supplementation on microbiota composition and lipid metabolism. J Endocrinol. 2019;243(2):125-135.

8

Bioenergética e Metabolismo

Rita Heloísa da Costa Yoem
Alexandre de Souza Aguiar

A questão da oferta energética, dentro da demanda do exercício físico, é um ponto a ser observado em relação aos nutrientes estratégicos para fins de *performance* em atletas ou rendimento físico em pessoas que buscam bem-estar e melhora da qualidade de vida, tendo a atividade física como forma de alcançar saúde.

Não há uma regra engessada de qual nutriente cumpra esse papel em sua totalidade, de modo que possamos investir a recomendação nutricional apenas em um só alimento como único recurso energético para uma modalidade esportiva.

O que há, de fato, é uma transição entre os substratos, de acordo com as demandas do exercício, que obedecem às premissas da intensidade, tempo e frequência executados.[1]

Em momentos de força extrema e curto espaço de tempo, temos a via ATP-CP, creatina fosfato, em que a quebra da molécula de ATP fornece energia para execução do movimento. A recuperação dessa via é feita pelo próprio resgate de fósforo, vindo da cadeia transportadora de elétrons ou pela creatina da alimentação ou suplementação.[2] Entretanto, essa via não se sustenta ao longo do exercício, sendo necessário o resgate de outros mecanismos como glicogênio muscular, sanguíneo, aminoácidos e as fontes gordurosas.

Durante a execução do exercício, as moléculas precisam ser oxidadas para gerar energia e esse processo consome moléculas de oxigênio. A molécula de glicose consome 6 mols de oxigênio para gerar 38 mols de ATP, já a molécula do ácido graxo palmitato consome 23 mols de oxigênio para gerar 103 mols de ATP. De forma prática, devemos entender que a molécula de glicose consome menos oxigênio para gerar energia e, por isso, o carboidrato serve como fonte de energia primária em exercícios com maior intensidade e curta duração. Os ácidos graxos de cadeia longa, consomem mais oxigênio, sendo uma via solicitada em atividades de longa duração e menos intensidade, a princípio.

Essa dinâmica nos exige um aprofundamento sobre as principais vias bioenergéticas demandadas durante um treinamento físico e por isso faremos uma aplicação contextualizada da bioquímica e seus mecanismos essenciais na nutrição esportiva.

A primeira Lei da Termodinâmica, aplicada aos sistemas biológicos, nos permite inferir que um organismo não perde, nem ganha energia, de modo que sua energia total é sempre conservada. Isso pode ser explicado pela transferência de energia entre diferentes sistemas do organismo ou mesmo pela transformação de um tipo de energia em outros. Para que isso ocorra, duas ou mais reações podem acontecer de modo acoplado ou sequencial, de forma que a energia liberada em uma reação é utilizada em uma outra que necessita dela.

Entretanto, a energia liberada, nas reações metabólicas, não pode ser diretamente utilizada em outras reações que dela necessitam. Para isto, deve ocorrer, inicialmente, a transformação de um tipo de energia em outro utilizável.

A formação de ATP a partir de ADP ou de AMP é um exemplo interessante. O ATP é um nucleotídeo composto por adenosina (um nucleosídeo) e três fosfatos a ela ligados em sequência, como é mostrado a seguir:

$$\text{Adenosina} - P \sim P \sim P$$

As reações de quebra das duas ligações de "alta energia", anteriormente representadas por (~), liberam energia e ocorrem toda vez que o organismo necessita dela.

Metabolismo – visão geral do catabolismo de carboidratos, lipídeos e proteínas

Os macronutrientes – carboidratos, proteínas e lipídeos – são importantes substratos energéticos para o organismo humano. Compreender as vias metabólicas utilizadas para a degradação deles é fundamental para a organização do plano alimentar a ser seguido por praticantes de exercício físico.

A fim de abordarmos as vias metabólicas, é importante a contextualização dos tipos principais de tais vias nos ambientes em que ocorrem, bem como correlacionar as vitaminas e minerais com o metabolismo energético.

Algumas vias metabólicas ocorrem no citoplasma das células (glicólise, síntese de ácidos graxos, parte das reações da gliconeogênese, via das pentoses fosfato), enquanto outras ocorrem na mitocôndria (ciclo de Krebs, beta-oxidação, fosforilação oxidativa) e até mesmo em outras organelas como nos peroxissomos, que não são normalmente enfatizados, mas alojam parte do metabolismo energético com a participação de enzimas catalase e aminoácido-oxidases. O retículo endoplasmático liso exerce importante papel na síntese de esteroides e de lipídeos, além de ser uma organela de extrema importância no metabolismo de fármacos. A síntese protéica ocorre nos ribossomos que podem estar associados ao retículo endoplasmático (constituindo o retículo endoplasmático rugoso) ou serem encontrados livres no citoplasma. O complexo Golgiense aloja reações de processamento de proteínas recém sintetizadas, além de formação de vesículas de secreção.

Com relação ao papel das vitaminas no metabolismo, essas são substâncias orgânicas, isto é, que contêm em sua estrutura química átomos de carbono e, como o próprio nome nos traz, contêm também átomos de nitrogênio presentes nos grupos funcionais amina. Os animais, de um modo geral, com algumas exceções, não sintetizam as vitaminas, necessitando recebê-las na dieta. São classificadas em hidrossolúveis e lipossolúveis, de acordo com a sua afinidade e solubilidade em lipídeos.

A importância das vitaminas e dos minerais para o metabolismo está no fato de algumas enzimas necessitarem de substâncias adicionais denominadas cofatores enzimáticos para seu melhor funcionamento. Na ausência ou carência destas, a velocidade das reações catalisadas por enzimas diminui.

Dependendo de sua natureza química, os cofatores podem ser diferenciados em:

a. Coenzimas (derivadas de vitaminas)

b. Íon (minerais)

As coenzimas, como o próprio nome diz (co= companhia, concomitância, simultaneidade) são cofatores enzimáticos essenciais para o funcionamento de muitas enzimas. São moléculas orgânicas derivadas de vitaminas, ou seja, são vitaminas modificadas que receberam átomos adicionais em sua estrutura e, assim, passaram a exercer um papel crucial no funcionamento de enzimas, auxiliando-as na aceleração de reações químicas no nosso organismo.

As mais importantes coenzimas que participam do nosso metabolismo são o NAD+/NADH e o FAD/FADH2 que são derivadas, respectivamente, da niacina e da riboflavina.

A seguir encontra-se, resumida, a relação entre as principais vitaminas e coenzimas que participam de nosso metabolismo (Quadro 8.1).

QUADRO 8.1 – Relação entre vitaminas e coenzimas no metabolismo.

Vitamina	*Coenzima*	*Exemplo de reação que participa*
Tiamina (B1)	Tiamina pirofosfato (TPP)	Descarboxilação de piruvato para formar acetil-CoA
Riboflavina (B2)	FAD	Reações do ciclo de Krebs
Nicotinamida (B3)	NAD+	Reações da glicólise e ciclo de Krebs
Piridoxina (B6)	Piridoxal Fosfato (PLP)	Transaminações

NAD+: Nicotinamida-adenina dinucleotidieo; FAD: Flavina-adenina dinucleotídeo.

Cabe ressaltar o papel da vitamina B6 como coenzima nas reações de transaminação, as quais convertem um aminoácido não essencial em outro não essencial. Todavia, não só as vitaminas são consideradas cofatores enzimáticos. Muitas enzimas, além das coenzimas, necessitam ainda de íon (de origem mineral) para exercerem sua atividade catalítica. Algumas necessitam de ambos cofatores: íons e coenzimas.

Os minerais não são sintetizados pelo nosso organismo, havendo a necessidade de obtê-los, como as vitaminas, via alimentação.

Os principais íons identificados como cofatores enzimáticos são: zinco (fontes: ostra, carne de boi, vitela, fígado, semente de abóbora, outros), magnésio (fonte: castanha do Pará, semente de abóbora, gergelim outros), cálcio, (fontes: leite e derivados, mexilhão, ostra, sardinha, manjericão, amêndoa, outros), ferro (fonte: feijão e leguminosas, carne de boi, porco e frango, espinafre, brócolis, couve, crustáceos, outros). A função desses íons é, estando ligados aos aminoácidos do sítio ativo, auxiliarem no posicionamento do substrato e, assim, na catálise.

A seguir, descreveremos as principais vias metabólicas e faremos a correlação dos cofatores (coenzimas e íons) com as principais enzimas.

Metabolismo de carboidratos: glicose

A maior parte da glicose que chega ao nosso sangue provém da alimentação no estado fisiológico normal, porém, outros carboidratos tais como galactose (leite), frutose (frutas), manose (legumes e frutas) podem dar origem à glicose em um processo denominado interconversão de açúcares, o qual ocorre no fígado.

Deste modo, a glicose é o principal carboidrato circulante no sangue. Sua oxidação ocorre no citoplasma das células, sendo um processo anaeróbio denominado GLICÓLISE ou via glicolítica (Figura 8.1).

A glicólise é um processo que envolve dez reações químicas, sendo algumas reversíveis e outras irreversíveis. Nesse processo citoplasmático, a glicose (que contém 6 carbonos) é oxidada, dando origem a duas moléculas de piruvato (cada um contendo 3 carbonos), 4 moléculas de ATP e 2 de NADH + H$^+$, havendo gasto de 2 ATP. Os NADH + H$^+$ são obtidos durante a oxidação da glicose, isto é, durante sua quebra.[3] Assim, parte da energia contida, inicialmente, na molécula de glicose é mantida quando esta é oxidada, na forma de ATP e outra parte é mantida nos NADH + H$^+$.

Dez enzimas diferentes participam das reações da glicólise e destas, cabe destacar três: hexoquinase/glicoquinase; fosfofrutoquinase 1 e piruvato quinase, enzimas que catalisam as três reações irreversíveis da glicólise, reações estas que envolvem ou a quebra de ATP, ou a sua formação.

Existem algumas diferenças entre as enzimas hexoquinase e a glicoquinase, embora ambas catalisem a mesma reação. A hexoquinase catalisa reações que envolvam qualquer açúcar de 6 carbonos e não exclusivamente a glicose. Já a glicoquinase é específica para a glicose. A hexoquinase está presente nos diferentes órgãos, enquanto a glicoquinase é uma enzima hepática. As duas apresentam ainda diferenças no perfil cinético catalítico.

Uma característica importante da hexoquinase é ser uma enzima alostérica que sofre regulação pelo próprio produto de sua reação, a glicose 6P. Altas concentrações de glicose 6P modulam negativa e reversivelmente a atividade da hexoquinase. Enzimas alostéricas são as que apresentam, adicionalmente, ao sítio catalítico, sítios de ligação para substâncias, as quais, uma vez ligadas a eles, modularão a atividade da enzima. Assim, no exemplo anterior, a hexoquinase tem sua atividade modulada pela glicose 6 fosfato, substância que ela mesma catalisa a formação. Para exemplificar substâncias que agem como sinais moduladores da atividade de enzimas alostéricas, temos o ADP, ATP, NADH, entre outras.[4]

De modo semelhante, a fosfofrutoquinase 1 é estimulada em situações onde a carga energética é baixa, ou seja, quando a relação ATP/AMP é baixa (mais AMP que ATP). O ATP é um modulador negativo para essa enzima, sinalizando que já há energia suficiente e que, portanto, não há a necessidade de se produzir mais por meio da glicólise. Por outro lado, o AMP é um modulador positivo, sinalizando que há a necessidade de produção de energia. A enzima fosfofrutoquinase 1 (FFK1) é fundamental para o metabolismo da glicose. Ela também tem como modulador negativo, o citrato, componente do ciclo de Krebs.[5]

Uma terceira enzima importante que participa da glicólise é a piruvato quinase, a qual catalisa, numa reação irreversível, a conversão de fosfoenolpiruvato em piruvato. Esta também é uma enzima alostérica e é regulada negativamente (inibida) pela presença de ATP, ou seja, a velocidade de formação de piruvato a partir de fosfoenolpiruvato é reduzida toda vez que a célula tiver alta concentração de ATP, situação que sinaliza que a célula não está necessitando de energia naquele momento. A expressão gênica da enzima piruvato quinase em mamíferos é modulada por vários hormônios, como por exemplo o glucagon e nutrientes.

Quanto à necessidade de cofatores enzimáticos, ressalta-se a importância do magnésio, tanto para a hexoquinase, como para outras enzimas que participam da glicólise, por exemplo a fosfofrutoquinase 1, fosfohexose isomerase, fosfoglicerato quinase, fosfoglicerato mutase e, ainda, a piruvato quinase, esta última utilizando Mg^{+2} e K^+ como cofatores para, enfim, formar o último produto da glicólise, o piruvato.

É importante lembrar que em condições anaeróbias, quando o suprimento de oxigênio não é suficiente para garantir a oxidação completa da molécula de glicose (via mitocondrial), fibras musculares, em contração vigorosa, irão promover a conversão do piruvato (formado na glicólise), em parte, a lactato, havendo a regeneração de NAD^+, o qual garante o prosseguimento da glicólise, que é dependente deste para sua ocorrência.[6]

Em condições aeróbias, o piruvato formado na glicólise entra na mitocôndria, onde dá origem a acetil-CoA em um processo denominado descarboxilação oxidativa do piruvato, do qual um complexo enzimático e várias coenzimas participam. Nesse processo, para cada acetil-CoA formado, um NADH é liberado.

O radical acetila da molécula de acetil-CoA pode, então, ser oxidado no ciclo de Krebs, havendo a formação de 3 NADH, 1 $FADH_2$, 1 GTP e 2 CO_2, para cada acetil que alimenta o ciclo.

O ciclo de Krebs contempla uma série de 8 reações catalisadas por diferentes enzimas, ao final das quais os dois carbonos do radical acetila do acetil-CoA, são separados e liberados na forma de CO_2. A energia livre proveniente destas reações é conservada nos compostos NADH e $FADH_2$ resultantes das reações de oxido-redução que ocorrem neste ciclo.

Como produtos formados a partir do ciclo de Krebs temos 3 NADH, 1 $FADH_2$, 1 GTP (em mamíferos e ATP em plantas e bactérias) e 2 CO_2 para cada acetil que alimenta o ciclo.[7]

Com relação ao GTP formado nas bactérias e plantas, temos a utilização de ADP ao invés de GDP e, assim, consequentemente, temos a produção de ATP ao invés de GTP. De qualquer modo, essas reações se equivalem do ponto de vista energético, uma vez que ocorre interconversão dessas substâncias.

Deve-se ressaltar que o ciclo de Krebs é uma rota onde radicais acetil (do acetil-CoA) provenientes de várias fontes são oxidados. Isso significa que os radicais acetil que alimentam o ciclo podem ser provenientes de outras rotas metabólicas, além da conversão do piruvato a acetil--CoA. Como exemplo, temos a formação de acetil-CoA a partir da beta-oxidação de ácidos graxos e do metabolismo de alguns aminoácidos.

Do mesmo modo que a glicólise é regulada, outras reações metabólicas também o são. No caso do ciclo de Krebs, são três os pontos de regulação:

- reação catalisada pela citrato sintase;
- reação catalisada pela isocitrato desidrogenase;
- reação catalisada pela alfa-cetoglutarato desidrogenase (um complexo enzimático).

É comum que reações iniciais e finais de vias metabólicas sejam sujeitas à regulação. Neste caso, a reação inicial do ciclo, entre radical acetil e oxaloacetato, é catalisada pela enzima citrato sintase e sujeita ao controle alostérico. ATP, Succinil-CoA e NADH regulam, negativamente, a enzima citrato sintase, além do próprio produto da reação a retroinibir, do mesmo modo que ocorre com a enzima inicial da glicólise (hexoquinase) e seu produto (glicose-6P).

A segunda enzima que sofre regulação alostérica é a isocitrato desidrogenase e para esta enzima ADP é o modulador positivo.[8]

A terceira enzima, de fato um complexo enzimático, a alfa-cetoglutarado desidrogenase é modulada positivamente pelo ADP e NAD^+ e negativamente pelo ATP, NADH e succinil--CoA. Deste modo, na presença destas substâncias, o complexo enzimático terá sua atividade acelerada ou inibida, respectivamente, a fim de que a via de formação de energia seja ativada ou reprimida.

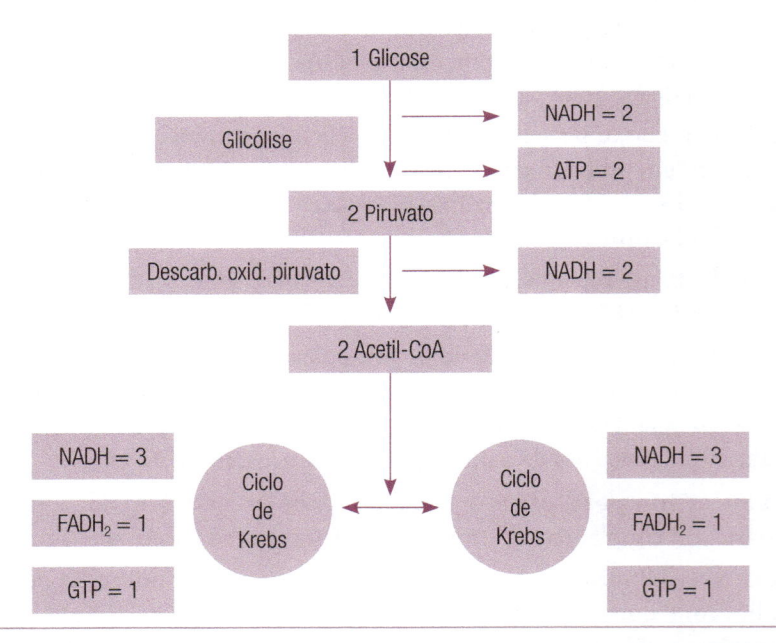

FIGURA 8.1 – Resumo da oxidação de uma molécula de glicose, enfatizando a formação de ATP, NADH, $FADH_2$ e GTP.
Fonte: Adaptada de Rita Heloisa da Costa Yoem.

Os ATPs formados nas reações catabólicas podem ser, imediatamente, utilizados em outras reações, enquanto os NADH + H+ poderão transferir seus elétrons para sistemas receptores de elétrons presentes na mitocôndria e contribuir para a formação de outras moléculas de ATP em processos que atuam conjuntamente e que são denominados cadeia respiratória e fosforilação oxidativa. Como os demais ATPs mencionados anteriormente, estes últimos serão utilizados em outras reações metabólicas.[9]

Glicogênese, glicogenólise e gliconeogênese

O glicogênio é uma molécula ramificada, formada por inúmeras glicoses unidas entre si. A síntese de glicogênio é denominada glicogênese. O glicogênio tem função de armazenamento de glicose, sendo encontrado, potencialmente, em todas as células, mas, predominantemente, no fígado e músculo. No músculo, o glicogênio armazena glicoses que são utilizadas como fonte de energia para o próprio órgão. Já o glicogênio hepático tem a função de manter os níveis de glicose sanguínea, ou seja, manter a glicemia.

Assim, a quebra do glicogênio, denominada glicogenólise, ocorre tanto no músculo como no fígado, com finalidades diferentes. A muscular ocorre para suprir o músculo com moléculas de glicose, fonte de energia e a hepática, para suprir o sangue com as moléculas de glicose, mantendo a glicemia por um período de tempo determinado.

A gliconeogênese é o outro processo por meio do qual produzimos glicose para manter a glicemia. Ocorre, predominantemente, no fígado, com pequena contribuição renal, a qual aumenta à medida que o jejum se prolonga.[3]

Metabolismo de lipídeos

Lipólise

Ácidos graxos são moléculas que se diferem dos carboidratos pelos grupos funcionais existentes, enquanto aqueles possuem os grupos carboxil (a) -COOH, estes possuem os grupos hidroxil(a) – OH e aldoxil (a) -CHO, mas ambos são formados por átomos de carbono, hidrogênio e oxigênio, não contendo nitrogênio ou enxofre como as proteínas.

Além das diferenças funcionais, o tamanho das cadeias carbônicas também é um detalhe a ser observado, pois os ácidos graxos, geralmente, possuem um esqueleto carbônico maior que os carboidratos, um exemplo é a molécula de glicose com 6 carbônicos comparada a uma molécula de palmitato com 16 carbônicos em sua estrutura.

De forma prática, devemos entender que a molécula de glicose consome menos oxigênio para gerar energia e, por isso, o carboidrato serve como fonte de energia primária em exercícios com maior intensidade e curta duração. Já os ácidos graxos de cadeia longa consomem mais oxigênio, sendo uma via solicitada em atividades de longa duração e menos intensidade, a princípio.

Essa dinâmica nos exige um aprofundamento sobre as principais vias bioenergéticas demandadas durante um treinamento físico e, por essa razão, faremos uma aplicação contextualizada da bioquímica e seus mecanismos essenciais na nutrição esportiva.

A nossa reserva de gordura é uma das maiores. O tecido adiposo armazena triacilglicerol (TAG) como forma de energia, um composto formado pela esterificação entre 3 ácidos graxos e 1 glicerol.

Em situações de escassez nutricional ou exercício físico, há uma série de comandos metabólicos que induzem a lipólise. A primeira se dá pela própria redução da molécula de adenosina trifosfato (ATP) em adenosina monofosfato (AMP). Nesse processo, as células entendem haver um desgaste energético, sendo necessário recrutar substratos armazenados para serem oxidados e produzirem nova moléculas de ATP. A gordura armazenada é usada nessa via pelo mecanismo de lipólise.

A alta de AMP e/ou ADP estimulam um mensageiro chamado AMP-K que, dentro da célula adiposa, ativa uma proteína quinase, PKA, que por sua vez aciona uma enzima intracelular chamada lipase sensível a hormônio (LSH), responsável por fazer a quebra do triacilglicerol em ácidos graxos livres e glicerol dentro do adipócito[10] (Figura 8.2).

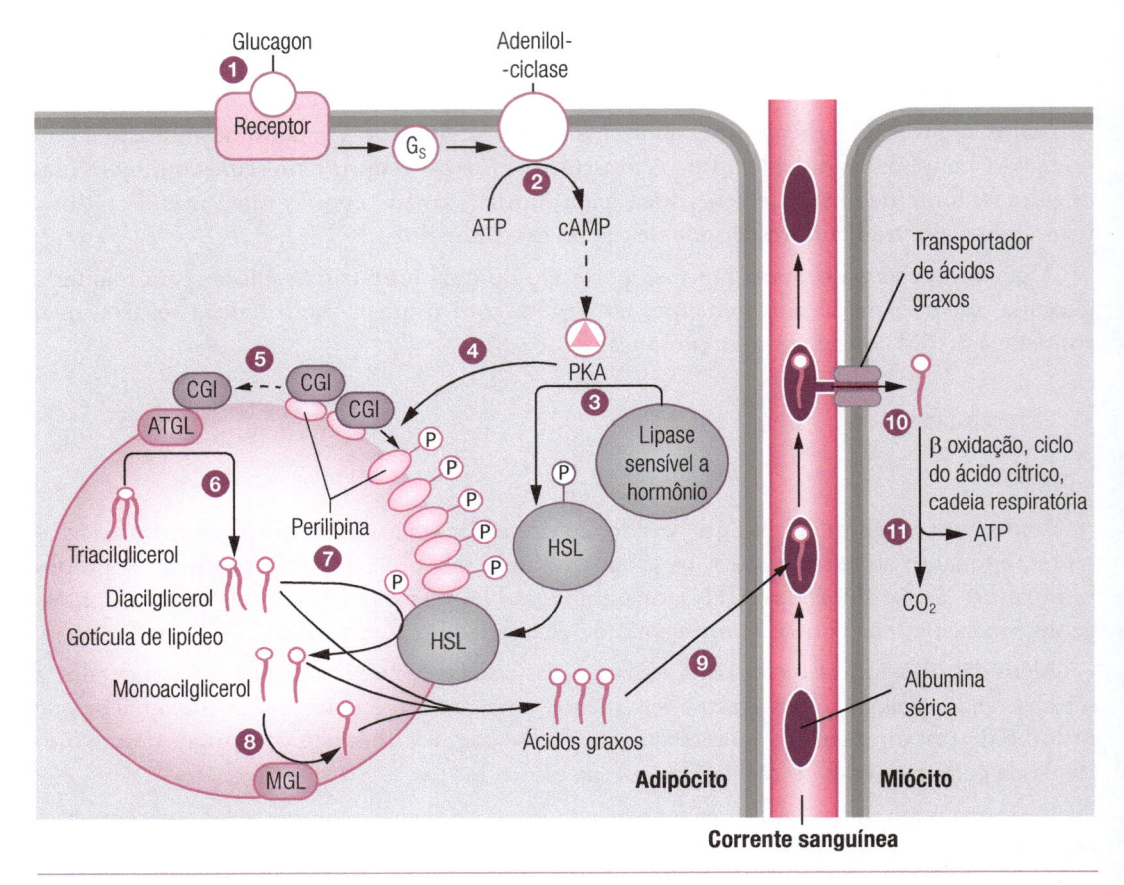

FIGURA 8.2 – Mobilização de lipídeos no adipócito.
Fonte: Adaptada de Nelson & Fox, 2019.

Hormônios como glucagon, produzido pela baixa de insulina, como também a adrenalina, gerada durante o exercício, estimulam receptores beta adrenérgicos do tecido adiposo aumentando a atividade da mesma enzima, LHS.

Os ácidos graxos livres no tecido adiposo ganham a corrente sanguínea e se ligam a uma molécula de albumina, na razão de 8:1, ou seja, 1 molécula de albumina transporta até 8 ácidos graxos palmitato. Vale lembrar que o ácido graxo palmitato é uma forma saturada de gordura armazenada pelas espécies animais, inclusive o homem.

O palmitato é, então, transportado até algum tecido capaz de fazer beta oxidação de ácidos graxos para obtenção de energia, como músculo e fígado que são dois tecidos capazes de fazer essa reação com certa facilidade. Comandos relacionados ao estilo de vida, como atividade física e dieta com balanço energético negativo, proporcionam um ambiente favorável a essa reação, mostrando como é importante o acompanhamento nutricional em pacientes que tem como objetivo usar gordura como fonte de energia seja para emagrecimento ou resposta ao treino.

Na célula muscular o palmitato, chamado também de acil, se conjuga à coenzima A, formando o metabólito citoplasmático, acil-CoA graxo, de baixa solubilidade no meio aquoso citoplasmático.

É importante lembrar que o ácido pantotênico, vitamina B5, exerce importância na formação da coenzima A.

O complexo acil-CoA graxo não é capaz de atravessar a membrana da mitocôndria, sendo necessária sua conjugação à carnitina. Essa reação é mediada pela enzima, carnitina acil transferase I (CAT-1) ou carnitina palmitoil transferase I (CPT-1) que faz a troca do grupo acil-CoA pela carnitina. O complexo Acilcarnitina graxo atravessa o transportador de carnitina até chegar à matriz mitocondrial.

Já na matriz mitocondrial, ocorrerá a troca do grupo carnitina novamente por uma molécula de Acil-CoA. Essa reação inversa é mediata pela enzima carnitina acil transferase II (CATII) ou carnitina palmitoil transferase II (CPTII). A carnitina retorna à membrana da mitocôndria onde será reaproveitada em uma nova reação.

Dentro da matriz mitocondrial, haverá a beta oxidação dos ácidos graxos de cadeia longa, palmitato de dezesseis carbonos. A beta oxidação é dividida em 4 reações sequenciais, dependentes de FAD e NAD+, que possuem na constituição flavina dinucleotídeo e niacinamida, vitaminas B2 e B3.

Percebe-se a participação de 3 vitaminas do complexo B no processo de oxidação de gorduras: B2, B3 e B5 o que mostra a importância de alguns micronutrientes nesse processo até então evidenciado apenas pela carnitina e sua suplementação controvérsia na ciência.

Os dezesseis carbonos do palmitato são convertidos em 8 moléculas de Acetil-CoA. Lembre-se que cada molécula de acetil-CoA possui 2 carbonos. Essa equação mostra porque a beta oxidação de ácidos graxos produz mais energia que a de glicose, pois esta gera apenas 2 moléculas de acetil-CoA para oxidação.

Lipogênese

A formação de gordura é um processo dinâmico que requer um olhar mais abrangente, a começar pelas próprias classificações desse substrato energético. Ácidos graxos livres, colesterol e triglicérides são denominações diferentes para classificar formas de gorduras com propriedades distintas.

O balanço energético positivo é uma estratégia bem definida para ganho de massa muscular, pois quando alinhado a um treino de força, ativa M-TOR, que inicia o mecanismo de hipertrofia. Entretanto, balanço energético positivo em um ambiente de baixo gasto energético dá início a uma adaptação do ciclo de Krebs, cuja proposta é produzir ATP. Como a nossa reserva de ATP é limitada, o ambiente de consumo alimentar, além da necessidade energética, adapta o nosso metabolismo a um aumento das reservas lipídicas. Esse mecanismo é feito através de uma alteração na rota mitocondrial que desloca acetil-COA para o citoplasma que será usado como substrato para a formação de gordura.

As enzimas que regulam esse processo lipogênico são acetil Coa Carboxilase (ACC) e ácido graxo sintetase (FAS) ambas ativadas pela insulina e inibidas por adrenalina e glucagon, mostrando que o estímulo ou inibição hormonais podem ser regulados tanto pela alimentação quanto pelo exercício físico.

A carboxilação promovida pela ACC inicia-se no citoplasma a partir do acetil-Coa vindo da mitocôndria pelo citrato, esse processo dá início a uma conjugação de alongamento das cadeias carbônicas até que se forme o ácido malonil, de quatorze carbonos. O malonil não é o ácido graxo saturado que compõe a nossa gordura corporal e sim o palmitato de dezesseis carbonos, mas o malonil ao ser sintetizado pela ACC, possui a capacidade de inibir a ação da enzima carnitina acil transferase I (CAT-I) que atua no metabolismo da carnitina para transportar ácidos graxos para a matriz mitocondrial onde ocorre a beta oxidação. Conclui-se que o excesso de alimentação ao produzir malonil, acaba por inibir a via de oxidação de gorduras, o que abre a discussão se o excesso de carboidratos, por exemplo, não estaria exercendo um papel poupador de gordura ao invés de se transformar em gordura.

Abre-se a discussão sobre esse mecanismo na chamada lipogênese de novo, que seria a formação de palmitato a partir do malonil, sobre a ação da ácido graxo sintase ou sintase de ácido graxo (FAS), enzima também dependente de insulina. O que a ciência especula é se essa via aconteceria com facilidade em humanos. Parece que demanda de gordura a partir dos carboidratos aconteceria em um ambiente superalimentado quase em metabolismo basal, incompatível com o contexto real.

Na corrente o triacilglicerol (TAG), principal gordura da nossa alimentação, poderá ser mobilizado para o fígado como também para os adipócitos ou miócitos, fibras musculares. Todo esse processo possui tanto regulação enzimática como hormonal, modulados pelo consumo alimentar, gasto calórico e adaptação ao treino.

Em pessoas com consumo energético alto e necessidade de armazenar gordura, a lipase lipoprotéica sanguínea, ativada pela insulina, promove a quebra do TAG para incorporar ácidos graxos no tecido adiposo. O glicerol não entra no tecido adiposo, sendo direcionado para o fígado onde será convertido em glicose pelo processo da gliconeogênese.

No tecido adiposo, os ácidos graxos precisam se ligar a uma molécula de glicerol para se transformarem em TAG e ficarem armazenados como fonte de energia. Como o glicerol não foi incorporado no tecido adiposo, a glicose se encarrega desse processo através da ativação da glut-4 pela insulina, tem-se, então, a entrada da glicose no tecido adiposo. Em um processo normal, em que a demanda metabólica está hipocalórica ou normocalória, a glicose seria convertida em ATP pela via do ácido cítrico (ciclo de Krebs), entretanto em um ambiente hipercalórico tem-se a conversão de glicose em glicerol para que ocorra a conjugação de TAG dentro do tecido adiposo.

Uma das adaptações ao treino, é a formação dos triglicérides no miócito, a fibra muscular,mais comum em atletas de alto rendimento. À medida que o corpo vai se adaptando às novas regulações metabólicas demandadas pelo tipo de treinamento e pela biogênese mitocondrial, ocorre o depósito de gorduras no próprio músculo. Isso porque durante a atividade física e competição, o triglicérides intramuscular é usado como fonte energia de forma mais eficaz, por já estar na matriz esquelética, diferente do TAG presente no tecido adiposo, que dependeria de toda cascata hormonal e albumina plasmática. Isso mostra um benefício dos atletas de alta *performance* em conseguir oxidar gorduras com maior eficácia, economizando glicogênio muscular e demorando mais a entrar em fadiga durante a competição.[11] Pessoas não treinadas que entram em um programa de condicionamento físico, se beneficiam dessa adaptação também, porém em uma escala diferente do atleta.

Metabolismo de proteínas

As proteínas são polímeros de aminoácidos e exercem funções prioritárias nos organismos vivos, tais como o transporte de substâncias (p. ex.: hemoglobina e transferrina), armazenamento (ferritina), hormonal (insulina), estrutural (colágeno e elastina), catalisadora (enzimas), imunológica (anticorpos) entre outras de igual importância.

Seu metabolismo também é influenciado por hormônios de modo semelhante ao metabolismo de carboidratos e lipídeos.[12]

A função das proteínas da dieta é, basicamente, fornecer ao organismo uma mistura de aminoácidos, principalmente os essenciais, os quais não conseguimos sintetizar. Com os aminoácidos, novas proteínas serão sintetizadas para repor aquelas que catabolisamos (degradamos) diariamente. A síntese (produção) de proteínas ocorre nos ribossomos a partir da mensagem vinda no núcleo celular, na forma de RNA mensageiro. No ribossomo, os três tipos de RNA (mensageiro, ribossomal e transportador) interagem para a produção de proteínas. Diferentemente dos carboidratos e lipídeos, o excesso de aminoácidos não pode ser armazenado, devendo ser catabolisado.

No ser humano, aproximadamente 10% da energia diária é proveniente do catabolismo de aminoácidos, sendo o restante proveniente da oxidação dos outros nutrientes: carboidratos e lipídeos.

Na degradação proteica, o esqueleto carbônico do aminoácido é separado do aminogrupo, sendo o primeiro, oxidado por diferentes vias, já que existem diferentes esqueletos carbônicos (Figura 8.3).

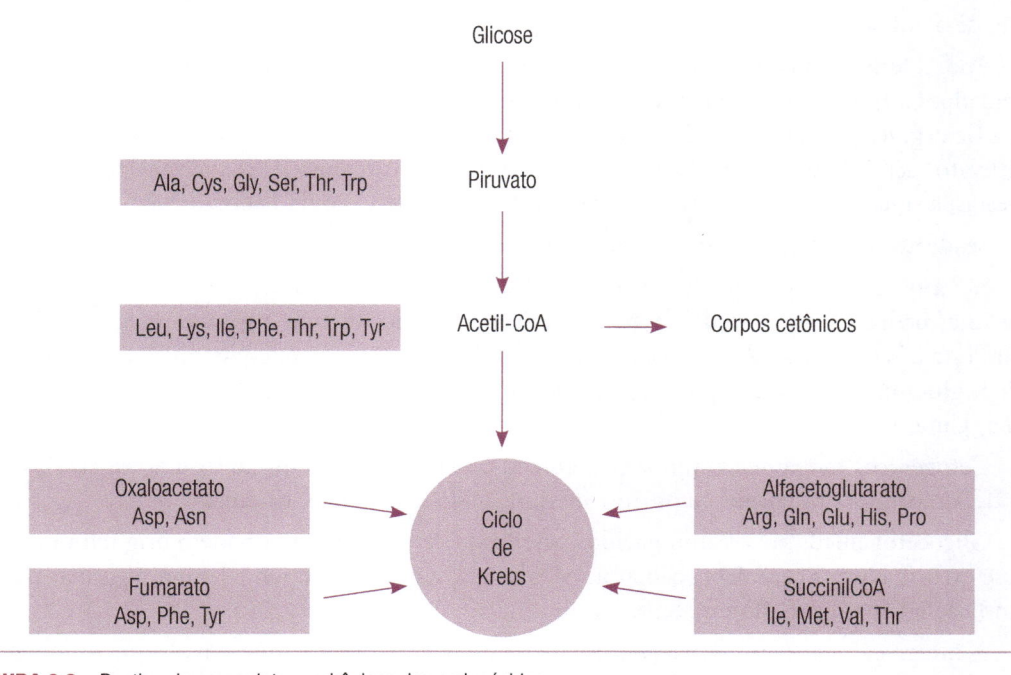

FIGURA 8.3 – Destino dos esqueletos carbônicos dos aminoácidos.

Fonte: Adaptada de Rita Heloisa da Costa Yoem.

Inicialmente, no processo de degradação dos aminoácidos, ocorre a retirada do aminogrupo e transferência para um alfa-cetoácido, formando glutamato. As enzimas que catalisam as reações de transferência são denominadas transaminases ou aminotransferases. Elas também participam da síntese de aminoácidos não essenciais. Estão presentes tanto no citoplasma como na mitocôndria de muitas células, incluindo as hepáticas, e são dependentes de vitamina B6, como cofator enzimático. O glutamato formado reage com o íon amônio originando glutamina, substância menos tóxica que o íon amônio, a qual ganha a circulação e assim chega ao fígado. No fígado, a glutamina perde um de seus nitrogênios por ação da enzima glutaminase, uma enzima hepática, dando origem novamente ao glutamato. A glutaminase também existe no rim. O glutamato, por sua vez, pode sofrer nova transaminação ou, então, desaminação, perdendo, neste último caso, o segundo nitrogênio (o primeiro nitrogênio foi retirado da glutamina, originando o glutamato no fígado). No fígado, o nitrogênio proveniente do grupo amino dos aminoácidos participará do ciclo da ureia, processo que ocorre parte na mitocôndria e parte no citoplasma do hepatócito, havendo a produção da molécula de ureia, produto final nitrogenado do metabolismo de aminoácidos. A ureia, por sua vez, será excretada por via renal, na urina. Assim, uma alimentação rica em proteína aumentará a produção hepática de ureia e, consequentemente, a excreção renal desse metabólito.[6]

É importante ressaltar que no músculo, o piruvato (produto da glicólise no músculo) recebe grupo amino (reação de transaminação) formando o aminoácido alanina em quantidades consideráveis. Deste modo, essa alanina ganha a circulação e, no fígado, perde o aminogrupo em uma reação denominada desaminação, regenerando o piruvato. Este piruvato é, então, convertido em glicose (gliconeogênese) que pode retornar ao músculo, via circulação. Já o grupo amino será utilizado na produção de uréia no próprio fígado. Esse ciclo é denominado ciclo glicose-alanina.

Após a retirada do aminogrupo dos aminoácidos, resta ainda o esqueleto carbônico a ser degradado. Como temos 20 diferentes aminoácidos compondo as diversas proteínas, teremos 20 vias de degradação diferentes. Essas vias, entretanto, levam a formação de apenas 6 substâncias: piruvato, acetil-CoA, alfa-cetoglutarato, succinil-CoA, fumarato e oxaloacetato (Figura 8.4). Destas, as quatro últimas são substâncias participantes do ciclo de Krebs.

Sendo assim, podemos dividir os aminoácidos em glicogênicos, cetogênicos ou glicocetogênicos.[9]

São aminoácidos glicogênicos aqueles cujos esqueletos carbônicos darão origem a piruvato ou intermediários do ciclo de Krebs e, assim, podem dar origem à glicose. São aminoácidos com esta característica: alanina, cisteína, glicina, serina, triptofano, asparagina, aspartato, arginina, glutamina, histidina, prolina, isoleucina, treonina, metionina, valina, fenilalanina, tirosina, glutamato.

Cetogênicos são aqueles cujo esqueleto carbônico origina acetil-CoA ou aceto-acetil-CoA, podendo originar os corpos cetônicos. É aminoácido cetogênico: leucina.

Glicocetogênicos são os aminoácidos cujos esqueletos carbônicos podem originar tanto glicose quanto corpos cetônicos. São aminoácidos glicocetogênicos: fenilalanina, tirosina, triptofano, isoleucina, lisina (Figura 8.3).

A integração existente entre as principais reações catabólicas que envolvem as diferentes biomoléculas está esquematizada na Figura 8.4 e enfatiza o ciclo de Krebs como ponto-chave dos metabolismos dos carboidratos, lipídeos e proteínas.

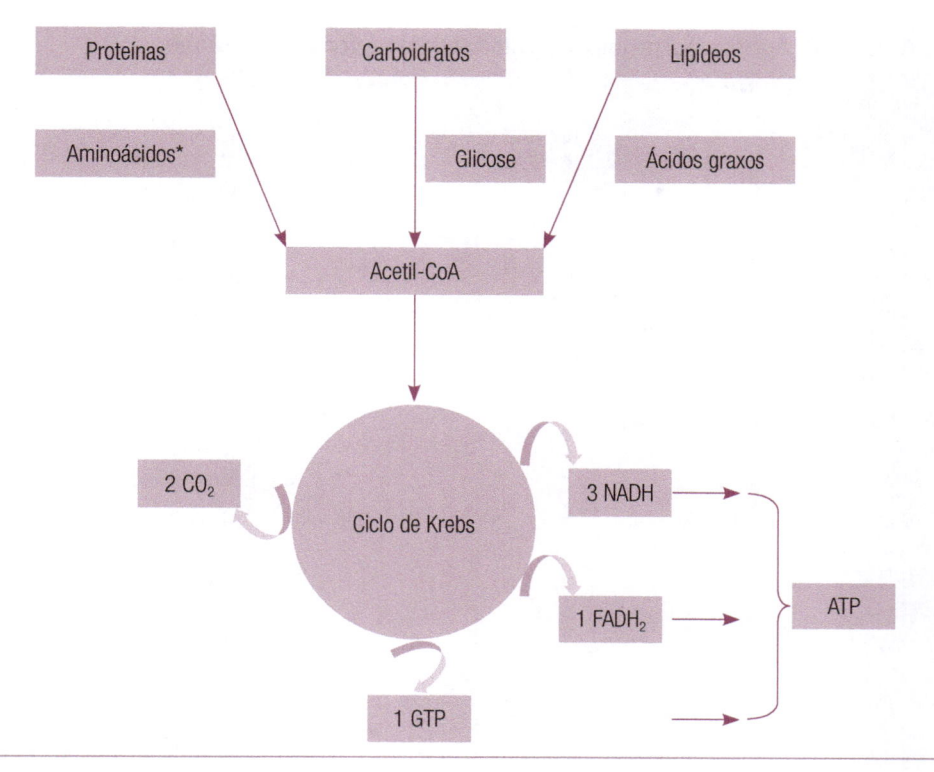

FIGURA 8.4 – Resumo da integração metabólica.
* O esqueleto carbônico dos vários aminoácidos pode originar acetil-CoA, intermediários do ciclo de Krebs, piruvato, dependendo de sua estrutura. Note que o acetil-CoA é o elo entre os metabolismos de carboidratos, lipídeos e proteínas (aminoácidos).
Fonte: Adaptada de Rita Heloisa da Costa Yoem.

Papel dos hormônios no metabolismo dos macronutrientes

Vários hormônios sinalizam a célula quanto ao momento fisiológico em que ela se encontra (Tabelas 8.1 e 8.2).

TABELA 8.1 – Resumo da ação dos hormônios insulina, glucagon, adrenalina, testosterona e cortisol sobre o metabolismo de lipídeos (lipólise e lipogênese).

Hormônio	Lipólise	Lipogênese
Insulina	Inibe	Estimula
Glucagon	Estimula	–
Adrenalina	Estimula	–
Testosterona	Estimula	–
Cortisol*	Estimula	Estimula

*Ação complexa, uma vez que também estimula o apetite e ingestão calórica.
Fonte: Adaptada de Rita Heloisa da Costa Yoem.

TABELA 8.2 – Ação dos hormônios reguladores da glicose sanguínea.

Hormônio	Origem	Efeitos sobre a glicose sanguínea	Órgão de ação	Efeito geral sobre o órgão ou tecido
Insulina	Pâncreas	↓	Fígado, músculos e tecido adiposo	↑ Glicogênese suprime gliconeogênese ↑ Captação de glicose pelos músculos e tecido adiposo
Glucagon	Pâncreas	↑	Fígado	↑ Glicogenólise com liberação de glicose pelo fígado ↑ Gliconeogênese
Cortisol	Glândula adrenal	↑	Fígado, músculos	↑ Gliconeogênese (fígado) ↓ Utilização de glicose pelos músculos e por outros órgãos
Epinefrina (adrenalina) e norepinefrina (noradrenalina)	Glândula adrenal e terminações nervosas	↑	Fígado, músculos	↑ Glicogenólise com liberação de glicose pelo fígado ↑ Gliconeogênese
Hormônio do crescimento	Glândula adreanal	↑	Fígado, músculos e tecido adiposo	↓ Captação de glicose pelos músculos ↑ mobilização e a utilização de lipídios ↑ Liberação de glicose pelo fígado

Em momentos de fartura, por exemplo, a insulina é liberada em resposta ao aumento da glicemia após a alimentação, sinalizando a célula para o armazenamento da glicose na forma de glicogênio ou conversão da glicose em lipídeo.

Já a adrenalina sinaliza tanto o fígado como o músculo para a degradação do glicogênio armazenado nestes tecidos.

$$\text{Adrenalina} \longrightarrow \text{Degradação} \longrightarrow \text{Lipídeos, glicogênio}$$

Quando os níveis de glicose sanguínea diminuem, o organismo lança mão de seus estoques energéticos de glicogênio (estoque de glicose) e lipídeos, ativando processos degradativos.

O hormônio glucagon sinaliza a célula para que ocorram processos degradativos, como por exemplo a lipólise (oxidação – quebra de lipídeos) e a glicogenólise hepática (quebra do glicogênio hepático). Além desses dois processos, a gliconeogênese também é estimulada pelo glucagon.

O glucagon não tem ação sobre o glicogênio muscular, apenas sobre o hepático, estimulando sua quebra e, assim, a liberação de glicoses para o sangue.

O glucagon estimula a gliconeogênese, fazendo com que a glicose seja produzida no fígado a partir de substâncias como o lactato (formado anaerobicamente nos eritrócitos e outras células, bem como no músculo em trabalho anaeróbico), ou do glicerol (obtido da quebra de triacilgliceróis do tecido adiposo), ou, ainda, de intermediários do ciclo de Krebs.

Integração metabólica e dietas da moda

Alguns estudos científicos investigaram a adaptação metabólica em atletas em relação ao consumo aumentado de gorduras e redução de carboidratos, as chamadas dietas *low carb high fat*. Deve-se atentar que a chamada adaptação metabólica possui premissas relativas à genética e treinamento esportivo e sua aplicação, em pacientes, deve ser acompanhada com cautela pelo profissional.[13]

A justificativa mais defendida é que uma dieta rica em gorduras, a chamada dieta cetogênica. Em média com 75% de gordura em sua composição, otimizaria a *performance* e mudaria a composição corporal de atletas.

Os achados não sustentaram essa premissa, pois em alguns modelos de estudos entre 1 e 3 semanas, apesar de encontrarem um quociente respiratório menor que 1, o que mostra o aumento no uso de gordura como fonte de energia, não foi encontrada melhora na *performance* de forma geral.

Na prática clínica, devemos receber esses estudos com cautela e entender que o processo de adaptação que leva um indivíduo a entrar em ceto adaptação também passa pelo comando da biogênese mitocondrial, mecanismo que expõe uma série de recursos celulares e levam o indivíduo à melhor resistência e adaptação metabólica.

A dieta cetogênica, muitas vezes, é confundida com uma dieta *low carb*, mas há algumas diferenças que devemos nos atentar. Dieta *low carb* é um modelo de dieta que trabalha com a restrição de carboidratos, porém há uma oferta aumentada de proteínas, o que não ocorre com dieta cetogênica, pois nessa carboidratos e proteínas são reduzidas, ficando a oferta de gordura muito aumentada podendo chegar entre 75% e 80%.

Não é difícil imaginar o quão distante da realidade é praticar uma dieta cetogênica a longo prazo, a fim de alcançar um aumento de oxidação de gorduras que nem sempre garante emagrecimento, visto que a gordura oxidada pode ser a da própria dieta e nem sempre a corporal que depende do balanço energético negativo. Além disso, a carência de compostos bioativos provenientes de carboidratos, fibras e vitaminas hidrossolúveis podem comprometer o status de saúde a longo prazo.

A difícil adesão em trabalhos que expõe atletas em dietas cetogênicas mostra uma dificuldade de quase 50% na conclusão do estudo, levando à desistência dos participantes, além do prejuízo na *performance* e aumento na percepção de esforço para execução das atividades. Por isso, traçar uma estratégia baseada em altas ofertas de gorduras para fins de rendimento torna-se uma dinâmica arriscada.[14]

Não se pode relacionar aumento de massa muscular com demanda aumentada de gordura em dietas, até porque trata-se de substratos diferentes. Essa associação é feita de maneira equivocada pelo público leigo que confunde a dieta hiperproteica e *low carb* com cetogênica. Na verdade, como evidenciamos, a hipertrofia é uma atividade de maior intensidade e menor duração em que a alteração de substrato energético requer maior uso de glicogênio, não cabendo aqui o uso de lipídeos em alta demanda.

Salvo em trabalhos que evidenciaram uma maior flexibilidade metabólica de atletas, entende-se flexibilidade metabólica ou energética como a capacidade de oxidar o substrato que é mais ofertado, o consumo de carboidratos não deve ser suprimido. Atletas que tiveram uma adaptação energética e conseguiram oxidar mais gordura diante de uma maior oferta lipídica, conseguiram preservar as reservas de glicogênio muscular, mas em hipótese alguma essa estratégia deve ser aplicada para público não adaptado à treinamento de endurance, porque sabemos que maratonistas de alta *performance* possuem uma maior capacidade oxidativa de gordura intramuscular em comparação a indivíduos não treinados.

O mercado das dietas da moda cresceu na última década. A busca pela imagem perfeita criada pela mídia nas redes sociais fez com que esse recorte publicitário ganhasse milhares de adeptos.

Novas informações sobre a alimentação, emagrecimento e ganho de massa muscular começaram a ganhar interesse da população, trazendo um novo mercado: o das dietas imediatistas. Nesse universo podemos citar as dietas *low carb*, paleolítica, cetogênica e o jejum intermitente.

A base de qualquer dieta, que visa emagrecimento, é o balanço energético negativo. Dentro dos mecanismos bioquímicos, a via AMP-k estimulada pelo mensageiro AMP é o mecanismo de aposta das dietas da moda, o que nada mais é que restrição calórica.

A via respiratória de produção de ATP representa nossa demanda energética imediata, pois não há reserva desse substrato, por isso a quebra do ATP em ADP e AMP representa um ambiente de gasto energético, seja pela restrição alimentar ou pelo exercício físico. O acúmulo de AMP celular representa um ambiente de esgotamento energético que abre oportunidade para mecanismos catabólicos e biogênicos. O AMP passa a ser uma molécula sinalizadora, ativando um outro mensageiro intracelular, AMP-K, que dentro do tecido adiposo ativa a proteína quinase A (PKA), dando início ao processo de lipólise pela lipase sensível hormonal (LHS).

Em qualquer modalidade dietética, a via AMP-K prevalece promovendo a lipólise e beta oxidação, que pode levar a uma alteração da composição corporal e emagrecimento. Nem toda via de lipólise e beta oxidação significa emagrecimento, visto que em algumas dietas cetogênicas, em que o balanço energético não foi negativo, resultou em aumento de peso.

Elaborar uma dieta para redução de gordura corporal requer habilidades técnicas que devem atender o estilo de vida da pessoa, não mudar completamente o cenário real, mas atender o objetivo de emagrecimento. O desafio é desenvolver autonomia nas escolhas alimentares do paciente baseando-se em uma conversa com o nutricionista.

O impacto nutricional de uma dieta muito restritiva é a alteração das vias metabólicas fundamentais para a manutenção da vida ligadas à desregulações proteicas e hormonais como via do triptofano e tirosina, ambos aminoácidos glicogênicos.

Em um ambiente muito restritivo, a redução acentuada da glicemia ativa os mecanismos neoglicogênicos hepáticos para que haja regulação glicêmica e evite comprometimento homeostático.

O músculo demanda alanina, aspartato, glutamato, valina, leucina e isoleucina, porém outros aminoácidos como triptofano e tirosina sofrem essa ação glicogênica.

O triptofano possui atividade reguladora hormonal que pode ficar comprometida em dietas restritivas, levando à insônia e irritabilidade.

A tirosina também fica limitada e a escassez desse aminoácido pode comprometer a síntese de hormônios tireoidianos T_4 e T_3 que regulam várias reações metabólicas, dentre elas a glicólise e lipólise.

A tirosina também é um aminoácido precursor de dopamina, hormônio envolvido na recompensa do prazer. O déficit dopaminérgico está relacionado a alguns transtornos do sistema nervoso central como a depressão. A dopamina também regula a síntese de prolactina, a qual aumentada relaciona-se com a menor produção de hormônios gonadotróficos produzidos pela hipófise, LH e FSH, luteinizante e folículo estimulante. Esses hormônios estão envolvidos nas funções sexuais masculina e feminina, estimulando a libido e reprodução, além da produção de estrógeno e testosterona.

Em dietas com restrições severas de carboidratos, a tirosina participa da via glicogênica, entrando no ciclo de Krebs como fumarato. Esse mecanismo pode comprometer as vias regulatórios tireoidianas e dopaminérgicas.

Entende-se a importância da distribuição harmônica dos nutrientes em um plano alimentar e a questão em promover a redução de gordura corporal através de uma estratégia que garanta aderência a longo prazo, mais importante que a perda de peso rápida, que comprometa sono, libido, humor e sistema reprodutor.

Referências bibliográficas

1. Romijn JA, Coyle EF, Sidossis LS, Gastaldelli A, Horowitz JF, Endert E, et al. Regulation of endogenous fat and carbohydrate metabolism in relation to exercise intensity and duration. Am J Physiology. 1993;265(3).
2. Hargreaves M, Spriet LL. Skeletal muscle energy metabolism during exercise. Nature Metabolism. 2020;2:817-828.
3. Marzzoco A, Torres BB. Bioquímica básica. 2. ed. Guanabara Koogan: Rio de Janeiro; 1999.
4. Moran LA, Horton HR, Scrimgeour KG, Perry MD. Bioquímica. 5. ed. Pearson: São Paulo; 2013.
5. Campbell MK. Bioquímica. 3. ed. Artmed: Porto Alegre; 2000.
6. Nelson DL. Princípios de bioquímica de Lehninger. 7. ed. Artmed: Porto Alegre; 2019.
7. Murray RK, Granner DK, Rodwell VW. Harper: Bioquimica ilustrada. 27. ed. McGraw-Hill: São Paulo; 2007.
8. Marzzoco A, Torres BB. Bioquímica básica. 3. ed. Guanabara Koogan: Rio de Janeiro; 2007.
9. Voet D, Voet JG, Pratt CW. Fundamentos de bioquímica. A vida em nível molecular. 2. ed. Artmed: Porto Alegre; 2008.
10. Rong Ke, Qicao Xu,Cong Li,Lingyu Luo, Deqiang Huang: Mechanisms of AMPK in the maintenance of ATP balance during energy metabolismo. Cell Biology Internacional, 2018;42:384-392.
11. Watt MJ, Cheng Y. Biochimica et biophysica acta (BBA) – Molecular and cell biology of lipids. Elsevier. outubro 2017;1862(10):1250-1259.
12. Champe PC, Harvey RA, Ferrier DR. Bioquímica ilustrada. 3. ed. Artmed: Porto Alegre; 2006.
13. Chen-Kang C, Borer K, Lin P-J. Low-carbohydrate-high-fat diet: can it help exercise performance? J Hum Kinetics. Feb 2017;56:81-92.
14. McSwiney T. High-carbohydrate, ketogenic diets, exogenous ketones: performance and health effects in endurance athletes. Doctoral thesis. Waterford Institute of Technology. 2018.

Sugestão de leitura

•   Jeukendrup AE, et al. Fat metabolism during exercise: A review. Part III: effectts os nutritional interventions. Int J Sports Med. 1998;19(6):371-379.
•   Ke R, Xu Q, Li C, Luo L, Huang D. Mechanisms of AMPK in the maintenance of ATP balance during energy metabolismo. Cell Biology Internacional. 2018;42:384-392.
•   Watt MJ, Cheng Y. Biochimica et biophysica acta (BBA) – Molecular and cell biology of lipids. Elsevier. outubro 2017;1862(10):1250-1259.
•   Cozzolino SMF, Cominetti C. Bases bioquímicas e fisiológicas da Nutrição nas diferentes fases da vida, na saúde e na doença. São Paulo: Manole, 2013.
•   Garrow JS, et al. Human nutrition and dietetics. 10. ed. Churchill Livingstone; 2001.
•   Mahan LK. Krause's food, nutrition and diet therapy. 10. ed. W.B. Saunders Company; 2000.

9

Recomendações Nutricionais – *Dietary Reference Intakes*

Juliana Masami Morimoto

Recomendações nutricionais são valores de ingestão dos nutrientes, recomendados para indivíduos e populações, que devem atender às necessidades de quase todas as pessoas saudáveis da população. Esses valores podem variar entre as populações de diferentes países e, por isso, deveriam ser estabelecidos de forma específica para cada localidade.[1]

A necessidade do nutriente é definida como o menor nível de ingestão contínua de um nutriente que manterá um determinado nível de nutrição em um indivíduo. A necessidade de cada nutriente é baseada em um critério diferente de adequação nutricional, o que também pode variar de acordo com o estágio de vida.[2] Os valores recomendados de ingestão de nutrientes devem se basear na distribuição das necessidades individuais de cada nutriente, obtidos em estudos epidemiológicos com populações saudáveis. Assim, as estimativas das necessidades de nutrientes devem ser relacionadas à manutenção da saúde em indivíduos previamente saudáveis e a ingestão de nutrientes deve corresponder à ingestão habitual de um indivíduo ou população. Para se obter a ingestão habitual de um nutriente, é necessário avaliar o consumo alimentar por longo período de tempo, como semanas ou meses, para que se possa calcular a média de ingestão do nutriente durante o período avaliado.[1]

As *Dietary Reference Intakes* (DRI) são valores de referência quantitativos para recomendação de ingestão e níveis superiores toleráveis de ingestão para vários nutrientes. Metodologias atuais e avançadas foram empregadas na determinação dos valores de referência para macro e micronutrientes e para a elaboração das equações de estimativa da necessidade de energia, o que justifica seu uso na avaliação e no planejamento da ingestão de energia e dos nutrientes tanto em indivíduos como em populações.[3]

Dietary Reference Intakes

As DRI são um conjunto de quatro valores de referência baseados em nutrientes que podem ser usados para avaliar e planejar dietas de pessoas saudáveis.[4] São expressas em valores de ingestão diária, mas devem representar a média da ingestão diária do indivíduo ao longo do tempo.[1] Os valores de referência baseiam-se em relações cientificamente fundamentadas entre a ingestão de nutrientes e indicadores de adequação, bem como na preocupação com a prevenção de doenças crônicas em populações saudáveis. Foram criadas para utilização nos Estados Unidos e no Canadá para substituir as *Recommended Dietary Allowances* (RDA) e as *Recommended Nutrient Intakes* (RNI).[5]

As DRI representam uma nova proposta conceitual para os valores de referência, o que implica a necessidade do uso de novas abordagens por parte de pesquisadores e profissionais.[6] Assim, as DRI foram elaboradas para quatro tipos de aplicações principais:[7]

1. Avaliação da ingestão de energia e nutrientes em indivíduos;
2. Planejamento da ingestão de energia e nutrientes para indivíduos;
3. Avaliação da ingestão de energia e nutrientes em grupos de indivíduos;
4. Planejamento da ingestão de energia e nutrientes para grupos de indivíduos.

Outros usos das DRI ainda incluem a elaboração de guias alimentares, o planejamento de programas de assistência alimentar, a rotulagem nutricional, a fortificação de alimentos, o desenvolvimento de novos produtos alimentares, a modificação de produtos alimentares e a garantia da segurança alimentar.[5]

▶ Categorias das *Dietary Reference Intakes*

O conjunto de valores que compõem as DRI são:[5]

- *Estimated Average Requirement* (EAR) – Necessidade Média Estimada;
- *Recommended Dietary Allowance* (RDA) – Ingestão Dietética Recomendada;
- *Adequate Intake* (AI) – Ingestão Adequada;
- *Tolerable Upper Intake Level* (UL) – Nível Superior Tolerável de Ingestão;
- *Estimated Energy Requirement* (EER) – Necessidade Estimada de Energia;
- *Acceptable Macronutrient Distribution Ranges* (AMDR) – Intervalos de Distribuição Aceitável de Macronutrientes.

A maioria dos nutrientes apresenta um conjunto de DRI. Um nutriente que tem um valor de EAR também terá um valor de RDA. Caso não tenha EAR e, consequentemente, também não apresente RDA, terá um valor de AI. Independentemente de ter EAR e RDA, ou AI, alguns nutrientes ainda têm UL. Já o AMDR foi estabelecido para os macronutrientes em percentual do total de energia da dieta. As equações de EER são dependentes de informações sobre sexo, idade, altura, peso e nível de atividade física dos indivíduos. [5]

Estimated Average Requirement (**EAR**) – **Necessidade Média Estimada**

É a média do nível de ingestão diária do nutriente estimado para atender às necessidades de metade dos indivíduos saudáveis em um grupo específico de indivíduos, de acordo com o estágio de vida e o sexo. Isso significa que a outra metade do grupo não terá suas necessidades atendidas pela EAR. Embora o termo "média" seja utilizado, a EAR representa a mediana da necessidade estimada, considerando que a distribuição das necessidades do nutriente é simétrica, como a distribuição normal, e por isso a média será igual à mediana.[4]

Para a definição da EAR, critérios específicos para considerar a ingestão adequada foram determinados para cada nutriente e para cada estágio de vida e sexo, com base em revisão da literatura. Por exemplo, os valores de EAR para a vitamina C foram baseados na quantidade dessa vitamina que poderia quase saturar os leucócitos sem conduzir à perda urinária excessiva, em vez de apenas considerar o nível necessário para evitar escorbuto.[5]

Recommended Dietary Allowance (RDA) – Ingestão Dietética Recomendada

É o nível de ingestão diária do nutriente suficiente para atender às necessidades de quase todos (97% a 98%) os indivíduos saudáveis em um grupo específico, segundo o estágio de vida e sexo. Assim, a RDA excede a necessidade de quase todos os indivíduos do grupo.[4]

Considerando que a necessidade do nutriente tem distribuição normal, a RDA é calculada a partir da EAR, somando-se a esta dois desvios-padrão (DP) da necessidade, conforme a equação a seguir:[4]

$$RDA = EAR + 2DP$$

No caso de nutrientes que não atendem à normalidade da distribuição de suas necessidades (p. ex., ferro em mulheres em idade fértil), a RDA foi determinada como um valor entre os percentis 97 e 98 da distribuição das necessidades.[5]

Adequate Intake (AI) – Ingestão Adequada

É a média recomendada do nível de ingestão diário baseada em aproximações observadas ou experimentalmente determinadas, ou ainda estimativas da ingestão de nutrientes por um grupo de indivíduos saudáveis assumindo-se que seja adequada. Assim, pode-se dizer que a AI representa um valor que parece ser a ingestão adequada para um indivíduo com base na literatura disponível.[4]

A AI é estabelecida quando não há evidências científicas suficientes disponíveis para estabelecer a EAR e, consequentemente, a RDA. Portanto, a definição de um valor de AI para um nutriente indica que são necessários mais estudos sobre o nutriente para determinar a distribuição de suas necessidades com maior precisão, possibilitando definir a EAR e a RDA do nutriente.[4]

Tolerable Upper Intake Level (UL) – Nível Superior Tolerável de Ingestão

É o maior nível de ingestão diário do nutriente que provavelmente não oferece risco de efeitos adversos à saúde para quase todos os indivíduos de um grupo específico, segundo estágio de vida e gênero. Conforme a ingestão do nutriente aumenta acima do UL, o risco potencial de efeitos adversos à saúde também pode aumentar.[4]

O UL não é um nível de ingestão recomendado, e sim o maior nível de ingestão que pode ser tolerado sem causar efeitos indesejáveis. Esse valor fundamenta-se na ingestão total de um nutriente proveniente de alimentos, água e suplementos,[5] tendo a avaliação do risco de efeitos adversos do nutriente baseada em metodologia previamente publicada.[8]

Não há dados suficientes para o estabelecimento do UL para alguns nutrientes, o que não significa que o consumo excessivo não ofereça risco. Nesse caso, pode indicar a necessidade de maior cuidado na ingestão de grandes quantidades, já que o UL não foi ainda estabelecido.[4]

Basal Energy Expenditure (BEE) – Gasto Energético Basal

É o gasto energético basal em quilocalorias de um período de 24 horas, ou seja, a quantidade de energia necessária para as atividades metabólicas celulares e teciduais e para o funcionamento dos sistemas essenciais (circulação, respiração, gastrointestinal e renal). As equações do BEE foram desenvolvidas considerando idade, sexo, peso e altura e são apresentadas na Tabela 9.1 para indivíduos com 3 anos e mais. Para as crianças menores de 3 anos, foram utilizadas as equações de Schofield (1985)[9] para o cálculo do BEE.

TABELA 9.1 – Equações para estimar o gasto energético basal (BEE).

Crianças e adolescentes (3 a 18 anos) com peso adequado segundo índice de massa corporal (eutrofia)	
BEE (kcal/dia) = gasto energético basal	
Sexo masculino	$BEE^a = 68 - (43,3 \times idade^b) + (712 \times altura^c) + (19,2 \times peso^d)$
Sexo feminino	$BEE^a = 189 - (17,6 \times idade^b) + (625 \times altura^c) + (7,9 \times peso^d)$
Crianças e adolescentes (3 a 18 anos) com sobrepeso ou obesidade	
BEE (kcal/dia) = gasto energético basal	
Sexo masculino	$BEE^a = 419,9 - (33,5 \times idade^b) + (418,9 \times altura^c) + (16,7 \times peso^d)$
Sexo feminino	$BEE^a = 515,8 - (26,8 \times idade^b) + (347 \times altura^c) + (12,4 \times peso^d)$
Adultos e idosos (19 anos e mais) com peso adequado segundo índice de massa corporal (eutrofia)	
BEE (kcal/dia) = gasto energético basal	
Homens	$BEE^a = 204 - (4,0 \times idade^b) + (450,5 \times altura^c) + (11,69 \times peso^d)$
Mulheres	$BEE^a = 255 - (2,35 \times idade^b) + (361,6 \times altura^c) + (9,39 \times peso^d)$
Adultos e idosos (19 anos e mais) com peso adequado, sobrepeso ou obesidade	
BEE (kcal/dia) = gasto energético basal	
Homens	$BEE^a = 293 - (3,8 \times idade^b) + (456,4 \times altura^c) + (10,12 \times peso^d)$
Mulheres	$BEE^a = 247 - (2,67 \times idade^b) + (401,5 \times altura^c) + (8,6 \times peso^d)$

[a]BEE: Gasto Energético Basal. [b]Idade em anos. [c]Altura em metros (m). [d]Peso em quilogramas (kg).
Fonte: IOM.[10]

Estimated Energy Requirement (EER) – Necessidade Estimada de Energia

É a média da ingestão de energia estimada para a manutenção do balanço energético em indivíduos saudáveis, segundo a idade, o sexo, o peso corporal, a altura e o nível de atividade física.[10]

As equações para o cálculo da EER foram desenvolvidas a partir de estudos que avaliaram o gasto energético total medido pela técnica da água duplamente marcada e foram estabelecidas, por análise de regressão, segundo o estágio de vida e sexo. Além dessas duas características, informações sobre altura, peso e nível de atividade física também estão incluídas nas equações. Para crianças e adolescentes, gestantes e lactantes, o cálculo da EER considera as necessidades associadas com crescimento, depósito de novos tecidos e produção de leite.[10] As equações são apresentadas na Tabela 9.2.

A necessidade estimada de energia pode ser calculada em quatro níveis de atividade física, de acordo com o uso dos coeficientes do nível de atividade física[10] apresentados na Tabela 9.3.

Segundo o Institute of Medicine,[10] dos Estados Unidos, será considerado sedentário o indivíduo que realiza atividades típicas do dia a dia. Já o pouco ativo será aquele que realiza as atividades cotidianas acrescidas de 30 a 60 minutos de uma atividade moderada diariamente. Será considerado ativo, o indivíduo que realiza as atividades cotidianas acrescidas de pelo menos 60 minutos de uma atividade moderada diariamente. O muito ativo será aquele que realiza as atividades cotidianas, adicionadas de no mínimo 60 minutos diários de uma atividade moderada e ainda acrescida de 60 minutos de uma atividade vigorosa ou 120 minutos de uma atividade moderada diariamente.[10]

É importante salientar que a EER reflete a necessidade média de indivíduos com características de peso, altura, idade, sexo e nível de atividade física semelhantes. O valor da EER não é o valor exato de ingestão de energia necessário para a manutenção do balanço energético para um indivíduo específico. Por isso, cada equação para o cálculo da EER apresenta um valor de desvio-padrão que corresponde à variabilidade da necessidade de energia por estágio de vida e sexo.[5]

TABELA 9.2 – Equações para estimar a necessidade de energia.

Crianças (0 a 35 meses)	
EER (kcal/dia) = gasto total de energia + energia de depósito	
0 a 3 meses	$EER^a = [(89 \times peso^b) - 100] + 175$
4 a 6 meses	$EER = [(89 \times peso) - 100] + 56$
7 a 12 meses	$EER = [(89 \times peso) - 100] + 22$
13 a 35 meses	$EER = [(89 \times peso) - 100] + 20$
Crianças e adolescentes (3 a 18 anos)	
EER (kcal/dia) = gasto total de energia + energia de depósito	
Sexo masculino	
3 a 8 anos	$EER = 88,5 - (61,9 \times idade^c) + CAF^d \times [(26,7 \times peso) + (903 \times altura^e)] + 20$ $DP^f = 58$ kcal
9 a 18 anos	$EER = 88,5 - (61,9 \times idade) + CAF \times [(26,7 \times peso) + (903 \times altura)] + 25$ $DP = 58$ kcal
Sexo feminino	
3 a 8 anos	$EER = 135,3 - (30,8 \times idade) + CAF \times [(10,0 \times peso) + (934 \times altura)] + 20$ $DP = 68$ kcal
9 a 18 anos	$EER = 135,3 - (30,8 \times idade) + CAF \times [(10,0 \times peso) + (934 \times altura)] + 25$ $DP = 68$ kcal
Adultos e idosos (19 anos e mais)	
EER (kcal/dia) = gasto total de energia	
Homens	$EER = 662 - (9,53 \times idade) + CAF \times [(15,91 \times peso) + (539,6 \times altura)]$ $DP = 199$ kcal
Mulheres	$EER = 354 - (6,91 \times idade) + CAF \times [(9,36 \times peso) + (726 \times altura)]$ $DP = 162$ kcal

(Continua)

TABELA 9.2 – Equações para estimar a necessidade de energia. (*Continuação*)

Gestante	
EER (kcal/dia) = EER não gestante + energia de depósito para gestação	
1º trimestre	EER = EER não gestante + 0
2º trimestre	EER = EER não gestante + 340
3º trimestre	EER = EER não gestante + 452
Lactante	
EER (kcal/dia) = EER não gestante + energia para produção de leite – perda de peso	
0 a 6 meses pós-parto	EER = EER não gestante + 500 – 170
7 a 12 meses pós-parto	EER = EER não gestante + 400 – 0

[a]EER: Necessidade estimada de energia; [b]Peso em quilogramas (kg); [c]Idade em anos; [d]CAF: Coeficiente de atividade física; [e]Altura em metros (m); [f]DP: Desvio padrão.
Fonte: IOM.[10]

TABELA 9.3 – Coeficientes de atividade física (CAF) para uso nas equações da EER.

Estágio de vida	Sedentário	Pouco ativo	Ativo	Muito ativo
Sexo masculino, 3 a 18 anos	1,00	1,13	1,26	1,42
Sexo feminino, 3 a 18 anos	1,00	1,16	1,31	1,56
Sexo masculino, 19 anos e mais	1,00	1,11	1,25	1,48
Sexo feminino, 19 anos e mais	1,00	1,12	1,27	1,45

Fonte: IOM.[10]

Acceptable Macronutrient Distribution Ranges (AMDR) – Intervalos de Distribuição Aceitável de Macronutrientes

É a definição dos intervalos de ingestão a partir da ingestão dos nutrientes que fornecem energia (carboidrato, proteína e gordura), os quais estão associados ao risco reduzido de doenças crônicas não transmissíveis, desde que realizada em conjunto com a ingestão adequada dos nutrientes essenciais.[10]

Os AMDR são expressos em percentual da ingestão total de energia para que cada macronutriente seja expresso em termos proporcionais em relação aos outros. Cada AMDR tem um limite superior e um inferior determinados como o maior e o menor valores de ingestão com esperado impacto à saúde. Por isso, se um indivíduo consumir um macronutriente abaixo ou acima desse intervalo, poderá ter um aumento potencial do risco de doenças crônicas.[10]

Foram estabelecidos AMDR para carboidrato, proteína, gordura, ácidos graxos polinsaturados w-6 e w-3. Para os ácidos graxos polinsaturados w-6 e w-3 foram estabelecidos valores de AMDR iguais para todos os estágios de vida, sendo de, respectivamente, 5 a 10% e 0,6 a 1,2% em relação ao total de energia.[10] A Tabela 9.4 apresenta os valores de AMDR por estágio de vida.

Para colesterol, ácidos graxos *trans* e ácidos graxos saturados, estabeleceu-se a recomendação de que a ingestão deve ser a menor possível, ao mesmo tempo em que haja o consumo de uma dieta nutricionalmente adequada. Os açúcares de adição tiveram um limite máximo de ingestão estabelecido de até 25% do total de energia, mas não devem ser utilizados como uma recomendação de ingestão.[10]

TABELA 9.4 – Intervalos de distribuição aceitável de macronutrientes.

Macronutriente	AMDR (percentual do total de energia)		
	Crianças (1 a 3 anos)	Crianças e adolescentes (4 a 18 anos)	Adultos e idosos (19 anos e mais)
Gordura	30 a 40	25 a 35	20 a 35
Carboidrato	45 a 65	45 a 65	45 a 65
Proteína	5 a 20	10 a 30	10 a 35

Fonte: IOM.[10]

Os valores do AMDR foram estabelecidos primeiramente para carboidratos e gorduras e, depois, para proteínas. Nas crianças, considerou-se que este grupo tem uma maior taxa de oxidação de gordura do que os adultos e, por isso, precisa de uma ingestão maior desse macronutriente, sem exceder as quantidades que levem ao risco de doença coronariana e à obesidade. Por isso, os valores do AMDR de gordura para crianças são um pouco maiores do que nos adolescentes e adultos. Em adolescentes e adultos, o estabelecimento do AMDR de gordura e carboidrato considerou as evidências relacionadas ao risco aumentado de doenças cardiovasculares com alta ou baixa ingestão de gordura ou, ainda, alta ingestão de carboidrato. Assim, o AMDR de proteína foi estabelecido para totalizar a proporção dos macronutrientes devido a evidências insuficientes que relacionam a alta ou baixa ingestão de proteína a doenças.[10]

Aplicações das DRI

O princípio mais importante em relação à aplicação das DRI é que os valores de referência são para pessoas saudáveis e não devem ser utilizados como parâmetro de ingestão de indivíduos com doenças, principalmente aquelas que alteram suas necessidades de nutrientes.[5]

Os valores de referência específicos para as vitaminas e minerais e a metodologia utilizada para o estabelecimento de EAR e RDA, ou AI, e UL são apresentados em publicações específicas por grupos de micronutrientes.[4,11-15]. As equações de EER e os valores de AMDR, bem como valores de EAR e RDA, ou AI, e UL dos macronutrientes em gramas, estão em outra publicação específica para energia e macronutrientes.[10]

A seguir, serão apresentadas as recomendações nutricionais que devem ser utilizadas na avaliação da ingestão de nutrientes e no planejamento de dietas, em indivíduos e grupos de pessoas.

Tabelas de Nutrient Recommendations: Dietary Reference Intakes (DRI) disponíveis em: <https://ods.od.nih.gov/HealthInformation/Dietary_Reference_Intakes.aspx>

Avaliação da Ingestão de Energia e Nutrientes em Indivíduos

A avaliação nutricional de um indivíduo deve considerar outros fatores além da dieta, como medidas antropométricas, indicadores bioquímicos e dados clínicos. Assim, a avaliação dietética e o planejamento alimentar elaborado serão baseados em uma avaliação global do indivíduo, e não apenas na análise da alimentação.[16]

Para estimar a ingestão de nutrientes e compará-la com os valores de referência das DRI, os métodos de avaliação do consumo alimentar mais apropriados são o recordatório de 24 horas e o registro alimentar. Sugere-se a utilização do registro alimentar de três ou mais dias, ou a aplicação de vários recordatórios de 24 horas, preferencialmente em dia não consecutivos e considerando um dia do final de semana.[19]

O objetivo da avaliação da ingestão de um nutriente é determinar se a ingestão está atendendo às necessidades do nutriente no indivíduo. Duas grandes dificuldades surgem nesse processo: a primeira é que a necessidade individual do nutriente é desconhecida; e a segunda é que raramente pode-se estimar a ingestão habitual de um nutriente devido às variações diárias na ingestão.[20] Para contornar a primeira dificuldade, considerando que a necessidade individual de um nutriente será próxima da média, a EAR será a melhor estimativa da necessidade para um indivíduo. Já com relação à segunda dificuldade, esta será resolvida por meio da obtenção de vários dias de consumo alimentar, o que tornará possível o cálculo da média da ingestão nos dias avaliados.[5]

A avaliação da ingestão individual de um nutriente é realizada por meio de uma abordagem quantitativa, que estima estatisticamente o nível de confiança em que a ingestão habitual de um indivíduo está acima das necessidades individuais do nutriente. Para a aplicação dessa abordagem, assume-se que a distribuição da ingestão e da necessidade do nutriente é normal. Por isso, alguns nutrientes que não atendem a essa premissa não podem ter a ingestão avaliada por meio dessa abordagem, como é o caso da necessidade de ferro em mulheres em idade fértil e da ingestão das vitaminas A, B_{12}, C e E. Para esses casos, outra abordagem de avaliação deve ser desenvolvida, e, enquanto isso não acontece, outras formas de avaliação devem ser utilizadas, como a análise do consumo de alimentos fontes desses nutrientes e sua comparação com um guia alimentar.[5]

Nutrientes com EAR

Para os nutrientes com EAR, pode-se calcular a probabilidade de a dieta estar adequada na ingestão do nutriente avaliado por meio da seguinte equação:[2]

$$z\text{-escore} = \frac{\text{Média de ingestão} - \text{EAR}}{\sqrt{(\text{DP da necessidade})^2 + \dfrac{(\text{DP intrapessoal})^2}{\text{Número de dias de ingestão}}}}$$

Explicação:

- **Média de ingestão:** média da ingestão do nutriente de um indivíduo como estimativa da sua ingestão habitual.
- **EAR:** estimativa da necessidade do indivíduo para um nutriente segundo o estágio de vida e sexo.

- **DP (desvio-padrão) da necessidade:** variação das necessidades entre os indivíduos, calculada por meio da multiplicação do coeficiente de variação do nutriente ao valor da EAR (DP da necessidade = CV × EAR). Os coeficientes de variação dos nutrientes que deve ser usado são: vitamina A = 20%; vitaminas B_6, B_{12}, C, E, folato, riboflavina e tiamina = 10%; niacina = 15%; cobre e molibdênio = 15%; iodo = 20%; magnésio, fósforo, selênio e zinco = 10%.[5]

- **DP (desvio-padrão) intrapessoal da ingestão:** variação do dia a dia na ingestão do nutriente feita pelo próprio indivíduo; esse valor foi estimado em estudos populacionais.

- **Número de dias de ingestão:** número de recordatórios de 24 horas ou de dias do registro alimentar coletados para a avaliação da ingestão do nutriente.

O valor de z-escore obtido na equação deve ser convertido em probabilidade por meio da consulta de uma tabela de probabilidades da distribuição normal. Quanto maior for o valor do z-escore, maior será a probabilidade de adequação.[5]

Nutrientes com AI

Não é possível estimar a necessidade individual para os nutrientes com AI porque eles, por sua própria definição, baseiam-se em uma ingestão considerada adequada. Por isso, o valor de AI não é muito útil quando o objetivo é comparar a ingestão de um nutriente com a sua necessidade. Nesse caso, a alternativa é determinar com que confiança a ingestão do nutriente está acima da AI com a seguinte equação:[2]

$$z\text{-escore} = \frac{\text{Média de ingestão} - \text{AI}}{(\text{DP intrapessoal})^2 / \sqrt{\text{Número de dias de ingestão}}}$$

Explicação:

- **Média de ingestão:** média da ingestão do nutriente de um indivíduo como estimativa da sua ingestão habitual.

- **AI:** valor de AI para o estágio de vida e sexo ao qual o indivíduo pertence.

- **DP (desvio-padrão) intrapessoal da ingestão:** é a variação do dia a dia na ingestão do nutriente feita pelo próprio indivíduo; esse valor foi estimado em estudos populacionais.

- **Número de dias de ingestão:** número de recordatórios de 24 horas ou de dias do registro alimentar coletado para a avaliação da ingestão do nutriente.

O valor de z-escore obtido na equação deve ser convertido em probabilidade por meio da consulta de uma tabela de probabilidades da distribuição normal. Quanto maior for o valor do z-escore, maior será a probabilidade de a ingestão estar acima da AI.[5]

No caso de nutrientes que apresentam AI, se o resultado da equação não for uma alta probabilidade de a ingestão habitual ser maior do que a AI, não é possível concluir que a ingestão do nutriente está inadequada devido à metodologia empregada para o estabelecimento dos valores de AI, que considerou valores de ingestão, e não de necessidade do nutriente. Por isso, considera-se o uso da AI limitado e reforça a importância da realização de mais estudos que possibilitem estabelecer valores de EAR e de RDA substituindo a AI.[5,11]

Nutrientes com UL

O UL pode ser utilizado para avaliar se um indivíduo com altas ingestões de um nutriente está em risco de efeitos adversos à saúde. Para essa avaliação, foi criada uma equação que determina a probabilidade de a ingestão habitual estar acima do UL:[2]

$$z\text{-escore} = \frac{\text{Média de ingestão} - \text{UL}}{(\text{DP intrapessoal})^2 / \sqrt{\text{Número de dias de ingestão}}}$$

Explicação:

- **Média de ingestão:** média da ingestão do nutriente de um indivíduo como estimativa da sua ingestão habitual.
- **UL:** valor de UL para o estágio de vida e sexo ao qual o indivíduo pertence.
- **DP (desvio-padrão) intrapessoal da ingestão:** variação do dia a dia feita pelo próprio indivíduo; este valor foi estimado em estudos populacionais.
- **Número de dias de ingestão:** número de recordatórios de 24 horas ou de dias do registro alimentar coletado para a avaliação da ingestão do nutriente.

O valor de z-escore obtido na equação deve ser convertido em probabilidade por meio da consulta de uma tabela de probabilidades da distribuição normal. Quanto maior for o valor do z-escore, maior será a probabilidade de a ingestão estar acima do UL.[5]

Energia

A relação entre a ingestão e a necessidade de energia em um indivíduo será refletida em seu peso corporal. Um indivíduo que mantém seu peso corporal adequado provavelmente tem uma ingestão habitual de energia que atende às suas necessidades. Porém, se um indivíduo está ganhando ou perdendo peso, significa que sua ingestão de energia está, respectivamente, excessiva ou insuficiente.[16] Portanto, pode-se usar indicadores antropométricos como uma forma de avaliação da adequação da ingestão de energia, como o índice de massa corporal (IMC).[5]

A ingestão de energia de um indivíduo deve ser avaliada por meio da comparação da ingestão com a sua necessidade. Nessa abordagem, devem ser realizadas as seguintes etapas:[10]

1. Calcular a necessidade de energia específica do indivíduo, de acordo com suas características de sexo, idade, peso, altura e nível de atividade física, utilizando a equação da EER adequada.
2. Multiplicar o desvio padrão da equação da EER por dois (DP × 2).
3. Somar os dois desvios-padrão ao valor calculado da EER, o que resultará no limite superior do intervalo.
4. Subtrair os dois desvios-padrão ao valor calculado da EER, o que resultará no limite inferior do intervalo.
5. Avaliar se a ingestão está dentro do intervalo de valores da EER, ou seja, se a ingestão é maior do que o limite inferior da EER e menor do que o limite superior da EER. Se a ingestão de energia estiver dentro do intervalo calculado, pode-se concluir que a ingestão

de energia atende às necessidades do indivíduo. Caso a ingestão seja menor do que o limite inferior da EER, a ingestão de energia não supre as necessidades, levando ao risco de perda de peso pelo indivíduo avaliado. Inversamente, se a ingestão for maior do que o limite superior da EER, a ingestão de energia é maior do que a necessidade, o que pode acarretar ganho de peso.

O cálculo da EER fornece a média da necessidade para indivíduos com as mesmas características, o que torna necessário o uso do desvio-padrão da equação da EER, multiplicado por 2, para se considerar a variabilidade da necessidade de energia em indivíduos com as mesmas características da pessoa avaliada. Assim, a soma e a subtração de 2 desvios-padrão em relação à EER fornece um intervalo de valores que corresponde à probabilidade de 95% de representar a necessidade do indivíduo que está sendo avaliado.[16]

As equações de EER foram elaboradas para serem utilizadas em indivíduos aparentemente saudáveis, já que, por definição, os valores obtidos pela EER representam a ingestão de energia para manutenção da saúde. Indivíduos com excesso de peso (sobrepeso ou obesidade) devem ter a ingestão de energia avaliada pelas equações de TEE (*Total Energy Expenditure* – Gasto Total de Energia), a partir das quais analisa-se a magnitude da redução na ingestão de energia que leve à perda de peso. Em indivíduos com baixo peso também devem ser utilizadas equações específicas de TEE e, consequentemente, verificar o quanto deve se aumentar a ingestão de energia visando ganho de peso.[10]

Nutrientes com AMDR

O consumo de macronutrientes (carboidrato, proteína e lipídio) fornece energia para atender às necessidades do ser humano. Avaliar a proporção de cada um dos macronutrientes em relação ao total de energia ingerido é importante devido às evidências crescentes sobre o papel desses macronutrientes, principalmente gorduras e carboidratos, no risco de doenças crônicas não transmissíveis.[10]

Os limites do AMDR representam ingestões dos macronutrientes que minimizam o risco de doenças crônicas a longo prazo. Para avaliar a ingestão de macronutrientes de um indivíduo, a ingestão média ao longo dos dias, em percentual do total de energia da dieta, deve estar dentro do AMDR para se considerar a dieta consistente com o risco reduzido de doenças crônicas e de ingestão insuficiente de nutrientes. Ingestões menores do que o limite inferior ou maiores do que o limite superior do AMDR podem significar risco aumentado para o desenvolvimento de doenças crônicas e de ingestão inadequada de nutrientes.[16]

Planejamento da Ingestão de Energia e Nutrientes para Indivíduos

O objetivo do planejamento da dieta para um indivíduo é garantir que seja baixo o risco na ingestão inadequada de nutrientes, tanto de insuficiência como de excesso.[21]

Nutrientes com RDA

O valor de RDA pode ser usado como referência para o planejamento da ingestão de nutrientes, o que resultará em uma baixa probabilidade de inadequação para um indivíduo.

O valor do RDA foi estabelecido para atender às necessidades de 97% a 98% dos indivíduos em um determinado estágio de vida e sexo, o que significa que a probabilidade de o valor do RDA não atender à necessidade do indivíduo é de apenas 2% a 3%, justificando a escolha deste parâmetro para o planejamento da dieta de indivíduos.[21]

Nutrientes com AI

Os nutrientes que não têm RDA tiveram valores de AI estabelecidos. Por isso, no caso de nutrientes com AI, esse valor de referência pode ser usado para o planejamento de dietas. Porém, devido às limitações de uso do AI, a probabilidade de inadequação em caso da ingestão não alcançar o AI será desconhecida.[21]

Nutrientes com UL

No planejamento de dietas para indivíduos, o UL pode ser usado como referência para que a ingestão do nutriente não exceda esse valor a fim de que não haja risco de efeitos adversos à saúde pelo excesso.[21]

Energia

O planejamento da ingestão de energia por um indivíduo deve se basear na estimativa de sua necessidade de energia por meio das equações de cálculo da EER. Esse deve ser o ponto inicial para o planejamento da ingestão de energia, pois as necessidades variam de pessoa para pessoa, o que pode ser observado ao se calcular o intervalo da EER com o uso dos dois desvios-padrão da equação. Posteriormente ao planejamento, o peso corporal do indivíduo deve ser monitorado para que a quantidade de energia proveniente da dieta seja ajustada (para mais ou para menos) a partir da EER inicial, permitindo a manutenção do peso corporal adequado.[21]

Nutrientes com AMDR

A ingestão de carboidrato, gordura e proteína deve ser planejada de modo que fique dentro do respectivo AMDR.[21]

Avaliação da Ingestão de Nutrientes em Grupos de Indivíduos

A avaliação da ingestão de energia e nutrientes em grupos de indivíduos deve seguir as mesmas recomendações em relação ao método utilizado para avaliar o consumo alimentar individual. Os métodos mais indicados continuam sendo o recordatório de 24 horas e o registro alimentar, que devem ser aplicados em mais de um dia em cada indivíduo do grupo avaliado. Assim, pode-se obter a distribuição da ingestão habitual do nutriente no grupo.[2] Para avaliar o número de dias necessários para a caracterização da ingestão habitual no grupo, Hoffmann *et al.*[22] realizaram estudo em que observaram que a estimativa da distribuição em percentis da ingestão habitual de nutrientes foi similar com 2 e com 7 dias de recordatórios de 24 horas, o que demonstra que, em grupos de indivíduos, realizar mais do que duas repetições da medida dietética por indivíduo pode ser supérfluo, desde que a coleta tenha contemplado todos os dias da semana e finais de semana, além de ter sido realizada ao longo de 1 ano.[22]

A replicação da medida dietética é importante para se obter a variabilidade intrapessoal e a interpessoal da ingestão de nutrientes. A variabilidade intrapessoal reflete as diferenças diárias no consumo alimentar e corresponde à variação feita pelos próprios indivíduos. Já a interpessoal reflete a variação no consumo alimentar entre os indivíduos.[2] Com essas informações, pode-se ajustar estatisticamente a distribuição da ingestão do nutriente a fim de que o efeito da variabilidade intrapessoal seja removido. Esse ajuste é necessário para que a distribuição da ingestão do nutriente reflita apenas a variabilidade interpessoal da ingestão, resultando em uma estimativa da prevalência de inadequação do nutriente com melhor precisão.[17] Vários métodos estatísticos de ajuste da ingestão de nutrientes estão disponíveis na literatura, como as propostas do National Research Council[23] e de Nusser *et al.*[24]

Nutrientes com EAR

Os nutrientes que apresentam EAR podem ter a ingestão no grupo avaliada por meio do cálculo da prevalência de inadequação utilizando-se o método da EAR como ponto de corte. Nesse método, compara-se a distribuição das ingestões no grupo com a distribuição das necessidades do nutriente (EAR) e o resultado é a proporção de indivíduos com ingestão menor do que a EAR. As condições para o uso dessa abordagem são:[2]

- Ingestões e necessidades são independentes.
- A distribuição da necessidade em torno da EAR é simétrica.
- A variabilidade das ingestões é maior do que a variabilidade das necessidades.

A prevalência de inadequação será calculada pela seguinte equação:[2]

$$\text{z-escore} = \frac{\text{EAR} - \text{média de ingestão no grupo}}{\text{DP da ingestão no grupo}}$$

Explicação:

- **Média de ingestão:** média da ingestão do nutriente no grupo.
- **EAR:** estimativa da necessidade do nutriente para o específico estágio de vida e sexo.
- **DP (desvio-padrão) da ingestão:** desvio-padrão da ingestão do nutriente no grupo.

O valor de z-escore obtido na equação deve ser convertido em proporção por meio da consulta de uma tabela de probabilidades da distribuição normal. Quanto maior for o valor do z-escore, maior será a proporção de indivíduos com ingestão considerada inadequada, ou seja, maior a prevalência de inadequação.[5]

Nutrientes com AI

Há limitações na avaliação da ingestão de nutrientes com AI, pois não há uma distribuição das necessidades do nutriente. Assim, devido à metodologia adotada para o estabelecimento dos valores de AI, não se pode afirmar que os indivíduos com uma ingestão menor do que AI têm ingestão inadequada. Por outro lado, pode-se dizer que os indivíduos com ingestão maior do que a AI têm ingestão adequada.[2,16]

Nutrientes com UL

Para os nutrientes com UL, pode-se calcular a proporção do grupo com ingestão acima do UL, o que representa a identificação de indivíduos com potenciais riscos de efeitos adversos à saúde provenientes da ingestão excessiva do nutriente.[2]

Energia

A ingestão de energia pode ser avaliada por meio da comparação da ingestão com a necessidade. Pode-se calcular a média da necessidade de energia do grupo para compará-la à média da ingestão de energia. Se a média de ingestão estiver dento do intervalo da EER (EER ± 2DP), pode-se concluir que a ingestão de energia está adequada; caso a ingestão média de energia esteja abaixo ou acima do intervalo da EER, assume-se que a ingestão está inadequada, sendo, respectivamente, insuficiente ou excessiva.[16]

A avaliação da ingestão de energia em um grupo pode ser feita utilizando-se o IMC como indicador biológico. Pode-se avaliar a proporção de indivíduos de acordo com categorias do IMC, ou seja, abaixo, dentro e acima do intervalo definido como normalidade, o que representará as proporções de indivíduos com ingestão de energia insuficiente, adequada e excessiva, respectivamente.[10]

Nutrientes com AMDR

A avaliação da ingestão de macronutrientes em um grupo deve ser realizada por meio do cálculo da proporção de indivíduos em três categorias:[10]

1. Ingestão abaixo do limite inferior do AMDR: ingestão insuficiente do macronutriente.
2. Ingestão dentro do AMDR: ingestão adequada do macronutriente.
3. Ingestão acima do limite superior do AMDR: ingestão excessiva do macronutriente.

Nessa avaliação, caso seja observada uma grande proporção do grupo com ingestão abaixo ou acima do AMDR, há um aumento do risco de doenças.[5]

Planejamento da Ingestão de Energia e Nutrientes para Grupos de Indivíduos

O objetivo do planejamento da ingestão de nutrientes em grupos de indivíduos é que a ingestão habitual atinja as necessidades da maioria dos indivíduos do grupo. Portanto, espera-se uma baixa prevalência de inadequação da ingestão de nutrientes.[21]

Nutrientes com EAR

Para os nutrientes com EAR, utiliza-se a mesma abordagem da avaliação da ingestão, que é o método da EAR como ponto de corte. Inicialmente, deve-se definir uma prevalência de inadequação aceitável no grupo e, a partir dela, estimar a distribuição da ingestão habitual esperada. O Institute of Medicine, dos Estados Unidos, sugere considerar 2% a 3% de prevalência de inadequação aceitável. Na tabela de distribuição normal, para um percentual de 2,5%, o que representa uma probabilidade de 0,025, o valor do z-escore correspondente é de 1,96, o qual será utilizado no cálculo do valor de ingestão do nutriente a ser planejada.[21,25]

A seguinte equação deve ser utilizada:[21]

$$\text{Média de ingestão do grupo} = \text{EAR} + (\text{z-escore} \times \text{DP de ingestão do grupo})$$

Explicação:

- **Média de ingestão do grupo:** será o valor de ingestão do nutriente esperado para se obter a prevalência de inadequação aceitável.
- **EAR:** necessidade do nutriente para o estágio de vida e gênero do grupo.
- **z-escore:** valor correspondente à prevalência de inadequação desejada no grupo.
- **DP de ingestão do grupo:** desvio-padrão da ingestão do nutriente no grupo.

O uso dessa abordagem necessita que uma avaliação prévia da ingestão do nutriente de interesse tenha sido realizada para que se tenha a informação sobre a variabilidade (desvio-padrão) da ingestão do nutriente no grupo.[21]

A sugestão de se considerar aceitável uma prevalência de inadequação de 2% a 3% pode não se aplicar em algumas situações. Por isso, esse percentual deve ser definido de acordo com as características dos indivíduos e da realidade local.[25]

Nutrientes com AI

Para os nutrientes com AI, esse valor de referência pode ser usado para o planejamento da dieta do grupo, pois espera-se que a média ou mediana da ingestão do nutriente seja o valor do AI. Porém, devido às limitações de uso do AI, mesmo que o grupo tenha uma média ou mediana de ingestão igual ao AI do nutriente, não se pode garantir que há baixa prevalência de inadequação do nutriente.[21,25]

Nutrientes com UL

No caso de nutrientes com UL, o objetivo do planejamento da dieta é que se observe baixa proporção de indivíduos com ingestão acima do UL. Portanto, deve-se ter o cuidado de planejar a dieta com quantidades do nutriente menores do que o UL.[20,25]

Energia

O planejamento da ingestão de energia pode seguir duas abordagens diferentes. Na primeira, deve-se calcular a necessidade estimada de energia para um indivíduo de referência que represente a média de idade, altura, peso e nível de atividade física do grupo. Esse valor da EER deve ser utilizado para o planejamento da dieta em conteúdo de energia.[21]

A segunda abordagem consiste em estimar a necessidade de energia para cada indivíduo e, posteriormente, calcular a média das necessidades do grupo. Esse valor médio da necessidade de energia será o valor de referência para o planejamento da dieta em conteúdo energético.[21]

Nutrientes com AMDR

O planejamento da distribuição de macronutrientes na dieta deve ser realizado utilizando-se como referência os valores de AMDR para cada macronutriente. Assim, a partir da necessidade de energia estimada para o grupo, os valores de AMDR podem ser utilizados para estimar as quantidades dos macronutrientes em gramas a serem utilizados como referência para o planejamento da dieta.[21]

Referências bibliográficas

1. King JC, Vorster HH, Tome DG. Nutrient intake values (NIVS): a recommended terminology and framework for the derivation of values. Food Nutr Bull. 2007; 28(Suppl.1):S16-S26.

2. Institute of Medicine (IOM). Dietary reference intakes. Applications in dietary assessment. Washington, DC: National Academy Press; 2000. Cap. 1. p. 21-28.

3. Institute ff Medicine. Dietary reference intakes. Research synthesis. Workshop summary. Washington, DC: National Academy Press; 2007.

4. Institute of Medicine (IOM). Dietary reference intakes for calcium, phosphorus, magnesium, vitamin D, and fluoride. Washington, DC: National Academy Press; 1997.

5. Institute of Medicine (IOM). Dietary reference intakes: the essential guide to nutrient requirements. Washington, DC, National Academy Press; 2006.

6. Barr SI, Murphy SP, Poos MI. Interpreting and using the Dietary Reference Intakes in dietary assessment of individuals and groups. J Am Diet Assoc. 2002; 102(6):780-88.

7. Murphy SP, Guenther PM, Kretsch MJ. Using Dietary Reference Intakes to assess intakes of groups: pitfalls to avoid. J Am Diet Assoc. 2006; 106(10):1550-53.

8. Institute of Medicine (IOM). Dietary Reference Intakes: a risk assessment model for establishing upper intake levels for nutrients. Washington, DC: National Academy Press; 1998.

9. Schofield WN. Predicting basal metabolic rate, new standards and review of previous work. Hum Nutr Clin Nutr. 1985; 39(Suppl 1):5-41.

10. Institute of Medicine (IOM). Dietary reference untakes for energy, carbohydrate, fiber, fat, fatty acids, cholesterol, protein, and amino acids. Washington, DC: National Academy Press; 2005.

11. Institute of Medicine (IOM). Dietary reference intakes for thiamin, riboflavin, niacin, vitamin B6, folate, vitamin B12, pantothenic acid, biotin, and choline. Washington, DC: National Academy Press; 1998.

12. Institute of Medicine (IOM). Dietary reference intakes for vitamin C, vitamin E, selenium, and carotenoids. Washington, DC: National Academy Press; 2000.

13. Institute of Medicine (IOM). Dietary reference intakes for vitamin A, vitamin K, arsenic, boron, chromium, copper, iodine, iron, manganese, molybdenum, nickel, silicon, vanadium, and zinc. Washington, DC: National Academy Press; 2001.

14. Institute of Medicine (IOM). Dietary reference intakes: water, potassium, sodium, chloride, and sulfate. Washington, DC: National Academy Press; 2005.

15. Institute of Medicine (IOM). Dietary reference intakes for calcium and vitamin D. Washington, DC: National Academy Press; 2011.

16. Bar SI. Applications of Dietary Reference Intakes in dietary assessment and planning. Appl Physiol Nutr Metab. 2006; 31:66-73.

17. 1Murphy SP. Using DRIs for dietary assessment. Asia Pac J Clin Nutr. 2008; 17(S1):299-301.

18. Basiotis PP, Welsh SO, Cronin FJ, Kelsay JL, Mertz W. Number of days of food intake records required to estimate individual and group nutrient intakes with defined confidence. J Nutr. 1987; 117:1638-41.

19. Fisberg RM, Marchioni DML, Slater B. Recomendações nutricionais. In: Fisberg RM, Slater B, Marchioni DML, Martini LA. Inquéritos alimentares: métodos e bases científicas. São Paulo: Manole; 2005. p. 190-236.

20. Murphy SP, Poos MI. Dietary reference intakes: summary of applications in dietary assessment. Public Health Nutr. 2002; 5(6A):843-49.

21. Institute of Medicine (IOM). Dietary reference intakes: applications in dietary planning. Washington, DC: National Academy Press; 2003.

22. Hoffmann K, Boeing H, Dufour A, Volatier JL, Telman J, Virtanen M, Becker W, Heanauw S de. Estimating the distribution of usual dietary intake by short-term measurements. Eur J Clin Nutr. 2002; 56(Suppl.2):S53-S62.

23. National Research Council, Subcommittee on Criteria for Dietary Evaluation. Nutrient Adequacy: assessment using food consumption surveys. Washington, DC: National Academy Press; 1986.

24. Nusser SM, Carriquiry AL, Dodd KW, Fuller WA. A semiparametric transformation approach to estimating usual daily intake distributions. J Am Stat Assoc. 1996; 91:1440-1449.

25. Murphy SP, Barr SI. Challenges in using the Dietary Reference Intakes to plan diets for groups. Nutr Rev. 2005; 63(8):267-71.

10

Carboidratos e Fibra Alimentar

Eliana Bistriche Giuntini
Fabiana Andréa Hoffman Sardá

Carboidratos

Conceito

Os carboidratos incluem componentes diversos com distintas propriedades fisiológicas, físicas e químicas. São componentes fundamentais ao metabolismo energético e associados aos mecanismos de glicemia, da insulina, saciedade e o metabolismo lipídico. Parte dos carboidratos atua sobre o funcionamento intestinal (frequência e trânsito), balanço da microbiota residente e crescimento celular dos colonócitos em função do processo de fermentação, o que também pode influenciar a absorção de cálcio no intestino e ação imunorreguladora. Essas propriedades têm implicações sobre a saúde em geral e contribuem particularmente para o controle do peso corporal, do envelhecimento, do diabetes, das doenças cardiovasculares, da densidade mineral óssea, do câncer intestinal, da constipação e da resistência a infecções intestinais.[1,2]

Definição

Carboidratos são carbonos hidratados cuja fórmula empírica é $(CH_2O)n$ (razão molar de 1:2:1 entre C, H e O) e podem conter ainda nitrogênio, fósforo ou enxofre. Quimicamente, os carboidratos são poli-hidroxialdeídos, ou poli-hidroxicetonas, ou substâncias cuja hidrólise origine tais compostos.[3]

Classificação e funções

A classificação química tradicional, segundo o grau de polimerização (GP) e tipo de ligação (alfa e não alfa) basicamente, não corresponde de forma direta e exclusiva às propriedades fisiológicas dos carboidratos e efeitos sobre a saúde humana. Nessa classificação, esses componentes alimentares são divididos em açúcares [(mono (1 GP) e dissacarídeos (2 GP)], oligossacarídeos (3 GP a 20 GP) e polissacarídeos (> 20 GP). O termo "sacarídeo é derivado do grego *sakcharon*, que significa açúcar. Utiliza-se a palavra "açúcares" para identificar os carboidratos mais simples também denominados de açúcares solúveis. Mas as diferentes velocidades de digestão e, consequente, absorção dos carboidratos afetam a resposta glicêmica em função do tipo de carboidrato presente nos alimentos.[2]

Conceito atualizado e em uso:

Em 2003, a FAO sugeriu a utilização da terminologia "**carboidrato disponível**" para os carboidratos hidrolisados pelas enzimas humanas, absorvidos no início do intestino delgado e que participam do metabolismo energético – caso do amido, sacarose, lactose, maltose, dextrina e isomaltose.

Os "carboidratos não disponíveis" são aqueles que não são degradados pelas enzimas digestivas humanas e, portanto, não podem ser absorvidos. Entre eles estão todos os carboidratos que fazem parte do conceito de fibra alimentar: os polissacarídeos não amido, dextrinas resistentes, oligossacarídeos e amido resistente, sendo considerados prebióticos somente aqueles passíveis de fermentação no intestino grosso, fornecendo energia para o organismo, embora de forma reduzida e aproveitada pelos colonócitos.[4]

Cabe lembrar que a divisão entre carboidratos simples e complexos não deve ser utilizada, embora seja adotada por alguns profissionais. Esses termos começaram a ser utilizados em 1977 para diferenciar os carboidratos simples (açúcares) dos polissacarídeos associados ao consumo de cereais e grãos – ricos em amido – identificados como fontes de carboidratos mais saudáveis, juntamente com as hortaliças e frutas – pobres em amido. A partir dessa consideração sobre hortaliças e frutas e com o avanço dos estudos sobre o aproveitamento do amido indicando que determinados tipos eram rapidamente digeridos e absorvidos (produtores de alto índice glicêmico), a FAO/WHO (1998) passou a considerar essa classificação inadequada, recomendando que se deve usar o nome químico comum de cada componente.[3]

A classificação química, seus principais componentes e fontes, digestibilidade e índice glicêmico dos carboidratos mais importantes para a alimentação humana podem ser verificados no Quadro10.1.

Metabolismo dos carboidratos

A digestão do amido se dá pela ação das enzimas alfa-amilase (salivar e pancreática) e amiloglicosidase, e dos dissacarídeos pela ação de dissacaridases presentes na borda em escova no intestino. Os produtos finais da digestão de carboidratos são, principalmente, glicose (média de 80 %) e também frutose e galactose, que são posteriormente convertidas em glicose, de modo rápido, no fígado. Nas células hepáticas, há enzimas disponíveis para promover a interconversão entre os monossacarídeos (glicose, frutose e galactose), mas como há grande disponibilidade da enzima glicose fosfatase nas células hepáticas, a formação de glicose acaba representando mais de 95% dos monossacarídeos circulantes no sangue.[5]

QUADRO 10.1 – Carboidratos: classificação química, principais componentes, digestibilidade e índice glicêmico.

Classes	Subgrupos	Principais componentes	Digestão/absorção	Índice glicêmico*	Principais fontes
Açúcares (GP: 1 a 2)	Monossacarídeos	Glicose	Rápida	Alto (100)	Xarope de milho, dextrose, mel
		Frutose	Rápida	Baixo (22)	Mel, frutas
		Galactose	Rápida	Baixo (23)	Leite e derivados
	Dissacarídeos	Sacarose	Rápida	Alto (70)	Açúcar de mesa
		Lactose	Rápida	Baixo (19)	Leite e derivados
		Maltose	Rápida	Alto (105)	Malte de cereais/hidrólise de amido
		Trealose	Lenta/Reduzida	(-)	Camarão, sementes de girassol, algas marinhas
		Isomaltulose	Lenta	Baixo (32)	Obtido por bioconversão, beterraba, cana de açúcar
	Polióis (açúcares de alcoóis)	Sorbitol, manitol	Lenta/Reduzida	(-)	Frutas e hortaliças
		Eritritol	Lenta/Reduzida	(-)	Frutas, algas, cogumelos
		Xilitol	Lenta/Reduzida	Baixo (7)	Beterraba, cebola, algas marinhas
		Lactitol	(-)	Baixo (2)	Obtido por hidrogenação catalítica
		Maltitol	Lenta/Reduzida	Baixo (-)	Obtido por hidrogenação da D-maltose de amido hidrolisado
Oligossacarídeos (carboidratos de cadeia curta) (GP: 3 a 9)	Malto-oligossacarídeos (alfa-glucanos)	Maltodextrinas disponível	Rápida	Alto (-)	Obtido por hidrólise de amido (principalmente milho, arroz e batata)
		Maltodextrina resistente	Lenta	Médio (-)	Obtido por hidrólise de amido (especialmente mandioca, trigo, amido de milho)
	Oligossacarídeos (não alfa-glucanos)	Rafinose	Resistente	(0)	Leguminosas, crucíferas, uva
		Estaquiose	Resistente	(0)	Leguminosas
		Fruto-oligossacarídeos	Resistente	(0)	Obtido por hidrólise da inulina
		Galacto-oligossacarídeos	Resistente	(0)	Obtido por síntese enzimática da lactose,
		Inulina	Resistente	(0)	Alcachofra, yacón, beterraba, alho, cebola
		Polidextrose	Resistente	(0)	Fibra sintética

(Continua)

QUADRO 10.1 – Carboidratos: classificação química, principais componentes, digestibilidade e índice glicêmico. (*Continuação*)

Classes	Subgrupos	Principais componentes	Digestão/absorção	Índice glicêmico*	Principais fontes
Polissacarídeos (GP: ≥ 10)	Amidos (alfa-glucanos)	Amilose (>25%) (< 25%)	Média Lenta	Médio (-) Baixo (-)	Cereais e derivados, tuberosas
		Amilopectina	Rápida	Alto (-)	Cereais e derivados, tuberosas
		Amidos modificados (pré-gelificado)	Variável	Alto (-)	Produtos industrializados
		Amido "waxy"	Rápida	(-)	Produtos industrializados
		Amido "waxy" modificado	Média/Lenta	(-)	Produtos industrializados
		Amido resistente	Resistente	(0)	Leguminosas, banana verde, amido gelatinizado e resfriado/congelado (retrogradado) Amido Hi-Maize (alto conteúdo de amilose) AR3 (amilose retrogradada)
	Polissacarídeos não amido (PNA)	Celulose, hemicelulose, pectina, arabinoxilanas, beta-glucanas, glucomananas, gomas de plantas, mucilagens, hidrocoloides	Resistentes	(0)	Leguminosas, cereais integrais, frutas, hortaliças

*valores obtidos (ou média) de acordo com glycemicindex.com ou TBCA (fcf.usp.br/tbca); (-) não há informação disponível; (0) não altera a resposta glicêmica quando isolado, porém, podem contribuir com a redução quando presentes nos alimentos.

Resposta glicêmica dos alimentos

Nem todos os carboidratos se comportam metabolicamente da mesma forma. A resposta glicêmica é decorrente do seu perfil de digestão e muitos dos efeitos fisiológicos dos carboidratos estão relacionados com seu grau de absorção no intestino delgado ou fermentação no intestino grosso.

Os carboidratos disponíveis presentes nos alimentos podem produzir diferentes respostas glicêmicas:[4,6]

(i) carboidrato disponível de rápida digestão (hidrolisado pelas enzimas digestivas humanas e que participa do metabolismo intermediário) – produz aumento importante da glicemia após sua ingestão e, posteriormente, pode provocar hipoglicemia como consequência da liberação elevada de insulina.

(ii) carboidrato disponível de lenta digestão – é totalmente hidrolisado e absorvido no duodeno, mas impacta a glicemia de forma gradual, sem provocar descargas bruscas e elevadas de insulina. O tipo (ii) representa uma resposta mais adequada do ponto de vista fisiológico e podem contribuir para a redução de risco de desenvolvimento de doenças crônicas não transmissíveis.

O consumo contínuo e elevado dos alimentos ricos em carboidratos disponíveis de rápida digestão (alto índice glicêmico), por indivíduos pouco ativos, pode proporcionar aumento da secreção de insulina a fim de restabelecer a homeostase da glicose. O aumento persistente da glicemia e da insulina pós-prandiais, com grande demanda da função das células β, pode aumentar o risco de desenvolvimento do diabete tipo 2.[7,8] Mas em indivíduos saudáveis e ativos, a glicemia pós-prandial pode ser ajustada pelo aumento da sensibilidade da insulina nos tecidos periféricos, decorrentes da prática de atividade física por diferentes mecanismos.

A resposta glicêmica depende das características dos alimentos ou da dieta (principalmente quantidade de carboidratos disponíveis, conteúdo de amilose, amido resistente, fibra alimentar, açúcar solúvel, volume, forma, processamento e/ou armazenamento do alimento) e das características do indivíduo (sensibilidade à insulina, atividade das células β pancreáticas, motilidade gastrintestinal, nível de atividade física, metabolismo decorrente de refeições anteriores e outros parâmetros diariamente variáveis). Os carboidratos da dieta são os constituintes majoritários que influenciam no controle da glicemia, porém, o impacto deles no metabolismo da glicose depende das propriedades dos carboidratos ingeridos, como a extensão e a velocidade de absorção, o tipo de monômeros absorvidos, a extensão e a velocidade da fermentação colônica e os produtos da fermentação colônica.[6]

Para a avaliação da resposta glicêmica produzida após o consumo de um alimento ou dieta, foram criados biomarcadores como o índice glicêmico (IG) e a carga glicêmica (CG).

O IG é um parâmetro de qualidade e classifica os alimentos de acordo com a resposta glicêmica produzida pelo carboidrato do alimento estudado em relação a um alimento referência.[9,10] Esse índice é calculado pelo aumento da área abaixo da curva glicêmica (2 horas) produzida pela ingestão de um alimento teste (50 g/25 g de carboidrato disponível, principalmente, amido disponível e açúcares solúveis) em relação ao aumento da área do alimento referência (glicose ou pão branco) com a mesma quantidade de carboidrato. O IG é expresso em porcentagem e todo protocolo experimental para sua avaliação foi definido pela FAO (1998) e atualizado pela Organization for International Standardization, com adição de poucos procedimentos adicionais para melhorar a precisão e acurácia. Os valores de referência utilizados para classificação dos alimentos quanto ao IG dependem do controle utilizado, sendo a glicose a referência principal. Considerando a glicose como alimento controle com IG =100%, a classificação adotada é: baixo IG (≤ 55%); médio IG (entre 56% e 69%); alto IG (≥ 70%). Alimentos com alto valor de IG são mais rapidamente digeridos e absorvidos, causando maiores flutuações na glicose sanguínea por unidade de carboidrato do que os alimentos com baixo valor de IG.[9]

Se o IG é um índice que indica a qualidade dos carboidratos da dieta, a CG considera a qualidade e a quantidade dos carboidratos e relaciona a resposta glicêmica da dieta como um todo (e não somente a quantidade de carboidrato ingerida) ao risco de aparecimento das doenças crônicas não transmissíveis.[11] A CG é definida como o produto do IG do alimento pela quantidade de carboidrato disponível presente na porção consumida dividido por 100 [CG = IG (glicose como controle) × teor de carboidrato disponível (g) na porção × 1/100].[9] Por meio da soma da CG individual dos alimentos, pode-se calcular a CG total da dieta. Os valores de referência utilizados para a classificação dos alimentos quanto à CG sempre consideram a glicose como alimento controle (IG igual a 100%): baixa CG (≤ 10); média CG (11 a 19); alta CG (≥ 20).[11]

A Tabela Brasileira de Composição de Alimentos – TBCA <www.fcf.usp.br/tbca> apresenta dados de IG e CG de alimentos brasileiros obtidos no país. A Universidade de Sydney, na Austrália, mantém um banco de dados que foi recentemente atualizado[9] com mais de quatro mil alimentos disponíveis para consulta <www.glycemicindex.com>.

<www.fcf.usp.br/tbca>.

<www.glycemicindex.com>.

<www.hsph.harvard.edu/nutritionsource/carbohydrates/carbohydrates-and-blood-sugar/>.

Fibra alimentar

O conceito de fibra alimentar (FA) evoluiu desde a sua primeira utilização na década de 1950. Este aperfeiçoamento foi fruto do avanço do conhecimento científico sobre as propriedades fisiológicas e nutricionais dos diversos componentes da fibra alimentar (FA) e da evolução dos métodos analíticos capazes de detectar e quantificar as diferenças.

A FA engloba um grande número de componentes, com características distintas: celulose; lignina; pectinas; hemicelulose; betaglicanos; gomas; *psyllium*; inulina; amido resistente; oligossacarídeos e outros; que são incluídos na definição proposta pelo Codex Alimentarius em 2008 e 2009:[12] "Fibra alimentar é constituída de polímeros de carboidratos* com dez ou mais unidades monoméricas (UM)** que não são hidrolisados pelas enzimas endógenas no intestino delgado e que podem pertencer a três categorias:[1] Polímeros de carboidratos comestíveis que ocorrem naturalmente nos alimentos na forma como são consumidos;[2] Polímeros de carboidratos obtidos de material cru por meio físico, químico ou enzimático e que tenham efeito fisiológico benéfico comprovado sobre a saúde humana, de acordo com evidências científicas propostas e aceitas por autoridades competentes;[3] Polímeros de carboidratos sintéticos que tenham efeito fisiológico benéfico comprovado sobre a saúde humana, de acordo com evidências científicas propostas e aceitas por autoridades competentes".

Carboidratos normalmente utilizados por indivíduos fisicamente ativos e atletas

Glicose (Dextrose) e Frutose

Esses monossacarídeos são sólidos cristalinos, incolores, solúveis em água, mas insolúveis em solventes não polares, com sabor doce, encontrados na sua forma livre no mel e nas frutas. Esses dois monossacarídeos são rapidamente absorvidos, elevando rapidamente a glicemia plasmática. A glicose é comercializada como dextrose anidra (sólida, em cristais) ou dextrose monoidratada (xarope de glicose ou xarope de milho) e é produzida a partir da hidrólise do amido, comumente proveniente de milho ou outras fontes como arroz e trigo. A frutose pode ser encontrada, comercialmente, em xarope de milho com alto teor de frutose (mais comuns entre 45% e 55% de frutose).[13]

Xarope de milho com alto conteúdo de frutose

O xarope de milho comum, também chamado de xarope de glicose, é constituído, basicamente, de glicose e pequenos isômeros de glicose. O xarope de milho com alto conteúdo de frutose (sigla em inglês é HFCS) é produzido através de um processo enzimático que gera uma isomerização parcial da glicose e resulta na formação de frutose. O produto final terá uma combinação de frutose e glicose (pequena quantidade de outros isômeros como maltose, mal-

---

* Quando derivada de plantas, a FA pode incluir frações de lignina e/ou outros compostos associados aos polissacarídeos na parede celular. Esses compostos também podem ser quantificados por método(s) específico(s) para FA. Entretanto, tais compostos não estão incluídos na definição de FA se forem extraídos e reintroduzidos nos alimentos.

** A decisão sobre a inclusão de carboidratos com 3 a 9 unidades monoméricas (UM) na definição de FA deve ser tomada pelas autoridades nacionais.

totriose e maltotetraose), sendo que os xaropes mais comuns têm entre 42% e 55% de frutose. Estes xaropes apresentam propriedades sensoriais (são mais doces que a versão original) e tecnológicas (textura, ponto de congelamento) que os tornam atraentes para a indústria alimentícia, entretanto sua larga utilização em bebidas carbonatadas tenha sido alvo de intensa polêmica nutricional e de saúde.[13]

Maltodextina

A maltodextrina, muito utilizada em bebidas esportivas, é um oligossacarídeo formado por 3 a 10 unidades de glicose produzida por conversão enzimática do amido (cadeia do monossacarídeo glicose, ligado em posição alfa). Cabe lembrar que a celulose também é composta por uma cadeia de monossacarídeo glicose, porém ligados em posição beta, que não pode ser hidrolisada pelas enzimas humanas.

A maltodextina disponível apresenta moléculas D-glicose unidas por ligações α 1-4 que são hidrolisadas pelas enzimas humanas e rapidamente absorvidas. Cabe observar que há também a maltodextrina resistente, produzida por piroconversão (hidrólise, transglicosidação e repolimerização), com rearranjo aleatório de ligações, incluindo ligações β, que não são hidrolisáveis, e ligações α 1-6, com velocidade de hidrólise mais lenta; portanto esse tipo de maltodextrina apresenta reduzida resposta glicêmica, caso da maltodextrina resistente de mandioca.[15]

Isomaltulose

A isomaltulose (6-O-α-d-glucopiranosil-d-frutofuranose) é um isômero da sacarose, mas com poder adoçante 50% menor. Apresenta ligação glicosídica α-1,6 entre as moléculas de frutose e glicose, que é mais estável, e com velocidade reduzida à hidrólise pela mucosa do intestino delgado humano, sendo um produto de baixo IG.

A ligação α-1,2 da molécula de sacarose é convertida em uma ligação α-1,6-glicosídica durante uma etapa enzimática, produzida por vários micro-organismos na natureza para que estes possam utilizar essa fonte de energia, mas ocorre em quantidades reduzidas em alimentos como cana de açúcar e mel. Industrialmente é produzida por bioconversão e a cepa bacteriana mais amplamente utilizada é *Serratia plymuthica*.

A isomaltulose tem uma estabilidade térmica ligeiramente menor do que a sacarose, porém mais estável em condições ácidas. Em soluções aquosas a viscosidade da isomaltulose é similar à sacarose e vem sendo utilizado como substituto dela em alimentos doces, com a vantagem de produzir reduzidas respostas glicêmicas.[16]

Carboidratos modificados

A modificação de carboidratos pelo uso de calor, umidade, produtos químicos ou enzimas, a fim de alterar sua digestibilidade, é utilizada pela indústria de alimentos para alterar a vida útil de produtos, evitar sinérese e propiciar certas características após cozimento.

Os componentes estruturais primários dos amidos são as cadeias poliméricas da glicose amilose e amilopectina. As cadeias de amilose são, essencialmente, lineares e helicoidais, compostas quase inteiramente de ligações α 1,4. Por outro lado, amilopectina, de cadeia ramificada, apresenta ligações α 1,4 e α 1,6. Essas diferenças estruturais podem desempenhar um papel importante na digestibilidade. Especificamente, a falta de ramificação na amilose reduz a área de superfície para hidrólise, o que retarda e/ou impede a digestão em comparação com a amilopectina, mais densamente ramificada e de digestão, normalmente, mais rápida.[17]

Waxy maize

Amidos *waxy* são amidos constituídos, basicamente, de amilopectina, com baixo ou nenhum teor de amilose. Esses amidos são obtidos por modificações genéticas ou por seleção de mutações espontâneas. O desenvolvimento desse tipo de amido foi motivado pela necessidade de melhoria tecnológica em alimentos, pois as cadeias de amilopectina têm propriedades físico-químicas que diminuem características indesejadas como a retrogradação. Do ponto de vista fisiológico, a digestibilidade e absorção dos carboidratos vêm motivando o desenvolvimento de amidos *waxy* resistentes na busca de reduzir o aporte energético. Os amidos *waxy* podem ser modificados química ou enzimaticamente, por encapsulação, cozimento e extrusão, quebra e tratamento térmico, gerando amidos e dextrinas de digestão mais lenta ou resistentes.[18]

▶ Intolerância a carboidratos

Os dissacarídeos como sacarose, lactose e maltose são hidrolisados em monossacarídeos no lúmen intestinal, por enzimas específicas, e, posteriormente, são transportados através da membrana em escova dos enterócitos para o interior celular. A ausência ou redução da atividade de uma destas enzimas é a causa de intolerância ao respectivo dissacarídeo, cujos variados sintomas são dor abdominal, cólicas, constipação, flatulência, náusea e diarreia osmótica. Os distúrbios costumam ser decorrentes de fatores congênitos, genéticos, fatores secundários a alguma outra doença, da digestão prejudicada de dissacarídeos ou da reduzida absorção de monossacarídeos.[19]

▶ Intolerância à lactose

A lactose é convertida em galactose e glicose pela enzima lactase ou β-galactosidase presente na borda em escova do intestino delgado. A intolerância à lactose pode se manifestar sob três formas distintas: intolerância à lactose congênita, hipolactasia primária do adulto e hipolactasia secundária à doenças.

A intolerância à lactose congênita é herdada e autossômica recessiva, sendo uma condição extremamente grave. O recém-nascido apresenta diarreia líquida ao ser amamentado ou receber fórmulas contendo lactose, uma vez que a enzima lactase está ausente ou inativa.[19]

A hipolactasia primária do adulto, ou a má absorção, ou má digestão de lactose, é a diminuição na capacidade de hidrolisar a lactose, visto que a enzima vai diminuindo sua expressão na mucosa do intestino delgado com o avanço da idade. Trata-se de uma redução geneticamente programada e irreversível da atividade da lactase (lactase não persistente) e com incidência mundial entre 65% e 70% da população. O fenótipo de "lactase persistente" ocorre devido a mutação no gene da enzima lactase, sendo uma característica dominante. Esta mutação sofreu pressão evolutiva, pois favoreceu a sobrevivência dos portadores destes genes, habilitado ao consumo de laticínios, em populações antigas em diferentes partes do globo.[20]

A hipolactasia secundária à doenças ocorre quando há dano na borda em escova da mucosa do intestino delgado ou aumento significativo do tempo de trânsito intestinal, como nas enterites infecciosas, giardíase, doença celíaca, doença inflamatória intestinal (especialmente doença de Crohn), enterites induzidas por drogas ou radiação e doença diverticular do cólon, diferentemente da hipolactasia primária do adulto, é transitória e reversível.[19]

FODMAPs

FODMAPs é a sigla utilizada para identificar um grupo específico de carboidratos (oligossacarídeos fermentáveis, dissacarídeos, monossacarídeos e polióis) que são mal absorvidos no intestino delgado e que tendem a absorver água e fermentar na região do cólon, podendo provocar alterações no trânsito intestinal, com a presença de cólicas e distensão abdominal. FODMAPs incluem frutanos (fruto-oligossacarídeos e inulina), galacto-oligossacarídeos, rafinose, lactose, sacarose, frutose sorbitol, manitol, xilitol e manitol, entre outros.[20]

Muitos atletas relatam os sintomas citados, também presentes em pacientes com síndrome do intestino irritável, o que acaba por comprometer seu treinamento e *performance*, principalmente em esportes de resistência, quando a ingestão de carboidratos recomendada é de 30 a 90 g/h. Vários produtos destinados a atletas apresentam alto conteúdo dessa categoria de carboidratos, assim como alguns alimentos como bananas, geleias, pasta de amendoim e mel, presentes nas dietas prescritas. A retirada e reintrodução de alimentos pode ser uma forma de intervenção, porém pode ser difícil substituir por outros nutrientes a fim de atender a demanda energética. Outras abordagens seriam: a redução dos FODMAPs que estão sendo ingeridos em maior quantidade ou eliminar esses alimentos, com alto teor, por 24 a 72 horas antes de treinos extenuantes ou competições para evitar sintomas acentuados nesse período.[21]

O que vem por aí

Hidrogéis de carboidratos (HGEL)

HGEL são produtos líquidos que se transformam em gel quando expostos ao pH ácido do estômago. Geralmente, são derivados de alginato e pectina que são fibras alimentares viscosas, obtidas de algas marrons e frutas cítricas, respectivamente. Devido às suas propriedades físico-químicas, o alginato e a pectina podem formar géis fortes, com formação de ligações cruzadas entre cadeias de polímeros decorrentes da exposição a estímulos como temperatura, pH, força iônica, entre outros. Essas fibras vêm sendo utilizadas pela indústria farmacêutica no encapsulamento de medicamentos para garantir a liberação do princípio ativo em um local específico.

Alguns estudos têm observado que o encapsulamento de carboidratos com hidrogéis de pectina e alginato têm acelerado o esvaziamento gástrico de soluções concentradas, evitando a detecção da densidade desse nutriente pelos receptores duodenais. Paralelamente, a viscosidade da bebida em gel eleva o tempo de hidrólise desses carboidratos no duodeno, diminuindo a velocidade de absorção intestinal. A maior velocidade de esvaziamento gástrico desses hidrogéis parece reduzir o desconforto gástrico durante o treino, embora o mecanismo ainda não esteja definitivamente esclarecido. Eventualmente, poderá permitir o consumo de bebidas com concentrações mais elevadas de carboidratos que, comumente são evitadas.[17]

Referências bibliográficas

1.   Mann J, Cummings JH, Englyst HN, Key T, Liu S, Riccardi G, et al. FAO/WHO Scientific Update on carbohydrates in human nutrition: conclusions. Eur J Clin Nutr. 2007;61(1):S132-7.

2.   Lamothe LM, Lê K-A, Samra RA, Roger O, Green H, Macé K. The scientific basis for healthful carbohydrate profile. Critical Reviews in Food Science and Nutrition. 2019;59(7):1058-70.

3.   Food and Agriculture Organization/World Health Organization (FAO/WHO). Carbohydrates in human nutrition. Report of a Joint FAO/WHO Expert Consultation. FAO Food Nutr Pap. 1998;66:1-140.

4.   FAO. Food energy: methods of analysis and Conversion Factors [Internet]. Rome: FAO; 2003. (Food And Nutrition Paper; vol. Report of a Technical Workshop) [acesso 2022 mar. 24]. Disponível em: http://www.fao.org/uploads/media/FAO_2003_Food_Energy_02.pdf (24 mar. 2022).

5.   Hantzidiamantis PJ, Lappin SL. Physiology, glucose. In: StatPearls [Internet]. Treasure Island (FL): StatPearls Publishing; 2021 [acesso 2021 Nov 20]. Disponível em: http://www.ncbi.nlm.nih.gov/books/NBK545201/.

6.   Sardá FAH, Giuntini EB, Nazare J-A, König D, Bahia LR, Lajolo FM, et al. Effectiveness of carbohydrates as a functional ingredient in glycemic control. Food Sci Technol. 2018;38:561-76.

7.   Buyken AE, Mitchell P, Ceriello A, Brand-Miller J. Optimal dietary approaches for prevention of type 2 diabetes: a life-course perspective. Diabetologia. 2010;53(3):406-18.

8.   Toi PL, Anothaisintawee T, Chaikledkaew U, Briones JR, Reutrakul S, Thakkinstian A. Preventive role of diet interventions and dietary factors in type 2 Diabetes Mellitus: An umbrella review. Nutrients. 2020;12(9):2722.

9.   Atkinson FS, Brand-Miller JC, Foster-Powell K, Buyken AE, Goletzke J. International tables of glycemic index and glycemic load values 2021: a systematic review. The American Journal of Clinical Nutrition [Internet]. 2021 Jul 13;(nqab233) [acesso 2021 nov. 07]. Disponível em: https://doi.org/10.1093/ajcn/nqab233.

10.   Jenkins DJ, Wolever TM, Taylor RH, Barker H, Fielden H, Baldwin JM, et al. Glycemic index of foods: a physiological basis for carbohydrate exchange. Am J Clin Nutr. 1981;34(3):362-6.

11.   Salmerón J, Manson JE, Stampfer MJ, Colditz GA, Wing AL, Willett WC. Dietary fiber, glycemic load, and risk of non-insulin-dependent diabetes mellitus in women. JAMA. 1997;277(6):472-7.

12.   de Menezes EW, Giuntini EB, Dan MCT, Sardá FAH, Lajolo FM. Codex dietary fibre definition – Justification for inclusion of carbohydrates from 3 to 9 degrees of polymerisation. Food Chemistry. 2013;140(3):581-5.

13.   White JS, Hobbs LJ, Fernandez S. Fructose content and composition of commercial HFCS-sweetened carbonated beverages. Int J Obes. 2015;39(1):176-82.

14.   Fuchs CJ, Gonzalez JT, Loon LJC van. Fructose co-ingestion to increase carbohydrate availability in athletes. The Journal of Physiology. 2019;597(14):3549-60.

15.   Astina J, Sapwarobol S. Attenuation of glycaemic and insulin responses following tapioca resistant maltodextrin consumption in healthy subjects: a randomised cross-over controlled trial. J Nutr Sci. 2020;9:e29.

16.   Shyam S, Ramadas A, Chang SK. Isomaltulose: Recent evidence for health benefits. Journal of Functional Foods. 2018;48:173-8.

17.   Baur DA, Saunders MJ. Carbohydrate supplementation: a critical review of recent innovations. Eur J Appl Physiol. 2021;121(1):23-66.

18.   Šárka E, Dvořáček V. New processing and applications of waxy starch (a review). Journal of Food Engineering. 2017;206:77-87.

19.   Burke M. Carbohydrate intolerance and disaccharidase measurement – a Mini-review. Clin Biochem Rev. 2019;40(4):167-74.

20.   Bayless TM, Brown E, Paige DM. Lactase non-persistence and lactose intolerance. Curr Gastroenterol Rep. 2017;19(5):23.

21.   Robayo-Torres CC, Nichols BL. Molecular differentiation of congenital lactase deficiency from adult-type hypolactasia. Nutrition Reviews. 2007;65(2):95-8.

22.   Spiller R. How do FODMAPs work? Journal of Gastroenterology and Hepatology. 2017;32(S1):36-9.

23.   Killian LA, Muir JG, Barrett JS, Burd NA, Lee S-Y. High fermentable oligosaccharides, disaccharides, monosaccharides, and polyols (FODMAP) Consumption among endurance athletes and relationship to gastrointestinal symptoms. Frontiers in Nutrition. 2021;8:171.

Bibliografia sugerida

- Ahmed A, Khan TA, Dan Ramdath D, Kendall CWC, Sievenpiper JL. Rare sugars and their health effects in humans: a systematic review and narrative synthesis of the evidence from human trials. Nutr Rev. 2021;(nuab012) [acesso 2022 mar. 24]. Disponível em: https://doi.org/10.1093/nutrit/nuab012.
- Sokołowska E, Sadowska A, Sawicka D, Kotulska-Bąblińska I, Car H. A head-to-head comparison review of biological and toxicological studies of isomaltulose, d-tagatose, and trehalose on glycemic control. Crit Rev Food SciNutr. 2021;0(0):1-26.
- Stevenson EJ, Watson A, Theis S, Holz A, Harper LD, Russell M. A comparison of isomaltulose versus maltodextrin ingestion during soccer-specific exercise. Eur J Appl Physiol. 2017;117(11):2321-33.

11

Metabolismo de Aminoácidos e Proteínas

Raphael Alves Campanholi
Murilo Dattilo

A relação entre o consumo de proteínas e desempenho físico não é recente. Tal associação pode ser encontrada desde a mitologia grega, em meados de 500 a.C., a exemplo da lenda de Milo de Crotona, um exímio lutador grego cuja força descomunal, de acordo com a mitologia, poderia ser atribuída ao elevado consumo de carne – cerca de 9 kg em um único dia. O consumo de proteínas, especialmente as de origem animal, passou a ser considerado indispensável para um atleta de elite em busca do desempenho máximo.[1]

Para que sejam discutidas as recomendações nutricionais de proteínas para hipertrofia muscular, emagrecimento ou rendimento esportivo, é indispensável o adequado conhecimento prévio sobre os aspectos mais básicos que cercam esse nutriente, como sua estrutura, digestão e, especialmente, os possíveis caminhos metabólicos que pode seguir no corpo humano, assim como a influência do exercício físico sob esses aspectos.

Aspectos básicos

Estrutura dos aminoácidos e das proteínas

Do ponto de vista estrutural, o aminoácido se assemelha à glicose e aos ácidos graxos por conter carbono, hidrogênio e oxigênio; o elemento que diferencia um aminoácido dos demais nutrientes é a presença obrigatória do nitrogênio e, eventualmente, do enxofre.[2]

Assim como o glicogênio ou amido é constituído pela união de várias moléculas de glicose, a proteína é formada a partir de sua subunidade mais simples, o aminoácido. Em outras palavras, a proteína é formada por vários aminoácidos unidos entre si.[2]

Os tipos de aminoácidos

Ao todo, 20 aminoácidos presentes na natureza são considerados constituintes de proteínas. Destes, nove são considerados essenciais (ou indispensáveis), ou seja, são aqueles que o corpo não produz e devem, portanto, ser obtidos por meio da alimentação. São eles: histidina, isoleucina, leucina, lisina, metionina, fenilalanina, treonina, triptofano e valina. Os não essenciais (ou dispensáveis) são igualmente importantes; no entanto, o nosso corpo é capaz de produzi-los a partir de outros compostos gerados em reações metabólicas. São eles: alanina, arginina, asparagina, aspartato, cisteína, glutamato, glutamina, glicina, prolina, serina e tirosina.[3]

A qualidade das proteínas alimentares

Ainda relacionado ao processo absortivo, um termo comumente citado é "qualidade proteica", que representa o quanto determinada fonte proteica é aproveitada pelo organismo. Em 1989, foi desenvolvido e apresentado o método de avaliação do Escore Químico de Aminoácidos Corrigido pela Digestibilidade Proteica (*Protein digestibility-corrected amino acid score* – PDCAAS), em que se compara o conteúdo do primeiro aminoácido limitante na proteína ao conteúdo do mesmo aminoácido em uma proteína de referência, multiplicado pela digestibilidade fecal verdadeira (a digestibilidade fecal verdadeira leva em consideração a análise do nitrogênio nas fezes frente à ingestão da proteína teste e comparada à completa exclusão de proteínas na alimentação).[4,5]

No entanto, devido às limitações existentes no método PDCAAS (a impossibilidade da avaliação individual dos aminoácidos essenciais e a mensuração de nitrogênio a partir das fezes, que é mais passível de erros pela considerável troca de proteínas, aminoácidos e ureia entre os reservatórios sistêmicos e o trato gastrointestinal inferior), outro método tem sido mais utilizado e recomendado para avaliação das proteínas: o DIAAS (*Digestible Indispensable Amino Acid Score*), que significa "Escore de Aminoácidos Indispensáveis Digestíveis". Esse método, além de fazer a análise individual dos aminoácidos, fornece informação mais precisa a respeito de sua absorção porque considera amostras do intestino delgado, local em que ocorre a absorção dos aminoácidos.[4,6,7]

As proteínas de alimentos de origem animal, como leite, carnes e ovos, apresentam DIAAS maior que 100. Contrariamente, proteínas vegetais geralmente apresentam DIAAS menor do que 75, à exceção da soja, que apresenta valor entre 75 e 100, e a aveia, em torno de 75. Equilibrar as porções e variar a alimentação, nesse caso, são estratégias que podem auxiliar no atendimento nutricional de vegetarianos estritos e veganos.[4,8,9]

Digestão e absorção

A digestão das proteínas consiste em transformá-las em moléculas menores – os peptídeos, que posteriormente poderão ser novamente hidrolisados para gerar tri e dipeptídeos e, finalmente, aminoácidos livres. A absorção dos tripeptídeos, dipeptídeos e aminoácidos livres se dá por meio de transportadores específicos (PepT1) na borda em escova para, então, serem disponibilizados ao fígado pela veia porta.[4,10,11]

A rota de síntese de proteínas e de outros compostos nitrogenados não proteicos

Todas as proteínas existentes no corpo estão em constante estado de renovação, em que a síntese e a degradação proteica acontecem de forma simultânea – o chamado balanço proteico. Já os compostos nitrogenados não proteicos têm sua síntese e metabolização reservadas a outras vias; exemplos desses compostos: serotonina, dopamina, noradrenalina, creatina, carnosina, entre outros. Em seres humanos adultos, jovens, saudáveis, sedentários e com aporte alimentar adequado, os processos de síntese e degradação são equivalentes ao longo do dia, fazendo com que o indivíduo se mantenha em equilíbrio. O desbalanço entre a síntese e degradação proteica, ocasionado por diversos fatores externos, pode resultar em aumento ou redução do conteúdo proteico nos mais diferentes tipos de células. Na Figura 11.1, é exemplificada a variação do balanço proteico muscular esquelético ao longo do período de 8 horas, em resposta ao período de jejum e à ingestão proteica.[13]

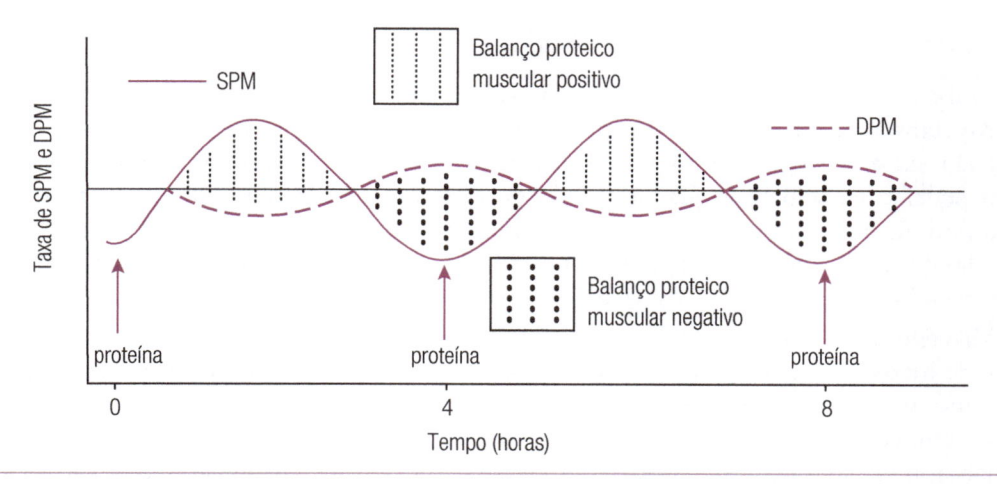

FIGURA 11.1 – Representação esquemática do balanço proteico muscular esquelético ao longo de 8 horas, por meio da variação de síntese (SPM) e degradação proteica (DPM), em uma pessoa jovem, sedentária e saudável, nos estados de jejum e pós-prandial.

Fonte: Adaptada de Phillips, *et al.* (2009).[13]

O metabolismo proteico muscular esquelético e o exercício físico

Ao olhar especialmente para a musculatura esquelética, o exercício físico entra nesse contexto como importante influenciador do seu balanço proteico, estimulando, principalmente, a síntese proteica e, transitoriamente, a degradação proteica.[12,14]

Outro fator responsável por estimular a síntese de proteínas musculares esqueléticas é a ingestão de aminoácidos, de maneira dose-dependente, até a capacidade limite do tecido.[15] No capítulo de "recomendações proteicas" serão discutidos tópicos a respeito das recomendações de ingestão proteica para os diferentes tipos de exercício físico, com intuito de favorecer a saúde, a recuperação física e as adaptações musculares esqueléticas.[16]

A característica do exercício físico interfere diretamente nas respostas adaptativas da musculatura esquelética e, consequentemente, nos tipos de proteínas produzidas nesse tecido.[17] O exercício físico de longa duração (*endurance* e *ultraendurance*) depende, em grande medida, da capacidade do músculo esquelético em produzir ATP, especialmente na mitocôndria. Para adequado atendimento desta demanda, a prática de exercício físicos de longa duração induz, além de mudanças nas funções cardiorrespiratórias, adaptações musculares esqueléticas que dependem do aumento da biogênese mitocondrial e angiogênese.[18]

Já o treinamento físico de força impõe adaptações crônicas que requerem ativação de processos anabólicos, como aumento da área de secção transversal do músculo esquelético, além do aumento de força. Preferencialmente, o estímulo mecânico aumenta a taxa de síntese de proteínas miofibrilares (proteínas contráteis), como a actina e a miosina.[19,20,21]

Além de influenciar a síntese de proteínas, o exercício físico também interfere em processos como a degradação proteica e oxidação de aminoácidos – inicialmente, pode ser encontrado aumento de ambas as variáveis, mas seguidas de atenuação conforme o nível de treinamento do indivíduo aumenta.[22]

As rotas "alternativas" dos aminoácidos

Embora a prioridade de destino dos aminoácidos pairar sobre a síntese proteica e de alguns outros compostos nitrogenados, é importante ressaltar que outras rotas "alternativas" também poderão ser seguidas pelos aminoácidos, e com total relevância aos sistemas fisiológicos. Tais rotas poderão ser acionadas quando: 1) um ou mais aminoácidos estiverem em excesso, pois o corpo humano não consegue armazenar aminoácidos para uso subsequente; 2) houver demanda para síntese endógena algum aminoácido não essencial; e/ou 3) houver necessidade de síntese endógena de glicose.

Vale reforçar a característica importante que diferencia os aminoácidos dos demais nutrientes e de todos os intermediários do metabolismo energético, que é a presença do nitrogênio. Portanto, para que o aminoácido possa ser direcionado para as rotas alternativas, ele precisará, inevitavelmente, perder seu nitrogênio por meio de reações chamadas de transaminação e desaminação; mas, além dessas reações, outras também poderão ser demandadas, tais como: desamidação (perda de grupamento amida), descarboxilação (perda de CO_2), transulfuração (transferência de enxofre), transmetilação (transferência de grupamento metil) e reação de desidrase.

No processo de transaminação, o nitrogênio é transferido para um esqueleto de carbono, tornando-se um aminoácido que poderá ser usado por qualquer tecido que demandá-lo ou, então, que poderá desempenhar o papel de "transportador" do nitrogênio para o fígado (os aminoácidos que desempenham esse papel são alanina, glutamato e glutamina). No caso da desaminação, o nitrogênio é retirado do aminoácido e liberado na forma de amônia.

Em virtude de a amônia ser considerada tóxica, ela é convertida, no fígado, em ureia, uma forma que os mamíferos terrestres utilizam para eliminar o nitrogênio, uma vez que é uma molécula menos solúvel em água do que a amônia (para eliminarmos amônia na urina, o volume urinário precisaria ser muito maior). A via bioquímica chamada de ciclo da ureia consiste em realizar modificações estruturais em seus intermediários até que a molécula de ureia, que contém duas moléculas de nitrogênio, possa ser gerada de forma livre (CH_4N_2O) ao final de todo o processo, sendo disponibilizada na corrente sanguínea em direção aos rins para, finalmente, ser eliminada na urina.

No contexto do exercício físico, facilmente os aminoácidos e proteínas acabam recebendo valor excessivo por parte da população – certamente alguns traços da lenda do Milo de Crotona ainda estão presentes atualmente, guardadas as devidas proporções. Porém, os estudos acerca do metabolismo de aminoácidos e proteínas, bem como das suas recomendações de ingestão, já atingiram alto grau de robustez e circundam o fato de nosso corpo ter capacidade limitada de reter nitrogênio e de não possuir vias de obtenção de energia que "aceitem" nitrogênio nas moléculas. Assim, tais princípios servem como base para o planejamento nutricional no que diz respeito a esse nutriente, que será mais bem explorado no capítulo 16.

Referências bibliográficas

1. Uchida MC, Bacurau AVN, Aoki MS, Bacurau RFP. Consumo de aminoácidos de cadeia ramificada não afeta o desempenho de endurance. Rev Bras Med Esporte. 2008;14(1):42-5.
2. Mcardle WD, Katch FI, Katch VL. Fisiologia do exercício: nutrição, energia e desempenho humano. 7. ed. Taranto G, tradutor. Rio Janeiro: GEN Guanabara Koogan; 2011. 1132 p.
3. Harvey RA, Ferrier DR. Bioquímica ilustrada. 5. ed. Porto Alegre: Artmed; 2012. 520 p.
4. Hertzler SR, Lieblein-Boff JC, Weiler M, Allgeier C. Plant proteins: Assessing their nutritional quality and effects on health and physical function. Nutrients. 2020;12(12):3704.
5. Mariotti F, Gardner CD. Dietary protein and amino acids in vegetarian diets-a review. Nutrients. 2019;11(11):2661.
6. Deane CS, Bass JJ, Crossland H, Phillips BE, Atherton PJ. Animal, Plant, collagen and blended dietary proteins: Effects on musculoskeletal outcomes. Nutrients. 2020;12(9):2670.
7. Devi S, Varkey A, Sheshshayee MS, Preston T, Kurpad AV. Measurement of protein digestibility in humans by a dual-tracer method. Am J Clin Nutr. 2018;107(6):984-991.
8. Ciuris C, Lynch HM, Wharton C, Johnston CS. A Comparison of dietary protein digestibility, based on DIAAS scoring, in vegetarian and non-vegetarian athletes. Nutrients. 2019;11(12):3016.
9. Bailey HM, Stein HH. Can the digestible indispensable amino acid score methodology decrease protein malnutrition. Anim Front. 2019;9(4):18-23.
10. Mahan LK, Raymond JL, editores. Krause, alimentos, nutrição e dietoterapia. 14. ed. Mannarino V, Favano A, tradutoras. Rio de Janeiro: GEN Guanabara Koogan; 2018. 1160 p.
11. Wuensch T, Schulz S, Ullrich S, Lill N, Stelzl T, Rubio-Aliaga I, et al. The peptide transporter PEPT1 is expressed in distal colon in rodents and humans and contributes to water absorption. Am J Physiol Gastrointest Liver Physiol. 2013;305(1):G66-73.
12. Phillips SM. Protein requirements and supplementation in strength sports. Nutrition. 2004;20(7-8):689-95.
13. Phillips SM, Glover EI, Rennie MJ. Alterations of protein turnover underlying disuse atrophy in human skeletal muscle. J Appl Physiol (1985). 2009;107(3):645-54.
14. Stokes T, Hector AJ, Morton RW, McGlory C, Phillips SM. Recent perspectives regarding the role of dietary protein for the promotion of muscle hypertrophy with resistance exercise training. Nutrients. 2018;10(2):180.
15. Gwin JA, Church DD, Wolfe RR, Ferrando AA, Pasiakos SM. Muscle protein synthesis and whole-body protein turnover responses to ingesting essential amino acids, intact protein, and protein-containing mixed meals with considerations for energy deficit. Nutrients. 2020;12(8):2457.
16. Thomas DT, Erdman KA, Burke LM. American College of Sports Medicine Joint Position Statement. Nutrition and athletic performance. Med Sci Sports Exerc. 2016;48(3):543-68.
17. Perez-Schindler J, Hamilton DL, Moore DR, Baar K, Philp A. Nutritional strategies to support concurrent training. Eur J Sport Sci. 2015;15(1):41-52.
18. Widmann M, Nieß AM, Munz B. Physical exercise and epigenetic modifications in skeletal muscle. Sports Med. 2019;49(4):509-523.
19. Schiaffino S, Reggiani C, Akimoto T, Blaauw B. Molecular mechanisms of skeletal muscle hypertrophy. J Neuromuscul Dis. 2021;8(2):169-183.
20. McGlory C, Devries MC, Phillips SM. Skeletal muscle and resistance exercise training; the role of protein synthesis in recovery and remodeling. J Appl Physiol (1985). 2017;122(3):541-548.
21. Figueiredo VC. Revisiting the roles of protein synthesis during skeletal muscle hypertrophy induced by exercise. Am J Physiol Regul Integr Comp Physiol. 20191;317(5):R709-R718.
22. Phillips SM, Tipton KD, Ferrando AA, Wolfe RR. Resistance training reduces the acute exercise-induced increase in muscle protein turnover. Am J Physiol. 1999;276(1):E118-24.

12

Lipídios e Ácidos Graxos

Luciana Tedesco Yoshime
Illana Louise Pereira de Melo
Jorge Mancini Filho

O termo lipídios engloba um vasto grupo de compostos orgânicos heterogêneos que possuem em comum a solubilidade em solventes orgânicos, com propriedades hidrofóbicas.[1] A variação estrutural dos lipídios abrange desde uma simples cadeia curta de hidrocarbonetos a moléculas mais complexas, entre elas, os triacilgliceróis, fosfolipídios, esfingolipídios e esteróis e seus ésteres.[2,3] As funções biológicas dos lipídios são tão diversificadas quanto suas características químicas. As gorduras e os óleos são as principais formas de energia armazenadas em muitos organismos. Os fosfolipídios e esteróis são os principais elementos estruturais das membranas biológicas. Outros lipídios, embora presentes em quantidades relativamente pequenas, desempenham papéis cruciais como cofatores de enzimas, transportadores de elétrons, pigmentos de absorção de luz, âncoras hidrofóbicas para proteínas, "chaperonas", agentes emulsificantes no trato digestório, hormônios e mensageiros intracelulares.[1,3]

Dessa forma, os lipídios são considerados nutrientes essenciais. Na alimentação humana, os óleos e gorduras compõem cerca de 34% das calorias consumidas; assim, ingerimos diversos tipos de lipídios por meio dos alimentos, e em maior quantidade destacamos os triacilgliceróis. Essa classe também representa a principal reserva energética do organismo, aproximadamente 20% da massa corporal.[3,4]

Neste capítulo, serão apresentadas as definições, funções e estruturas dos lipídios e dos ácidos graxos presentes nos alimentos.

Definição e funções

Os lipídios biológicos são um grupo de compostos quimicamente diversos, cuja definição e característica comum é a sua hidrofobicidade e a sua solubilidade em solventes orgânicos, como por exemplo o clorofórmio, o éter, os álcoois e a acetona.[1,2] Apesar de as definições dos lipídios serem baseadas na solubilidade, esses compostos possuem variações, tanto no tamanho da cadeia de hidrocarbonetos, quanto na polaridade da molécula. Essas diferenças são observadas desde os triglicerídeos e ésteres de esterol que são hidrofóbicos, até aos ácidos graxos de cadeia curta (C2-C4), fosfolipídios e cardiolipinas que são hidrossolúveis.[3,4]

Bioquimicamente, podemos descrever quatro principais características dos lipídios: 1) armazenamento de energia nas células pelos ácidos graxos, assim como os triacilgliceróis; 2) as membranas celulares são compostas por uma variedade de lipídios, o que inclui os glicero-fosfolipídios ou fosfoglicerídios e os esteróis, além disso, são sinalizadores de reconhecimento celular; 3) alguns lipídios estão presentes nas células em menores quantidades, e sua função está relacionada com hormônios, mensageiros celulares e transportadores de elétrons ou pigmentos; 4) as propriedades químicas dos lipídios estão relacionadas à sua estrutura e composição e, para identificar e determinar a estrutura dos lipídios, são utilizadas técnicas como o método enzimático, cromatográfico e espectrometria de massas.[1]

Os lipídios também desempenham um papel importante na qualidade dos alimentos, de forma a contribuir com propriedades que estão associadas a textura, sabor, nutrição e densidade calórica.[5,6] Aproximadamente 97% dos lipídios da dieta estão na forma de triglicerídeos e ácidos graxos, e em menor quantidade os fosfolipídios e colesterol. A presença dos lipídios na alimentação auxilia na digestão, absorção e transporte de vitaminas lipossolúveis; além disso, inibem as secreções gástricas, o que torna o esvaziamento gástrico lento e estimula o fluxo biliar e pancreático para facilitar o processo digestivo.[3,6]

Os lipídios são classificados conforme suas propriedades, que são compatíveis com outras bases de macromoléculas, em simples (triglicerídeos), compostos (fosfolipídios) e derivados (esteróis, em especial o colesterol). Um aspecto importante dessa classificação é que ela permite a subdivisão das principais categorias em classes e subclasses, de modo a facilitar o entendimento dos arranjos existentes das estruturas lipídicas.[4,7] Segundo essa abordagem, os lipídios são divididos em oito categorias, conforme mostrado na Tabela 12.1.[8,9]

TABELA 12.1 – Classificação dos lipídios.

Classe	Subclasse	Componentes
Lipídios simples	*Gliceríedos ou acilgliceróis (gorduras neutras)*	Álcool de 3 C (glicerol) + ácido graxo: • Glicerol + 1 ácido graxo (monoacilglicerol) • Glicerol + 2 ácidos graxos (diacilglicerol) • Glicerol + 3 ácidos graxos (triacilglicerol)
	Ceras	Álcool de cadeia longa + ácido graxo de cadeia longa
	Ácidos graxos	Cadeia hidrocarbonada e agrupamento carboxílico terminal
Lipídios compostos	*Fosfolipídios*	Fosfato + ácido graxo: • Fosfoacilgliceróis: fosfato + glicerol + ácido graxo Importantes fosfolipídios na natureza: • Fosfato + glicerol + 2 ácidos graxos + álcool aminado (etanolina): cefalina • Fosfato + glicerol + 2 ácidos graxos + álcool aminado (colina): lecitina
	Esfingolipídios	Esfingosina + ácido graxo Importantes esfingolipídios na natureza: • Esfingosina + ácido graxo + álcool aminado (colina ou etanolina): esfingomielinas

(Continua)

TABELA 12.1 – Classificação dos lipídios. (*Continuação*)

Classe	Subclasse	Componentes
	Glicolipídios	Carboidrato simples + ácido graxo
		Importantes glicolipídios na natureza:
		• Galactose + ácido graxo de cadeia longa + esfingosina: cerebrosídios
		• Oligossacarídios + ácido graxo de cadeia longa + esfingosina: gangliosídios
	Lipoproteínas	Proteína + ácido graxo
Lipídios derivados	*Esteróis*	Compostos com quatro anéis e cadeia lateral, núcleo ciclopentanoperidrofenantreno
		Importantes esteroides na natureza:
		• Colesterol
		• Vitamina D
		• Sais biliares
	Outros compostos não solúveis em água	Vitaminas lipossolúveis A, E e K
		Clorofila, carotenoides, sesquiterpenos
		Outros compostos com diferentes estruturas apolares

Fonte: Desenvolvida pela autoria.

Lipídios simples

Glicerídeos (gorduras neutras) e ceras

Nos alimentos, os lipídios encontram-se principalmente sob a forma de triacilgliceróis, também denominado de triglicerídeos ou gorduras neutras. Estes são constituídos a partir de três moléculas de ácidos graxos esterificados e cada um deles está em ligação éster com uma única molécula de glicerol (álcool contendo três carbonos) (Tabela 12.2 (a)). Devido à característica dessa estrutura, os ácidos graxos ligados ao glicerol são neutros, o que torna o triglicerídeo hidrofóbico.[1,4,5,10]

TABELA 12.2 – Estrutura das moléculas de lipídios.

Molécula	Estrutura química
(a) Glicerol	
(b) Ácido graxo	

(*Continua*)

TABELA 12.2 – Estrutura das moléculas de lipídios. (*Continuação*)

Molécula	Estrutura química
(c) Triacilglicerol	
(d) Ácido graxo de cadeia curta	
(e) Ácido graxo de cadeia média	
(f) Ácido graxo de cadeia longa	
(g) Ácido graxo saturado	
(h) Ácido graxo insaturado	
(i) IUPAC para Δ (α) e ω	

(Continua)

TABELA 12.2 – Estrutura das moléculas de lipídios. (*Continuação*)

Molécula	Estrutura química
(j) Ácido graxo de ligação dupla *trans*	*Trans* ácido elaídico
(k) Ácido graxo de ligação dupla *cis*	*Cis* ácido oleico

Fonte: Desenvolvida pela autoria.

Para uma melhor compreensão da disposição espacial dos átomos que formam a estrutura da molécula de um glicerídeo, utilizamos os conhecimentos da estereoquímica. O glicerol possui três ligações distintas as quais os ácidos graxos podem ligar-se: sn-1 (alfa), sn-2 (beta) e sn-3 (alfa'); assim, se a estrutura estiver completamente conjugada, recebe o nome de triacilglicerol. Caso ocorram apenas dois ácidos graxos ligados ao glicerol, será diacilglicerole, se tiver apenas um ácido graxo, monoacilglicerol. Dessa forma, caso a estrutura lipídica esteja livre do glicerol, é denominada ácido graxo (Tabela 12.2 (b) (c)).[11,12]

Os triacilgliceróis – e podem ser nomeados por vários sistemas diferentes –, em geral, são chamados pelos nomes comuns dos ácidos graxos. Portanto, se o triacilglicerídeo possuir apenas um ácido graxo (p. ex., ácido esteárico abreviado como St), ele poderá ser chamado de triestearina, triestearato, glicerol triestearato, triestearoil glicerol, StStSt, ou 18:0-18:0-18:0. Os triacilgliceróis que contêm diferentes ácidos graxos são chamados de outra forma, a depender do conhecimento da localização estereoespecífica de cada ácido graxo. A nomenclatura desses triacilgliceróis heterogêneos substitui a terminação *ico* do nome do ácido graxo por *oil*. No caso da localização estereoespecífica não ser conhecida, um triacilglicerol que contiver ácido palmítico, ácido oleico ou ácido esteárico, por exemplo, será chamado de palmito-óleo-estearina ou glicerol-palmito-óleo-estearato. Porém, se a localização estereotípica dos ácidos graxos é conhecida, adiciona-se sn- ao nome: 1-palmitoil-2-oleoil-3-esterearoil-sn-glicerol.[5]

As ceras, por definição, são ésteres de ácidos graxos saturados e insaturados de cadeia longa (C_{14} a C_{36}) com álcoois de cadeia longa (C_{16} a C_{30}), e possuem ponto de fusão entre 60 °C e 100 °C. As ceras industriais e alimentares são uma combinação de classes químicas, o que incluem ceras ésteres, ésteres de esteróis, acetonas, aldeídos, álcoois, hidrocarbonetos e esteróis. As ceras podem ser classificadas de acordo com a sua origem, como animal (cera de abelha), vegetal (cera de carnaúba) e mineral (cera de petróleo). As ceras são encontradas na superfície de tecidos vegetais e animais, e sua função é inibir a perda de água ou repelir a água. Na indústria de alimentos, as ceras costumam ser adicionadas às superfícies de frutas para retardar sua desidratação durante o armazenamento.[1,5,13]

Ácidos graxos

As propriedades físico-químicas dos ácidos graxos são determinadas pelas características da cadeia de hidrocarbonetos, principalmente em relação ao tamanho da cadeia (curta, média ou longa) e à presença ou não de insaturações na cadeira (saturada ou insaturada). Umas das propriedades mais importantes dos AGs é o ponto de fusão, no qual os ácidos graxos saturados (AGS) tendem a se manter sólidos, enquanto os ácidos graxos monoinsaturados (AGM) e poli--insaturados (AGPI) são líquidos à temperatura ambiente. Quanto maior o tamanho da cadeia, menor a significância da ligação com grupo polar e, consequentemente, maior a insolubilidade em água.[3,6] Além disso, as características estruturais dos ácidos graxos fornecem informações sobre a estabilidade oxidativa dos lipídios. Na indústria de alimentos existem métodos e reações químicas utilizados para modificar os lipídios, entre eles a hidrogenação, esterificação química ou transesterificação de óleos.[4,14]

A definição de ácido graxo consiste em uma cadeia de hidrocarbonetos, hidrofóbica e com um grupo carboxila terminal. Essa cadeia pode apresentar apenas ligações simples (cadeia saturada) ou duplas ligações (cadeia monoinsaturada e poli-insaturada). O número de carbono dessa cadeia pode variar de 2 a 4 carbonos (cadeia curta), de 6 a 10 (cadeia média) e mais de 11 (cadeia longa ou muito longa). Além disso, alguns ácidos graxos contêm anéis de três carbonos, grupos hidroxila ou ramificações do grupo metil (Tabela 12.2 (b) (d) (e) (f) (g)).[1,4,15]

Os ácidos graxos saturados não contêm duplas ligações ao longo da cadeia de hidrocarbonetos, que pode conter de 2 a 24 átomos de carbono. Os principais ácidos graxos saturados da dieta são o ácido láurico (12:0), mirístico (14:0), palmítico (16:0) e esteárico (18:0), que estão presentes, principalmente, em gorduras de animais ruminantes e em alguns óleos, como o de palma e o de coco.[10,16,17]

Um ácido graxo monoinsaturado possui pelo menos 12 átomos de carbono no comprimento da cadeia e, normalmente, possui a dupla ligação na posição n-9 ou n-7. Se houver a adição de outras duplas ligações é considerado um ácido graxo poli-insaturado. Dessa forma, a depender do comprimento da cadeia do ácido graxo, não haverá mais do que seis duplas ligações nos ácidos graxos poli-insaturados. Os ácidos graxos com 18 átomos de carbonos ou mais, e que possuem mais de uma dupla ligação, terão a primeira dupla ligação de sua série apenas na posição n-9, n-6 e n-3. Para as cadeias de ácido graxo com 16 átomos de carbono, a primeira dupla ligação pode estar localizada na posição n-7.[3,4,18]

Na natureza existem mais de 100 tipos de ácidos graxos monoinsaturados, que apresentam um número par de átomos de carbono (de 16 a 22) na cadeia de hidrocarbonetos. A ocorrência da dupla ligação ocorre com maior frequência na configuração *cis*, que são termodinamicamente menos estáveis do que as formas *trans*, e também, possuem ponto de fusão mais baixo. Além da dieta, os ácidos graxos monoinsaturados podem ser produzidos no organismo animal por meio das vias biossintéticas das reações enzimáticas de dessaturase e elongasse. Nos alimentos, o ácido graxo monoinsaturado mais comum é o ácido oleico (18:1n-9) presente no azeite de oliva, amendoim, girassol, palma e canola, bem como em banha e sebo de animais.[10,13-15]

Os ácidos graxos poli-insaturados possuem de duas a seis duplas ligações predominantemente na configuração *cis* e na forma não conjugada, ou seja, as duplas ligações são separadas por um grupo metileno (CH2) ao longo da cadeia. Nas plantas, o número de duplas ligações não excede três, enquanto os ácidos graxos de algas e animais marinhos podem conter até seis duplas ligações. Nos óleos de origem vegetal encontramos ácidos graxos poli-insaturados, principalmente o ácido linoleico (18:2n-6) e o alfa-linolênico (18:3n-6).[10,15]

A maioria dos ácidos graxos poli-insaturados tem importância nutricional, as letras gregas alfa (a) e ômega (w) indicam os átomos de carbono proximais e distais, respectivamente, na molécula em relação ao grupo carboxila (COOH) (Tabela 12.2 (i)).[4,12] A classificação ômega ocorre de acordo com a posição da primeira dupla ligação, às vezes, o w é substituído por n- (18:2n-6 em vez de 18:2w6). No entanto, podemos encontrar na literatura os ácidos graxos poli-insaturados descritos sem o termo w (18:3).[4]

A essencialidade dietética de um ácido graxo depende da posição da primeira dupla ligação a partir do terminal metil (CH_3). Durante a formação de um novo ácido graxo pelas enzimas biossintéticas humanas, nenhuma dupla ligação é formada mais próxima da extremidade metil do que a posição w-9. Por esse motivo, os ácidos graxos com duplas ligações nas posições w-6 e w-3 são considerados essenciais na dieta.[3,4,13] O ácido graxo da família ômega-3 (w-3) é composto pelo ácido eicosapentanóico (EPA, 20:5), ácido docosahexanóico (DHA, 22:6) e ácido alfa-linolênico (ALA, 18:3), e a família da série ômega-6 (w-6) composta pelo ácido gama-linolênico (GLA, 18:3), ácido diomo-g-linolênico (DGLA, 20:3), ácido araquidônico (AA, 20:4).[3,6,10]

Os alimentos de origem vegetal não contêm EPA e DHA, os quais são encontrados em peixes e crustáceos. As fontes alimentares dos ácidos graxos w-3 e w-6 são linhaça, óleo de soja, óleo de canola, vegetais folhosos, nozes e sementes de chia, abóbora e girassol. Os conteúdos de ácidos graxos essenciais provenientes de fontes vegetais variam em decorrência das regiões de cultivo. Nas fontes de origem animal a variação é mais ampla, em consequência tanto da ração do animal quanto dos tipos dos ácidos graxos essenciais que compõem as diferentes partes dos animais.[5,6,15]

Embora os ácidos graxos poli-insaturados mais abundantes na natureza tenham em sua estrutura a separação das duplas ligações pelo grupo metileno, existem ácidos graxos com duas ou mais ligações duplas conjugadas. Eles podem ser encontrados em algumas plantas e animais, como o ácido linoleico conjugado (CLA) presente na gordura de ruminantes. Algumas plantas e sementes possuem o ácido punícico (18:3 – 9cis,11trans,13cis) e o ácido alfa-eleosteárico (18:3 – 9cis, 11trans, 13trans), que são isômeros posicionais e geométricos do ácido a-linolênico (18:3) com duplas ligações conjugadas, as quais podem apresentar-se em ambas as formas *cis* e *trans*. Dessa forma, são denominados ácido a-linolênico conjugado (CLNA).[8,13]

Além das nomenclaturas citadas anteriormente, a International Union for Pure and Applied Chemistry (IUPAC) classifica as classes dos lipídios de acordo com as duplas ligações, de acordo com a configuração delta (D), e a partir do carbono próximo do grupo carboxila recebe o número 1. Portanto, uma dupla ligação entre o 9° e o 10° carbono a partir do grupo carboxila é uma ligação D9 (Tabela 12.2 (i)). Outra nomenclatura utilizada pela geometria da dupla ligação é a configuração *cis-trans*. Quando os átomos de carbono da cadeia alifática estão no mesmo lado da dupla ligação, o ácido graxo recebe a denominação *cis*, e se estiverem em lados opostos, a configuração é *trans* (Tabela 12.2 (j) (k)).[1,4]

As ligações *trans* reduzem a mobilidade rotacional da cadeia de hidrocarbonetos e são menos reativas à adição eletrofílica, como a halogenação, hidratação e hidrogenação. A maioria dos ácidos graxos *trans* possuem 18 átomos de carbonos, e o principal é o ácido elaídico (C18:1n-9 *trans*), que tem um ponto de fusão de 44 °C, ao contrário do ácido oleico (C18:1n-9 *cis*), cujo ponto de fusão é 13 °C.[3,4]

Nos alimentos, encontramos frequentemente as duplas ligações dos ácidos graxos na configuração *cis*; porém, a configuração *trans* também pode estar presente em decorrência da hidrogenação de óleos pela indústria e pela bio-hidrogenação microbiana em animais ruminantes, encontrada nos produtos lácteos e carne. A hidrogenação parcial de óleos vegetais foi utilizada pela indústria de alimentos para melhorar a vida útil e aumentar a estabilidade dos óleos e gordura. Atualmente, existem evidências de que a ingestão de gorduras *trans* conduz a doenças cardiovasculares e as agências regulatórias em todo o mundo limitam ou proíbem o uso de ácidos graxos *trans* em alimentos.[1,3,6,19]

Portanto, a ingestão de lipídios ocorre por meio de óleos e gorduras tanto de origem vegetal como animal, e compõem cerca de 34% da energia na alimentação humana, de maneira a fornecer 9 kcal/g.[6,17] A composição de ácidos graxos em alimentos consumidos no Brasil está disponível na Tabela Brasileira de Composição de Alimentos (TBCA)[20] e na TACO.[21] Na Figura 12.1 estão alguns exemplos de óleos e gorduras e seus teores de ácidos graxos saturados, mono e poli-insaturados (g/100 g).

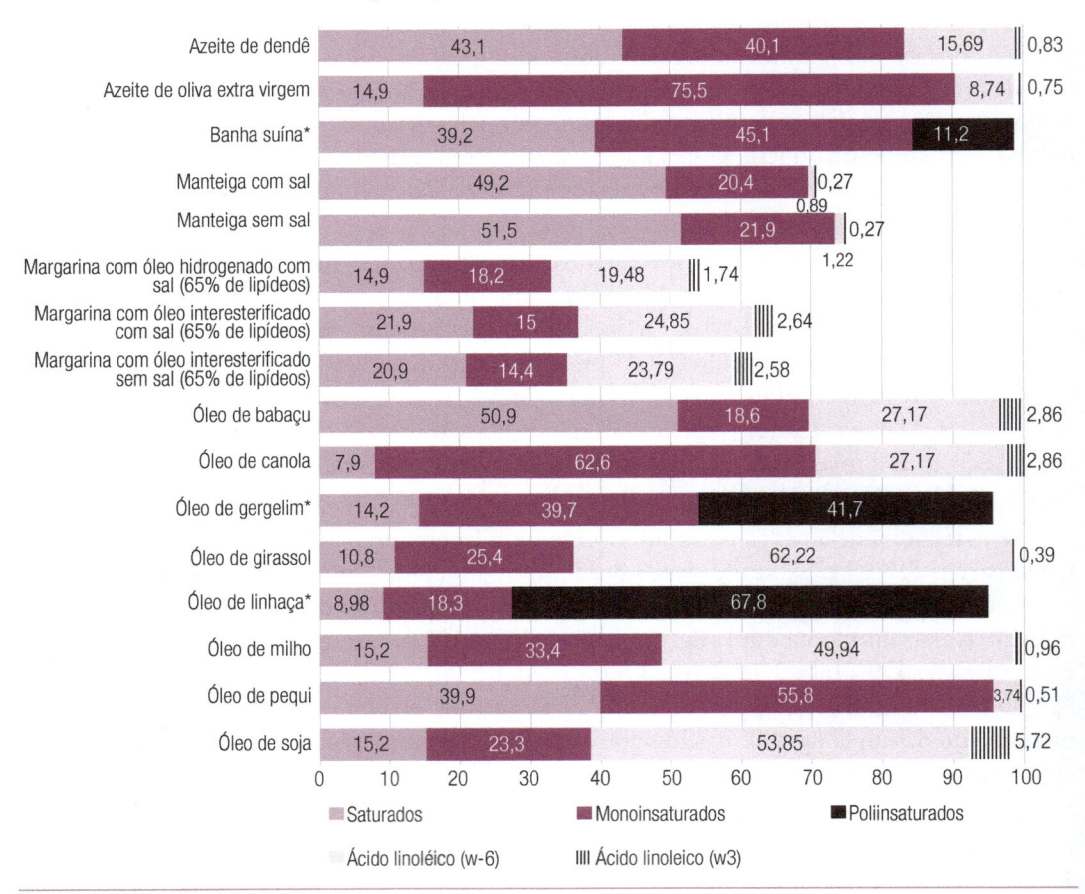

FIGURA 12.1 – Teores de ácidos graxos presentes em óleos e alimentos de origem vegetal e animal.
Fonte: Tabela Brasileira de Composição de Alimentos (TACO)[21] e *Tabela Brasileira de Composição de Alimentos (TBCA).[20]

Lipídios compostos

Fosfolipídios, esfingolipídios e glicolipídios

Os fosfolipídios distinguem-se dos triacilgliceróis por conter grupos polares em sua estrutura, o que confere propriedade anfipática à molécula, nas quais o grupo fosfato encontra-se na posição sn-3 (Figura 12.2). A presença do grupo fosfato altamente polar nos fosfolipídios os tornam compostos surfactantes. Dessa forma, a atividade de superfície permite que os fosfolipídios se organizem em bicamadas, as quais são determinantes para as propriedades das membranas biológicas. Como as membranas celulares necessitam de fluidez, os ácidos graxos presentes nos fosfolipídios geralmente são insaturados, a fim de prevenir a cristalização em temperatura ambiente.[4,5,17]

O fosfolipídio mais comum é o glicerofosfolipídio, que possui um glicerol na molécula. Os fosfolipídios podem ser subdivididos em classes distintas com base no grupo da cabeça polar na posição sn-3 da estrutura do glicerol (eucariotos e eubactérias) ou na posição sn-1 (arqueobactérias). Consequentemente, as diferentes classes de glicerofosfolipídios são: fosfatidilcolina, fosfatidilserina, fosfatidilglicerol, fosfatidillinositol e ácido fosfatídico (Figura 12.2).[4,13]

Os fosfolipídios estão presentes nos alimentos na forma de glicerofosfolipídios ou esfingosilfosfolipídios. Além de constituírem as membranas celulares, eles também estão presentes em carne e produtos lácteos e em menor quantidade nas plantas. Um dos fatores de interesse dos fosfolipídios são sua capacidade de fornecer colina ao organismo. A colina é uma amina quartenária solúvel em água, essencial para a formação de todas as membranas celulares e, especialmente, para o desenvolvimento do sistema nervoso. A colina está presente na cabeça polar de um glicerofosfolipídio, a fosfatidilcolina, e de um esfingosilfosfolipídio, a esfingomielina.[5,17,22]

A fosfatidilcolina é o fosfolipídio mais abundante em tecidos animais e vegetais (aproximadamente 50% do total de fosfolipídios), e contém 14% de colina. Na indústria de alimentos, a lecitina é utilizada para designar uma mistura rica em fosfolipídios (60%) composta principalmente por fosfatidilcolina e com um teor de lipídios neutros (ou simples) inferior a 40%. A lecitina é extraída de várias fontes animais (gema de ovo) ou vegetais (soja). A digestão da fosfatidilcolina, assim como dos glicerofosfolipídios, ocorre no intestino, resultando em outros metabólitos como ácidos graxos, glicerofosfato e colina.[13,17]

A fosfatidilserina é constituída por um ácido fosfatídico ligado a um aminoácido, a serina. O sistema nervoso, principalmente a substância branca, contém até 18% desse fosfolipídio. Uma de suas características é ter um ácido graxo altamente insaturado (geralmente DHA) na posição sn-2. A fosfatidilserina também é considerada um lipídio bioativo, por estar envolvida em diversos mecanismos fisiológicos, como ativação da proteína C quinase e início da coagulação sanguínea.[4,13,17]

Os esfingolipídios são uma classe de lipídios que contêm uma base de cadeia longa, ácidos graxos e vários outros compostos, como fosfato e monossacarídeos. A base mais comum dos esfingolipídios é a esfingosina, e ela, junto com um ácido graxo, compõe a ceramida. Outro exemplo de esfingolipídio é a esfingomielina, que é uma ceramida com um grupo fosfocolina conectado à hidroxila primária da esfingosina. As ceramidas também podem ser ligadas a moléculas de carboidratos (esfingoglicolipídios e cerebrosídios) por meio de um grupo hidroxila primária da esfingosina. Os gangliosídios são cerebosídios complexos, com o resíduo da ceramida conectado a uma glicose, galactose, galactosamina e um ácido N-acetilneuramínico. Esses lipídios são importantes nas membranas celulares e no cérebro (Figura 12.2).[4,13]

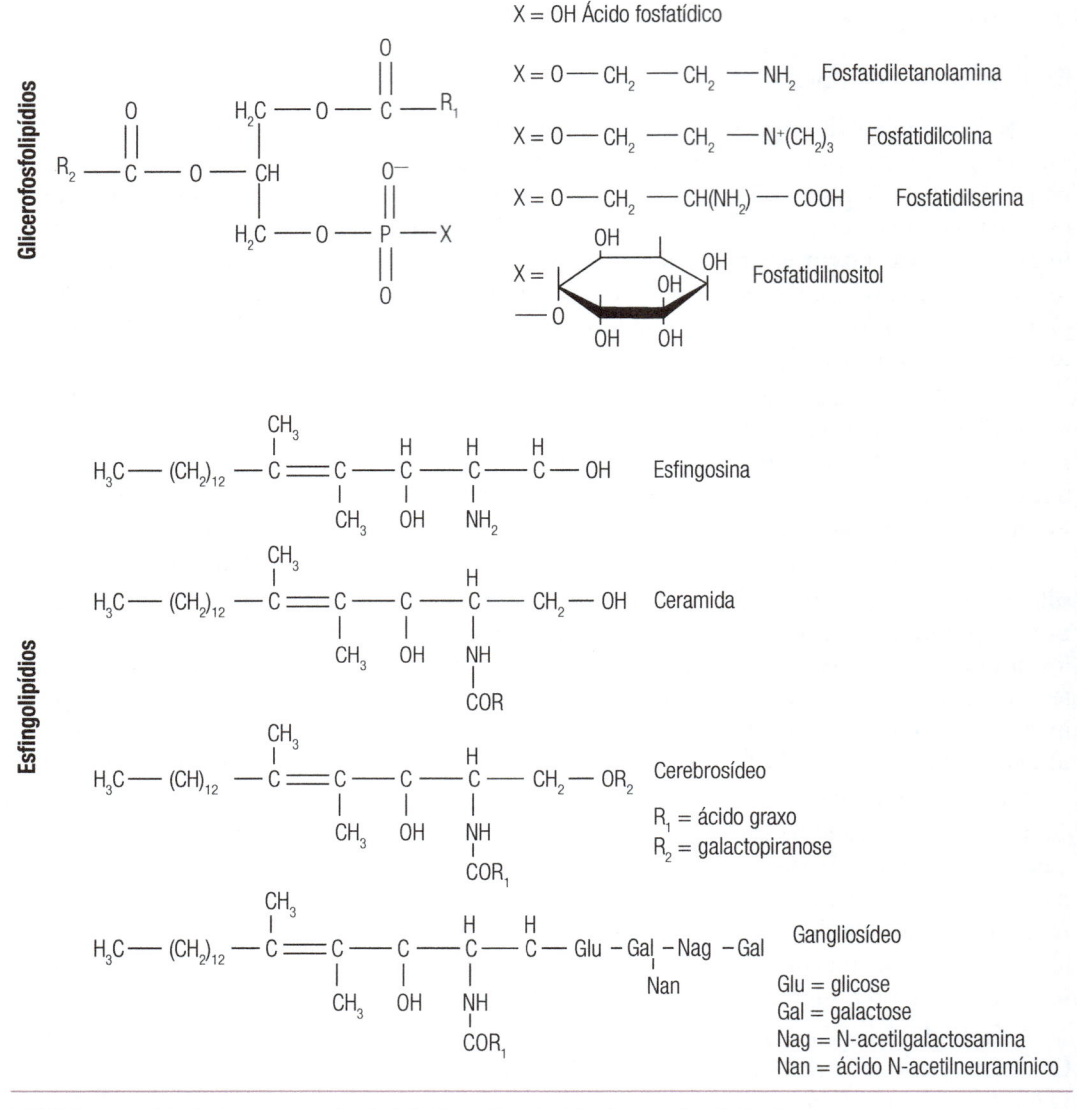

FIGURA 12.2 – Principais estruturas dos fosfolipídios (glicerofosfolipídios e esfingolipídios).
Fonte: Desenvolvida pela autoria.

O esfingolipídio mais abundante em nossa alimentação é a esfingomielina, formada por lipídios contendo um aminoálcool de cadeia longa, como a esfingosina. Estes lipídios pertencem a uma família heterogênea, de esfingomielina a muitos glicolipídios. Todos esses lipídios têm em comum um núcleo de ceramida formado por um ácido graxo ligado ao -NH2, grupo de esfingosina. A esfingomielina está presente nas membranas celulares dos animais, incluindo os glóbulos lipídicos do leite. Constitui aproximadamente 10% dos lipídios do tecido nervoso e de 3% a 6% em outros tecidos. Como os outros fosfolipídios, a esfingomielina fornecida pelos alimentos é hidrolisada no intestino e transformada em uma ceramida, que pode ser hidrolisada em esfingomelina e ácido graxo. Além disso, esses lipídios podem ter uma ação direta na mucosa intestinal ou podem ser reciclados pelos enterócitos para formar outros esfingolipídios. A esfingomielina é considerada uma fonte de lipídios bioativos (ceramida, fosfato de ceramida e esfingosina) que está envolvida na sinalização celular.[3,6,17]

Os glicolipídios ou gliceroglicolipídios são formados quando o 1,2-diacil-sn-3-glicerol é ligado na posição sn-3 de uma molécula de carboidrato (mono- ou dissacarídeo). Embora diversos tipos de glicolipídios estejam presentes nas células animais e vegetais, a glicosilceramida destaca-se pelos estudos relacionados ao seu aspecto nutricional. A composição desse composto possui uma parte hidrofóbica representada por uma ceramida ligada a uma porção de glicose. Além desse glicolipídio, os alimentos de origem animal contêm um grande número de glico-esfingolipídios com uma cabeça polar mais ou menos diversificada (globosídeos, glicolipídios, sulfatados ou fosforilados). Nas plantas, a variedade não é tão ampla, e elas são representadas por mono e digalactosildiacilgliceróis contendo uma ou mais frações de carboidratos (glicose, galactose, manose e inositol).[4,17] Os glicolipídios são, como os fosfolipídios, digeridos no intestino, primeiro a ceramida e depois um ácido graxo e um aminoálcool. Todos esses metabólitos são absorvidos pelos enterócitos para serem novamente transformados em esfingolipídios mais ou menos complexos.[13,17]

Lipoproteínas

A absorção dos lipídios provenientes da alimentação ocorre no intestino; porém, os lipídios têm características hidrofóbicas e precisam ser transportados pela corrente sanguínea. Esse transporte ocorre por meio de uma série das lipoproteínas, que são grandes complexos solúveis de lipídios e proteínas (apolipoproteínas). Do ponto de vista estrutural, as lipoproteínas são partículas globulares de alto peso molecular com uma membrana formada por uma monocamada de fosfolipídio, colesterol e apolipoproteínas, e um núcleo contendo lipídios apolares (triacilgliceróis e ésteres de colesterol). Essa proteína, em conjunto com os grupos de fosfolipídios, facilita a interação das partículas de lipoproteínas com a fase aquosa do sangue.[6,13,17,23]

As lipoproteínas variam de composição, tamanho e densidade, e são divididas em cinco classes: 1) os quilomícrons, que são sintetizados no intestino e são compostos por cerca de 86% de triacilgliceróis, 3% de ésteres de colesterol, 2% de colesterol, 7% de fosfolipídios e 2% de proteínas; 2) as lipoproteínas de densidade muito baixa rica em triglicérides (VLDL), sintetizadas e secretadas pelo fígado, e são compostas por cerca de 55% de triacilgliceróis, 12% de ésteres de colesterol, 7% de colesterol, 18% de fosfolipídios e 8% de proteínas; 3) as lipoproteínas de densidade intermediária (IDL) que se originam das LDLs, e contêm aproximadamente 23% triacilglicerídeos, 29% de ésteres de colesterol, 9% de colesterol, 19% de fosfolipídios e 19% de proteínas; 4) as lipoproteínas de baixa densidade (LDLs) que são originadas das IDLs e contêm aproximadamente 6% de triacilgliceróis, 42% de ésteres de colesterol, 8% de colesterol, 22% de fosfolipídios e 22% de proteínas; 5) as lipoproteínas de alta densidade (HDL) que são secretadas pelo fígado e pelo intestino e são derivadas de lipoproteínas ricas em triacilgliceróis (quilomícrons e VLDLs), sua composição tem cerca de 3% de triacilglicerídios, 13% de ésteres de colesterol, 4% de colesterol, 25% de fosfolipídios e 55% de proteínas.[6,23]

O papel fisiológico da lipoproteína inclui o transporte de lipídios pelas células para gerar energia, armazenamento ou substrato para a síntese de outros compostos como prostaglandinas, tromboxanos e leucotrienos. O metabolismo das lipoproteínas e seus papéis no transporte de lipídios (ácidos graxos e colesterol) são complexos e baseiam-se na função de diversos receptores e enzimas. Exemplificando, esse metabolismo pode ser dividido em três partes: a via exógena (começando no intestino em direção a outros tecidos), a vida endógena (do fígado para outros tecidos) e o transporte reverso de colesterol (dos tecidos para o fígado).[3,6,23]

Lipídios derivados

Esteróis

O colesterol e os fitoesteróis (esteróis vegetais) pertencem ao vasto grupo dos esteroides. Eles são derivados metabólicos do esqualeno, um terpeno comum dos vegetais e dos animais. Este grupo de lipídios é essencial para a constituição da membrana celular e para a síntese de hormônios esteroides (glicocorticoides, aldosterona, estrogênio, progesterona e androgênios), ácidos biliares e vitamina D (7-de-hidrocolesterol é precursor da vitamina D na pele sob a ação da irradiação ultravioleta).[3,13,17]

O colesterol é um lipídio cuja molécula é anfipática, que possui um núcleo esteroide e uma cadeia ramificada de hidrocarbonetos. O colesterol está presente nas membranas celulares dos animais, para garantir rigidez a essa estrutura, e também está presente nas glândulas suprarrenais, no sistema nervoso, no fígado e nas secreções biliares. Como visto anteriormente, o colesterol se encontra na forma esterificada, éster de colesterol, para ser transportado pelas lipoproteínas no plasma.[4,17]

A absorção intestinal do colesterol é variável de acordo com o indivíduo e a dieta alimentar, assim como o metabolismo endógeno (principalmente no fígado e intestino) e a idade. Arbitrariamente, a via biossintética do colesterol pode ser dividida em quatro estágios: 1) a formação de ácido mevalônico a partir da Acetil-CoA; 2) conversão do ácido mavalônico em fosfatos de isopreno em esqualeno por meio de uma série de intermediários fosforilados; 3) formação de lanosterol a partir de esqualeno; 4) redução do lanosterol. Na alimentação, o colesterol é encontrado tanto na forma livre como na esterificada com ácidos graxos, particularmente com o ácido linoleico (18:2n-6). O colesterol é o maior esterol encontrado em alimentos de origem animal como no cérebro, rins, fígado, e em ovos e manteiga.[2,4,17]

Embora livres de colesterol, os vegetais são fontes de fitoesteróis, o que seria equivalente quimicamente ao colesterol em tecidos animais. Essa classe compreende os esteróis e estanóis vegetais, o que inclui o b-sitosterol, campesterol e estigmasterol. Dessa forma, os fitoesteróis podem ser divididos em dois grupos: o D5-esteróis, com uma ligação dupla na posição 5 no núcleo do esterol, ou os estanóis ou 5a-esteróis com um núcleo de esterol saturado. Existem mais de 40 formas diferentes de fitoesteróis, o mais importante é o b-sitosterol, encontrado nas membranas das células vegetais e em óleos (milho e gérmen de trigo). Há também a forma saturada de fitoesteróis, são exemplos o campesterol e o sitostanol, que são encontrados em pequenas quantidades na alimentação, mas são produzidos pela indústria.[4,17]

Os fitoesteróis tem ponto de fusão alto; portanto, possuem cristais lipídicos à temperatura ambiente e, para minimizar a cristalização, os fitoesteróis são comumente esterificados com ácidos graxos insaturados para aumentar sua solubilidade, como o ácido linoleico (18:2n-6).[5,17]

Apesar de serem encontrados em quantidades pequenas nos alimentos, os fitoesteróis estão presentes principalmente nos óleos vegetais, oleaginosas, grãos, azeitonas e abacate. A absorção dos fitoesteróis ocorre na micela, em concorrência com o colesterol, e, desse modo, os fitoesteróis da micela são absorvidos no intestino ainda que em baixa quantidade.[13,17]

Os lipídios são uma classe de macronutrientes quimicamente complexos, constituídos por diversos compostos que atuam nas unidades básicas da estrutura de membrana, armazenamento de energia e desempenham papéis importantes na sinalização celular. As classes dos lipídios possuem estruturas altamente diversificadas e sua distribuição varia entre os organismos e as fontes alimentares. Essa imensa diversidade surge da biossíntese de várias combinações e resulta em numerosas implicações funcionais que são fundamentais para que se tenha uma alimentação saudável.

Referências bibliográficas

1. Nelson DL, Cox MM, Hoskins AA. Lehninger principles of biochemistry. 8. ed. New York: Macmillan Learning; 2021. 4381 p.
2. Burdge GC, Calder PC. Introduction to fatty acids and lipids. In: Calder PC, Waitzberg DL, Koletzko B. Intravenous lipid emulsions. Karger; 2015. p. 1-16.
3. Jones PJH, Rideout T. Lipids, sterols, and their metabolites. In: Ross T, Caballero B, Cousins RJ, Tucker K, Ziegler L. Modern nutrition in health and disease. 11. ed. Baltimore: Wolters Kluwer | Lippincott Williams & Wilkins; 2014. p. 65-84.
4. O'Keefe SF, Sarnoski PJ. Nomenclature and classification of lipids. In: Akoh CC. Food lipids: chemistry, nutrition and biotechnology. 4. ed. Boca Raton, FL: Taylor & Francis; 2017. p. 3-35.
5. McClements DJ, Decker EA. Lipids. In: Damodaran S, Parkin KL. Fennema's food chemistry. 5. ed. Boca Raton, FL: Taylor & Francis; 2017. p. 173-230.
6. Mahan LK, Raymond JL. Krause's food & The nutrition care process. 14. ed. St. Louis: Elsevier; 2017. 1159 p.
7. Fahy E, Subramaniam S, Brown HA, Glass CK, Merrill AH, Murphy RC, et al. A comprehensive classification system for lipids. J Lipid Res. 2005;46(5):839-61.
8. Melo ILP, Silva AMO, Mancini Filho J. Lipídios. In: Cominetti C, Cozzolino SMF. Bases bioquímicas e fisiológicas da nutrição: nas diferentes fases da vida, na saúde e na doença. 2. ed. Barueri: Editora Manole; 2020. p. 75-105.
9. Cintra RMG. Lipídios. In: Rossi L, Poltronieri F, editor. Tratado de nutrição e dietoterapia. Rio de Janeiro: Guanabara Koogan; 2019. p. 78-95.
10. Fats and fatty acids in human nutrition. Report of an expert consultation. FAO, Food and Nutrition Paper. 2010;91:180.
11. Graziola F, Solis VS, Curi R. Estrutura química e classificação dos ácidos graxos. In: Curi C, Pompéia C, Miyasaka CK, Procópio J. Entendendo a gordura: os ácidos graxos. Barueri: Editora Manole; 2002. p. 5-24.
12. Perona J, Gutierrez V. Analysis of neutral lipids: Triacylglycerols. Food Anal Phys Charact Nutr Anal. 2004;(275):275-312.
13. Gurr MI, Harwood JL, Frayn KN, Murphy DJ, Michell RH. Lipids: Biochemistry, biotechnology and health. 6. ed. Chichester: Wiley; 2016. 449 p.
14. Pérez B, Li J, Guo Z. Chemistry and properties of lipids and phospholipids. In: Akoh C. Food Lipids: Chemistry, nutrition and biotechnology. 4. ed. Boca Raton, FL: Taylor & Francis; 2017. p. 38-68.
15. Kenar JA, Moser BR, List GR. Naturally occuring fatty acids: Source, chemistry, and uses. In: Ahmad M. Fatty acids: Chemistry, synthesis, and applications. AOCS Publishing; 2017. p. 24-71.
16. Busnello FM, Santos ZEA, Pontin B. Lipids and metabolic syndrome. In: Watson RR, Meester F de. Handbook of lipids in human function: Fatty Acids. AOAC Press; 2016. p. 543-56.
17. Leray C. Lipids: Nutrition and health. Boca Raton, FL: Taylor & Francis; 2015. 324 p.
18. Cintra DE. Biodisponibilidade de lipídios. In: Cozzolino SMF. Biodisponibilidade de nutrientes. 6. ed. Barueri: Editora Manole; 2020. p. 131-46.
19. Ministério da Saude (BR). Secretaria da Saúde. Coordenação-Geral da Política de Alimentação e Nutrição. Guia Alimentar para a População Brasileira: promovendo a alimentação saudável. 2. ed. Brasília; 2014. 156 p.
20. Universidade de São Paulo (USP), Food Research Center (FoRC). Tabela Brasileira de Composição de Alimentos (TBCA) [Internet]. São Paulo. 2020. [2002 maio 06]. Disponível em: http://www.fcf.usp.br/tbca.
21. Núcleo de Estudos e Pesquisa em Alimentação, editor. Tabela Brasileira de Composição de Alimentos (TACO) – NEPA-UNICAMP. 4. ed. Campinas: NEPA – UNICAMP; 2011. 161 p.
22. Szuhaj BF, van Nieuwenhuyzen W. Nutrition and biochemistry of phospholipids. Szuhaj BF, van Nieuwenhuyzen W, editors. Nutrition and Biochemistry of Phospholipids. AOAC Press; 2003.
23. Calder PC, Waitzberg DL, Koletzko B, editor. Intravenous lipid emulsions. Transactions of the New York Academy of Sciences. Karger. 2015;112:176.

13

Vitaminas e Minerais

Cláudio Filgueiras Pinto Chinaglia

Vitaminas e minerais são nutrientes que participam do metabolismo e exercem papel de cofatores enzimáticos (coenzimas e íon respectivamente), conforme descrito no Capítulo 8. Obtidas por meio da alimentação, desempenham papel fundamental na saúde e prevenção de doenças.

Tanto para a avaliação da dieta como para sua prescrição, são estabelecidos valores de referência para ingestão de nutrientes, os quais são periodicamente revisados à luz de novos achados. Assim, são incorporados novos conhecimentos sobre eventuais manifestações aos extremos de exposição, ou seja, sinais carenciais decorrentes de ingestão insuficiente, ou de toxicidade, que indicam efeitos adversos decorrentes do excesso de consumo.

As Dietary Reference Intakes (DRI), amplamente discutidas no Capítulo 9, constituem-se na mais recente revisão dos valores de recomendação de nutrientes e energia adotados pelos Estados Unidos e Canadá, e vêm sendo publicadas desde 1997, na forma de relatórios parciais elaborados por comitês de especialistas organizados por uma parceria entre o Institute of Medicine norte-americano e a agência Health Canada. Essas publicações substituem as sucessivas versões das Recommended Dietary Allowances (RDA), cuja décima revisão foi editada em 1989, portanto, cabe ao nutricionista se basear nas DRIs para a prescrição dietética.[1]

Tabelas de Nutrient Recommendations: Dietary Reference Intakes (DRI) disponíveis em: <https://ods.od.nih.gov/HealthInformation/Dietary_Reference_Intakes.aspx>

Neste capítulo, apresentaremos as vitaminas e minerais que possuem maior nível de evidência no que diz respeito a funções específicas na atividade e exercício físico.

Vitamina D

A vitamina D é um pró-hormônio lipofílico que ocorre em duas formas biologicamente inativas, o colecalciferol (vitamina D3) e o ergocalciferol (vitamina D2). O colecalciferol é a fonte primária de vitamina D endógena e é formado quando a radiação ultravioleta B (UVB) da exposição à luz solar interage com o 7-desidrocolesterol, que é armazenado nas membranas plasmáticas de todas as células cutâneas.[2] A vitamina D2 é encontrada em cogumelos e a vitamina D3 é encontrada em peixes gordurosos, gema de ovo e laticínios gordurosos. A proteína de ligação da vitamina D (DBP) transporta as vitaminas D2 e D3 para o fígado, onde são hidroxiladas, formando a vitamina D (25(OH)D – forma inativa de armazenamento. Em seguida, a 25 (OH) D sofre hidroxilação renal pela enzima 1a-hidroxilase do citocromo P450 (CYP) (CYP27B1) em vitamina D biologicamente ativa (1,25 (OH) 2D). Embora a maioria de 1,25 (OH) 2D seja derivada dos rins, outros tecidos, como a mama e a próstata, também são capazes de hidroxilar a vitamina D em sua forma ativa.[3]

Os mecanismos potenciais pelos quais a vitamina D pode exercer efeitos no músculo esquelético humano podem ser classificados como genômicos ou não genômicos. A hipótese genômica argumenta que 1,25 (OH) 2D exerce um efeito direto sobre o receptor de vitamina D (VDR) dentro do músculo esquelético humano, o que ativa mudanças epigenéticas progressivas que podem, em última instância, impactar tanto a morfologia quanto a funcionalidade do músculo esquelético[4] (Figura 13.1).

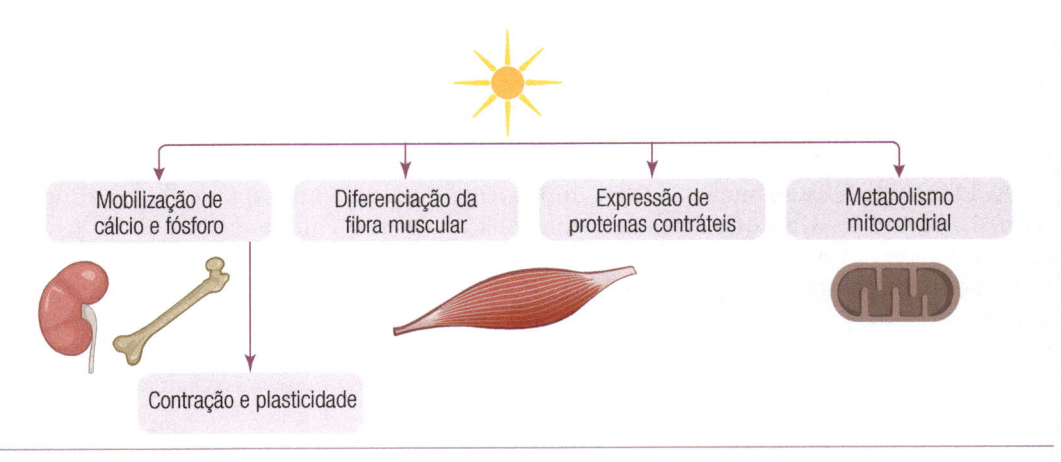

FIGURA 13.1 – Efeitos da vitamina D no músculo.

Fonte: Adaptada de Ogan D.[4]

Uma variedade de vias moleculares pelas quais a vitamina D pode afetar as células musculares foi elucidada. Estes efeitos podem ser rápidos, pois ocorrem dentro de segundos a minutos do tratamento com vitamina D e incluem a liberação de cálcio dos estoques intracelulares e sua entrada subsequente por meio de canais de membrana dependentes de voltagem. Foi sugerida uma ação da vitamina D nas funções mediadas por cálcio do músculo, ou seja, contração, plasticidade, função mitocondrial e até da sinalização de insulina no músculo, de forma a potencializar o efeito anabólico desse hormônio no músculo.[5] Os níveis séricos de 25OHD se correlacionam com a recuperação muscular, com altas taxas de estoques musculares de fosfo-creatinina após o exercício, para criar um *link* entre vitamina D e produção de ATP e função oxidativa muscular.[6]

Garcia, *et al.* apresentaram dados que demonstram que a suplementação de vitamina D aumentou VEGFa e FGF-1; dois fatores de crescimento pró-angiogênicos bem descritos que promovem a neovascularização, a regeneração do tecido e a miogênese. Além disso, a suplementação de vitamina D diminuiu simultaneamente a expressão de FGF-2 e TIMP-3, dois principais inibidores angiogênicos/miogênicos, que foram descritos por promover a inibição miogênica por meio da interação de FGF-2 com IGFs.[7]

▶ Vitamina B_{12}

Essa vitamina hidrossolúvel é encontrada em alimentos de origem animal; as carnes são a sua principal fonte. A vitamina B_{12} tem uma absorção bastante complexa, interage com proteínas secretadas pelo estômago e depende do pâncreas para sua absorção, além do fígado para o transporte para a corrente sanguínea. Tal metabolismo é apresentado na Figura 13.2.[8]

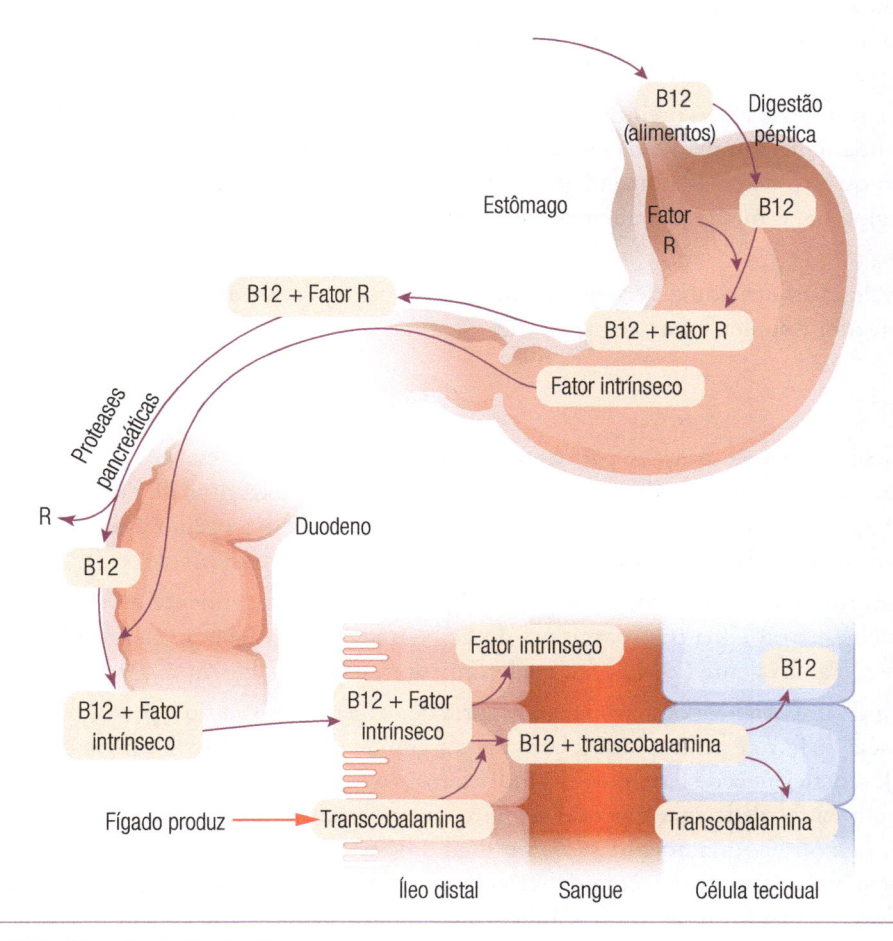

FIGURA 13.2 – Absorção de vitamina B_{12}.

Fonte: Adaptada de Caudill MA, Miller JW.[8]

A vitamina B_{12} é liberada das proteínas dos alimentos pela pepsina, enzima que faz a digestão proteica, depois disso, a B_{12} ligar-se-á na proteína fator R, secretada na saliva e no estômago, que se une à B_{12} e será levada até o duodeno. No duodeno, as enzimas proteolíticas pancreáticas digerem o fator R e liberam a B_{12}, para deixá-la pronta para se ligar ao fator intrínseco (FI), outra proteína produzida pelas células parietais gástricas. Levada até o íleo, a B_{12} será absorvida, e se ligará à transcobalamina, uma proteína produzida pelo fígado, que tem a tarefa de conduzir a B_{12} pela corrente sanguínea até os tecidos.[8]

Duas reações enzimáticas exigem a B_{12} como coenzima:[9]

1. Conversão de L-metilmalonil CoA (proveniente dos ácidos graxos de cadeia ímpar e dos aminoácidos) para succinil-CoA, que é um integrante do ciclo de Krebs; portanto, a B_{12} é necessária para a enzima mitocondrial metilmalonil CoA mutase.

2. Conversão de homocisteína em metionina, sendo coenzima da enzima metionina sintase. Esse processo é importante, pois o 5-metilfolato precisa doar seu grupo metil (CH3) para remetilar a homocisteína e, com isso, retornar à forma tetahidrofolato (THF), para manter o ciclo do folato, essencial à produçao de timina, uma base nitrogenada formadora de DNA. Podemos notar que, tanto a deficiência de folato quanto de B_{12} na dieta prejudicará a síntese de DNA, o que trava a divisão celular.

Com a síntese de DNA prejudicada, as hemácias crescem em tamanho e se tornam macrocíticas, prontamente eliminadas da circulação por macrófagos do baço e de outros tecidos, o que leva a um quadro de baixa porcentagem de hematócritos e, consequentemente, a diminuição de hemoglobina, o que gera a anemia megaloblástica, que prejudica a oxigenação dos tecidos do corpo.[10]

Na avaliação nutricional de vegetarianos e veganos, é preciso incluir a análise bioquímica deste marcador e suplementar, se necessário.

Ferro

O ferro é um elemento crítico para o esportista e para o atleta, pois está envolvido diretamente em processos que levam à produção de energia. O ferro é parte estrutural do grupo HEME, presente na hemoglobina e na mioglobina, proteínas que transportam oxigênio. Na cadeia respiratória, o ferro faz parte da estrutura dos citocromos, sendo vital na produção de ATP.[11]

A absorção ocorre no intestino delgado (Figura 13.3), e é dependente de vitamina C e de duas proteínas: a proteína transportadora do heme (para o ferro heme), e a proteína transportadora de metal divalente (DMT1), a qual também transporta Mg, Zn, Cu e Mn.[12]

Apesar da importância do ferro no transporte de oxigênio, utilização e produção de energia, a deficiência de ferro é um problema comum em grande parte entre 26% e 36% da população atlética. Já a deficiência de ferro entre os indivíduos ativos foi atribuída a duas causas principais; ingestão alimentar deficiente e perdas de ferro que ocorrem durante o exercício por meio de sudorese, hemólise, sangramento gastrintestinal e hematúria. Além disso, foi proposto que a maior incidência de mulheres com deficiência de ferro pode ser um resultado das perdas adicionais desse elemento durante a fase folicular da menstruação, o que explica a recomendação comum de um aumento na ingestão diária de ferro em mulheres em comparação com os homens (18 *versus* 8 mg/dia).[13]

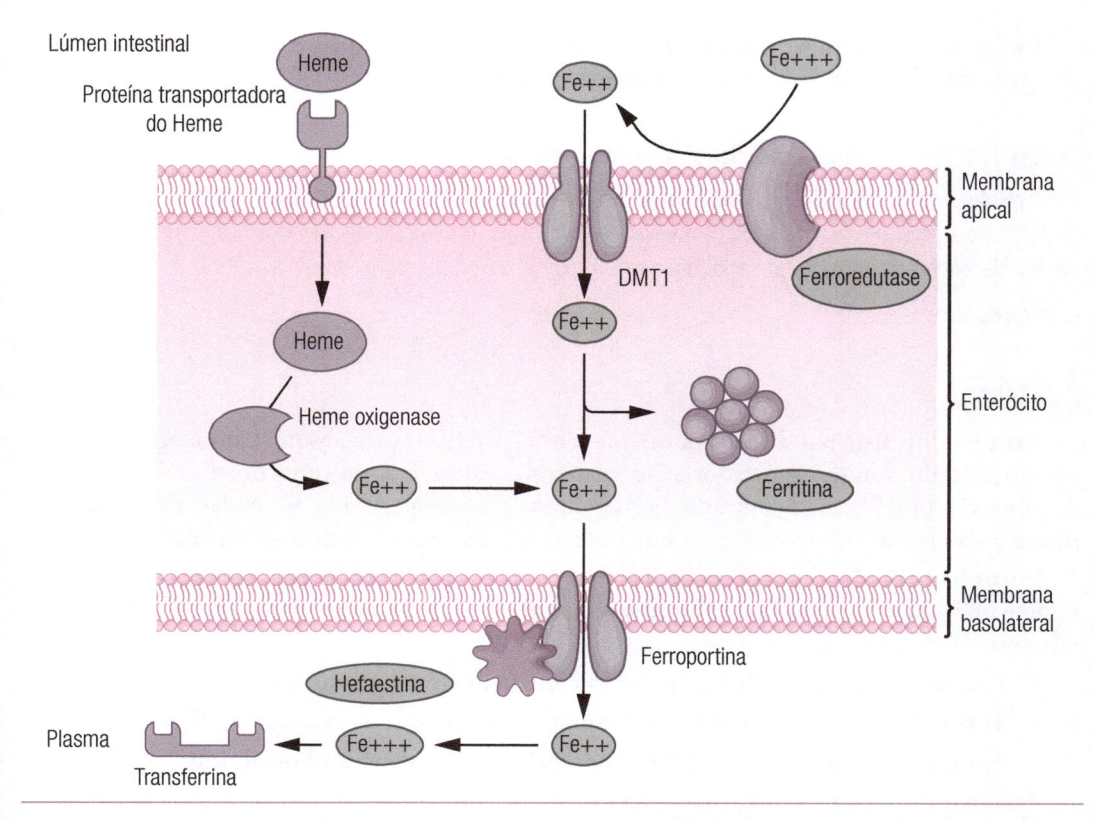

FIGURA 13.3 – Etapas da absorção de ferro: dcytb [ferroredutase]: proteína que converte o ferro não heme (fe+++) em fe++ para que possa ser transportado pela dmt1; ferroportina: proteína que libera ferro do intestino para ser transportado na corrente sanguínea; hefaestina: proteína cobre-dependente que converte o ferro divalente em trivalente para que possa ser transportado pela transferrina.

Fonte: Adaptada de Ross, AC.[14]

Recentemente, no entanto, a deficiência de ferro induzida pelo exercício tem sido proposta por ser mediada por uma via hormonal, onde a elevação da citocina inflamatória interleucina-6 induzida pelo exercício (IL-6) aumenta a produção do hormônio HEPCIDINA, de forma a reduzir a biodisponibilidade do ferro.[15]

Pesquisas relataram que a IL-6 é produzida durante o exercício, com os níveis de pico atingidos imediatamente depois. Embora a IL-6 possa ser produzida a partir de uma variedade de células (p. ex., tecido adiposo, macrófagos), o seu principal contribuinte durante a atividade é o músculo esquelético. Além disso, o grau de IL-6 produzido pelo músculo esquelético é influenciado pela duração e/ou intensidade do exercício. Por exemplo, exercícios de longa duração e/ou de alta intensidade exacerbam a produção de IL-6, o que proporciona o estímulo para um subsequente aumento nos níveis de hepcidina. Os níveis de hepcidina são elevados pelo aumento da IL-6, e causam níveis de pico entre 3 e 6 horas após o exercício. Como os aumentos na IL-6 e na hemólise são ocorrências comuns após o exercício, a elevação resultante nos níveis de hepcidina pode limitar a quantidade de ferro que pode ser absorvida e/ou reutilizada pelo organismo.[16]

Para avaliar corretamente o estado nutricional de ferro nos esportistas/atletas Peeling, *et al.*,[15] propuseram a seguinte interpretação (Quadro 13.1).

QUADRO 13.1 – Avaliação do estado nutricional de ferro.

- Depleção de ferro: ferritina < 35; hemoglobina e hematócritos normais; saturação transferrina > 16%
- Eritropoiese deficiente: ferritina < 20; hemoglobina e hematócritos normais; saturação transferrina < 16%
- Anemia ferropriva: ferritina < 12; hemoglobina e hematócritos baixos; saturação transferrina < 16%

Fonte: Adaptado de Peeling, *et al.*[15]

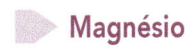 Magnésio

Existem dois sistemas de transporte que são responsáveis pela absorção do magnésio no intestino delgado: um transportador ativo saturável, associado a um canal de receptor transiente de potencial (TRPM6) encontrado na membrana da borda estriada de células intestinais e no rim; e o sistema de difusão simples, que pode funcionar mais nos casos de maior ingestão.[17]

Encontrado em boas quantidades nos feijões, nas oleaginosas, na banana e na aveia, o magnésio é importante para mais de 300 reações químicas. A seguir, apresentamos algumas funções relacionadas aos exercícios físicos:[14]

- Coenzima na via glicolítica, que atua com as enzimas hexoquinase e fosfofrutoquinase;
- Formação de creatina fosfato, que atua na enzima creatina-quinase (CPK);
- Síntese proteica, para ligar RNA mensageiro a subunidades ribossômicas.

Assim, o Mg desempenha papel importante na homeostase da glicose, regulação da fosforilação e atua como cofator de muitas enzimas envolvidas nesse processo, como piruvato desidrogenase e creatina quinase. Portanto, dietas pobres em Mg estariam associadas a prejuízos no metabolismo da glicose, com prejuízos na produção de insulina. Por fim, durante o exercício físico, o cérebro requer mais produção de glicose para coordenar as funções de movimentos e gerenciamento de flutuações fisiológicas, uma vez que níveis baixos de Mg podem levar à depleção de glicose e consequente declínio do desempenho físico.[18]

Cálcio e contração muscular

Dentre as melhores fontes alimentares de cálcio encontram-se o leite e derivados; a sardinha, se consumida com a espinha, também fornece uma boa quantidade desse mineral, o brócolis, couve e espinafre também são boas fontes de cálcio.

A absorção intestinal envolve um canal epitelial de cálcio, especificamente um canal potencial de receptor temporário (TRPV6), a proteína de transporte de cálcio calbindina, e dois transportadores, o NCX (natrium calcium exchanger) e o PMCA (plasma membrane calcium ATPase), todos dependentes de Vitamina D. Esse sistema de transporte garante a grande maioria da absorção de cálcio, conforme mostra a Figura 13.4.[19]

O cálcio atua por meio de interações com proteínas de ligação, por exemplo, a troponina C, encontrada no músculo esquelético. O músculo esquelético, estimulado por impulsos nervosos (com a acetilcolina como neurotransmissor) ativa a liberação de cálcio do retículo sarcoplasmático. O cálcio se liga na troponina C, e a mudança conformacional causada pela ligação de cálcio permite uma interação entre actina e miosina, que resulta na contração muscular.[12]

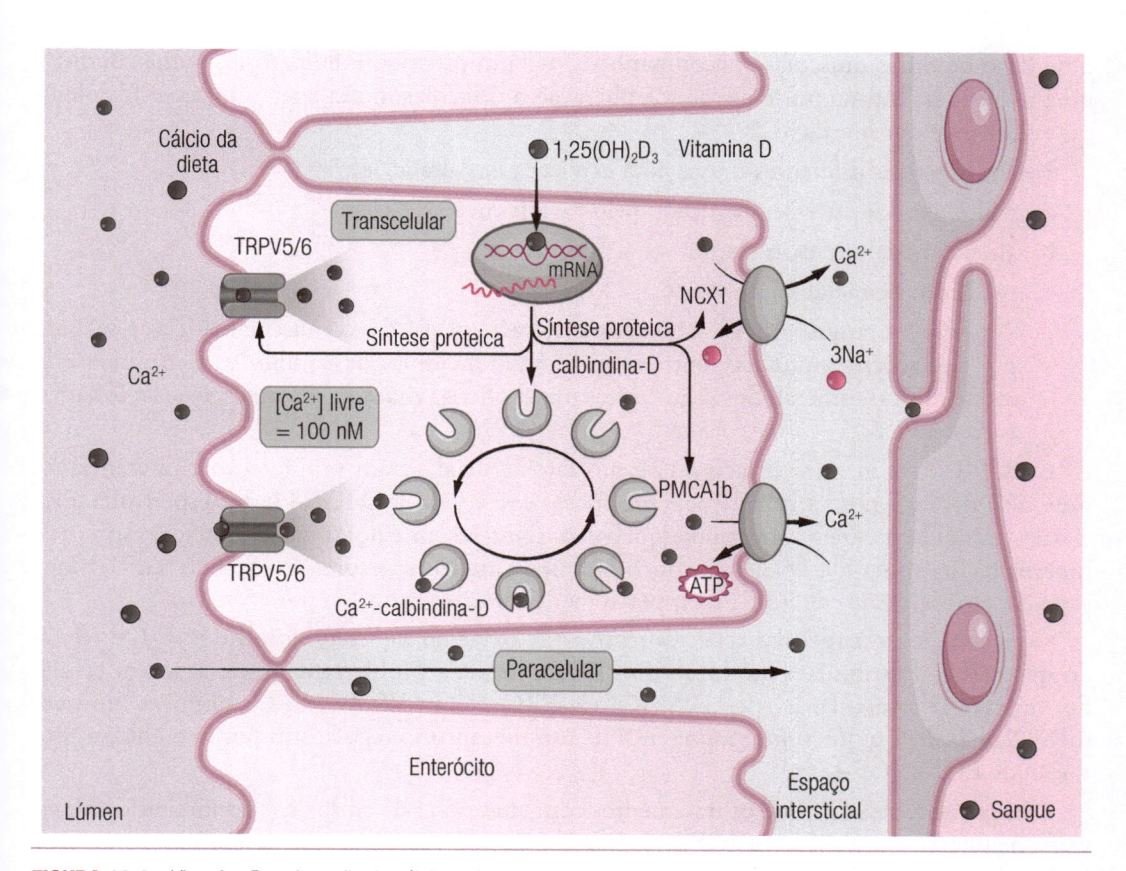

FIGURA 13.4 – Vitamina D e absorção de cálcio no intestino.
NCX: Natrium Calcium Exchanger; PMCA: Plasma Membrane Calcium ATPase; TRPV: Transient Receptor Potential Vanilloid.
Fonte: Adaptada de Hoenderop JGJ.[19]

Dietas restritivas ou que excluem os principais alimentos fontes de cálcio cursam com maior probabilidade de déficit na oferta desse nutriente, o que contribui para quadros de osteopenia e osteopose.

Micronutrientes antioxidantes

O oxigênio, no processo de respiração celular, é utilizado no interior das mitocôndrias, onde intervém no metabolismo de gorduras, proteínas e carboidratos, de forma a liberar água, dióxido de carbono e catabólitos diversos, além da energia calórica produzida.

Os radicais livres pertencem à classe das espécies reativas de oxigênio (EROs) e são moléculas instáveis ou fragmentos de moléculas sem um par de elétrons nas suas órbitas exteriores. Os radicais livres do oxigênio incluem o radical superóxido, o peróxido de hidrogênio e o radical hidróxilo, e são altamente reativos. A sua ativação pode causar processos traumáticos nos tecidos pelo desencadeamento de diversas cadeias de reações. Se um radical reage com um não radical, é produzido um novo radical livre.

Atualmente, sabe-se claramente que o exercício físico intenso e contínuo é acompanhado pela produção de radicais livres que causam alterações das membranas celulares. Isto provoca uma lesão de fibras musculares, acompanhada por um processo inflamatório, o que conduz a uma redução da função muscular com a liberação de enzimas musculares, alterações histológicas evidentes e dor muscular.[20]

Foram sugeridas diferentes causas para explicar essas alterações:[21,22]

a. o alto grau de estresse provocado pelo exercício;

b. alterações da microcirculação;

c. produção de metabólitos tóxicos;

d. depleção intramuscular dos substratos energéticos. O dano muscular inicial é seguido por alterações secundárias, entre as quais estão incluídos desequilíbrios eletrolíticos, do metabolismo mineral, dos reguladores metabólicos (vitaminas) e uma resposta inflamatória celular.

O IGF-I (insulin growth factor-1) é um fator crucial para a proliferação e diferenciação muscular, desempenha várias funções específicas nesse tecido.[23] O IGF-I induz hipertrofia miocitária, particularmente no músculo esquelético. É interessante notar que o exercício estimula a hipertrofia do músculo esquelético concomitantemente com a expressão local de IGF-I, o que sugere o envolvimento de IGF-I na hipertrofia de miócitos induzida por exercício.[24]

Com relação ao papel das espécies reativas de oxigênio na sinalização de IGF-I, é relatado que o IGF-I estimula a produção de EROs e regula a proliferação e migração em células do músculo liso vascular aórtico (VSMC) via EROs.[25] Em VSMC, EROs também induzem mRNA de IGF-I, o que sugere a presença de um mecanismo regulatório positivo entre a produção de ROS e IGF-I.[26]

É importante ressaltar que os tratamentos com altas doses de antioxidantes inibiram a hipertrofia de miócitos induzida por IGF-I, de forma a demonstrar que as EROs são necessárias para a hipertrofia de miócitos induzida por IGF-I *in vitro*, e deixa claro que as EROs desempenham um papel essencial na sinalização e na ação biológica do IGF-I em miócitos.[27] Nesse sentido, o equilíbrio nutricional se faz necessário para o controle adequado da formação das EROs.

Vitamina C

Esta vitamina hidrossolúvel atua como cofator em diversas enzimas: prolina hidroxilase (síntese de colágeno), trimetillisina 2-oxoglutarato dioxigenase (síntese de carnitina), dopamina beta-monoxigenase (síntese de catecolaminas) e ainda aumenta a absorção do ferro não-heme no intestino.[28]

Sua ação como antioxidante se dá em razão de sua capacidade de varrer os radicais, de forma a reagir com o radical superóxido e um próton para gerar peróxido de hidrogênio, ou com um radical hidroxila para gerar água. Em cada instante, o produto formado é o radical monodeidroascorbato. Pode também reduzir o radical tocoferoxil, formado pela interação de alfatocoferol na membrana com peróxidos lipídicos. O ascorbato pode captar os radicais oxigênio, que de outra forma reagiriam para formar peróxidos lipídicos. Entretanto, em altas concentrações, o ascorbato pode ter ação pró-oxidante, que reduzi o oxigênio molecular a superóxido, e pode ser então oxidado a monodeidroascorbato; como o exercício físico aumenta a produção de radicais livres, essa vitamina é importante na saúde do atleta.

S.C. Bryer e A.H. Goldfarb investigaram se a suplementação de vitamina C antes e após o exercício excêntrico poderia reduzir a dor muscular, o estresse oxidativo e a função muscular.

Dezoito homens saudáveis designados aleatoriamente para um grupo de tratamento com placebo (P) ou vitamina C (VC) (3 g/d) tomaram comprimidos por 2 semanas antes e 4 dias depois de realizar 70 extensões excêntricas de cotovelo com seu braço não dominante. Estes dados sugerem que o pré-tratamento com vitamina C pode reduzir a dor muscular, retardar o aumento da enzima de degradação muscular (creatina quinase) e prevenir a oxidação da glutationa no sangue (o que cumpre seu papel antioxidante), porém, com pouca influência na perda da função muscular.[29]

Ao contrário da crença popular, as espécies reativas de oxigênio (EROs) produzidas no exercício podem não ser responsáveis pelas perdas prolongadas da função muscular e, inversamente, podem desempenhar um papel fundamental na recuperação muscular, a suplementação com vitamina C para prevenir a produção de ROS pós-exercício pode não ser útil, e ainda, pode dificultar o processo de recuperação; portanto, além de ser desnecessária, pode ser prejudicial ao desempenho futuro.[30]

Vitamina E

É uma vitamina lipossolúvel com maior capacidade antioxidante, capaz de inibir a ação maléfica dos radicais livres e proteger nossas células. É encontrada em óleos vegetais, gema de ovo e oleaginosas e sementes, e deve fazer parte da dieta dos esportistas em geral. Esse papel antioxidante incentivou pesquisadores a testarem se a suplementação de vitamina E poderia melhorar a *performance*, mas não há evidências suficientes para sugerir que o desempenho ou a recuperação do exercício se beneficiaria de forma significativa com a suplementação de vitamina E, o que pode ser inútil para a melhora no desempenho, no efeito do treinamento ou na taxa de recuperação pós-exercício em atletas recreativos ou de elite.[31]

Zinco, cobre e manganês

Esses três minerais participam de uma família de enzimas, a superóxido dismutase (SOD), que constitui o principal sistema de defesa antioxidante contra espécies reativas de oxigênio, pois atenua os radicais superóxidos e peróxido de hidrogênio (H_2O_2) nos tecidos, e apresenta papel importante nas doenças cardiovasculares e também desempenha um papel protetor muscular. O zinco e o cobre integram a SOD do citossol das células, enquanto o manganês participa da SOD mitocondrial.[32] O cobre ainda participa da formação de colágeno (por ser coenzima da lisil oxidase, enzima que sintetiza o colágeno por meio do aminoácido lisina) e ainda participa da absorção e do transporte de ferro, uma vez que é coenzima de duas enzimas importantes para o metabolismo do ferro: a hefaestina, que mora no intestino e garante a entrega de ferro para a sua transportadora, a transferrina; e a ceruloplasmina, que é essencial para a transferência de ferro do monócito macrófago para o plasma.[33]

Já o zinco desempenha três importantes papéis biológicos no organismo: catalítico, estrutural e regulatório. O zinco tem papel crucial no sistema imune, já que atua como anti-inflamatório, bem como no sistema de defesa antioxidante, e ainda influencia o metabolismo dos carboidratos, pois está associado à insulina dentro dos grânulos armazenados nas células beta do pâncreas, e a deficiência de zinco diminui a resposta da insulina, o que prejudica a glicemia.[34]

Para finalizar o trio antioxidante da família SOD, temos o manganês, essencial na gliconeogênese, pois ativa a fosfoenolpiruvato carboxiquinase, que converte oxaloacetato em fosfoenolpiruvato. A piruvato carboxilase é outra enzima dependente de manganês, pois converte piruvato em oxaloacetato, um intermediário do ciclo de Krebs, essencial para o metabolismo muscular.[12]

Selênio

É um mineral encontrado biologicamente ativo na forma de um aminoácido denominado selenocisteína. Desse modo, proteínas que apresentam quantidades expressivas de selênio são denominadas de selenoproteínas e são responsáveis por exercer as principais funções biológicas relacionadas a esse micronutriente no organismo. O selênio é essencial para outra enzima antioxidante: a glutationa peroxidase, encontrada 70% no citossol das células e 30% na matriz mitocondrial. Essa enzima catalisa a remoção de peróxidos de hidrogênio, para evitar danos à membrana celular dos tecidos.[12]

O selênio também é necessário para o metabolismo do iodo, pois participa das desiodases, enzimas encontradas na tireoide, fígado, pele, hipófise, tecido adiposo e cérebro, e converte o hormônio tireoideano T_4 em T_3, que é ao principal hormônio tireoideano regulador do metabolismo.[35]

Referências bibliográficas

1. Institute of Medicine (IOM). Dietary reference intakes: the essential guide to nutrient requirements. Washington, DC, National Academy Press; 2006.
2. Webb AR. Who, what, where and when-influences on cutaneous vitamin D synthesis. Prog Biophys Mol Biol. 2006;92(1):17-25.
3. Gallagher JC, Sai AJ. Vitamin D insufficiency, deficiency, and bone health. J Clin Endocrinol Metab. 2010;95(6):2630-3.
4. Ogan D, Pritchett K. Vitamin D and the athlete: risks, recommendations, and benefits. Nutrients. 2013;5(6):1856-68.
5. Girgis CM, Clifton-Bligh RJ, Hamrick MW, et al. The roles of vitamin D in skeletal muscle: form, function, and metabolism. Endocrine Reviews. 2013;34,33-83.
6. Sinha A, Hollingsworth KG, Ball S, et al. Improving the vitamin D status of vitamin D deficient adults is associated with improved mitochondrial oxidative function in skeletal muscle. The Journal of Clinical Endocrinology and Metabolism. 2013;98:E509-E513.
7. Garcia LA, et al. 1,25(OH)$_2$vitamin D$_3$ enhances myogenic differentiation by modulating the expression of key angiogenic growth factors and angiogenic inhibitors in C2C12 skeletal muscle cells. Journal of Steroid Biochemistry & Molecular Biology. 2013;133:1-11.
8. Caudill MA, Miller JW, Gregory JF, Shane B. Folate, choline, vitamin B$_{12}$, and vitamin B$_6$. In: Stipanuk MHCaudill MA, editors. Biochemical, physiological, and molecular aspects of human nutrition. St. Louis, MO: Elsevier. 2013;p. 565-609.
9. Allen RH, Stabler SP. Identification and quantitation of cobalamin and cobalamin analogues in human feces. Am J Clin Nutr. 2008;87(5):1324-35.
10. Herbert V. Staging of vitamin B$_{12}$ status in vegetarians. Am J Clin Nutr. 1994;(Suppl):12135-225.
11. Weaver CM, Rajaram S. Exercise and iron status. J Nutr. West Lafayette-EUA. 1992;122(3):782-7.
12. Gropper S. Nutrição avançada e metabolismo humano. São Paulo: Cencage Learning; 2011.
13. Constantini N, Eliakim A, Zigel L, Yaaron M, Falk B. Iron status of highly active adolescents: evidence of depleted iron stores in gymnasts. International Journal of Sport Nutrition and Exercise Metabolism. 2000.
14. Ross AC. Nutrição moderna de Shils. Barueri: Manole; 2016.
15. Peeling P, et al. Athletic induced iron deficiency: new insights into the role of inflammation, cytokines and hormones. Eur J Appl Physiol. 2008.
16. Newlin MK, Williams S, McNamara T, Tjalsma H, Swinkels DW, Haymes EM. The effects of acute exercise bouts on hepcidin in women. International Journal of Sport Nutrition and Exercise Metabolism. 2012.
17. Fine KD, et al. Intestinal absorption of magnesium from food and supplements. J Clin Invest. 1991;88:396-402.

18. Zhang Y, Xun P, Wang R, Mao L, He K. Can Magnesium enhance exercise performance? Nutrients. 2017;9(9). pii: E946.
19. Hoenderop JGJ, Nilius B, Bindels RJM. Calcium absorption across epithelia. Physiol Ver. 2005;85: 373-422.
20. Nosaka K, Clarkson PM. Muscle damage following repeated bouts of high force eccentric exercise. Med Sci Sports Exerc. 1995;27:1263-9.
21. Kuipers H. Exercise-inducedmuscledamage. Int JSports Med. 1994;15:132-5.
22. Maxwell SRI, Jakeman P, Thomason H, et al. Changers in plasma anti-oxidant status during eccentric exercise and the effect of vitamin supplementation. Free Radic Res Commun. 1993;19:191-210.
23. Philippou A, Halapas A, Maridaki M, Koutsilieris M. Type I insulin-like growth factor receptor signaling in skeletal muscle regeneration and hypertrophy. J Musculoskelet Neuronal Interact. 2007;7:208-218.
24. Adams GR, Haddad F. The relationships among IGF-I, DNA content, and protein accumulation during skeletal muscle hypertro-phy. J Appl Physiol. 1996;81:2509-2516.
25. Meng D, Shi X, Jiang BH, Fang J. Insulin-like growth factor-I (IGF-I) induces epidermal growth factor receptor transactivation and cell proliferation through reactive oxygen species. Free Radic Biol Med. 2007;42:1651-1660.
26. Delafontaine P, Ku L. Reactive oxygen species stimulate insulin-like growth factor I synthesis in vascular smooth muscle cells. Cardiovasc Res 1997;33:216-222.
27. Handayaningsih A-E, et al. Reactive oxygen species play an essential role in IGF-I signaling and IGF-I-induced myocyte hypertrophy in C2C12 myocytes. Endocrinology. 2011;152: 912-921.
28. Levine M. Vitamin C. In: Present knowledge in nutrition. Washington, D.C: Ilsi Press. 1996; p. 14759.
29. Bryer SC, Goldfarb AH. Effect of high dose vitamin C supplementation on muscle soreness, damage, function, and oxidative stress to eccentric exercise. International Journal of Sport Nutrition and Exercise Metabolism. 2006;16:270-280.
30. Close GL, et al. Ascorbic acid supplementation does not attenuate post-exercise muscle soreness following muscle--damaging exercise but may delay the recovery process. British Journal of Nutrition. 2006;95:976-981.
31. Tiidus PM, Houston ME. Vitamin E status and response to exercise training. Sports Medicine. 1995;20(1):12-23.
32. Robinett NG, Peterson RL, Culotta VC. Eukaryotic copperonly superoxide dismutases (SODs): A new class of SOD enzymes and SODlike protein domains. J Biol Chem. 2018;293(13):463643.
33. Myint ZW, Oo TH, Thein KZ, Tun AM, Saeed H. Copper deficiency anemia: review article. Ann Hematol. 2018;97(9):1527 34.
34. Ford D. Intestinal and placental zinc transport pathways. Proc Nutr Soc. 2004;63:21-9.
35. Beckett GJ, Arthur J. Selenium and endocrine systems. J Endocrinol. 2005;184:455-63.

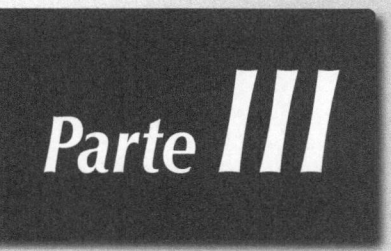

Parte **III**

Estratégias Nutricionais para Atividade e Exercício Físico

14

Diagnóstico Nutricional

14.1 Avaliação do Consumo Alimentar, Parâmetros Clínicos e Bioquímicos

Marcus Vinicius Lucio dos Santos Quaresma

A avaliação nutricional consiste na primeira etapa para propor orientações relacionadas ao manejo dietético e à suplementação alimentar. Segundo a Academy of Nutrition and Dietetics (2014), a avaliação nutricional é o *"método sistemático para obter, verificar e interpretar os dados necessários para identificar os problemas relacionados à nutrição, suas causas e significados"*.[1]

No cenário da nutrição, independentemente da especialidade, avaliar é fundamental para estabelecer um diagnóstico e um prognóstico nutricional adequados que possibilitem o direcionamento de intervenções alimentares e nutricionais para reduzir os fatores de risco relacionados a doenças já instaladas, bem como permitir a redução do risco de desenvolver distúrbios e condições patológicas futuras. Ainda, avaliar permitirá o acompanhamento e o monitoramento de variáveis consideradas indispensáveis ao longo do tempo para cada paciente, de acordo com as suas particularidades.

Esse raciocínio não é diferente na nutrição esportiva, uma vez que o processo de avaliação possibilitará o rastreio de dados fundamentais para a compreensão das demandas do treinamento esportivo e de outros elementos considerados imprescindíveis para manutenção da saúde e do desempenho físico de esportistas e atletas de alto rendimento.[1]

Isso posto, é fundamental reforçar que o processo de avaliação deve ser conduzido com esmero, cautela e, principalmente, de maneira padronizada. Nesse contexto, ao considerar a pluralidade de dados e variáveis intervenientes e confundidoras, padronizar o processo avaliativo permitirá melhores explicações das mudanças observadas, de forma a reduzir a chance de atribuir diferenças ao acaso.

▶ Diagnóstico nutricional

O termo "diagnóstico nutricional" não faz parte do vocabulário de muitos nutricionistas; no entanto, é necessário trazer à tona a importância deste conceito e da sua aplicação na prática clínica do nutricionista. Intervenções alimentares e nutricionais mais assertivas só serão possíveis se o diagnóstico for feito de maneira correta. Logo, com base nos dados disponíveis, será necessário estabelecer um raciocínio clínico, pautado em dados coletados, na interpretação e no estabelecimento de um diagnóstico nutricional.

Monitoramento de variáveis

No contexto do exercício físico, o monitoramento de variáveis é fundamental para adequada intervenção nutricional. Por exemplo, é comum alguns atletas se manterem por muito tempo em balanço energético negativo, implicando em desordens nutricionais associadas a insuficiência energética e de nutrientes-chave para manutenção da saúde e do desempenho físico (p. ex., ferro e o cálcio). Logo, à medida que as demandas de treino se modificam, especialmente se aumentam ao longo de um ano ou de uma temporada, é esperado que desequilíbrios nutricionais se desenvolvam ou que aqueles já pré-existentes acentuem-se. Portanto, a necessidade de análise cautelosa de variáveis subjetivas e objetivas permitirá a identificação desses desequilíbrios para intervenções assertivas baseadas em evidências científicas.[2]

Parâmetros bioquímicos

Os testes bioquímicos, também conhecidos como biomarcadores, fornecem uma avaliação objetiva e quantitativa do *status* nutricional atual ou recente de um atleta, e são particularmente úteis para validar outros componentes de avaliação, **como a avaliação dietética**.[2]

Os parâmetros bioquímicos atestam deficiências nutricionais que não são possíveis de se confirmar com a avaliação dietética, principalmente pela sua subjetividade e dificuldade de o atleta relatar com precisão os alimentos consumidos. Ainda, com apenas um inquérito alimentar não é possível determinar potenciais carências nutricionais, conforme veremos mais à frente nesse mesmo capítulo, na seção de avaliação dietética de atletas.[2]

Biomarcadores ajudam a determinar o que está acontecendo internamente, muitas vezes detectando deficiência de nutrientes muito antes de sinais e sintomas clínicos aparecerem. No contexto do exercício físico, os biomarcadores colaboram para identificação de alterações geradas pelo treinamento, haja vista que o dano mediado pelo exercício físico, bem como o desequilíbrio energético são capazes de promover mudanças metabólicas e fisiológicas que dificultam a ocorrência de adaptações positivas ao longo do processo de treinamento.

Os testes bioquímicos são agrupados em duas categorias: testes estáticos e testes funcionais.[3] Os **testes bioquímicos estáticos** medem a concentração de um nutriente ou seus metabólitos em fluidos biológicos (p. ex., sangue total, soro ou plasma). Concentrações séricas e plasmáticas de nutrientes tendem a refletir a ingestão alimentar recente ou estado agudo, a menos que o nutriente seja regulado homeostaticamente (p. ex., cálcio ou sódio) ou tamponado por fontes extravasculares (p. ex., albumina e zinco).[3] Níveis circulantes de um determinado biomarcador não refletem necessariamente a sua quantidade no tecido ou na sua biodisponibilidade.

Diferentemente dos biomarcadores estáticos, **testes bioquímicos funcionais** medem uma resposta fisiológica. Os testes funcionais permitem a quantificação de um parâmetro dinâmico e reflete o grau de robustez homeostática que o indivíduo apresenta. Por exemplo, as análises funcionais incluem o teste oral de tolerância à glicose, para avaliar a sensibilidade à insulina, bem como a determinação de triglicerídeos após uma carga oral de triacilglicerol para avaliar a lipidemia dinâmica, como um biomarcador de risco cardiovascular e detecção precoce de doenças como síndrome metabólica.[4]

Embora ambos os tipos de testes sejam aplicados na rotina clínica de médicos e nutricionistas do esporte, critérios como sensibilidade e especificidade são nebulosos, sobretudo porque a interpretação dos parâmetros bioquímicos de atletas é complexa e depende de diversos fatores, conforme descrito a seguir:

a. Consideração sobre o que é "normal" e o que constitui um desvio significativo do normal para cada atleta;

b. Considerações pré-teste como hora do dia, jejum, estado de hidratação, transporte e armazenamento de amostras, os efeitos das sessões de treinamento recentes, especialmente, de elevada intensidade (ou seja, cronograma para a restauração da homeostase para cada analito);

c. Esportes específicos, experiência presente para interpretar e abordar as ações decorrentes do teste;

d. Apreciação das mudanças de volume de plasma quando o biomarcador for de natureza volumétrica (p. ex., hemoglobina); além disso, considerar que quantificar células imunológicas, *per se*, não oferece informações a respeito da funcionalidade dessas células, e células imunológicas tendem a migrar ou translocar da circulação;[5,6]

e. Muitos parâmetros sanguíneos não representam a quantidade real que está no tecido; por exemplo, níveis séricos de cálcio não refletem os níveis corporais de cálcio, assim como níveis séricos de magnésio (Mg), cujo padrão ouro para análise é o teste de urina de 24 horas seguido de um carregamento oral de Mg;[7,8]

No que tange os parâmetros bioquímicos comumente avaliado para atletas, além dos parâmetros envolvidos no metabolismo do ferro (p. ex., ferro sérico, transferrina e ferritina); as vitaminas (p. ex., A, B_1 a B_{12}, C, D, E e K) e os minerais (p. ex., iodo, ferro, magnésio, fósforo, potássio, selênio, sódio e zinco), devem ser monitorados. Igualmente, hormônios como testosterona, cortisol, tireoestimulante (TSH), triiodotironina (TT3), tiroxina (T_4) e leptina podem revelar desordens importantes relacionadas ao treinamento e ao desequilíbrio energético. Ainda, marcadores de alterações musculares, como creatina quinase (CK) e mioglobina (Mio), assim como os marcadores do sistema imune (p. ex., leucócitos [*neutrófilos, linfócitos, monócitos etc.*) revelam desequilíbrios entre as demandas e as ofertas nutricionais.[2,3]

A análise da disponibilidade energética, além de ser feita com parâmetros subjetivos ou muito heterogêneos (p. ex., consumo energético e gasto de energia do exercício físico) pode ser confirmada com auxílio de biomarcadores. Menores níveis de triiodotironina livre (T_3) e TT3 podem revelar menor disponibilidade de energia. Vanheest, *et al.*[9] verificaram que atletas mulheres em condições de balanço energético negativo apresentaram menores níveis de TT3. Nos homens, similar ao que acomete mulheres fisicamente ativas e atletas, tratada no Capítulo 24 dessa obra, condições de insuficiência energética podem afetar negativamente os hormônios como testosterona (hipogonadismo) e o Fator de Crescimento Semelhante à Insulina do tipo 1 (IGF-1). Ainda, níveis elevados de cortisol e reduzidos de T_3 são esperados em situações de treino intenso.[10,11]

A seguir, estão descritos os principais parâmetros bioquímicos e fatores associados as suas alterações na avaliação nutricional de esportistas e atletas.[3,12]

Ferro

- Necessário para manutenção do transporte e disponibilidade de oxigênio.
- Atletas, especialmente mulheres, são susceptíveis à deficiência de ferro subclínica.
- Fatores isolados ou combinados: menstruação; consumo alimentar inadequado; sangramento intestinal mediado pelo exercício físico; menor absorção de ferro pela inflamação subclínica induzida pelo exercício físico; níveis elevados de hepcidina (dias pobres em carboidratos podem elevar); uso de anti-inflamatórios não esteroidais.
- A deficiência de ferro pode reduzir o tempo em exercício, o VO_2 pico, a eficiência energética, o volume de treino por dia e o tempo até a exaustão.
- Ferro total varia entre 50 e 175 ug/dL.
- Os níveis de ferritina podem se elevar "falseamente" por processos inflamatórios após o exercício físico ou por uma infecção.
- Outro marcador importante para o ferro: capacidade de ligação do ferro (valores variam entre 250 e 425 ug/dL).
- Saturação de transferrina (entre 15% e 50%).
- Os níveis reduzidos de ferritina < 12 ng/mL e hemoglobina (< 12 g/dL para mulheres e < 13 g/dL) para homens podem indicar piora do desempenho físico em exercícios *endurance*.
- Deficiência funcional de ferro (< 35 ug/L de ferritina; < 11,5 g/dL de hemoglobina).

Vitamina D

- Monitorar níveis de vitamina D, sobretudo, em esportes realizados em ambientes fechados (p. ex., basquetebol, voleibol, handebol, entre outros); esportes treinados em "quadras" podem fazer com que os atletas pouco se exponham ao sol.
- Para população geral, valores de 25-hidroxivitamina D (25 OH D) entre 20 e 30 ng/mL são considerados adequados, sem a necessidade de suplementação.
- Para grupos específicos (p. ex., idosos e gestantes) valores menores que 30 ng/mL são considerados como deficiência, e necessita de uma análise individual do clínico.
- Contudo, ao considerar que não há valores de referência para atletas, bem como apresentam maior demanda, níveis entre 20 e 30 ng/mL podem ser encarados como insuficiência.
- A deficiência de vitamina D pode prejudicar a biodisponibilidade de cálcio.
- A insuficiência de vitamina D pode impactar negativamente no metabolismo muscular, diminuindo a síntese proteica muscular e a funcionalidade muscular.
- A vitamina D foi correlacionada positivamente ao desempenho em exercícios físicos *endurance*.

Cortisol

- Menores níveis são esperados à noite, com pico pela manhã.
- Função – gliconeogênese.
- Elevados níveis de cortisol impactam negativamente a função imune, pela inibição da proliferação dos linfócitos-T.
- Níveis elevados de cortisol são esperados em pessoas que consomem quantidades inadequadas de energia e de carboidratos frente à demanda de treino.
- Pode indicar maior quadro de estresse mediado pelo exercício físico.

Testosterona

- Valores variam entre 300 e 1.000 ng/dL para homens e 15 e 70 ng/dL para mulheres.
- Níveis menores que 300 ng/dL para homens podem indicar hipogonadismo.
- A menor razão testosterona: cortisol (~30%) pode indicar fadiga crônica em atletas, recuperação insuficiente e situação desfavorável para síntese proteica muscular e hipertrofia muscular esquelética. Considerar que elevados níveis de SHBG (globulina ligadora de hormônios sexuais) pode indicar menor quantidade de testosterona livre.

Creatina quinase

- Níveis elevados podem indicar dano muscular.
- Níveis entre 82 e 1083 UL para homens e 47 e 513 para mulheres.
- Aumento nas 24 horas após o exercício físico e manutenção até 7 dias depois.
- Níveis elevados de creatina quinase cronicamente podem indicar recuperação insuficiente.

Creatinina

- Entre 0,7 e 1,3 mg/dL para população normal.
- Sem valores de referência para atletas.
- Níveis elevados (> 1,4 mg/dL) de creatinina em atletas podem indicar elevada demanda de treino. Pode aumentar em função da suplementação de creatina; contudo, não indica piora da função renal.

▶ Parâmetros clínicos

Os parâmetros clínicos devem ser devem ser avaliados com cautela. Por exemplo, alterações nos olhos, boca, lábios, língua, cabelo, pescoço, mãos, unhas, pele, músculos e nas articulações devem ser avaliadas quanto a sinais de deficiência de nutrientes. Neste ponto, é fundamental considerar o passado recente, a história pregressa e a história familiar. Informações sobre o bem-estar, apetite, mastigação, deglutição, sensação de paladar, saúde gastrointestinal (náuseas, vômitos, diarreia, constipação, frequência e regularidade intestinal, consistência das fezes), padrão de sono e melhora metabólica/fisiológica percebida em resposta ao treinamento também devem ser checados. Em atletas do sexo feminino, as informações sobre o ciclo menstrual e os padrões de sangramento menstrual também devem ser avaliadas. Embora não seja o foco deste capítulo, é importante considerar que em 2016 Joy, Kussman e Nattiv publicaram uma revisão narrativa que descreve inúmeros parâmetros clínicos importantes para avaliação nutricional de atletas, com especial foco em desordens alimentares.[13]

Parâmetros dietéticos

Esportistas e atletas de alto rendimento possuem um maior gasto energético de repouso (GER) e total (GET).[14] Esse último se deve, especialmente, à rotina de exercícios físicos, com variações no tipo, volume e na intensidade.[15] As elevadas demandas energéticas levam à maior necessidade de nutrientes.[16] Nesse sentido, a avaliação nutricional é considerada um elemento crucial na ciência do esporte, uma vez que colabora para identificação de situações de risco nutricional (p. ex., atleta seguindo dietas restritivas), assim como para compreensão da necessidade de utilização de suplementos alimentares.[2]

É dever, em particular, do nutricionista esportivo, avaliar, diagnosticar e adequar a oferta de alimentos e nutrientes em consonância às demandas impostas pelo exercício físico ao longo dos micro, meso e macro-ciclos de treinamento.[15] Contudo, avaliar a ingestão energética, a distribuição de macronutrientes e a qualidade da dieta não é pragmático.[17] Fato é que, independentemente do cenário, a análise do consumo alimentar encontra diversas barreiras e desafios e, por isso, o esmero, a padronização, e a sistematização da análise favorecem melhores observações sobre o consumo de alimentos e nutrientes.[2]

Avaliação do consumo alimentar e sua aplicação na prática clínica de esportistas e atletas

Os métodos para avaliação do consumo alimentar podem ser estratificados em retrospectivos (p. ex., recordatório de 24 horas) e prospectivos (p. ex., diário alimentar). A avaliação do consumo alimentar de esportistas e atletas geralmente é feita por meio do recordatório de 24 horas (R24h). No entanto, algumas desvantagens são destacadas, como a impossibilidade de estabelecer o consumo alimentar habitual e a tendência à subestimação do relato. Algumas ferramentas, como manuais de padronização do tamanho de porções e exemplos físicos de utensílios (p. ex., talheres e modelos de alimentos), promovem melhor facilidade para o relato do esportista e atleta.[18] Recentemente, Capling, *et al.*,[18] conduziram uma revisão sistemática para discutir em detalhes os diferentes métodos de avaliação do consumo alimentar de atletas. Em suma, os autores observaram que os relatos subestimam cerca de 19% da ingestão de energia (que varia entre 0,4% e 36%). Tem sido sugerido que a utilização de múltiplos métodos reduz os problemas de estimação.[18]

O R24h por múltiplas etapas (R24h ME) permite reduzir essas limitações, uma vez que o procedimento nesse caso é feito de maneira sistematizada.[2] Na tentativa de ampliar a observação do consumo alimentar, a história alimentar (HA) é sugerida, pois é capaz de extrair em detalhes a dieta habitual, sensação de fome, saciedade, presença de desconforto gastrintestinal, uso de suplementos, hábitos do estilo de vida e informações atreladas ao horário do treino e práticas alimentares já realizadas pelos atletas em momentos de competição. De maneira geral, todos os inquéritos possuem vantagens e desvantagens, conforme descrito no Quadro 14.1.

QUADRO 14.1 – Características gerais, vantagens e desvantagens dos diferentes métodos de avaliação do consumo alimentar de esportistas e atletas de alto rendimento.

	Características gerais do método	Vantagens	Desvantagens
Recordatório de 24 horas	Entrevistador ajuda o atleta a lembrar do consumo de alimentos, bebidas e condimentos consumidos no dia anterior ou há 24 horas; auxilia os atletas na determinação do tamanho das porções para itens consumidos Entrevistador normalmente começa com o primeiro alimento consumido ao acordar no dia anterior ou exatamente 24 horas antes	Fornece dados razoavelmente precisos sobre o consumo alimentar no dia anterior Não altera a ingestão normal Relativamente rápido (entre 15 min. e 30 min.) e fácil de se aplicar Relativamente barato Mais objetivo	Um único R24h não reflete o consumo alimentar habitual Depende da memória/habilidade do atleta para lembrar Tendência para subnotificação de energia em comparação com a medição direta por água duplamente marcada Omissão de temperos, molhos, bebidas e lanches comuns contribui para subnotificação Inserir as informações em um *software* aumenta o tempo de análise do consumo alimentar
R24h com múltiplas etapas	Entrevistador questiona sobre o consumo alimentar do esportista ou atleta diversas vezes Inicialmente, semelhante ao R24h simplificado, o avaliador questiona sobre o consumo de alimentos nas últimas 24 horas ou no dia anterior (*primeiro passo*) Em seguida, coletam-se informações sobre os horários e ocasiões em que os alimentos foram consumidos, bem como se questiona sobre os alimentos que potencialmente foram esquecidos (*segundo e terceiros passos*) Na quarta etapa, verifica-se a quantificação de alimentos obtidos na primeira etapa de maneira extremamente detalhada Por fim, na quinta etapa, revisão dos dados coletados e sondagem de alimentos adicionais	O procedimento sistemático tem como intuito ajudar os atletas a se lembrarem de todos os alimentos consumidos, inclusive temperos, molhos e bebidas Reduz a subnotificação Em grupos de não atletas, tem sido considerado um método mais preciso para avaliação da ingestão de energia e de macronutrientes	Mais demorado (entre 30 e 45 min) do que R24h simples É necessário treinamento adequado do entrevistador
Múltiplos recordatórios de 24 horas	Sugere-se usar dois recordatórios de 24 horas para obtenção de dados mais fidedignos, e o primeiro deve considerar os múltiplos passos, e o segundo por telefone após 3 e 10 dias	Múltiplos recordatórios permitem uma melhor estimativa do consumo habitual de energia, macronutrientes e micronutrientes, o que possibilita melhor análise da disponibilidade de energia e identificação de nutrientes chave para manutenção da saúde e desempenho	A motivação do nutricionista e do paciente é um fator importante para uma análise mais precisa No contato telefônico, ferramentas de identificação de porções não ficam disponíveis, embora com o advento e aperfeiçoamento das teleconsultas, esta barreira pode ser insignificativa

(Continua)

QUADRO 14.1 – Características gerais, vantagens e desvantagens dos diferentes métodos de avaliação do consumo alimentar de esportistas e atletas de alto rendimento. (*Continuação*)

	Características gerais do método	Vantagens	Desvantagens
Questionário de frequência alimentar	Os atletas identificam com que frequência comem uma lista específica de alimentos e bebidas individuais ou categorias de alimentos, o que pode ser registrado com frequência diária, semanal, mensal e anual ou, ainda, por temporada ou fase da periodização do treinamento Os QFA qualitativos consideram que o atleta descreverá as porções típicas consumidas, o que deve ser explicado ao atleta O QFA pode ser aplicado ou autoadministrado, de acordo com o nível de esclarecimento do atleta e o grau de explicação prévia oferecido pelo nutricionista	Pode ser mais representativo em relação ao consumo habitual Menor custo-benefício para análise de grandes grupos de atletas Pode ser autoadministrado por meio de papel ou eletronicamente, economizando tempo e recursos Menor exigência acerca do nível de esclarecimento atleta	Depende mais da memória do atleta Pode não ficar claro o tamanho das porções consumidas pelos atletas Alguns dados ficam comprometidos quando diversos alimentos são agrupados em uma única listagem Tendência de progressão, isto é, pode maximizar a subestimação ou superestimação comumente observada nos inquéritos alimentares Não informa sobre hábitos alimentares ou padrão alimentar
História alimentar	Um nutricionista treinado pergunta ao atleta em detalhes sua dieta típica, similar ao R24h, no entanto, incluio informações sobre a percepção de fome, saciedade, o que não gosta de consumir, desconforto gastrintestinal, uso de suplementos alimentares, estilo de vida e outros hábitos que impactam na alimentação, como rotina de compra, preparações culinárias, sono, tempo de descanso, trabalho entre outras informações	Útil para obter uma visão geral da ingestão de alimentos e do padrão de grandes refeições e lanches Permite melhor identificação de práticas alimentares próximas ao horário das sessões treinamento (antes, durante e após) Da mesma maneira, permite a avaliação acerca do uso de suplemento alimentares em momentos próximos ao treinamento Mais sensível para mudanças sazonais e concorda melhor com parâmetros bioquímicos Menos dependente da memória, haja vista que a maioria das pessoas pode lembrar o que eles normalmente comem	A entrevista é longa (até uma hora) É necessário um entrevistador altamente treinado Difícil codificar a análise, uma vez que o consumo habitual pode incluir diversos exemplos de alimentos e refeições Tendência à superestimação e subestimação da ingestão de energia e nutrientes Embora dependa menos da memória, requer respondentes cooperativos e motivados

(*Continua*)

QUADRO 14.1 – Características gerais, vantagens e desvantagens dos diferentes métodos de avaliação do consumo alimentar de esportistas e atletas de alto rendimento. (*Continuação*)

	Características gerais do método	Vantagens	Desvantagens
Diários alimentares	Nos diários alimentares, os atletas registram todos os alimentos e bebidas consumidos, o que permite avaliar em detalhes as marcas dos alimentos e suplementos frequentemente consumidos, os métodos de cozimento e tudo que envolve a preparação dos alimentos Geralmente são feitos de forma a consider três ou sete dias. No primeiro caso, avalia-se o consumo de dois dias não consecutivos semanais e um dia do final de semana	Os atletas registram todos os alimentos e bebidas consumidos no período proposto em detalhes Possibilita a melhor compreensão da relação treino e dieta, pois os treinos se comportam de maneira diferente ao longo da semana	Os resultados dependem da cooperação do atleta, atenção aos detalhes e capacidade/desejo de registrar os alimentos na hora do consumo O ato de registro pode alterar a dieta para progressão da percepção de uma alimentação melhor Registro de alimentos mais pesados/volumosos pode ser mais vantajoso Pesagem de itens alimentares individuais no momento do consumo pode não ser conveniente para atletas Erro de subnotificação (não intencional ou intencional) é alto e pode ser responsável por cerca de 10% a 45% do gasto total de energia quando comparado à água duplamente marcada

Fonte: Adaptado de Larson-Meyer DE, Woolf K, Burke L. Assessment of nutrient status in athletes and the need for supplementation. Int J Sport Nutr Exerc Metab. 2018;28(2):139-58.

Após a aplicação de algum questionário que possibilite quantificar o consumo energético e de nutrientes (p. ex., R24h), estes dados serão inseridos em um *software* de nutrição. Vale reforçar que é importante considerar aqueles que contenham tabelas de composição dos alimentos atualizadas. No Brasil, a Tabela Brasileira de Composição dos Alimentos (TBCA) do Food Research Center – FoRC , da Universidade de São Paulo, é indicada.

<http://www.fcf.usp.br/tbca>

Quantificar o consumo energético possibilita utilizar equações como a da disponibilidade de energia (DE), que tem sido empregada para avaliar um quadro que a literatura nomeia como Deficiência de Energia Relativa ao Esporte (RED-S) – ver Capítulo 24.

Condições de baixa DE se originam da elevada demanda de energia derivada do exercício físico, acompanhada de uma baixa ingestão calórica.[19] No entanto, estabelecer o número de dias necessários para quantificar o consumo energético de forma fidedigna não é simples. Por exemplo, para avaliar a ingestão média de energia de pessoas sedentárias são necessários entre três e quatro dias;[20] entretanto, não há um número de dias estabelecido para a população de atletas em função da ampla variação de ingestão de energia desse público. Os estudos disponíveis na literatura que avaliaram a disponibilidade de energia utilizaram, principalmente, diários alimentares de três e sete dias,[19] os quais possibilitam uma análise mais ampla e acurada do consumo energético.

Para além da análise da ingestão calórica, a checagem de nutrientes-chave para o desempenho físico é indispensável. Alguns nutrientes têm sido enaltecidos no cenário do exercício físico, entre eles o ferro, o cálcio e a vitamina D, principalmente porque dietas pobres em carboidratos (comuns no contexto do exercício físico) podem impactar negativamente na biodisponibilidade desses nutrientes;[21,22] todavia, todos os nutrientes desempenham papéis cruciais na regulação metabólica e devem ser monitorados ao longo do tempo, pois enaltece particularidades ambientais de cada atleta (p. ex., atletas em elevada vulnerabilidade social que vivem em condições de pobreza, sem acesso à água potável etc.).

Diferentes alimentos possuem quantidades distintas do mesmo nutriente; além disso, a matriz alimentar e outros fatores impactam diretamente na biodisponibilidade de nutrientes.[23] Nos últimos anos, estudos publicados reforçam a necessidade de constantes avaliações para identificação acurada de nutrientes, haja vista que a diferença de estimativa varia em função do sexo e do nutriente, conforme descrito no Tabela 14.1.

TABELA 14.1 – Número de dias de registros de dieta necessários para estimar a ingestão média real para indivíduos.

	Homens	Mulheres
	Dias	
Energia	27	35
Proteína	23	23
Carboidratos	37	41
Fibras	82	86
Gordura	57	71
Gordura saturada	71	87
Ácido oleico	68	85
Ácido linoleico	145	166
Colesterol	139	200
Vitamina A	390	474
Tiamina	138	198
Riboflavina	57	90
Niacina	53	78
Vitamina C	249	222
Cálcio	74	88
Ferro	68	66
Fósforo	32	41

(Continua)

TABELA 14.1 – Número de dias de registros de dieta necessários para estimar a ingestão média real para indivíduos. (*Continuação*)

	Homens	Mulheres
	Dias	
Potássio	34	48
Sódio	58	73

Nota: Estimativas com dados de ingestão do estudo de Basiotis, *et al.*[24] que considera homens e mulheres não atletas. Dados semelhantes não foram coletados em atletas e podem ser diferentes devido a ciclos de treinamento e periodização nutricional. Os dados ilustram, no entanto, que um número significativo de dias de registros alimentares (ou seja, mais de 7 dias) são provavelmente necessários para obter uma representação verdadeira da ingestão do atleta e são importantes para compreender a limitação desta metodologia.
Fonte: Adaptada de Basiotis, *et al.*

Isso posto, fica clara a necessidade de avaliações rotineiras que exaltam parâmetros específicos associados aos problemas de ordem nutricional, principalmente desencadeados pelo desequilíbrio energético derivado da alta demanda de treino e insuficiente oferta de energia. A Figura 14.1 ilustra os fatores que podem ser desencadeados pela baixa disponibilidade de energia e a sua interação com as síndromes do excesso de treino reforçando a importância de avaliar o consumo alimentar.

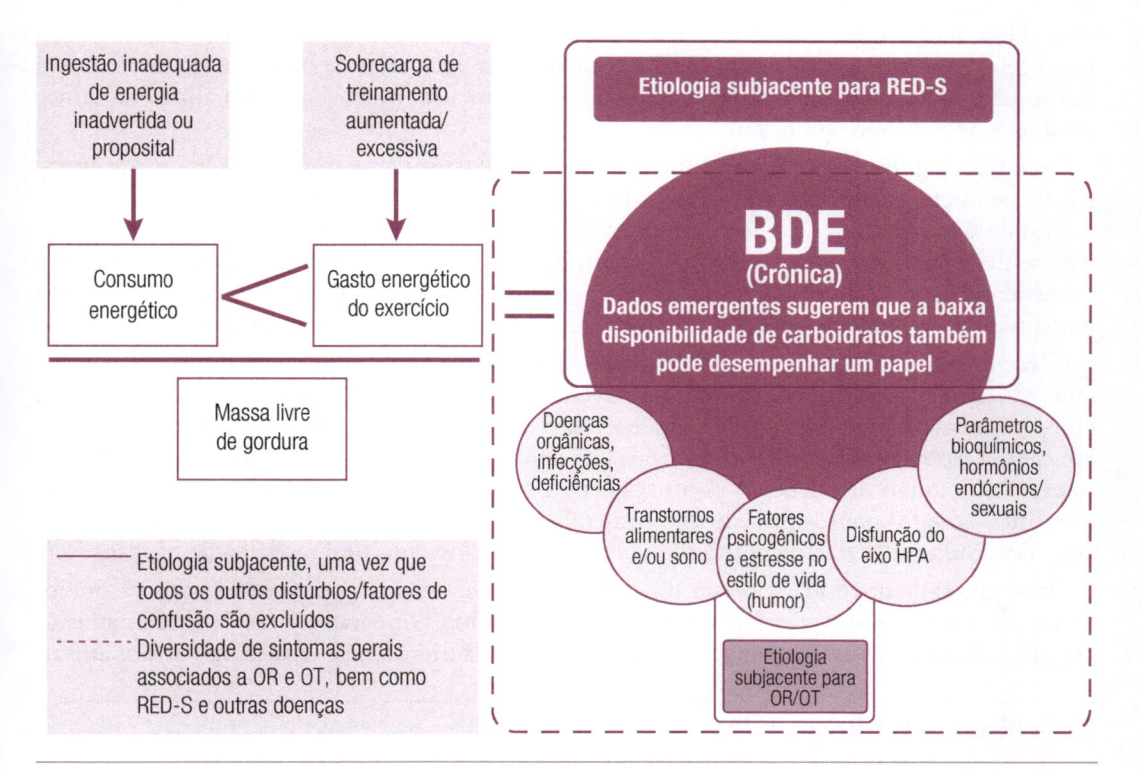

FIGURA 14.1 – Desequilíbrio energético e fatores etiológicos associados.
BDE: Baixa disponibilidade energética; HPA: Eixo hipotálamo-pituitária-adrenal; OR: *Overreaching*; OT: *Overtraining*; RED-S: Deficiência de energia relativa ao esporte.
Fonte: Adaptada de Overtraining Syndrome (OTS) and Relative Energy Deficiency in Sport (RED-S): Shared Pathways, Symptoms and Complexities. Sports Med. 2021 Nov;51(11):2251-2280. doi: 10.1007/s40279-021-01491-0. Epub 2021 Jun 28.

Nos últimos anos, diversos autores têm incentivado o uso de questionários que permitam avaliar, *a priori*, os padrões alimentares. Por exemplo, os questionários que avaliam a adesão à dieta do mediterrâneo, dieta DASH, entre outras. Isso se deve ao fato de que as ferramentas disponíveis (p. ex., R24h, QFA e diários alimentares) são criticadas por diversas limitações na prática clínica, dentre elas, a demora e dificuldade em se obter um dado assertivo sobre a obtenção de nutrientes por atletas.[18] A forma de aplicação e interpretação de um R24h não é modificada quando conduzido em atletas, mesmo sabendo das necessidades específicas, como momento da ingestão de alimentos para recuperação do glicogênio muscular ou aumento da síntese proteica muscular; além disso, não se considera o manejo dietético, tampouco os diversos suplementos alimentares disponíveis para uso antes ou durante o treinamento.[25] Ainda, os dados sobre alimentos e nutrientes obtidos pelo R24h são utilizados apenas para verificar a proporção de macronutrientes, se comparado com as diretrizes de nutrição esportiva ou diretrizes globais de recomendação nutricional.[18]

Nos últimos anos, no entanto, essa visão centrada em nutrientes tem sido questionada, uma vez que a análise de macronutrientes não é capaz de fornecer um panorama amplo da alimentação,[26] principalmente em atletas, com importantes variações na ingestão energética ao longo da temporada de treinamento e competições.[15]

A análise a partir de índices de qualidade da alimentação, ganharam mais notoriedade nas últimas décadas, na tentativa de transcender o olhar da alimentação.[26] Burggraf e Teuber[27] revisaram, sistematicamente, diversas ferramentas *a priori* de avaliação da qualidade da dieta (p. ex., índice de qualidade da dieta, índice de dieta saudável, escore de adesão à dieta do mediterrâneo, índice inflamatório da dieta etc.). Essas ferramentas, porém, são limitadas à população geral e, portanto, não foram criadas com base nas demandas de treinamento físico ou em outras necessidades específicas de atletas de alto rendimento (p. ex., consumo alimentar antes, durante e após o exercício físico).[16,27]

Ademais, alguns atletas, principalmente crianças, adolescentes e mulheres, têm maior necessidade de micronutrientes como ferro e cálcio, os quais são cruciais para o adequado funcionamento da hemoglobina no transporte de oxigênio (O_2) e manutenção da massa óssea, respectivamente.[16] No mesmo contexto, o conceito de disponibilidade energética, que pressupõe a necessidade de se verificar a quantidade de energia disponível às funções vitais, ao considerar a demanda do treinamento, não é observado nos diversos índices gerais disponíveis.[27]

Recentemente, Capling e Gifford[28] desenvolveram um Índice de Dieta de Atletas (IDA), cujo objetivo é verificar rapidamente a ingestão alimentar usual, hábitos alimentares, bem como práticas alimentares relacionadas ao exercício físico. Esse questionário foi validado[29] e aplicado[30], e obteve resultados satisfatórios na identificação de potenciais inadequações alimentares e nutricionais de atletas. A pontuação máxima do IDA é de 125 pontos, com a seguinte estratificação ≥ 90 pontos (excede as recomendações; medalha de ouro), 66 a 89 (recomendações alcançadas; medalha de prata) ≤ 65 (abaixo das recomendações; medalha de bronze).[28]

Esse questionário ainda não está validado; mas, futuramente, poderá ser aplicado à prática clínica dos nutricionistas para melhor avaliação do consumo alimentar, com mais direcionamento aos potenciais problemas alimentares de maior prevalência e incidência verificados entre os atletas.

Referências bibliográficas

1. Steinmuller PL, Kruskall LJ, Karpinski CA, Manore MM, Macedonio MA, Meyer NL. Academy of nutrition and dietetics: revised 2014 standards of practice and standards of professional performance for registered dietitian nutritionists (competent, proficient, and expert) in sports nutrition and dietetics. J Acad Nutr Diet. 2014;114(4):631-41 e43.
2. Larson-Meyer DE, Woolf K, Burke L. Assessment of nutrient status in athletes and the need for supplementation. Int J Sport Nutr Exerc Metab. 2018;28(2):139-58.

3. Pedlar CR, Newell J, Lewis NA. Blood biomarker profiling and monitoring for high-performance physiology and nutrition: Current perspectives, limitations and recommendations. Sports Med. 2019;49(Suppl 2):185-98.

4. Pico C, Serra F, Rodriguez AM, Keijer J, Palou A. Biomarkers of nutrition and health: New tools for new approaches. Nutrients. 2019;11(5).

5. Schmidt W, Prommer N. Impact of alterations in total hemoglobin mass on VO 2max. Exerc Sport Sci Rev. 2010;38(2):68-75.

6. Peake JM, Neubauer O, Walsh NP, Simpson RJ. Recovery of the immune system after exercise. J Appl Physiol (1985). 2017;122(5):1077-87.

7. Arnaud MJ. Update on the assessment of magnesium status. Br J Nutr. 2008;99 Suppl 3:S24-36.

8. Weaver CM. Assessing calcium status and metabolism. J Nutr. 1990;120(11)1470-3.

9. Vanheest JL, Rodgers CD, Mahoney CE, De Souza MJ. Ovarian suppression impairs sport performance in junior elite female swimmers. Med Sci Sports Exerc. 2014;46(1):156-66.

10. Tenforde AS, Barrack MT, Nattiv A, Fredericson M. Parallels with the female athlete triad in male athletes. Sports Med. 2016;46(2):171-82.

11. Simsch C, Lormes W, Petersen KG, Baur S, Liu Y, Hackney AC, et al. Training intensity influences leptin and thyroid hormones in highly trained rowers. Int J Sports Med. 2002;23(6):422-7.

12. Lee EC, Fragala MS, Kavouras SA, Queen RM, Pryor JL, Casa DJ. Biomarkers in sports and exercise: Tracking health, performance, and recovery in athletes. J Strength Cond Res. 2017;31(10):2920-37.

13. Joy E, Kussman A, Nattiv A. 2016 update on eating disorders in athletes: A comprehensive narrative review with a focus on clinical assessment and management. Br J Sports Med. 2016;50(3):154-62.

14. Fraczek B, Grzelak A, Klimek AT. Analysis of daily energy expenditure of elite athletes in relation to their sport, the measurement method and energy requirement norms. J Hum Kinet. 2019;70:81-92.

15. Silva AM, Matias CN, Santos DA, Thomas D, Bosy-Westphal A, Mu LM, et al. Compensatory changes in energy balance regulation over one athletic season. Med Sci Sports Exerc. 2017;49(6):1229-35.

16. Thomas DT, Erdman KA, Burke LM. American College of Sports Medicine Joint Position Statement. Nutrition and Athletic Performance. Med Sci Sports Exerc. 2016;48(3):543-68.

17. Batatinha HAP, Biondo LA, Lira FS, Castell LM, Rosa-Neto JC. Nutrients, immune system, and exercise: Where will it take us? Nutrition. 2019;61:151-6.

18. Capling L, Beck KL, Gifford JA, Slater G, Flood VM, O'Connor H. Validity of dietary assessment in athletes: A Systematic Review. Nutrients. 2017;9(12).

19. Burke LM, Lundy B, Fahrenholtz IL, Melin AK. Pitfalls of conducting and interpreting estimates of energy availability in free-living athletes. Int J Sport Nutr Exerc Metab. 2018;28(4):350-63.

20. Marr JW, Heady JA. Within-and between-person variation in dietary surveys: number of days needed to classify individuals. Hum Nutr Appl Nutr. 1986;40(5):347-64.

21. McKay AKA, Peeling P, Pyne DB, Welvaert M, Tee N, Leckey JJ, et al. Chronic adherence to a ketogenic diet modifies iron metabolism in elite athletes. Med Sci Sports Exerc. 2019;51(3):548-55.

22. Kenig S, Petelin A, Poklar Vatovec T, Mohorko N, Jenko-Praznikar Z. Assessment of micronutrients in a 12-wk ketogenic diet in obese adults. Nutrition. 2019;67-68:110522.

23. Capuano E, Oliviero T, Fogliano V, Pellegrini N. Role of the food matrix and digestion on calculation of the actual energy content of food. Nutr Rev. 2018;76(4):274-89.

24. Basiotis PP, Welsh SO, Cronin FJ, Kelsay JL, Mertz W. Number of days of food intake records required to estimate individual and group nutrient intakes with defined confidence. J Nutr. 1987;117(9):1638-41.

25. Magkos F, Yannakoulia M. Methodology of dietary assessment in athletes: concepts and pitfalls. Curr Opin Clin Nutr Metab Care. 2003;6(5):539-49.

26. Hu FB. Dietary pattern analysis: a new direction in nutritional epidemiology. Curr Opin Lipidol. 2002;13(1):3-9.

27. Burggraf C, Teuber R, Brosig S, Meier T. Review of a priori dietary quality indices in relation to their construction criteria. Nutr Rev. 2018;76(10):747-64.

28. Capling L, Gifford JA, Beck KL, Flood VM, Slater GJ, Denyer GS, et al. Development of an athlete diet index for rapid dietary assessment of athletes. Int J Sport Nutr Exerc Metab. 2019:1-8.

29. Capling L, Gifford JA, Beck KL, Flood VM, Halar F, Slater GJ, et al. Relative validity and reliability of a novel diet quality assessment tool for athletes: the Athlete Diet Index. Br J Nutr. 2020:1-13.

30. Capling L, Tam R, Beck KL, Slater GJ, Flood VM, O'Connor HT, et al. Diet Quality of Elite Australian Athletes Evaluated Using the Athlete Diet Index. Nutrients. 2020;13(1).

14.2 Avaliação da Composição Corporal de Pessoas Fisicamente Ativas e Atletas – Antropometria

Marcus Vinicius Lucio dos Santos Quaresma

Composição corporal

Nomenclaturas e interpretações

O monitoramento de parâmetros antropométricos é considerado indispensável àqueles que fazem exercício físico, principalmente no alto rendimento, cujas demandas de treino (p. ex., volume, intensidade e frequência) são elevadas, o que propicia elevado gasto energético e necessidade de nutrientes específicos. A avaliação sistematizada e padronizada da massa magra (MM), massa muscular esquelética (MME) e massa gorda (MG) é crucial para compreender, a curto, médio e longo prazo, a relação entre a ingestão e o gasto de energia. Além disso, mais recentemente, alguns estudos têm trazido à tona a importância do monitoramento do conteúdo mineral ósseo (CMO), uma vez que, possivelmente, restrições energéticas, sobretudo devido ao menor consumo de carboidratos, parecem impactar negativamente no metabolismo ósseo.[1]

Por conceito, vale reforçar que, ao longo dos anos, as nomenclaturas para definir os componentes da composição corporal se confundem, de forma a gerar interpretações errôneas e comparações, muitas vezes, inadequadas. Por exemplo, a massa magra corporal (MMC), do inglês *Lean body mass* (LBM), não é sinônimo da massa livre de gordura (MLG), do inglês *Fat-free mass* (FFM). O primeiro consiste na MLG mais a gordura essencial, que varia entre 2% e 10%.[2,3]

Nesse sentido, de acordo com o método utilizado, o parâmetro deve ser interpretado com cautela. A análise feita pela Absorciometria por raios-X de dupla energia do inglês *Dual-energy X-ray Absorptiometry* (DEXA) possibilita a identificação da MMC e da MLG; porém, a MMC derivada da DEXA não contém o CMO;[4] portanto, é diferente da MMC derivada da antropometria, que basicamente resulta da subtração da MG da massa corporal total (modelo bicompartimental) e da MLG resultante da bioimpedância, que é estimada por equações preditivas que consideram parâmetros como resistência e reatância, derivados da água corporal. Logo, a leitura dos laudos de métodos que avaliam a composição corporal deve ser feita a considerar, sempre, o seu pressuposto, o que impossibilita comparações intrainviduais entre as ferramentas de avaliação.

Diversos métodos estão disponíveis para avaliar a composição corporal; todavia, alguns são menos acessíveis, o que impossibilita avaliações regulares, reforçando a utilização de métodos de baixo custo, práticos e acessíveis.[5] Dentre os métodos de menor acesso, destacam-se a ressonância magnética, tomografia computadorizada e a própria DEXA, considerada padrão ouro para avaliar a composição corporal e, frequentemente, é usada para validação de equações preditivas derivadas da antropometria e da bioimpedância elétrica, no lugar da pesagem hidrostática, método muito utilizado nas décadas de 1970 e 1980.[5] Por isso, nesse capítulo discutiremos, especialmente, a antropometria, que consiste no método mais acessível e menos custoso comparativamente aos demais métodos que serão discutidos no próximo capítulo.

Antropometria

Inquestionavelmente, a antropometria é o método mais pragmático, pois sua avaliação não depende de equipamentos caros, de complexa utilização e inacessíveis. Ferramentas como balança, estadiômetro, adipômetro e fita antropométrica são suficientes para a prática clínica do nutricionista que atua com esportes.

A análise da composição corporal por meio da antropometria, no entanto, apresenta particularidades que devem ser respeitadas, com intuito de obter dados mais fidedignos. Por ser um método duplamente indireto, cujos valores são utilizados em equações de predição, erros nas etapas de coleta de dados e seleção da equação podem comprometer a qualidade da análise, uma vez que maximiza a possibilidade de subestimação ou superestimação. Isso posto, para que os valores obtidos a partir da antropometria sejam mais acurados, aplicar as etapas a seguir é fundamental.

1ª etapa – identificar os referenciais anatômicos

A antropometria se inicia pelo rigor no reconhecimento dos referenciais anatômicos considerados para avaliar adequadamente a composição corporal. Diversos manuais de padronização que descrevem os pontos anatômicos considerados para avaliação estão disponíveis na literatura. As orientações propostas no manual de padronização do Lohman, Martorell, Roche (1988) e pelo NHANESS III (1998) são frequentemente utilizadas.[6]

A Sociedade Internacional para o Avanço da Cineantropometria, do inglês *International Society for The Advancement of Kinanthropometry* (ISAK), publicou seu manual de padronização de medidas antropométricas, com diversos referenciais anatômicos amplamente utilizados.[7] Para atletas, as orientações clássicas descritas por Guedes[8] para avaliar a composição corporal podem ser empregadas:

a. Avaliar no hemicorpo direito.

b. Os referenciais anatômicos devem ser devidamente marcados para melhor precisão da medida.

c. Apesar das diferentes resoluções, abertura de hastes, compressibilidades e área de contato da superfície, os adipômetros do tipo *Lange* (Beta Technology Incorporated), *Harpenden* (British Indicators), *Cescorf* (Cescorf Equipamentos Ltda.), *Sanny* (American Medical do Brasil Ltda) e *OpusMax* (Terrazul Tecnologia) são frequentemente utilizados.

d. Definir o tecido celular subcutâneo das estruturas mais profundas.

e. Elevar a dobra cutânea por volta de 1 cm acima do ponto de medida.

f. Manter a dobra cutânea elevada enquanto se realiza a medida.

g. Aplicar a borda superior do compasso perpendicular à dobra cutânea e a cerca de 1 cm abaixo do ponto.

h. Soltar lentamente a pressão das hastes do compasso.

i. Aguardar por volta de 2 a 3 segundos e depois soltar a pressão das hastes do compasso para que a leitura da medida seja realizada.

2ª etapa – selecionar adequadamente a equação preditiva para o indivíduo ou grupo avaliado

Frequentemente, o erro na avaliação da composição corporal não está na medição das dobras cutâneas ou circunferências, mas na seleção incorreta da equação de regressão preditiva que estimará a densidade corporal.

Ao observar que a antropometria consiste em um método duplamente indireto, a estimativa dos componentes da composição corporal, MG e MMC são obtidos por equações preditivas, que utilizam os mais diversos parâmetros, como: (i) espessura de dobras cutâneas; (ii) circunferências; (iii) estatura; (iv) idade e (v) sexo.

Mais de 100 equações preditivas estão disponíveis na literatura científica, que geralmente se dividem em (i) generalistas e (ii) específicas. As primeiras se destinam à população geral e as segundas, aos mais diversos grupos (p. ex., atletas, crianças, idosos ou pessoas que vivem com doenças etc.), por considerarem características homogêneas. Essas equações podem estimar diretamente o percentual de gordura ou os parâmetros que serão utilizados para estimar a gordura corporal. Majoritariamente, as equações preditivas avaliam a densidade corporal, parâmetro que será inserido em outras equações para estimar o percentual de gordura. Dentre as equações que estimam a densidade corporal, destacam-se as propostas por Durnin & Womersley,[9] Jackson & Pollock[10] para homens, e por Jackson, Pollock e Ward[11] para mulheres.

As equações generalistas propostas por Durnin & Womersley,[9] estratificadas para homens e mulheres de acordo com a faixa etária, estão descritas a seguir no Tabela 14.2:

TABELA 14.2 – Equações preditivas para estimativa da densidade corporal propostas por Durnin & Womersley.[9]

Homens		Mulheres	
Idade	Fórmula densidade	Idade	Fórmula densidade
17 a 19	1,1620 a 0,0630 * (log Σ 4)	17 a 19	1,1549 a 0,0678 * (log Σ 4)
20 a 29	1,1631 a 0,0632 * (log Σ 4)	20 a 29	1,1599 a 0,0717 * (log Σ 4)
30 a 39	1,1422 a 0,0544 * (log Σ 4)	30 a 39	1,1423 a 0,0632 * (log Σ 4)
40 a 49	1,1620 a 0,0700 * (log Σ 4)	40 a 49	1,1333 a 0,0612 * (log Σ 4)
≥ 50	1,1715 a 0,0779 * (log Σ 4)	≥ 50	1,1339 a 0,0645 * (log Σ 4)

4 dobras: tríceps, bíceps, suprailíaca e subescapular.
Fonte: Adaptada de Durnin & Womersley.[9]

As equações generalistas propostas por Jackson e Pollock e Jackson, Pollock e Ward, estratificadas para homens e mulheres[10,11] estão descritas a seguir no Quadro 14.2:

QUADRO 14.2 – Equações preditivas para estimativa da densidade corporal propostas por Jackson, Pollock e Ward.[10,11]

Homens		Mulheres	
Idade	Fórmula densidade	Idade	Fórmula densidade
18 a 61	**7 dobras:** $1{,}11200000 - 0{,}00043499 *$ $(\Sigma\ 7\ \text{dobras}) + 0{,}00000055 * (\Sigma\ 7$ $\text{dobras})^2 - 0{,}00028826 * (\text{idade})$	18 a 55	**7 dobras:** $1{,}097 - 0{,}00046971 * (\Sigma\ 7\ \text{dobras})$ $+ 0{,}00000056 * (\Sigma\ 7\ \text{dobras})^2 -$ $0{,}00012828 * (\text{idade})$
18 a 61		18 a 55	**4 dobras:** $1{,}0960950 - 0{,}0006952 * (\Sigma\ 4\ \text{dobras}) +$ $0{,}0000011 * (\Sigma\ 4\ \text{dobras})^2 - 0{,}0000714$ (idade)
18 a 61	**3 dobras:** $1{,}1093800 - 0{,}0008267 * (\Sigma\ 3\ \text{dobras}) +$ $0{,}0000016 * (\Sigma\ 3\ \text{dobras})^2 - 0{,}0002574$ (idade)	18 a 55	**3 dobras:** $1{,}0994921 - 0{,}0009929 * (\Sigma\ 3\ \text{dobras}) +$ $0{,}0000023 * (\Sigma\ 3\ \text{dobras})^2 - 0{,}0001392$ (idade)

Soma das 7 dobras – torácica, axilar média, tríceps, suprailíaca, abdominal, coxa e subescapular em mm; soma das **4 dobras mulheres** – tríceps, abdominal, suprailíaca e coxa em mm; **soma das 3 dobras mulheres** – tríceps, coxa e suprailíaca em mm; soma das **3 dobras para homens** – peitoral, abdome e coxa em mm.
Fonte: Jackson, Pollock e Ward.[10,11]

Uma grande discussão é feita por pesquisadores sobre a validade das equações preditivas. Por exemplo, elas são avaliadas enquanto há acurácia para determinar o parâmetro de interesse (p. ex., densidade corporal). De modo geral, as equações amplamente utilizadas são das décadas de 1970 e 1980, e foram comparadas a métodos igualmente antigos para avaliação da acurácia da predição, como pesagem hidrostática. Normalmente, o valor do R^2 e a estimativa do desvio padrão dos resíduos do modelo (RMSE) são usados para checar a qualidade da equação. De modo geral, maiores valores de R^2 e menores valores de RMSE indicam melhor acurácia da equação preditiva[12] que, na maioria das vezes, estima a densidade corporal, embora algumas equações estimem diretamente o percentual de gordura. Outro fator que entra em discussão por pesquisadores da área é a nacionalidade da equação preditiva. No Brasil, por exemplo, equações preditivas desenvolvidas para atletas são escassas.[13]

Há uma intensa e antiga discussão para aplicação destas equações em esportistas e atletas. Ao longo das últimas décadas, nutricionistas, profissionais de educação física e fisiologistas do exercício físico buscam, incessantemente, uma equação preditiva adequada para estimar de maneira mais precisa a densidade corporal e, por consequência, a quantidade de GC e MMC dessa população.

Embora as equações de Jakcons e Pollock[10,11] sejam bem aceitas para avaliar grupos fisicamente ativos, diversas equações mais novas que foram validadas com métodos mais novos (p. ex., DEXA) estão disponíveis.[14-16]

Por exemplo, recentemente, diversos autores desenvolveram equações específicas para pessoas fisicamente ativas e atletas de alto rendimento, conforme descritas a seguir no Quadro 14.3.

QUADRO 14.3 – Equações preditivas recentemente publicadas para pessoas fisicamente ativas e atletas.

Autores	Públicos	Equações
Lozano-Berges, et al. (2019)[14]	Jovens jogadores de futebol, caucasianos do sexo masculino e feminino	%GC = 11,115 + 0,775 (DCT) + 0,193 (DCSI) – 1,606 (sexo) DCT = Dobra cutânea do tríceps em mm DCSI = Dobra cutânea suprailíaca em mm Sexo = 1 masculino; 0 = feminino
Takai, et al. (2018)[15]	Atletas japoneses masculinos	MLG (kg) = 0,883 × MC/CC + 43,674 × CC/E – 41,480 MC/CC = Massa corporal (em kg)/circunferência da cintura (em m) CC/E = Circunferência da cintura (em cm)/estatura (em cm)
Lahav, et al. (2018)[16]	Mulheres e homens fisicamente ativos	% GC (sexo masculino) = 10,1 – (0,239 × E) + (0,8 CA) – (0,5 × CP) %GC (sexo feminino) = 19,2 – (0,239 × E) + (0,8 CA) – (0,5 × CP) (E = estatura; A, circunferência abdominal; CP = circunferência do pescoço) Todos em centímetros

É importante reforçar que as equações para população não atleta devem ser evitadas para avaliar atletas, sobretudo pela menor acurácia nesse grupo. Além disso, é importante esclarecer que nem todas as equações dependem de dobras cutâneas, uma vez que algumas dependem apenas de circunferências ou medidas simples, como estatura, conforme a equação proposta por Takai[15] e Lahav.[16] Logo, é incorreto afirmar que uma boa equação é aquela que utiliza muitas dobras cutâneas. O que determina a qualidade da equação, como dito anteriormente, são os valores de R^2 e RMSE e, ainda, o teste de Bland-Altman, que estabelece a concordância para a mesma variável entre diferentes métodos.[17] Nesse cenário, é indispensável que o profissional que avaliará os esportistas ou atletas tenha autonomia suficiente para checar na literatura científica a mais adequada equação para estimar a composição corporal.

3ª etapa – quantificar a massa magra e a massa gorda (adiposa)

Algumas equações preditivas quantificam diretamente o percentual de gordura; porém, conforme descrito outrora, as equações disponíveis quantificam majoritariamente a densidade corporal. Nesses casos, é necessário inserir o valor da densidade corporal em equações que irão quantificar o percentual de gordura. As equações de Siri,[18] Brozek, et al.,[19] e de Wilmore & Benkhe[20] para estimar o percentual de gordura são comumente utilizadas. Interessantemente, em certas populações, diferentes valores de gordura corporal serão obtidos de acordo com a equação utilizada.[21]

Em seguida, deve-se transformar o valor de gordura corporal em percentual em quilogramas (kg). Em um exemplo hipotético de um indivíduo de 77 kg com 17,3% de gordura corporal, verifica-se 13,32 kg de gordura corporal. Em seguida, ao subtrair 13,32 kg de 77 kg, obtém-se o valor de 63,68 kg, que equivale a MMC. Deve-se lembrar que esse valor não é similar ao valor de MMC obtido pela DEXA ou de MLG obtido pela bioimpedância.

Índices antropométricos

Embora seja comum o uso da antropometria e predição do percentual de gordura corporal pelas equações preditivas, as avaliações de esportistas e atletas não se limitam a esta abordagem. Há décadas pesquisadores desenvolvem e aplicam índices antropométricos que permitem a identificação de mudanças que ocorrem na composição corporal ao longo do tempo; logo, esses índices são utilizados para o monitoramento de mudanças na composição corporal.

Na década de 70, definido por Tittel & Wutscherk,[22] o índice *Aktiven Korpersubstanz* (AKS) foi desenvolvido para monitorar a MLG e MO de atletas [Índice ASK = MLG (kg) × 10^3 × 100/e^3 (cm)]. Recentemente, Arencibia-Moreno, *et al.*[23] reportaram que o AKS foi um parâmetro sensível para avaliar mudanças na massa magra e óssea de jogadores equatorianos de *rugby*. De maneira interessante, outros estudos publicados nessa última década utilizaram esse índice para monitorar mudanças na MMC e MO de atletas.[24] Na recente revisão publicada por Bonilla, *et al.*,[24] os autores reforçam que esse índice, apesar de pouco conhecido, poderia ser mais bem explorado na avaliação de esportistas e atletas.

Nesse cenário, ao considerar as dificuldades de usar equações de regressão para estimar os compartimentos da composição corporal, métodos mais simples e aplicados são propostos. O uso isolado ou o somatório da espessura das dobras cutâneas pode favorecer informações valiosas na prática clínica. Conforme proposto por Moreira, *et al.*,[25] o somatório de dobras pode diminuir os erros inerentes às equações de predição e colaborar para melhor acurácia das medidas obtidas pela antropometria. Do mesmo modo, Gomes, *et al.*[26] verificaram que o somatório de 8 (r = 0,959) e 7 (r = 0,911) dobras cutâneas foi acurado para mudanças na composição corporal em comparação à medida de massa adiposa derivada da DEXA em atletas australianos do sexo feminino (n = 29) e masculino (n = 27). Com base nestes achados, embora o somatório de dobras não revele o percentual de gordura de maneira precisa, pode ser aplicado no decorrer do tempo para o monitoramento da gordura corporal.

Bonilla, *et al.*[24] ainda sugerem que o uso de circunferências corrigidas por dobras cutâneas pode ser útil na avaliação da composição corporal:

[*Circunferência Corrigida = circunferência – (π x dobra cutânea no local da circunferência)*]

Por exemplo, é muito comum a aplicação da ***circunferência muscular do braço***, sendo:

[*Circunferência Muscular do Braço = circunferência do braço – (π x dobra cutânea do tríceps)*].

Em 2020, um estudo transversal que objetivou desenvolver uma nova equação para estimar a massa muscular apendicular de jovens jogadores de futebol mostrou que o melhor preditor em comparação à DEXA foi a circunferência da coxa corrigida.[27]

Ao considerar as informações expostas acima, é de suma importância que o clínico considere diferentes ferramentas e abordagens na avaliação da composição corporal, para acompanhar o avanço científico e as validações que são feitas em diferentes populações.

A antropometria é o método mais usual para avaliar a composição corporal; no entanto, por considerar suas fragilidades, o rigor metodológico no momento de aferição das medidas e a seleção da equação preditiva mais adequada, ela colaborará para melhor estimativa dos componentes da composição corporal.

Referências bibliográficas

1.   Heikura IA, Burke LM, Hawley JA, Ross ML, Garvican-Lewis L, Sharma AP, et al. A Short-term ketogenic diet impairs markers of bone health in response to exercise. Front Endocrinol (Lausanne). 2019;10:880.

2.   Keys A, Brozek J. Body fat in adult man. Physiol Rev. 1953;33(3):245-325.

3.   Brodie D, Moscrip V, Hutcheon R. Body composition measurement: a review of hydrodensitometry, anthropometry, and impedance methods. Nutrition. 1998;14(3):296-310.

4.   Scafoglieri A, Clarys JP. Dual energy X-ray absorptiometry: gold standard for muscle mass? J Cachexia Sarcopenia Muscle. 2018;9(4):786-7.

5.   Thibault R, Genton L, Pichard C. Body composition: why, when and for who? Clin Nutr. 2012;31(4):435-47.

6.   Larson-Meyer DE, Woolf K, Burke L. Assessment of nutrient status in athletes and the need for supplementation. Int J Sport Nutr Exerc Metab. 2018;28(2):139-58.

7.   Kinanthropometry ISftAo. International Standards for Anthropometric Assessment. National Library of Australia. 2001.

8.   Guedes DP. Clinical procedures used for analysis of the body composition. Brazilian Journal of Kinanthropometry and Human Performance. 2013;15(1):113-29.

9.   Durnin JV, Womersley J. Body fat assessed from total body density and its estimation from skinfold thickness: measurements on 481 men and women aged from 16 to 72 years. Br J Nutr. 1974;32(1):77-97.

10.   Jackson AS, Pollock ML. Generalized equations for predicting body density of men. Br J Nutr. 1978;40(3):497-504.

11.   Jackson AS, Pollock ML, Ward A. Generalized equations for predicting body density of women. Med Sci Sports Exerc. 1980;12(3):175-81.

12.   Alexander DL, Tropsha A, Winkler DA. Beware of R(2): simple, unambiguous assessment of the prediction accuracy of QSAR and QSPR models. J Chem Inf Model. 2015;55(7):1316-22.

13.   Novack LF, Ferreira GA, Coelho RL, Osiecki R. Novel equations to predict body fat percentage of Brazilian professional soccer players: A case study. Motriz. 2014;20:402-7.

14.   Lozano-Berges G, Matute-Llorente A, Gomez-Bruton A, Gonzalez-Aguero A, Vicente-Rodriguez G, Casajus JA. Accurate prediction equation to assess body fat in male and female adolescent football players. Int J Sport Nutr Exerc Metab. 2019;29(3):297-302.

15.   Takai Y, Nakatani M, Aoki T, Komori D, Oyamada K, Murata K, et al. Body shape indices are predictors for estimating fat-free mass in male athletes. PLoS One. 2018;13(1):e0189836.

16.   Lahav Y, Epstein Y, Kedem R, Schermann H. A novel body circumferences-based estimation of percentage body fat. Br J Nutr. 2018;119(6):720-5.

17.   Gerke O. Reporting standards for a bland-altman agreement analysis: A review of methodological reviews. Diagnostics (Basel). 2020;10(5).

18.   Siri WE. Body composition from fluid spaces and density: analysis of methods. 1961. Nutrition. 1993;9(5):480-91; discussion 92.

19.   Brozek J, Kihlberg JK, Taylor HL, Keys A. Skinfold distributions in middle-aged american men: A contribution to norms of leanness-fatness. Ann N Y Acad Sci. 1963;110:492-502.

20.   Wilmore JH, Behnke AR. An anthropometric estimation of body density and lean body weight in young women. Am J Clin Nutr. 1970;23(3):267-74.

21.   Romero VE, Ruiz JR, Ortega FB, Artero EG, Vicente-Rodriguez G, Moreno LA, et al. Body fat measurement in elite sport climbers: comparison of skinfold thickness equations with dual energy X-ray absorptiometry. J Sports Sci. 2009;27(5):469-77.

22.   Tittel, K. u. H. Wutscherk. Sportanthropometrie: Aufgaben, Bedeutung, Methodik und Ergebnisse biotypologischer Erhebungen. Leipzig: Leipzig Barth. 1972.

23.   Moreno RA, Girela DL, et al. Perfil antropométrico y energético nutricional del equipo de rugby cerberos RFC masculino, cerberos rugby football club. Nutricion Clínica y Dietética Hospitalaria. 2017;27:28-35.

24.   Bonilla DA, De Leon LG, Alexander-Cortez P, Odriozola-Martinez A, Herrera-Amante CA, Vargas-Molina S, et al. Simple anthropometry-based calculations to monitor body composition in athletes: Scoping review and reference values. Nutr Health. 2021:2601060211002941.

25.   Moreira OC, Alonso-Aubin DA, de Oliveira CEP, Candia-Luján R, de Paz JA. Métodos de evaluación de la composición corporal: una revisión actualizada de descripción, aplicación, ventajas y desventajas. Arch Med Deporte. 2015;6:387-94.

26.   Gomes AC, Landers GJ, Binnie MJ, Goods PSR, Fulton SK, Ackland TR. Body composition assessment in athletes: Comparison of a novel ultrasound technique to traditional skinfold measures and criterion DXA measure. J Sci Med Sport. 2020;23(11):1006-10.

27.   Zapata-Gómez Daniel, Cerda-Kohler Hugo, Burgos Carlos, Báez-San-Martin Eduardo, Ramirez-Campillo Rodrigo. Validation of a Novel Equation to Predict Lower-Limb Muscle Mass in Young Soccer Players: A Brief Communication. Int. J. Morphol. [Internet]. 2020 June [cited 2022 June 15];38(3) 665-669.

14.3 Avaliação da Composição Corporal de Pessoas Fisicamente Ativas e Atletas – Outros Métodos de Avaliação

Marcus Vinicius Lucio dos Santos Quaresma

No capítulo anterior, discutimos os elementos que devem fazer parte da antropometria, que consiste no método mais pragmático para avaliar a composição corporal. Neste capítulo, vamos trazer à tona os demais métodos utilizados na prática clínica para avaliar a composição corporal, além de destacar suas perspectivas, potenciais e limitações. Os métodos (i) pesagem hidrostática e (ii) pletismografia por deslocamento de ar (BODPOD®) não serão discutidos, por não serem métodos utilizados na prática clínica.

▶ Bioimpedância elétrica

É muito comum clínicos acreditarem que a antropometria é um método limitado, antiquado e com baixa acurácia e, por isso, optam pelo uso de métodos que acreditam ser "mais precisos" para avaliar a composição corporal. Entretanto, apesar das diferenças entre os métodos de avaliação da composição corporal, a precisão depende, principalmente, do esmero e da cautela em seguir seus pressupostos, bem como da análise criteriosa das etapas de validação frente ao método de referência. Enquanto a antropometria requer que o antropometrista seja cauteloso na identificação e marcação dos pontos anatômicos, aplicação adequada do adipômetro e seleção correta da equação preditiva, a bioimpedância elétrica depende de outros fatores (p. ex., estado hídrico e seleção correta de equações) para a obtenção de valores adequados.

Por exemplo, diferentemente do que muitas pessoas acreditam, a bioimpedância elétrica não estima a MG – depende da equação preditiva. As equações da bioimpedância elétrica estimam, sobretudo, a MLG, a partir da impedância (Z), que deriva da obtenção de variáveis como resistência (R) e reatância (Xc), associadas à passagem da corrente elétrica pelo corpo. A análise por meio da bioimpedância elétrica é possível porque as membranas celulares do corpo humano se comportam como capacitores, e a impedância do fluxo elétrico depende da frequência da corrente elétrica. Em baixas frequências (50 kHz), a corrente elétrica não pode penetrar nas membranas celulares e, portanto, pode ser usada para estimar a água extracelular.[1]

Ao partir do pressuposto de que a bioimpedância elétrica é capaz de estimar a água corporal, as equações preditivas geralmente estimam a MLG; isso se deve ao fato de que há uma constante entre a MLG e a água corporal.[1] Os eletrólitos presentes na água corporal são excelentes condutores elétricos sendo, por isso, acurados para estimar os fluidos corporais. Tendo em vista que em frequências de 50 kHz não se pode avaliar a água intracelular, frequências de 100 kHz são sugeridas, em especial, porque o músculo esquelético possui elevada quantidade de água intracelular.[1]

Algumas equações foram desenvolvidas para estimar a MLG por meio da bioimpedância elétrica, conforme descrito a seguir no Quadro 14.4:

QUADRO 14.4 – Equações preditivas para avaliar a massa livre de gordura por meio da bioimpedância elétrica.

Autores	População	Equações
Kyle, et al.[2]	1,474 sujeitos brancos e 355 sujeitos negros de 12 a 94 anos	$MLG = -4,104 + (0,518 \times e^2/R_{50}) + (0,231 \times$ massa corporal$) + (0,130\ XC_{50}) + (4,229 \times$ sexo$)$
Sun, et al.[3]	343 sujeitos saudáveis de 22 a 94 anos, IMC entre 17 e 33,8 kg/m²	MLG (homens) $= -10,68 + (0,65 * e^2/R_{50}) + (0,26 \times$ massa corporal$) + (0,02 \times R_{50})$ MLG (mulheres) $= -9,53 + (0,69 * e^2/R_{50}) + (0,17 \times$ massa corporal$) + (0,02 \times R_{50})$
Deurenberg, et al.[4]	661 sujeitos saudáveis de 7 a 83 anos	$MLG = -12,44 + (0,34 \times e^2/R_{50}) + (0,1534 \times e) + (0,273 \times$ massa corporal$) - (0,127 \times$ idade$) + 4,56 \times$ sexo
Lukaski, et al.[5]	84 homens e 67 mulheres de 19 a 50 anos	$MLG = 0,756 * (e^2/R_{50}) + (0,110 *$ massa corporal$) + (0,107 * XC_{50}) - 5,463$

As equações acima, que provavelmente são utilizadas nas bioimpedâncias comercializadas, não foram feitas para atletas. Estudos publicados nesta última década mostraram que, comparativamente à DEXA, a bioimpedância elétrica de múltipla frequência subestimou a massa gorda de atletas.[6,7]

Matias, et al.[8] desenvolveram uma nova equação para estimar a MLG de atletas que utilizam a bioimpedância elétrica de frequência única a 50 kHz. Os autores avaliaram 142 atletas (105 homens e 37 mulheres). A amostra foi composta por atletas de vários esportes: basquete, handebol, judô e luta livre, caratê e taekwondo, pentalto, rúgbi, vela, futebol, natação, tênis, atletismo, triatlo e voleibol.

MLG = – 2,261 + 0,327 * E (estatura em cm)²/R (resistência em ohm) + 0,525 * Massa corporal (em kg) + 5,462 * Sexo (0 para mulheres e 1 para homens).

Similar à antropometria, cuidados devem ser tomados para que a avaliação por meio da bioimpedância elétrica possa ser mais confiável. Uma vez que o método utiliza água corporal para estimar a MLG, variáveis que modificam o conteúdo hídrico corporal devem ser controladas. Notadamente, em atletas, esse conteúdo se altera de maneira dinâmica e, assim, as variáveis pré-testes devem ser sempre monitoradas com afinco, bem como os procedimentos para condução de um teste adequado, conforme descrito a seguir:

a. Depois que os sujeitos são colocados em repouso na posição supina por 5 a 10 minutos, as medições são feitas enquanto eles estão deitados em decúbito dorsal sobre uma mesa com os braços a 30 graus de distância do tronco e com as pernas afastadas.

b. Após a depilação e limpeza com álcool, os eletrodos proximais devem ser colocados no lado direito do corpo, no punho (superfície dorsal no processo estiloide da ulna) e tornozelo (dorsal superfície entre os maléolos). Em seguida, os eletrodos distais podem ser colocados a uma distância de pelo menos 5 cm entre os centros dos eletrodos ou colocados na mão (superfície dorsal da articulação do metacarpo, 1 cm proximal para a articulação do dedo médio) e pé (superfície dorsal da articulação metatarso, 1 cm proximal à articulação do segundo dedo do pé).

c. Os eletrodos para medições de BIA devem ser posicionados adequadamente, pois interferem na confiabilidade da análise.

d. Os sistemas de bioimpedância não baseados em eletrodos usam contatos de metal normalmente na planta do pé e calcanhar, bem como na palma da mão e no polegar. No entanto, a depender do dispositivo, os contatos podem estar localizados em vários locais anatômicos, de forma a tornar comparações diretas entre dispositivos limitadas.

e. Ao observar as diferenças entre os dispositivos e as equações de composição corporal (conhecidas ou desconhecidas no aparelho), sugere-se que, para avaliar atletas, os clínicos utilizem os dados brutos (R e Xc) inserindo-os na equação apropriada para seu tipo de corpo, sexo, idade e esporte.

▶ Ultrassom

A análise por meio do ultrassom (US) para avaliar a composição corporal, ao contrário do que muitos pensam, não é nova. Esse método tem sido estudado desde a década de 60 e, com o avanço dos equipamentos de US, seu uso tem sido disseminado na última década. Na análise da MG, algumas vantagens são estabelecidas em comparação às dobras cutâneas avaliadas por adipômetro.[9]

A análise por US se divide em três modos, A, B e M. No modo A (modo de amplitude), pulsos de US de curta duração são emitidos por um único transdutor que funciona também como um receptor dos ecos refletidos. No modo B (modo de brilho), as imagens são geradas por uma sequência de feixes que penetram o tecido, na qual o brilho da tela corresponde à intensidade do feixe emitido.[10] Nos tecidos, os comprimentos de onda emitidos viajam na velocidade do som, e a análise da velocidade permite a criação das imagens. Por exemplo, a velocidade do som no tecido adiposo é menor comparativamente a outros tecidos moles (1450 m/s).[10] Esse modo é amplamente utilizado para avaliar a massa muscular, cuja análise parece apresentar elevada concordância em comparação à ressonância magnética.[11]

O modo M (modo de movimento) avalia estruturas em movimentos e, por isso, não se aplica ao contexto da avaliação da composição corporal.

Geralmente, a análise por meio do US utiliza frequências que variam de 3 MHz a 22 MHz, e corresponde a um comprimento de onda em tecidos moles de 0,5 mm a 0,07 mm.[10] Para atletas, frequências entre 9 MHz e 18 MHz são indicadas para obtenção de imagens em alta resolução.[10] No início, o uso do US se limitou a empregá-lo no lugar do adipômetro, para obter os valores de espessura de dobras cutâneas que, em seguida, seriam inseridas em equações preditivas, conforme descrito na seção de antropometria.[10] De fato, alguns pesquisadores mostraram que a análise por meio do US promoveu resultados mais concordantes ao método de referência em comparação à adipometria.[9] Contudo, apesar dessa aplicação do US, estudos anteriores já descreveram limitações na análise da gordura corporal, o que considera as regiões comumente propostas pelos manuais de padronização, por exemplo, ISAK.[12,13]

Considerando tais limitações, em 2013 Pineau, *et al.*[14] propuseram novos locais para avaliar a MG com o US. Igualmente, em 2016, Muller, *et al.*,[10] endossados pelo Comitê Olímpico Internacional (COI), recomendaram oito novos locais para avaliação por meio do ultrassom, sendo: (i) abdômen superior, (ii) abdômen inferior, (iii) eretor da espinha, (iv) tríceps distal, (v) braquiorradial, (vi) lateral da coxa, (vii) coxa frontal e (viii) panturrilha medial. Segundo os autores, os novos locais recobrem o músculo com uma fáscia claramente visível, distante de artefatos, o que facilita a aquisição das imagens. Essas localizações descritas no Quadro 14.5 podem ser identificadas na Figura 14.2.

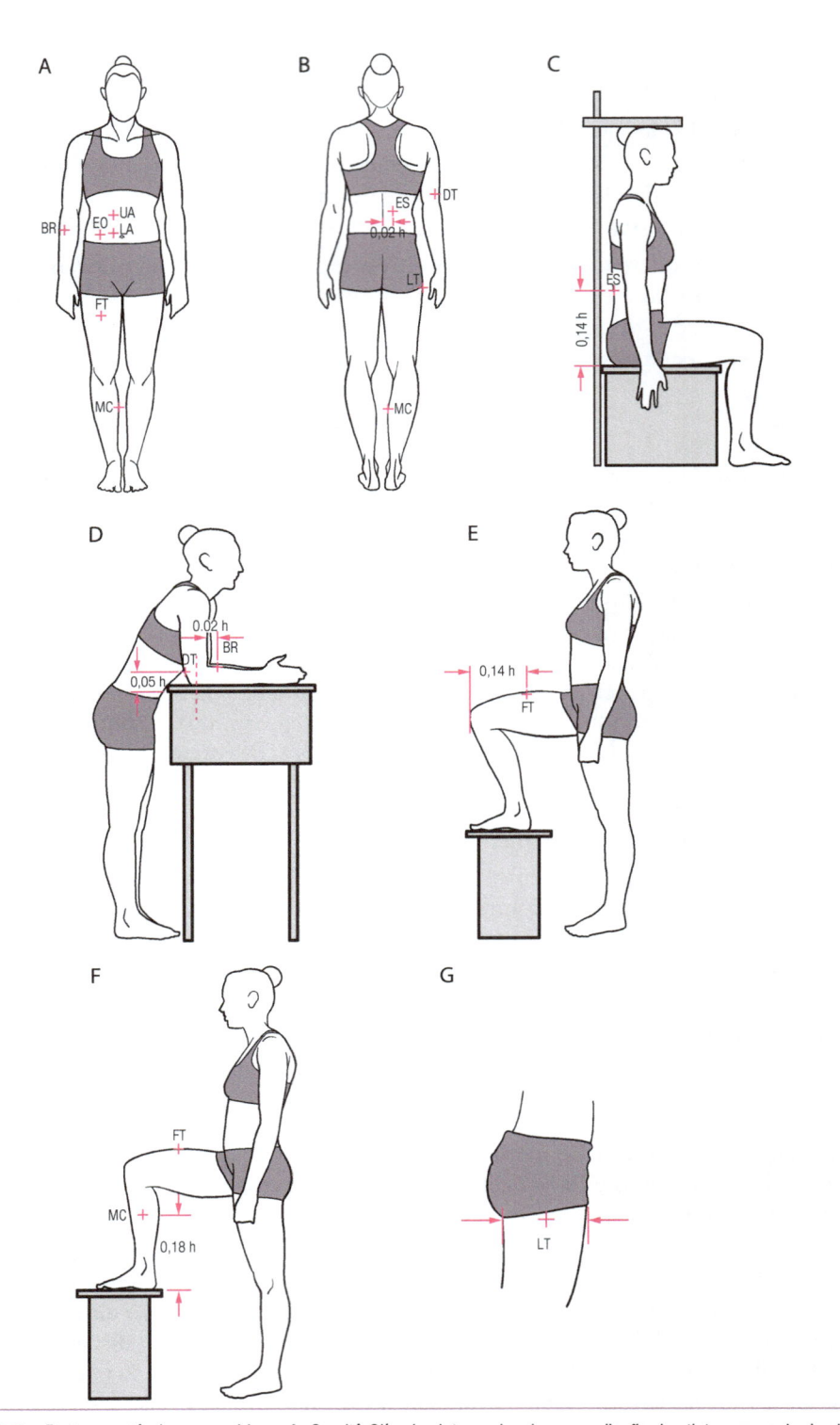

FIGURA 14.2 – Pontos anatômicos sugeridos pelo Comitê Olímpico Internacional para avaliação de atletas por meio do ultrassom.

Fonte: Adaptada de Muller, et al.[10]

De acordo com a abordagem padronizada aplicada pelo COI, as medições do USO foram feitas com o participante deitado numa posição supina. O US foi operado a 18 MHz (no modo harmónico) e foi utilizado para a obtenção das exibidas na publicação (resolução axial: cerca de 0,10-0,15 mm).

QUADRO 14.5 – Pontos anatômicos sugeridos pelo COI para avaliação de atletas por meio do ultrassom.

Nome do local	Descrição dos locais. A marcação é feita em posição de pé ou sentado, do lado direito do corpo; ver Figura 14.2. Todas as distâncias (d) são percentagens da altura do corpo (a)	Notas sobre captação de imagem. Todas as medições devem ser feitas em posição deitada! Usar sempre uma camada espessa de gel (pelo menos 3-5 mm)
UA – Abdome superior	1. Marcar uma linha vertical a uma distância $d = 0,02$ a (ou seja, 2% da altura do corpo) lateral ao centro do umbigo 2. Projetar verticalmente e marcar uma linha horizontal $d = 0,02$ a superior ao umbigo	Deitado em uma posição supina, fazer com que o avaliado "pare de respirar" no meio da expiração da e depois capturar a imagem
LA – abdome inferior	1. A mesma linha para a medida do abdome superior 2. Projetar verticalmente e marcar uma linha horizontal a $d = 0,02$ a inferior ao umbigo. Medir exatamente neste ponto	Deitado em uma posição supina, fazer com que o avaliado "pare de respirar" no meio da expiração da e depois capturar a imagem
EO – oblíquo externo	1. Localizar e marcar a espinha ilíaca antero-superior (EIAS) 2. O avaliado ajudará segurando a extremidade da fita no ápice do arco costal, na margem inferior do esterno (onde se encontra o processo xifoide) 3. Desenhe uma linha da EIAS na direção do arco costal 4. Marcar uma linha perpendicular $d = 0,02$ a da EIAS	Deitado em uma posição supina Capture a imagem na direção da linha perpendicular
ES – eretor da espinha	1. Marcar uma linha transversal $d = 0,14$ a acima da superfície sólida sobre a qual a pessoa está sentada, sem os pés apoiados no chão 2. Marcar o local $d = 0,02$ a, que fica lateral ao processo espinhoso da vértebra	Deitado em posição de decúbito
DT – tríceps distal	1. Coloque a região interior do braço em uma superfície de apoio (mesa) com a mão na posição média; marque uma linha vertical no aspecto mais posterior do braço. 2. Marcar o local na linha vertical uma distância da superfície de $d = 0,05$ a	Deitado em posição de decúbito Capturar a imagem com a superfície dorsal da mão sobre a mesa. Certifique-se de que a orientação do USO está perpendicular à pele
BR – braquiorradial	1. O participante coloca o antebraço sobre uma mesa de apoio 2. Desenhe uma linha longitudinal na superfície mais anterior do músculo braquiorradial 3. Marcar uma linha transversal com uma distância $d = 0,02$ a	Deitado em uma posição supina Capture a imagem com o braço em uma posição intermediária e em contato com a coxa (os músculos do braço estão relaxados)

(Continua)

QUADRO 14.5 – Medições sugeridas pelo Comitê Olímpico Internacional (COI). (*Continuação*)

Nome do local	Descrição dos locais. A marcação é feita em posição de pé ou sentado, do lado direito do corpo; ver Figura 14.2. Todas as distâncias (d) são percentagens da altura do corpo (a)	Notas sobre captação de imagem. Todas as medições devem ser feitas em posição deitada! Usar sempre uma camada espessa de gel (pelo menos 3-5 mm)
FT – coxa frontal	1. Colocar o pé sobre a caixa antropométrica que é colocada na frente de uma parede de tal forma que o joelho e o hálux (maior dedo do pé) fiquem encostados na parede 2. Marcar o local a uma distância horizontal **d** = 0,14 **a** da parede	Deitado em uma posição supina.
MC – panturrilha média	1. Coloque o pé sobre a caixa antropométrica 2. Marque o local **d** = 0,18 **a** acima da superfície no aspecto mais medial	Deitado "de lado" o avaliado posiciona o a perna direita em um ângulo de 90°
LT – coxa lateral	1. Traçar uma linha horizontal no lado lateral da coxa na altura da dobra do glúteo; 2. Marcar o local nesta linha no ponto médio do diâmetro sagital da coxa	Deitado "de lado" o avaliado posiciona o a perna direita em um ângulo de 90°

Nota: A distância é determinada pelo percentual (%) de altura do corpo deve ser verificado individualmente; por exemplo, 2% de uma pessoa com 170 cm = 3,4 cm e de uma pessoa de 180 cm = 3,6 cm; portanto d = distância e a = altura.

Fonte: Adaptada de Muller, *et al.*[10]

Apesar do aperfeiçoamento do US, ainda é cedo para estabelecer um padrão para essa avaliação, principalmente pelo maior custo do equipamento em comparação à adipometria e a "distância" entre os clínicos da ciência da composição corporal, de forma a fazer com que não mudem sua rotina de avaliação, além de atrasar a aplicação e prejudicar o avanço do uso desta técnica.

Absorciometria bifotônica de raio X (DEXA)

A absorciometria bifotônica de raio X (DEXA), conforme já descrito no capítulo sobre antropometria, consiste em um método considerado, atualmente, padrão ouro para avaliar a composição corporal. Originalmente, foi desenvolvido para diagnosticar e monitorar alterações ósseas, como osteopenia e osteoporose. Embora essa discussão seja um tópico bastante amplo para os estudiosos da composição corporal, a DEXA é frequentemente utilizada para validação de equações preditivas, tanto para antropometria como para bioimpedância elétrica.[15]

A análise por meio da DEXA oferece valores segmentados de massa gorda e magra, bem como valores da densidade mineral óssea (DMO). Vale destacar que o método possui excelente reprodutibilidade, ainda que equipamentos de diferentes marcas, bem como os distintos *softwares* podem prover valores diferentes, o que dificulta comparações entre os estudos ou ao longo do tempo.[15]

O pressuposto do método é baseado na atenuação dos raios X de dupla energia, uma vez que cada elemento atômico do corpo humano apresenta diferentes coeficientes de atenuação.[16] Quando os fótons de dupla energia passam por um absorvedor, a atenuação pode ser expressa como uma razão (R) de atenuação na energia mais baixa para a atenuação observada na energia mais alta. Desse modo, a análise dos compartimentos corporais é baseada na discriminação dos três compartimentos, sendo: massa gorda (*fat mass*), massa magra mole (*lean soft tissue*) e conteúdo mineral ósseo (*bone mineral content*).[16]

No que tange os fatores confundidores e particularidades do método, embora seja uma preocupação corriqueira, estudos são discordantes acerca do efeito das mudanças do compartimento hídrico afetar a avaliação, conforme visto na bioimpedância elétrica.[17] Outras fontes de erros na medição envolvem o posicionamento impreciso do paciente, especialmente para análise de composição regional, presença de implantes metálicos e administração antecedente de contraste radioativo.[18]

Preocupações também existem quando a avaliação é feita em pessoas muito altas ou largas. Nesse caso, são propostas medidas de correção de acordo com o equipamento e *software* utilizados.[19] Além disso, em pessoas com baixíssima quantidade de gordura corporal ou elevada adiposidade, o método pode subestimar e superestimar, respectivamente.[20,21]

Finalmente, as vantagens da DEXA como método de composição corporal incluem (i) não dependência do avaliador, exceto para inserir as informações no *software*, (ii) excelente precisão para medições de corpo inteiro, (iii) demandas modestas em relação à cooperação do paciente e (iv) custo financeiro relativamente baixo assim que o equipamento estiver instalado. Do ponto de vista de análise, o método é considerado um dos mais precisos para mensurar a massa muscular, derivada principalmente dos membros apendiculares (braços e pernas), e está presente nos principais *Guidelines* para diagnóstico de sarcopenia.[22]

Dentre os outros métodos de avaliação da composição corporal, embora a bioimpedância se destaque, seu uso é frequentemente feito de maneira incorreta, sem respeitar os requisitos pré-teste e, ainda, em sua maioria, os clínicos não detêm conhecimento para manipular as variáveis derivadas da análise, como resistência e reatância, que poderiam ser inseridas em equações preditivas adequadas para cada público, especialmente para atletas. Acerca do ultrassom, seu uso tem se expandido; porém, os pontos anatômicos utilizados, que geralmente derivam da antropometria, não permitem uma adequada avaliação, e os novos referenciais sugeridos ainda são pouco explorados. Por fim, apesar da DEXA ser considerada padrão ouro para avaliação da composição corporal, seu uso ainda é tímido na prática clínica. Todavia, com o crescente amparo científico, os nutricionistas precisam ter atenção acerca do seu uso na prática clínica, principalmente para obtenção de dados importantes para realização do diagnóstico, prognóstico e intervenção nutricional. Portanto, atualizações frequentes sobre os diferentes métodos são necessárias para esses profissionais.

Referências bibliográficas

1. Moon JR. Body composition in athletes and sports nutrition: an examination of the bioimpedance analysis technique. Eur J Clin Nutr. 2013;67(1)S54-9.
2. Kyle UG, Schutz Y, Dupertuis YM, Pichard C. Body composition interpretation. Contributions of the fat-free mass index and the body fat mass index. Nutrition. 2003;19(7-8):597-604.
3. Sun SS, Chumlea WC, Heymsfield SB, Lukaski HC, Schoeller D, Friedl K, et al. Development of bioelectrical impedance analysis prediction equations for body composition with the use of a multicomponent model for use in epidemiologic surveys. Am J Clin Nutr. 2003;77(2):331-40.
4. Deurenberg P, van der Kooy K, Leenen R, Weststrate JA, Seidell JC. Sex and age specific prediction formulas for estimating body composition from bioelectrical impedance: a cross-validation study. Int J Obes. 1991;15(1):17-25.

5. Lukaski HC, Bolonchuk WW, Hall CB, Siders WA. Validation of tetrapolar bioelectrical impedance method to assess human body composition. J Appl Physiol (1985). 1986;60(4):1327-32.

6. Silva AM, Matias CN, Nunes CL, Santos DA, Marini E, Lukaski HC, et al. Lack of agreement of in vivo raw bio-impedance measurements obtained from two single and multi-frequency bioelectrical impedance devices. Eur J Clin Nutr. 2019;73(7):1077-83.

7. Esco MR, Snarr RL, Leatherwood MD, Chamberlain NA, Redding ML, Flatt AA, et al. Comparison of total and segmental body composition using DXA and multifrequency bioimpedance in collegiate female athletes. J Strength Cond Res. 2015;29(4):918-25.

8. Matias CN, Campa F, Santos DA, Lukaski H, Sardinha LB, Silva AM. Fat-free mass bioelectrical impedance analysis predictive equation for athletes using a 4-compartment model. Int J Sports Med. 2021;42(1):27-32.

9. Totosy de Zepetnek JO, Lee JJ, Boateng T, Plastina SE, Cleary S, Huang L, et al. Test-retest reliability and validity of body composition methods in adults. Clin Physiol Funct Imaging. 2021;41(5):417-25.

10. Muller W, Lohman TG, Stewart AD, Maughan RJ, Meyer NL, Sardinha LB, et al. Subcutaneous fat patterning in athletes: selection of appropriate sites and standardisation of a novel ultrasound measurement technique: ad hoc working group on body composition, health and performance, under the auspices of the IOC Medical Commission. Br J Sports Med. 2016;50(1):45-54.

11. Stokes T, Tripp TR, Murphy K, Morton RW, Oikawa SY, Lam Choi H, et al. Methodological considerations for and validation of the ultrasonographic determination of human skeletal muscle hypertrophy and atrophy. Physiol Rep. 2021;9(1):e14683.

12. Muller W, Horn M, Furhapter-Rieger A, Kainz P, Kropfl JM, Ackland TR, et al. Body composition in sport: intero-bserver reliability of a novel ultrasound measure of subcutaneous fat tissue. Br J Sports Med. 2013;47(16):1036-43.

13. Muller W, Horn M, Furhapter-Rieger A, Kainz P, Kropfl JM, Maughan RJ, et al. Body composition in sport: a comparison of a novel ultrasound imaging technique to measure subcutaneous fat tissue compared with skinfold measurement. Br J Sports Med. 2013;47(16):1028-35.

14. Pineau JC, Lalys L, Pellegrini M, Battistini NC. Body fat mass assessment: A comparison between an ultrasound--based device and a discovery a model of DXA. ISRN Obes. 2013;2013:462394.

15. Malouf J, DiGregorio S, Del Rio L, Torres F, Marin AM, Farrerons J, et al. Fat tissue measurements by dual-energy x-ray absorptiometry: cross-calibration of 3 different fan-beam instruments. J Clin Densitom. 2013;16(2):212-22.

16. Heymsfield SB, Wang J, Heshka S, Kehayias JJ, Pierson RN. Dual-photon absorptiometry: comparison of bone mineral and soft tissue mass measurements in vivo with established methods. Am J Clin Nutr. 1989;49(6):1283-9.

17. Pietrobelli A, Wang Z, Formica C, Heymsfield SB. Dual-energy X-ray absorptiometry: fat estimation errors due to variation in soft tissue hydration. Am J Physiol. 1998;274(5):E808-16.

18. Fosbol MO, Zerahn B. Contemporary methods of body composition measurement. Clin Physiol Funct Imaging. 2015;35(2):81-97.

19. Santos DA, Gobbo LA, Matias CN, Petroski EL, Goncalves EM, Cyrino ES, et al. Body composition in taller individuals using DXA: A validation study for athletic and non-athletic populations. J Sports Sci. 2013;31(4):405-13.

20. Sopher AB, Thornton JC, Wang J, Pierson Jr RN, Heymsfield SB, Horlick M. Measurement of percentage of body fat in 411 children and adolescents: a comparison of dual-energy X-ray absorptiometry with a four-compartment model. Pediatrics. 2004;113(5):1285-90.

21. Williams JE, Wells JC, Wilson CM, Haroun D, Lucas A, Fewtrell MS. Evaluation of lunar prodigy dual-energy X--ray absorptiometry for assessing body composition in healthy persons and patients by comparison with the criterion 4-component model. Am J Clin Nutr. 2006;83(5):1047-54.

22. Cruz-Jentoft AJ, Bahat G, Bauer J, Boirie Y, Bruyere O, Cederholm T, et al. Sarcopenia: revised european consensus on definition and diagnosis. Age Ageing. 2019;48(1):16-31.

15

Carboidratos

Tânia Rodrigues dos Santos
Nadine Marques Nunes Galbes
Ana Beatriz Siqueira Campos Barrella Leone

A relevância dos carboidratos no organismo humano há muito foi elucidada e bem estabelecida. Por sua principal função – o provimento de energia para o organismo –, os carboidratos merecem papel de destaque quando se fala em alimentação e nutrição voltadas para o exercício físico, dada a elevada demanda energética das diversas modalidades esportivas.

Assim, o presente capítulo tem como principal objetivo estabelecer e revisar conceitos acerca dos carboidratos e sua aplicação na prática esportiva, no sentido de esclarecer sobre sua relevância em cada momento que a envolve, além de atualizar as recomendações de ingestão.

▶ Papel dos carboidratos no exercício físico

A prática de exercício físico, seja com o intuito de promoção e manutenção da saúde ou de alto rendimento, promove o aumento da demanda energética, o qual será diretamente proporcional à frequência, intensidade e duração da atividade. Se o consumo energético não acompanhar tal aumento, o desequilíbrio energético levará à alteração do peso e da composição corporal, comprometimento do desempenho e, em última análise, do estado de saúde.[1]

Para indivíduos que praticam exercícios de natureza não competitiva, uma dieta balanceada é suficiente para garantir um bom desempenho físico e manter a saúde. No caso de atletas, apesar da dieta em geral não ser necessariamente diferente, o horário e a composição das refeições devem ser considerados. A ingestão de macronutrientes nas quantidades adequadas às recomendações visa à manutenção e/ou controle do peso corporal, reposição dos estoques de glicogênio, otimização da recuperação muscular, construção e reparação de tecidos, a manutenção do sistema imunológico, o equilíbrio do sistema endócrino e a melhora do desempenho desportivo.[1]

A ingestão diária de carboidratos entre 60% e 70% do aporte calórico, ou na proporção de 3 a 7 g/kg de peso/dia para praticantes de exercícios de intensidade baixa a moderada, atende corretamente à demanda de um treinamento desportivo. O carboidrato participa constantemente do fornecimento de energia, embora suas reservas no organismo sejam limitadas. Conforme os estoques de glicogênio muscular diminuem, a glicose sanguínea começa a oferecer energia. Com a alta taxa de utilização da glicose sanguínea, o glicogênio hepático, responsável por mantê-la constante, pode depletar-se rapidamente, e há a necessidade de repor carboidratos quando da duração do exercício por período superior a uma hora.[2]

O fornecimento de carboidratos nos períodos pré, durante e pós-exercício irá garantir o suprimento necessário de energia por meio da ressíntese de moléculas de ATP durante os processos de glicólise e respiração celular. Essa ingestão beneficia pessoas de diferentes idades e habilidades atléticas nos diversos aspectos já citados.[2]

Nutrição periodizada

Está cada vez mais bem estabelecido, especialmente ao longo da última década, que estratégias nutricionais diversas são capazes de causar impacto sobre as adaptações induzidas pelo exercício.[3,4] Tais estratégias estão dentro do escopo da nutrição periodizada, definida como "o uso estratégico de intervenções nutricionais específicas, planejados e com propósito de melhorar as adaptações almejadas em sessões de treinamento individual, ou plano periódicos de treinamento, ou para obter outros efeitos que vão melhorar o desempenho no longo prazo."[3]

É interessante notar que a nutrição periodizada pode ser aplicada até mesmo na ausência de treinamento físico, porém, em sua presença, as chances de melhora no desempenho aumentam substancialmente. De forma geral, os diversos métodos que se utilizam da nutrição para melhorar o desempenho possuem enfoque na musculatura esquelética. Contudo, seus objetivos podem ser muito mais amplos, se destinados a adaptações de longo prazo em todos os órgãos. Um exemplo são as estratégias para aumentar o conforto gástrico por meio da ingestão de grandes volumes de líquidos.[3]

Entre os diversos métodos possíveis, destaca-se a manipulação da disponibilidade de carboidratos antes, durante e após os treinos, mas é fundamental que a seleção esteja bastante alinhada aos objetivos almejados.[3,4]

A seguir, serão abordados alguns aspectos fundamentais da nutrição periodizada, especialmente com enfoque nos momentos citados anteriormente. Vale ressaltar que na Tabela 15.1, traduzida da publicação de Jeukendrup (2017),[3] é possível identificar os principais métodos de nutrição periodizada, com níveis de evidências variados; enquanto na Figura 15.1 da publicação de Stellingwerff, *et al.* (2019),[4] é possível identificar considerações sobre macro, meso e microciclos de periodização, que apresentam impacto direto sobre as estratégias e métodos de periodização nutricional.

TABELA 15.1 – Métodos de periodização nutricional.

Treino leve	Treinar duas vezes ao dia	Ingestão limitada ou nenhuma ingestão de carboidratos entre as duas sessões. O primeiro treinamento reduzirá o glicogênio muscular de forma que o segundo treinamento seja realizado em um estado de baixo glicogênio. Isso pode aumentar a expressão de genes relevantes
	Treino em jejum	O treinamento é realizado após um jejum noturno. O glicogênio muscular pode ser normal ou até alto, mas o glicogênio hepático está baixo
	Treinamento com baixa disponibilidade de carboidratos exógenos	Nenhum ou muito pouco carboidrato é ingerido durante exercícios prolongados. Isso pode exagerar a resposta ao estresse
	Disponibilidade de baixo carboidrato durante a recuperação	Nenhum ou muito pouco carboidrato é ingerido após o exercício. Isso pode prolongar a resposta ao estresse
	Dormir pouco	Treine no final do dia e vá para a cama com a ingestão de carboidratos restrita. Essencialmente a mesma ideia da disponibilidade de baixo carboidrato após o treinamento, mas o período pós-exercício é estendido. O glicogênio muscular e hepático ficará baixo por várias horas durante o sono
	Dietas cetogênicas/com baixo teor de carboidratos	Armazenamento de baixo teor de carboidratos em longo prazo
Treino intenso	Treinamento com alto glicogênio muscular e hepático	A ingestão de carboidratos é alta antes do treino quando o glicogênio é importante, e há um foco na restauração de glicogênio pós-exercício
	Treinar com uma dieta rica em carboidratos	A ingestão de carboidratos é alta diariamente, independentemente do treinamento, mas pode ser especialmente alta durante o treinamento (durante e após)
Treinando o intestino	Treinamento de conforto estomacal	Aumentar o volume de ingestão com ou sem exercícios
	Treinamento de esvaziamento gástrico	O uso repetido de refeições para aumentar/melhorar o esvaziamento gástrico de fluidos ou nutrientes (carboidratos) e reduzir o desconforto gástrico
	Treinando a absorção	Aumentar a ingestão diária de carboidratos e/ou ingestão durante o exercício para melhorar a capacidade de absorção do intestino e reduzir o desconforto intestinal
	Nutrição para treinamento de corrida	Treinar todos os aspectos de uma estratégia de nutrição como no dia da corrida
Treino desidratado	Treino em estado desidratado	Treinamento com ingestão limitada/sem ingestão de líquidos para permitir a desidratação
Melhorar as adaptações de treinamento com suplementos	Suplementos	Suplementos que podem permitir que mais treinamento seja realizado
		Suplementos que podem iniciar ou aumentar a síntese de proteínas e/ou aumentar a síntese de proteínas miofibrilares
		Suplementos com potencial para aumentar a biogênese mitocondrial

Fonte: Jeukendrup, 2017.[3]

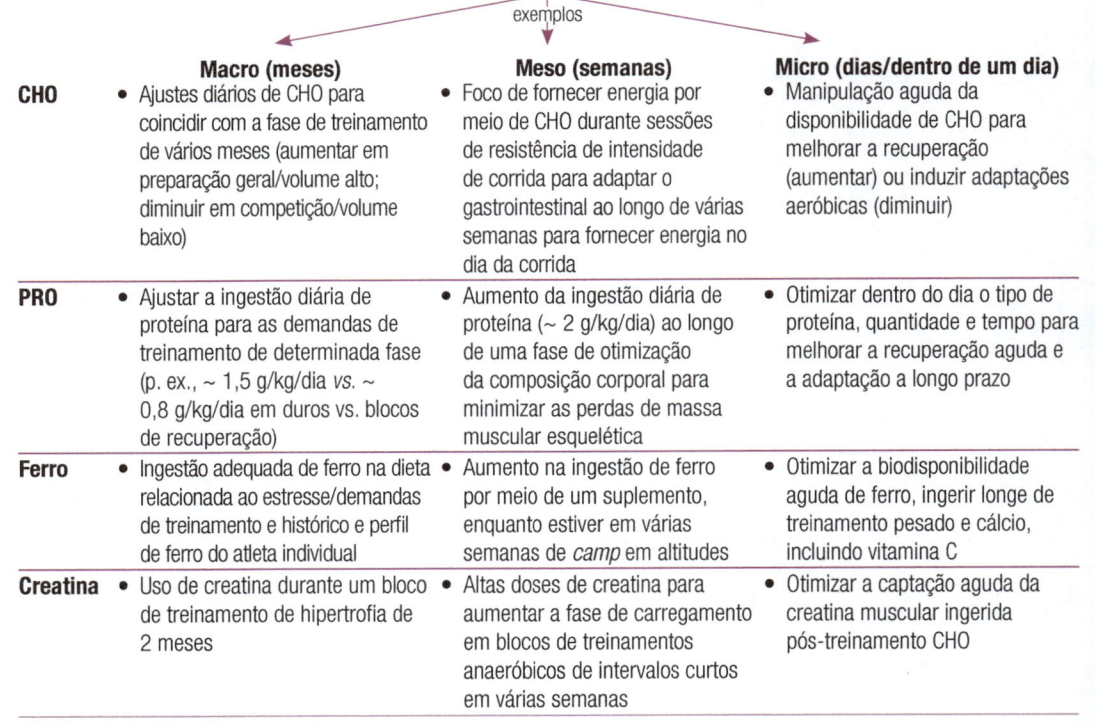

(a) Quais são os determinantes fisiológicos, estruturais/neuromusculares e psicológicos específicos do esporte?

(b) Quais são as lacunas individuais dos atletas para esses determinantes de sucesso específicos do esporte?

(c) Quais são as decisões do treinamento, recuperação e a periodização de exercício, durante os ciclos – são longos (macro; meses), médias (meso; semana) e curto prazo (micro; dias/dentro do dia) – usadas para abordar as lacunas individuais dos atletas no contexto do evento/determinantes do esporte?

(d) Quais são as propostas da nutrição para a periodização dos ciclos macro, meso e micro que podem apoiar o treinamento periodizado, estimular a recuperação ou envolver os determinantes específicos para o desempenho no esporte?

exemplos

	Macro (meses)	**Meso (semanas)**	**Micro (dias/dentro de um dia)**
CHO	• Ajustes diários de CHO para coincidir com a fase de treinamento de vários meses (aumentar em preparação geral/volume alto; diminuir em competição/volume baixo)	• Foco de fornecer energia por meio de CHO durante sessões de resistência de intensidade de corrida para adaptar o gastrointestinal ao longo de várias semanas para fornecer energia no dia da corrida	• Manipulação aguda da disponibilidade de CHO para melhorar a recuperação (aumentar) ou induzir adaptações aeróbicas (diminuir)
PRO	• Ajustar a ingestão diária de proteína para as demandas de treinamento de determinada fase (p. ex., ~ 1,5 g/kg/dia *vs.* ~ 0,8 g/kg/dia em duros *vs.* blocos de recuperação)	• Aumento da ingestão diária de proteína (~ 2 g/kg/dia) ao longo de uma fase de otimização da composição corporal para minimizar as perdas de massa muscular esquelética	• Otimizar dentro do dia o tipo de proteína, quantidade e tempo para melhorar a recuperação aguda e a adaptação a longo prazo
Ferro	• Ingestão adequada de ferro na dieta relacionada ao estresse/demandas de treinamento e histórico e perfil de ferro do atleta individual	• Aumento na ingestão de ferro por meio de um suplemento, enquanto estiver em várias semanas de *camp* em altitudes	• Otimizar a biodisponibilidade aguda de ferro, ingerir longe de treinamento pesado e cálcio, incluindo vitamina C
Creatina	• Uso de creatina durante um bloco de treinamento de hipertrofia de 2 meses	• Altas doses de creatina para aumentar a fase de carregamento em blocos de treinamentos anaeróbicos de intervalos curtos em várias semanas	• Otimizar a captação aguda da creatina muscular ingerida pós-treinamento CHO

FIGURA 15.1 – Macro, meso e microciclos de periodização. Uma estrutura metodológica necessária para uma periodização nutricional bem-sucedida, que inclui exemplos de intervenções de periodização nutricional macro (meses), meso (semanas) e microciclo (dias/dentro do dia) para carboidratos (CHO), proteínas (PRO), ferro e creatina.

Fonte: Stellingwerff, *et al.* (2019).[4]

O Carboidrato Pré-Exercício

O volume, composição e momento de realização da refeição pré-exercício são muito importantes e têm por objetivo manter a hidratação, preencher os estoques corporais de energia, prevenir a fome, e minimizar o desconforto gástrico. No processo de escolha dos alimentos fontes de carboidratos para tal refeição, deve ser levada em conta a demanda energética do exercício e a manutenção da glicemia durante o mesmo, no intuito de garantir a manutenção do desempenho nas diversas modalidades esportivas e evitar a hipoglicemia.[1,2]

No entanto, é fundamental que a escolha dos alimentos e de seu modo de preparo respeite as características gastrintestinais individuais do atleta e a modalidade praticada. A depender do tamanho e da composição da refeição, o tempo de digestão necessário pode ser de mais de três horas. Na impossibilidade de aguardar esse período, devem ser priorizadas refeições ricas em carboidratos e pobres em fibras e gorduras, para facilitar o esvaziamento e evitar o desconforto gástrico durante o exercício físico, além de disponibilizar glicose para os músculos no momento do exercício. Refeições realizadas até uma hora antes dos exercícios, como as realizadas no período da manhã, por exemplo, devem ser compostas basicamente por alimentos fontes de carboidratos com carga glicêmica e índices glicêmicos compatíveis às necessidades do indivíduo.[5]

A refeição realizada com mais de duas horas de antecedência aos treinos deve ser rica em carboidratos, preferencialmente de baixo a médio índice glicêmico (o que garante uma absorção mais lenta e a manutenção da glicemia até o momento da atividade) e com carga glicêmica compatível ao período e às necessidades do praticante. Em termos de composição, a refeição deve apresentar de 60% a 70% das calorias ingeridas sob a forma de carboidratos, deve ser pobre em gorduras, o que representa 10% a 25% das calorias, e moderada em proteínas, as quais devem ofertar 10% a 20% do valor calórico da refeição. Ao aplicarem-se os valores teóricos, se a duração do exercício for de menos de uma hora, devem ser priorizados alimentos ricos em carboidratos e pobres em gorduras, bem como em fibras, que façam parte do hábito alimentar do indivíduo e de fácil digestão.[1,5,6]

Vale lembrar que atletas que praticam modalidades como corrida, nas quais o corpo se movimenta bastante, tendem a apresentar mais problemas gastrintestinais do que os atletas de modalidades em que o trato gastrintestinal permanece relativamente estável. Para evitar desconfortos, deve-se atentar para o tipo e a intensidade do exercício praticado e para a presença de estresse emocional, além do tipo e quantidade de alimentos ingeridos, como citado anteriormente. Sugere-se, também, que seja escolhida uma preparação leve, composta de alimentos familiares ao praticante de exercício físico, assim, evita-se testar novos alimentos e/ou preparações antes de competições, principalmente, para minimizar o risco de aparecimento de desconforto gastrintestinal.[1,5,6]

Com relação ao funcionamento gastrintestinal, não somente pré-exercício, mas no cotidiano dos praticantes, está cada vez mais bem estabelecida a interconexão entre a microbiota intestinal e a prática de exercício físico (ver Capítulo 19). E mais: como ocorre com outros aspectos fisiológicos e metabólicos, a intensidade do exercício praticado pode apresentar efeitos diversos sobre a composição da microbiota, a permeabilidade intestinal e a produção de metabólitos e muco pelo intestino. Assim, é fundamental levar em conta a composição da microbiota do praticante – a qual é modulada pelo padrão alimentar, hábitos de vida e pelo perfil de exercício praticado – assim como sua contribuição metabólica, com vistas a monitorar e até mesmo promover a melhora em sua saúde e em seu desempenho.[7]

O Carboidrato durante o Exercício

O efeito ergogênico da ingestão de carboidratos durante o exercício já foi demonstrado em vários experimentos, muitos dos quais em exercícios de longa duração. O tempo de sustentação de determinado exercício está diretamente relacionado à quantidade de glicogênio muscular disponível para ressintetizar a molécula de ATP, de forma a disponibilizá-la para o trabalho dos miócitos. É consenso entre os profissionais nutricionistas e pesquisadores em nutrição esportiva que a ingestão de carboidratos durante a atividade física, especialmente quando apresenta duração igual ou superior a uma hora, melhora o desempenho, pois, além de poupar as reservas de glicogênio muscular e hepático, promove a manutenção dos níveis de glicose no sangue.[5,8]

A demanda energética durante os treinos e competições depende da intensidade e duração do exercício físico, do sexo do praticante e do estado nutricional inicial. Quanto maior a intensidade dos exercícios, maior será a participação dos carboidratos como fornecedores de energia (ver Capítulo 8). Isso equivale a dizer que a proporção de energia fornecida pela beta-oxidação (processo de extração de energia a partir dos lipídeos) tende a diminuir quando a intensidade de exercício aumenta, o que exige maior participação dos carboidratos. Na medida em que a duração do exercício aumenta, a participação das proteínas como fonte energética também sofre acréscimo (de 10% a 15% das calorias totais), o que contribui para a manutenção da glicose sanguínea, principalmente por meio do processo de gliconeogênese hepática (produção de glicose por meio de outros precursores, como os aminoácidos).[6]

A energia proveniente dos carboidratos é gerada de forma rápida, graças ao processo inicial de glicólise, e é facilmente depletável, já que constitui a fonte energética celular prioritária. Após cerca de 90 minutos de atividade contínua, de intensidade moderada a vigorosa, ocorre depleção quase total de suas reservas (glicogênio muscular). Como consequência, podem ocorrer fadiga e indisposição, o que pode comprometer o desempenho e até mesmo a manutenção da atividade.[8] Para que isso não ocorra, é necessário consumir carboidratos, de médio a alto índice glicêmico, durante a atividade esportiva, mesmo se houver boa reserva inicial.

Durante provas longas, com duração de mais de uma hora, os atletas devem consumir cerca de 0,7 g de carboidrato por quilo de peso ou 30 g a 60 g de carboidrato para cada hora de exercício, a fim de manter a glicemia e melhorar o desempenho. Para provas com duração superior a 2,5 horas, recomenda-se o aumento da ingestão de carboidratos para algo em torno de 90 g/hora. Atualmente, tem sido recomendada a ingestão de carboidratos de transporte múltiplo (glicose e frutose) em exercícios físicos com duração a partir de uma hora, mas especialmente durante aqueles com duração superior a 2,5 horas, já que a recomendação de ingestão torna-se bastante elevada, e a absorção precisa ser otimizada, o que é possível ao acionar os diferentes transportadores de carboidratos nos enterócitos.[1,9]

Hormônios liberados durante o exercício (adrenalina, noradrenalina e glucagon) asseguram que os níveis de glicose no sangue sejam mantidos, para garantir seu fornecimento às células do corpo, entre elas as musculares. Os carboidratos consumidos durante a atividade esportiva, na forma de bebidas, géis ou alimentos propriamente, proporcionam uma fonte adicional de glicose, poupam os estoques de glicogênio e retardam o aparecimento da fadiga.[6,8]

Diferentemente da proteína e da gordura, o carboidrato é fundamental como combustível para o exercício de força, pois otimiza o desempenho durante o treino. Exercícios resistidos levam à redução importante e de forma rápida dos estoques de glicogênio muscular, uma vez que se faz necessária a ingestão de alimentos ricos em carboidratos antes, muitas vezes durante, e após sua prática.[8] Sendo assim, carboidratos a partir de diversas fontes devem representar cerca de dois terços da refeição, em termos de volume, que perfaz um total de 5 a 10 gramas desse nutriente por quilo de peso/dia.[1,5,6,8]

A Tabela 15.2 mostra as quantidades de carboidratos em uma porção de referência de alimentos, com o intuito de facilitar o planejamento alimentar relacionado à prática esportiva. Vale ressaltar que a tabela é composta de sugestões de alimentos comumente ingeridos, uma vez que as recomendações devem ser individualizadas de acordo com a realidade de cada praticante de exercício no que diz respeito à modalidade praticada, condição socioeconômica, preferências e aversões, bem como região em que vive e época do ano. Ainda, consta também na tabela a informação sobre tais alimentos serem ou não fonte de glúten, de forma a pensar nos praticantes que eventualmente apresentem doença celíaca ou sensibilidade não celíaca ao glúten, já que os alimentos-fonte de carboidratos são também a principal fonte dessa proteína na alimentação.

TABELA 15.2 – Teores de carboidratos por porção em alimentos-fonte.

Alimento	Porção (g/ml)	Medida caseira	(g CHO/ porção)	(g CHO/ 100g)	Contém glúten
Água de coco	731	3,5 xícaras	38,6	5,28	Não
Arroz integral cozido	120	6 colheres de sopa	31,2	25,8	Não
Arroz tipo 1 cozido	117	6 colheres de sopa	32,8	28,1	Não
Aveia em flocos crua	39	2,5 colheres de sopa	26,0	66,6	Não
Banana nanica	165	1 unidade grande	35,9	21,8	Não
Banana prata	140	1 unidade média	36,4	26,0	Não
Batata doce cozida	163	1 unidade grande	37,5	23,0	Não
Batata inglesa cozida	288	6 escumadeiras	34,3	11,9	Não
Biscoito doce tipo maisena	34	6 unidades	25,5	75,0	Sim
Biscoito salgado tipo cream cracker	35	6 unidades	24,8	71,0	Sim
Cará cozido	195	6 colheres de sopa	36,8	18,9	Não
Cereal matinal de milho com açúcar	40	8 colheres de sopa	35,2	88,0	Sim
Macarrão trigo cozido	120	1 escumadeira cheia	32,4	27,0	Sim
Maçã argentina com casca	230	1,5 unidade grande	38,2	16,6	Não
Mandioca cozida	125	1 unidade média	37,5	30,1	Não
Mandioquinha cozida	195	3,5 colheres de servir	36,8	18,9	Não
Manga Haden	224	1 unidade média	37,4	16,7	Não
Mel de abelha	46	4 colheres de sopa	37,3	81,0	Não
Pão de forma refinado	61	2,5 fatias	26,8	44,1	Sim
Pão de forma trigo integral	65	2,5 fatias	30,0	46,0	Sim
Pão francês	50	1 unidade	30,8	61,6	Sim
Pera Park	246	2 unidades grandes	39,6	16,1	Não
Tapioca	52	4 colheres de sopa rasa	37,4	72,0	Não
Uva Itália	263	1 cacho médio	35,7	13,6	Não

Fonte: Nepa-Unicamp, 2011,[10] Tabela Brasileira de Composição de Alimentos (TBCA), 2020.[11]

Frequentemente, os carboidratos consumidos durante as provas fazem parte da composição de bebidas especialmente desenvolvidas para atletas, as chamadas bebidas esportivas. Acredita-se que as bebidas com 6% a 8% de carboidratos em sua composição sejam absorvidas pelo organismo praticamente com a mesma velocidade que a água, o que as torna bastante eficazes em fornecer energia rapidamente aos músculos em exercício (ver Capítulo 18). Alguns alimentos são modificados e manipulados industrialmente para facilitar o consumo e repor os carboidratos durante a prática esportiva. A esse respeito, a Instrução Normativa da Agência Nacional de Vigilância Sanitária, IN Nº 28, de 26 de julho de 2018, estabelece os constituintes autorizados para uso em suplementos alimentares.[6,8,9,12,13]

O Carboidrato após o Exercício

Após o evento esportivo, seja ele um treino ou uma competição, a ingestão de alimentos e/ou suplementos alimentares deve fornecer líquidos e eletrólitos para repor as perdas, carboidratos para estocar novamente o glicogênio depletado, e proteína para reparar e construir o tecido muscular.[1,14]

A reposição de carboidratos após o exercício é de grande importância para a ressíntese mais efetiva de glicogênio muscular e recuperação do atleta, pois estimula a liberação de insulina, hormônio anabólico que promove o transporte da glicose para o interior das células musculares. A presença de glicose na corrente sanguínea atua, ainda, de forma a poupar os aminoácidos para que sejam empregados na reparação e construção musculares, e não utilizados como fonte de energia. Dessa maneira, evita-se a fadiga crônica e são preservados o desempenho desportivo nas próximas sessões de exercício físico e, o que é mais importante, a saúde do praticante.[1,5,7,17]

Se a prática do exercício promove a redução do apetite do esportista, os líquidos, como bebidas esportivas e sucos, podem ser mais bem aceitos do que alimentos sólidos em geral. Tanto bebidas quanto alimentos sólidos que contenham carboidratos são capazes de reabastecer os músculos de forma igualmente benéfica.[1,2,6,13]

Considerando que a ressíntese de glicogênio muscular é de apenas cerca de 5% por hora, após o exercício exaustivo de longa duração, recomenda-se a ingestão de carboidratos na proporção de 1,0 a 1,2 g/kg de peso/hora durante as primeiras 4 a 6 horas que se sucedem ao exercício, o que é suficiente para a ressíntese plena de glicogênio muscular.[1] Essa ingestão, quando realizada imediatamente após o exercício (num período de até 30 minutos em seguida ao término da sessão), é ainda mais positiva, pois favorece a ressíntese de glicogênio muscular ainda mais rapidamente.[1,4,5,15]

A combinação de carboidratos com proteínas possibilita uma melhor recuperação do músculo, além de reduzir os níveis de cortisol, um hormônio que favorece a proteólise muscular. Embora seja recomendada uma proporção de carboidrato para proteína de 3 a 4:1,[5] não há necessidade de preocupação extrema com essa relação. A ideia principal é ingerir uma refeição rica em carboidratos que acompanhe uma quantidade mínima (10 g a 20 g) de proteína. Algumas sugestões de lanches com alto teor de carboidratos que também oferecem proteínas são: sanduíche de queijo e peito de peru; torradas e *smoothie* de frutas feito com leite ou iogurte; granola com leite e banana; carne ou frango com batatas assadas.[15]

Para a população que se exercita em academias, com sessões de duração de 30 a 60 minutos, numa frequência de 3 a 4 vezes por semana, não há recomendação quantitativamente especial quanto à alimentação após o exercício. O consumo de uma quantidade média diária de 55% de carboidratos na dieta, fracionados dentro das 24 horas que sucedem a prática, é suficiente para repor os estoques de glicogênio e deixá-los preparados para o próximo momento de prática esportiva.[1,8]

Por outro lado, aqueles que se exercitam duas ou mais vezes por dia, como jogadores de futebol, nadadores, corredores, triatletas, entre outras modalidades, devem atentar-se mais à dieta para recuperação. Para que os estoques de glicogênio muscular sejam adequadamente repostos para as sessões subsequentes, é necessária cautela ao que é consumido após o primeiro período de exercício físico. Assim que tolerável, preferencialmente dentro da primeira hora pós-exercício, o atleta pode favorecer a recuperação muscular com uma refeição rica em carboidratos, combinada com uma pequena quantidade de proteínas. Uma recomendação fracionada para auxiliar na recuperação de uma sessão de treino para outra subsequente é a ingestão de alimentos que ofereçam carboidratos na proporção de 0,5 g/kg de peso, em intervalos de 30 minutos nas 4 a 6 horas pós-treinos ou até a próxima refeição.[8]

Assim, monitorar e orientar o consumo de carboidratos no período de recuperação do atleta é de extrema importância. Ao escolher com sabedoria os alimentos e/ou fluidos que serão consumidos, o atleta poderá se recuperar da melhor forma possível para a próxima sessão de exercício, o que garante a manutenção da saúde, da composição corporal e do desempenho.[1,5,8]

Dietas com baixo teor de carboidratos

Apesar de ganhar força de tempos em tempos, as abordagens dietéticas de reduzir os teores de carboidratos, comumente conhecidas como *low-carb* ou "dietas cetogênicas" não são novas, com os primeiros registros em 1860.[16] Não há consenso na comunidade científica sobre a definição de uma dieta com baixo teor de carboidratos, mas é possível identificar padrões de protocolos frequentemente aplicados:[16,17]

- muito baixo teor de carboidratos: menos de 10% do valor energético total diário (VET) ou 20 a 50 g/dia;
- baixo teor de carboidratos: menos de 26% do VET ou menos de 130 g/dia;
- teor moderado de carboidratos: entre 26% e 44% do VET;
- elevado teor de carboidratos: 45% do VET ou mais.

Com o objetivo primário de promover perda de peso, a partir da hipótese de que as abordagens *low-carb* reduziriam a liberação de insulina, e, consequentemente, sua ação anabólica, o mecanismo central dessas abordagens permanece em debate.[16,17] Mais recentemente, essas abordagens têm sido apontadas como "o futuro de esportes de resistência ou *endurance*", com enfoque em uso de substratos musculares, impacto no desempenho físico, e também alterações na composição corporal. Entretanto, é necessário ter cautela ao analisar e aplicar os resultados já alcançados em estudos sobre o tema.[18]

De fato, já foi verificado um efeito geral significativo na mudança da resposta de oxidação do substrato muscular (de glicogênio para gorduras, de maior rentabilidade), com alteração das taxas máximas de oxidação de gorduras de 45% para cerca de 70% na capacidade aeróbica máxima. Contudo, a cetoadaptação pode prejudicar a capacidade do músculo de usar glicogênio para fins oxidativos, o que compromete o uso de uma fonte de energia mais econômica quando o suprimento de oxigênio se torna limitante. Além disso, essa ainda é considerada uma hipótese com baixo grau de comprovação e elevada variabilidade entre atletas.[18]

No que diz respeito ao impacto no desempenho físico em comparação com uma dieta controle, os resultados de estudos com abordagens *low-carb* até o momento não apresentaram efeito significativo sobre o consumo máximo de oxigênio ($VO_{2máx.}$), frequência cardíaca máxima durante o exercício ($HR_{máx.}$), tempo até a exaustão, ou avaliação do esforço percebido (RPE), com elevado grau de discordância entre os resultados.[19]

No que se refere as alterações na composição corporal, abordagens *low-carb* podem promover a mobilização de estoques de gordura para reduzir a massa gorda, ao mesmo tempo em que resultam na manutenção da massa magra. No entanto, assim como verificado nos resultados referentes ao desempenho físico, há grande variabilidade entre resultados de estudos na temática da composição corporal, e até mesmo algum risco de viés na literatura atual.[20]

Esse cenário de grande variabilidade pode ser devido a múltiplos fatores, como a duração das dietas em cada estudo, dado que existe a discussão a respeito do período de implementação das abordagens *low-carb* até que se verifiquem efeitos sobre o desempenho; o nível de treinamento dos participantes, já que o exercício, por si só, aumenta a capacidade de oxidação de gorduras, o que pode implicar num viés importante: qual o teste de desempenho realizado, pois a intensidade também gera respostas de oxidação de substrato diversas; além de diferenças sexuais, pois se considera que a maquinaria hormonal relacionada ao sexo é um dos fatores reguladores da oxidação de substratos.[21]

Assim, ainda que as abordagens *low-carb* possam parecer promissoras, a literatura científica disponível até o momento demonstra baixo grau de comprovação, variabilidade e vieses, o que não permite recomendações assertivas e seguras nesse sentido.

Na prática profissional, muitas vezes nos deparamos com a baixa ingestão de carboidratos por parte dos atletas e, não menos frequente, com queixas de fadiga, má recuperação muscular e queda de desempenho.

Cabe ao profissional nutricionista aplicar a análise criteriosa dos hábitos alimentares, bem como apresentar conhecimento suficiente da composição dos alimentos, para que se faça uma orientação dietética factível, com boa adesão e que auxilie no alcance de resultados positivos pelo atleta.

A inclusão de alimentos ricos em carboidratos, com quantidades, índice glicêmico e acessibilidade adequados antes, durante e após treinos e competições, garante o fornecimento de energia, recuperação muscular e desempenho adequado ao nível de treinamento.

A anamnese alimentar minuciosa deve ser capaz de avaliar o conhecimento prévio sobre alimentos e a importância dos nutrientes no esporte, nível socioeconômico cultural do indivíduo avaliado e, ainda, a capacidade de preparar ou reproduzir as informações em seu cotidiano, o que envolve a família e outras pessoas que diretamente influenciem na aquisição e elaboração das refeições.

Além da orientação da dieta, pela importância da nutrição nos resultados de treinos, o profissional nutricionista tem papel imprescindível na orientação da manipulação, transporte e armazenamento dos alimentos, de forma a garantir a segurança alimentar à ingestão dos nutrientes.

Sugere-se a reavaliação da ingestão calórica e estado nutricional nas diferentes fases de treinamento e de acordo com o calendário de provas, de modo que se possa recalcular as necessidades nutricionais de acordo com possíveis variações na composição corporal e intensidade de treinamento.

Vale ressaltar que esse capítulo não se propõe, por um lado, a padronizar as recomendações de carboidratos para todos os praticantes de exercício, nem, por outro, a detalhar a individualização de recomendações. Cabe ao profissional conduzir este processo, em posse de todas as ferramentas de avaliação e análise, conjuntamente ao praticante, além de utilizar este capítulo e suas ricas referências como "uma bússola".

Referências bibliográficas

1. Academy of Nutrition and Dietetics (AND), Dietitians of Canada (DC), and American College of Sports Medicine (ACSM). Nutrition and Athletic Performance. Med Sci Sports Exerc. 2016;48(3):543-68.
2. Burke LM, Hawley JA, Wong SH, Jeukendrup AE. Carbohydrates for training and competition. J Sports Sci. 2011;29(1):S17-27. 17.
3. Jeukendrup AE. Periodized nutrition for athletes. Sports Med. 2017;47(1):51-63.
4. Stellingwerff T, Morton JP, Burke LM. A Framework for periodized nutrition for athletics. Int J Sport Nutr Exerc Metab. 2019;29(2):141-151.
5. SBME – Sociedade Brasileira de Medicina do Exercício e do Esporte. Hernandez AJ, Nahas RM (eds.). Modificações dietéticas, reposição hídrica, suplementos alimentares e drogas: comprovação de ação ergogênica e potenciais riscos para a saúde. Revista Brasileira de Medicina do Esporte. Mar-abr. 2009;15(Suppl):3.
6. Nutrition and athletic performance, medicine & science in sports & exercise. March 2016;48(3):543-568.
7. Clauss M, Gérard P, Mosca A, Leclerc M. Interplay between exercise and gut microbiome in the context of human health and performance. Front Nutr. 2021;8:637010.
8. Jeukendrup A. A step towards personalized sports nutrition: carbohydrate intake during exercise. Sports Med. 2014;44(1):S25-33.
9. Ormsbee MJ, Bach CW, Baur DA. Pre-exercise nutrition: the role of macronutrients, modified starches and supplements on metabolism and endurance performance. Nutrients. 2014;6(5):1782-808.
10. NEPA – Núcleo de estudos e pesquisas em Nutrição/UNICAMP – Universidade Estadual de Campinas. Tabela Brasileira de Composição de Alimentos. 4. ed. Campinas, SP: NEPA-UNICAMP; 2011.
11. Tabela Brasileira de Composição de Alimentos (TBCA). Universidade de São Paulo (USP). Food Research Center (FoRC). Versão 7.1. São Paulo, 2020. Disponível em: http://www.fcf.usp.br/tbca. Acesso: out. 2021.
12. Baker LB, Rollo I, Stein KW, Jeukendrup AE. Efeitos agudos da suplementação de carboidratos no desempenho esportivo intermitente. Nutrients. 2015;7,5733-5763.
13. Instrução Normativa – IN N° 28, de 26 de julho de 2018.
14. Beck KL, Thomson JS, Swift RJ, von Hurst PR. Role of nutrition in performance enhancement and post exercise recovery. Open Access J Sports Med. 2015;6:259-67.
15. Jeukendrup AE. Carbohydrate and exercise performance: the role of multiple transportable carbohydrates. Curr Opin Clin Nutr Metab Care. 2010;13(4):452-7.
16. Oh R, Gilani B, Uppaluri KR. Low carbohydrate diet. 2021 Jul 12. In: StatPearls [Internet]. Treasure Island (FL): StatPearls Publishing. 2021.
17. Sukkar SG, Muscaritoli M. A clinical perspective of low carbohydrate ketogenic diets: A narrative review. Front Nutr. 2021;8:642628.
18. Burke LM. Ketogenic low-CHO, high-fat diet: the future of elite endurance sport? J Physiol. 2021;599(3):819-843.
19. Cao J, Lei S, Wang X, Cheng S. The effect of a ketogenic low-carbohydrate, high-fat diet on aerobic capacity and exercise performance in endurance athletes: A systematic review and meta-analysis. Nutrients. 2021;13(8):2896.
20. Coleman JL, Carrigan CT, Margolis LM. Body composition changes in physically active individuals consuming ketogenic diets: a systematic review. J Int Soc Sports Nutr. 2021;18(1):41.
21. Murphy NE, Carrigan CT, Margolis LM. High-fat ketogenic diets and physical performance: A systematic Review. Adv Nutr. 2021;12(1):223-233.

16

Recomendações Proteicas no Contexto do Exercício Físico

Andrea Zaccaro de Barros
Murilo Dattilo

Um dos pilares da nutrição direcionados à prática do exercício físico é o aporte proteico, o qual, além de contribuir para preservação da saúde, influencia a composição corporal e uma série de etapas do metabolismo muscular esquelético (p. ex., recuperação tecidual e adaptações musculares induzidas pelos diferentes tipos de exercícios físicos).

Há décadas,[1] sabe-se que pessoas submetidas a diferentes tipos de exercícios físicos podem se beneficiar do aumento da ingestão proteica ao longo do dia quando comparadas ao público sedentário. Porém, foi a partir dos anos 2000 que três outros tópicos importantes passaram a ser explorados: a quantidade de proteína por refeição, o momento de consumo (antes ou depois do exercício físico; intervalo entre refeições; distribuição ao longo do dia de forma homogênea ou variada) e, por fim, a fonte alimentar (animal *versus* vegetal; lenta *versus* rápida digestibilidade; suplemento alimentar *versus* alimento).

Inevitavelmente, a lacuna de conhecimento sobre os aspectos supracitados evidenciou claramente a "jovialidade" do assunto proteína alimentar, inclusive a outros públicos (p. ex., idosos). Mais para a metade e fim dos anos 2000, uma série de pesquisas começou a ser publicada para conduzir este assunto em direção à sua maturidade, tanto que, atualmente, já há ótima bagagem de dados para melhor delineamento da oferta proteica para os mais diferentes propósitos.

Diante do exposto, este capítulo tem como objetivo explorar os quatro pilares que contemplam o estudo da proteína, especialmente sob a ótica do exercício físico, que são: quantidade por refeição, momento de oferta, fonte alimentar e quantidade diária. Além disso, serão explorados assuntos inerentes à suplementação proteica, à luz da ciência histórica e atual.

▶ A quantidade diária de proteína

De acordo com a *Dietary Reference Intakes* (DRI), a *Estimated Average Requirement* (EAR) é de 0,66 g/kg/dia e o *Food and Nutrition Board* sugere a *Recommended Dietary Allowance* (RDA) de 0,8 g/kg/dia para adultos acima de 18 anos de idade, incluindo mesmo aqueles com mais de 65 anos.[2] Já pessoas submetidas a exercícios físicos, inclusive atletas, o American College of Sports Medicine, em 2016,[3] definiu como recomendação proteica o intervalo entre 1,2 e 2,0 g/kg/dia, para todos os tipos de exercícios físicos. A partir de dados mais recentes, pessoas engajadas em modalidades de exercícios físicos de *endurance* e *ultraendurance* parecem ser devidamente supridas a partir da ingestão proteica de 1,2 a 1,7 g/kg/dia.[4,5] Diante da prática de exercícios físicos de força, a recomendação média é de 1,6 a 1,7 g/kg/dia (intervalo de confiança de 95% de 1,1 a 2,2 g/kg/dia,),[6,7] inclusive para a o público vegetariano estrito e vegano.[8]

Já na população idosa, o aporte proteico recebe bastante atenção, devido à perda de massa muscular esquelética resultante da menor taxa de síntese proteica muscular esquelética (SPME), medida que representa a incorporação dos aminoácidos pelo tecido na forma de proteínas. O intervalo sugerido de 0,66 a 0,8 g/kg/dia pode subestimar as necessidades proteicas para manutenção do equilíbrio ao longo do dia, e estudos mais recentes têm sugerido que idosos necessitariam de cerca de 1,0 a 1,2 g/kg/dia para otimização da massa e função muscular esquelética.[9] Por fim, tanto diante da prática de exercícios físicos de *endurance* ou de força, há a sugestão de consumo de proteína ≥ 1,2 g/kg/dia, o que leva em conta também o estado de saúde geral do indivíduo.[9]

▶ Os princípios por trás da definição da quantidade de proteína por refeição

A musculatura esquelética, assim como outros tecidos, possui capacidade limitada de assimilar aminoácidos na forma de proteínas – uma vez excedido esse limiar, nota-se o aumento da oxidação de aminoácidos e a elevação da produção de ureia.

Foi exatamente por meio do emprego do exercício físico de força que a quantidade proteica por refeição começou a ser mais bem estudada – somente bem mais tarde é que começou a ser explorado esse assunto no contexto do exercício físico de *endurance*. O primeiro trabalho publicado a respeito desse tema data de 2009,[10] no qual verificou-se que a SPME aumentou progressivamente de acordo com o incremento na oferta proteica (proteína derivada do ovo), mas se tornou praticamente saturada com a ingestão de 20 g. O aumento da oferta para 40 g resultou em elevação da SPME somente entre 10% e 20%, mas com concomitante elevação na oxidação de leucina pela musculatura esquelética. Resultados muito parecidos foram encontrados em outros estudos, a exemplo do conduzido por Witard, *et al.*,[11] oportunidade na qual os autores também verificaram que o consumo de 20 g de *Whey Protein* saturou a SPME, ao passo que a oferta adicional aumentou a produção de ureia. Por fim, por meio de um compilado de vários dados, Moore, *et al.*[12] postularam que, em média, 0,24 g/kg de proteína de alta qualidade, em um momento, é capaz de estimular ao máximo a SPME em adultos jovens. Já idosos demandariam, em média, 0,4 g/kg, devido ao quadro conhecido como "resistência ao anabolismo", o qual é fruto da menor habilidade que o músculo esquelético possui em elevar a SPME diante da chegada de aminoácidos provenientes da alimentação.

Com o advento das primeiras publicações sobre o tema, uma grande lacuna do conhecimento parecia começar a ser preenchida, dando início as especulações de que a quantidade de proteína máxima necessária por refeição seria de aproximadamente 0,25 g/kg (ao menos em adultos jovens). Porém, é fundamental destacar que os modelos empregados na pesquisa estavam distantes do usualmente adotado pelas pessoas em situações de vida real, a qual se dá, em grande parte, pela realização de refeições mistas, ou seja, proteínas combinadas com outros nutrientes (p. ex., carboidratos disponíveis, fibras, lipídeos, micronutrientes). Esta matriz mista resulta em mudança da cinética de digestão e absorção dos aminoácidos, assim como da SPME, em comparação a obtida após o consumo de proteína pura (Figura 16.1).

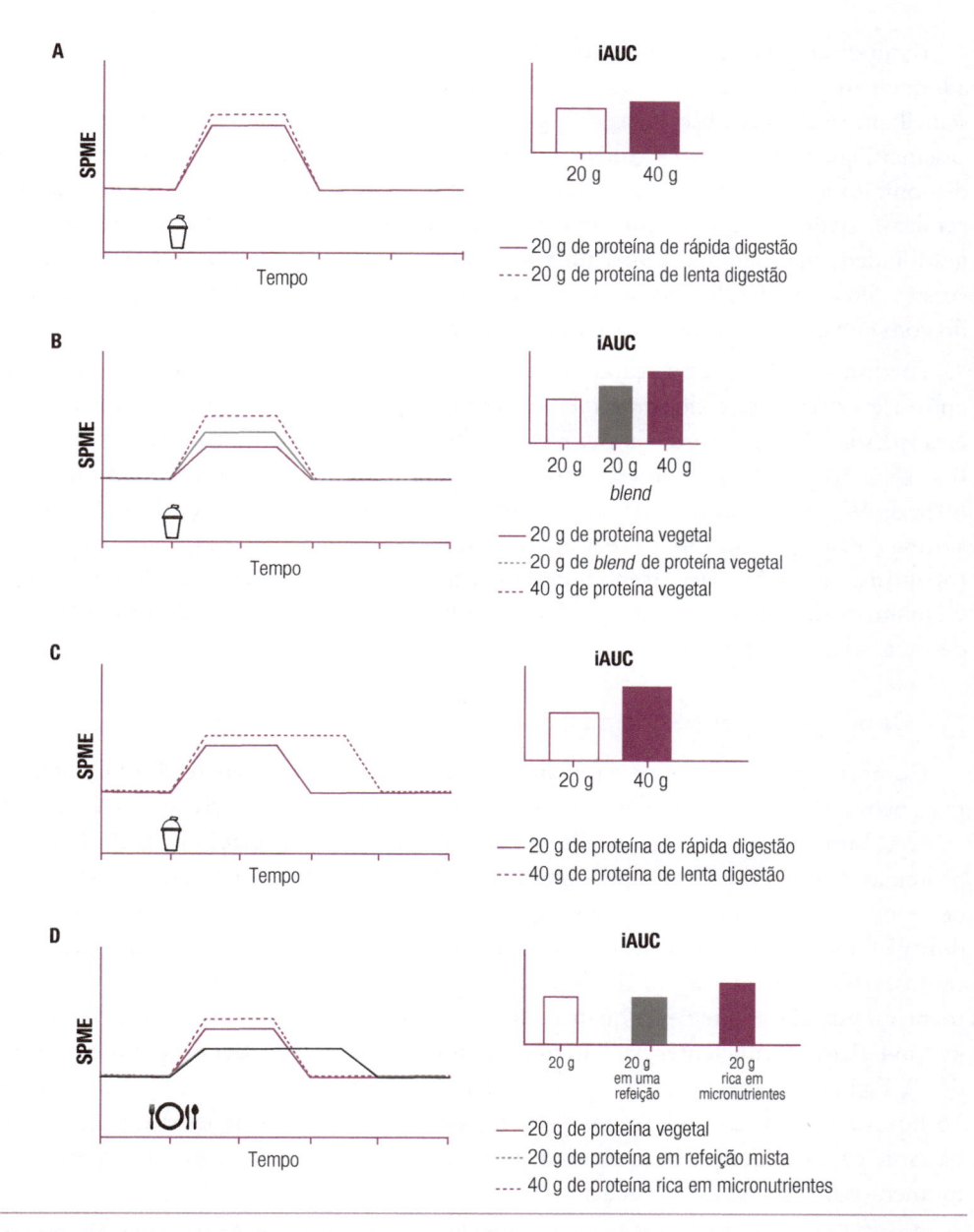

FIGURA 16.1 – Representação conceitual da resposta de síntese proteica muscular esquelética (SPME) diante de várias refeições.

A. A ingestão de cerca de 20 g de proteína de rápida digestão resulta em resposta de SPME praticamente máxima. **B.** A ingestão de 20 g de proteína vegetal tipicamente resulta em resposta submáxima da SPME, mas o consumo de maior quantidade e/ou a combinação de diferentes fontes possivelmente aumentaria a resposta de SPME. **C.** A ingestão de 20 g de proteína de lenta digestão resulta em resposta submáxima da SPME, mas o aumento da quantidade ingerida pode resultar em resposta anabólica mais prolongada. **D.** A ingestão de refeição mista pode resultar em resposta moderada, mas prolongada, da SPME se comparada à ingestão de uma fonte proteica alimentar isolada. A quantidade de micronutrientes de uma fonte proteica alimentar pode, inclusive, favorecer a resposta da SPME. *iAUC*, área sob a curva incremental.

Fonte: Adaptada de Trommelen, *et al.*[13]

É importante notar que a SPME resultante do consumo de refeições mistas (Figura 16.1d) adota cinética de incremento menos acentuado, porém, mais prolongado, o que confere certa semelhança à cinética observada em resposta à oferta de 40 g de proteína de digestão lenta (p. ex., caseína; Figura 16.1c), em virtude da menor resposta aminoacidêmica e menor velocidade de disponibilização dos aminoácidos às células (concentração celular abaixo do "teto de tolerância celular"). Assim, diante do consumo de refeições mistas ou que contenham proteínas de digestibilidade mais lenta, o aporte proteico poderia ser feito com valores superiores a 0,25 g/kg (p. ex., cerca de 0,5 g/kg, ou até mesmo mais), sem caracterizar o excesso tipicamente observado com alta dose de proteína de rápida absorção.

Por fim, em 2020, começaram a surgir informações sobre a titulação da oferta proteica após o exercício físico de *endurance* e o comportamento da SPME. Para melhor esclarecer essa questão, Churchward-Venne, *et al.*[14] ofertaram, juntamente com carboidrato, doses de 0 g, 15 g, 30 g ou 45 g de proteína do leite após uma sessão de ciclismo (90 minutos a cerca de 60% da $W_{máx}$). De acordo com os autores, o balanço proteico corporal total (balanço entre síntese e degradação proteica) e a incorporação de aminoácidos exógenos nas proteínas mitocondriais e miofibrilares responderam progressivamente ao aumento da ingestão proteica, enquanto a síntese proteica miofibrilar se tornou saturada com 30 g de proteína, correspondente a cerca de 0,5 g/kg.

▶ Os princípios por trás do momento de oferta da proteína

Conforme questões acerca da quantidade de proteína ideal por refeição começaram a ser mais bem esclarecidas, o "melhor momento" para ingestão proteica passou a entrar no radar da ciência. Também por meio da análise da SPME (que é uma avaliação aguda), destacamos que proteínas de digestibilidade rápida mantêm a SPME elevada por cerca de 4 horas em situação de repouso, e por pelo menos 5 horas quando consumida após o exercício físico de força.[15] Por outro lado, é bastante provável que proteínas de lenta digestão, assim como refeições proteicas mistas, possam manter a SPME elevada por períodos mais longos (p. ex., ≥ 6 horas).[13] Dessa maneira, postula-se que três a quatro refeições proteicas, cada uma com cerca de 0,25 a 0,5 g/kg, poderiam ser suficientes para atingir o aporte diário, a depender do público a ser trabalhado. A Figura16.2 mostra uma representação esquemática simples, com período de vigília de 16 horas e quatro refeições mistas ou compostas por proteínas de lenta digestão (note que é bastante provável que parte do efeito de uma refeição se sobreporia a outra, o que caracterizaria momentos de excesso de aminoácidos).

A próxima etapa seria averiguar as repercussões da distribuição proteica ao longo do dia, inclusive nos períodos que envolvem a prática de exercício físico (p. ex., após a sessão de exercício físico). Há tempos é sabido que o exercício físico, na ausência da oferta de alimentos, não resulta em balanço proteico muscular esquelético positivo, ou seja, taxa de síntese proteica maior do que a de degradação.[16] Para incremento da SPME e conseguinte estabelecimento do balanço proteico muscular esquelético positivo, há a necessidade da chegada de aminoácidos essenciais à musculatura esquelética. Assim, especulou-se por muito tempo que o consumo de proteínas após o exercício físico seria viável para otimização da sua reparação e adaptações em longo prazo, mesmo sem existir adequado amparo para tal pressuposição.

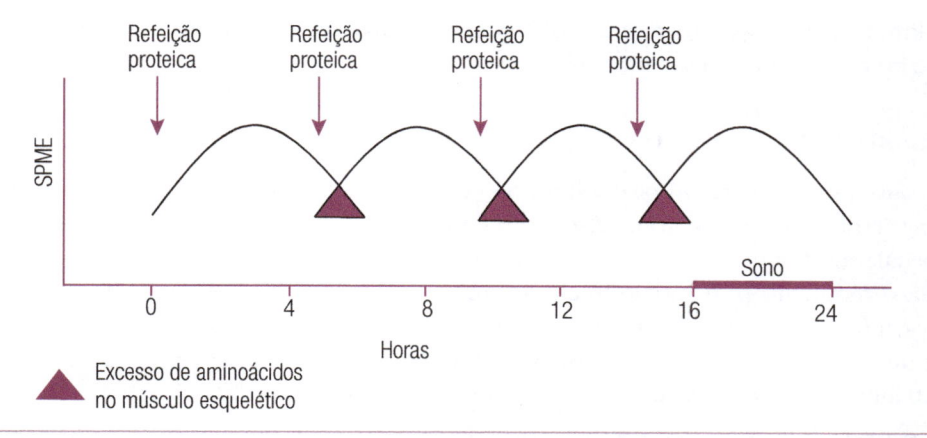

FIGURA 16.2 – Representação esquemática do efeito das refeições proteicas mistas ou com proteínas de lenta digestão na síntese proteica muscular esquelética (SPME), a demonstrar o possível e comum efeito de sobreposição de uma refeição sobre a outra (p. ex., aumento da oxidação muscular de aminoácidos).

Ao longo dos últimos anos, estudos com diferentes modos de oferta proteica ao longo do dia foram publicados, mas com desfechos que contrapuseram, ao menos em parte, as hipóteses anteriores. Primeiramente, por meio do uso do treinamento de força, de Branco, *et al.*[17] verificaram que mulheres na pós-menopausa submetidas ao treinamento de força, por oito semanas, apresentaram aumento de massa magra e de força, consumindo ou não 30 g de *Whey Protein* após as sessões de exercício físico. Já no estudo de Reidy, *et al.*,[18] tanto quem consumiu proteína (*Whey Protein* ou um *blend* proteico contendo *Whey* Protein, soja e caseína) quanto quem consumiu maltodextrina após o treinamento de força, por 12 semanas, apresentou os mesmos incrementos de massa muscular esquelética (medidos pela área de secção transversal dos miócitos oriundos do músculo vasto lateral). Ambos os dois trabalhos trazem à tona dois aspectos importantes: 1) a análise aguda (p. ex., SPME) não necessariamente responde ao efeito crônico (p. ex., hipertrofia muscular esquelética); e 2) o ponto comum entre os dois modelos é que os diferentes grupos consumiram a mesma quantidade de proteína ao longo do dia.

Se com o treinamento de força espera-se ao menos aumento de massa muscular esquelética e de força, grande parte dos efeitos produzidos pelos exercícios físicos de resistência (*endurance* e *ultraendurance*) está pautada no incremento do consumo máximo de oxigênio, aumento da taxa de oxidação de substratos energéticos pelo músculo esquelético e otimização do rendimento e/ou capacidade física. Apesar de o remodelamento muscular esquelético não ser igual ao induzido pelo treinamento de força, o treinamento físico de resistência também aumenta a taxa de SPME, especialmente direcionada para a síntese de proteínas mitocondriais (no ciclismo, pode haver modificação da fração miofibrilar de maneira mais marcante). Com a intenção de avaliar o efeito da suplementação de proteína sobre respostas fisiológicas decorrentes do treinamento físico de resistência, Jonvik, *et al.*[4] e Knuiman, *et al.*[5] conduziram estudos com 12 e 10 semanas de ciclismo, respectivamente, em associação à suplementação proteica (caseína) após o exercício físico e antes de dormir (nos grupos suplementados, a ingestão proteica diária foi de cerca de 1,5 a 1,7 g/kg, ao passo que o grupo não suplementado ingeriu cerca de 1,2 a 1,3 g/kg). Em ambos os trabalhos, os grupos suplementados com proteína não apresentaram ganhos adicionais na capacidade oxidativa corporal total nem no rendimento físico no teste contrarrelógio de 10 km, enquanto Knuiman, *et al.*[5] observaram favorecimento no consumo máximo de oxigênio e no aumento de tecido magro.

O período do sono

O sono, por ser marcado pelo jejum, não é suficiente para estabelecer o balanço proteico muscular esquelético positivo na ausência da oferta de aminoácidos exógenos, mesmo diante da especulação de que é nesse período que ocorre a recuperação muscular esquelética. Nesse sentido, o momento próximo ao início do sono surge como possível oportunidade de oferta proteica, a fim de induzir o balanço proteico muscular esquelético positivo e as respostas adaptativas decorrentes do treinamento físico. Este assunto começou a ser explorado em 2012[19] e, após 10 anos, postula-se que o consumo proteico antes de dormir:[20]

- permite a digestão e absorção satisfatória da proteína durante o sono, o que resulta em aumento da SPME durante esse momento;
- não prejudica o apetite no café da manhã do dia seguinte;
- não modifica o gasto energético;
- quando adotada em longo prazo, pode favorecer o ganho de massa muscular esquelética e de força, se associado ao treinamento de força.

Assim, a rotina de oferta proteica pode ser complementada com a ingestão de cerca de 0,25 a 0,5 g/kg, a depender da fonte proteica e matriz da refeição consumida, de forma a atingir a recomendação proteica diária, de acordo com a modalidade praticada, objetivo almejado e faixa etária.

▶ Os princípios por trás da definição da fonte proteica

A qualidade da proteína (determinada pela composição de aminoácidos e pela sua digestibilidade, conforme descrita no Capítulo 11, juntamente com a quantidade de proteína ingerida por dia, são os dois determinantes na seleção dos alimentos ricos em proteínas para a saúde – consultar: <https://www.nal.usda.gov/legacy/fnic/protein-and-amino-acids>. Em um determinado momento, a velocidade de digestão chegou a ser apontada como possível terceiro elemento que determinaria a qualidade de uma proteína (hipótese levantada à custa da análise da SPME). Em contrapartida, ensaios clínicos mais recentes começaram a refutar essa questão, uma vez que os efeitos crônicos (p. ex., ganho de massa muscular, de massa magra e de força) não diferiram entre aqueles que receberam fontes proteicas de rápida ou lenta digestão, pelo menos após a sessão de exercício físico.[21]

Por muito tempo existiu certa expectativa acerca da origem da proteína (alimentos de origem animal *versus* vegetal)[22] e as respostas adaptativas induzidas pelo exercício físico. De certa forma, é até pertinente supor que os alimentos de origem vegetal pudessem proporcionar resultados inferiores, uma vez que, de forma geral, possuem menos aminoácidos essenciais que a maioria dos alimentos de origem animal. Contudo, as inúmeras matrizes alimentares, também encontradas em padrões alimentares estritamente vegetarianos, são compostas por vários alimentos que se complementam (a exemplo do arroz e feijão), e que podem suprir as demandas endógenas de aminoácidos. Para esclarecer melhor essa questão, Hevia-Larraín, *et al.*[8] verificaram que indivíduos que consumiram somente alimentos de origem vegetal apresentaram o mesmo ganho de força e de massa muscular esquelética em resposta ao treinamento de força, quando comparados àqueles submetidos ao plano onívoro. Nesse estudo, há dois aspectos importantes a serem considerados: 1) a ingestão proteica diária média foi de 1,6 g/kg/dia, e demonstra que, possivelmente, se a quantidade proteica diária adequada for atingida, as origens das fontes proteicas parecem se tornar menos relevante; 2) como recursos de incremento da oferta proteica, o grupo de pessoas veganas consumiu proteína isolada da soja, que é uma fonte proteica de alta qualidade e, talvez, não representaria a alimentação de muitas pessoas veganas ou vegetarianas estritas. Seguramente, mais estudos a respeito serão necessários, mas os achados de Hevia-Larraín, *et al.* abriram um caminho muito importante em direção à ampliação das possibilidades de alimentos a serem consumidos.

Suplementos proteicos

Principalmente àqueles que praticam exercícios físicos, os suplementos alimentares proteicos representam a classe mais consumida, o que evidencia a deposição de muita expectativa – muitas vezes desnecessária – sobre eles, até mesmo por parte de muitos profissionais. Como a oferta proteica diária desponta como determinante para obtenção dos mais diferentes resultados, inclusive à saúde, os suplementos proteicos figuram puramente no contexto de facilitação de obtenção do nutriente, caso, por alguma razão, a alimentação não seja suficiente, ou até mesmo por questão de paladar de cada pessoa. Assim, a própria seleção do tipo de produto (*Whey Protein* como proteína de rápida absorção e caseína como proteína de lenta absorção; albumina do ovo; proteínas isoladas da soja, lentilha, ervilha e arroz; proteínas à base de insetos) deve levar em conta o padrão alimentar, tolerância e a preferência individual.

É indubitável a necessidade da proteína para a saúde, nas mais diferentes faixas etárias, bem como seus benefícios àqueles engajados em treinamento físico. Mesmo que tenha surgido muita expectativa no que tange ao melhor momento de oferta proteica, a fonte alimentar e a quantidade por refeição, os dados publicados nos últimos anos nos direcionaram ao passado, ou seja, que o aspecto mais importante de fato parece ser a quantidade de proteína consumida ao longo do dia. Por fim, como os suplementos alimentares passaram a fazer parte da rotina alimentar de muitas pessoas, é sugerido aos profissionais o acompanhamento das atualizações feitas pela Agência Nacional de Vigilância Sanitária (ANVISA), a qual regulamenta os constituintes, limites, aditivos e demais regras para fabricação e comercialização de suplementos alimentares proteicos e muitos outros. Consultar o painel de Constituintes Autorizados para Uso em Suplementos Alimentares disponível em: <https://www.gov.br/anvisa/pt-br>.

Referências bibliográficas

1. Tarnopolsky MA, MacDougall JD, Atkinson SA. Influence of protein intake and training status on nitrogen balance and lean body mass. J Appl Physiol (1985). 1988;64(1):187-93.
2. Institute of Medicine. Dietary reference intakes for energy, carbohydrate, fiber, fat, fatty acids, cholesterol, protein, and amino acids. Washington, DC: National Academies Press, 2005.
3. Thomas DT, Erdman KA, Burke LM. American College of Sports Medicine Joint Position Statement. Nutrition and Athletic Performance. Med Sci Sports Exerc. 2016;48(3):543-68.
4. Jonvik KL, Paulussen KJM, Danen SL, Ceelen IJM, Horstman AM, Wardenaar FC, et al. Protein supplementation does not augment adaptations to endurance exercise training. Med Sci Sports Exerc. 2019;51(10):2041-2049.
5. Knuiman P, van Loon LJC, Wouters J, Hopman M, Mensink M. Protein supplementation elicits greater gains in maximal oxygen uptake capacity and stimulates lean mass accretion during prolonged endurance training: a double--blind randomized controlled trial. Am J Clin Nutr. 2019;110(2):508-518.

212 **Parte III** | Estratégias Nutricionais para Atividade e Exercício Físico

6. Bandegan A, Courtney-Martin G, Rafii M, Pencharz PB, Lemon PW. Indicator amino acid-derived estimate of dietary protein requirement for male bodybuilders on a nontraining day is several-fold greater than the current recommended dietary allowance. J Nutr. 2017;147(5):850-857.

7. Morton RW, Murphy KT, McKellar SR, Schoenfeld BJ, Henselmans M, Helms E, et al. A systematic review, meta--analysis and meta-regression of the effect of protein supplementation on resistance training-induced gains in muscle mass and strength in healthy adults. Br J Sports Med. 2018;52(6):376-384.

8. Hevia-Larraín V, Gualano B, Longobardi I, Gil S, Fernandes AL, Costa LAR, et al. High-protein plant-based diet versus a protein-matched omnivorous diet to support resistance training adaptations: A comparison between habitual vegans and omnivores. Sports Med. 2021;51(6):1317-1330.

9. Bauer J, Biolo G, Cederholm T, Cesari M, Cruz-Jentoft AJ, Morley JE, et al. Evidence-based recommendations for optimal dietary protein intake in older people: a position paper from the PROT-AGE Study Group. J Am Med Dir Assoc. 2013;14(8):542-59.

10. Moore DR, Robinson MJ, Fry JL, Tang JE, Glover EI, Wilkinson SB, et al. Ingested protein dose response of muscle and albumin protein synthesis after resistance exercise in young men. Am J Clin Nutr. 2009;89(1):161-8.

11. Witard OC, Jackman SR, Breen L, Smith K, Selby A, Tipton KD. Myofibrillar muscle protein synthesis rates subsequent to a meal in response to increasing doses of whey protein at rest and after resistance exercise. Am J Clin Nutr. 2014;99(1):86-95.

12. Moore DR, Churchward-Venne TA, Witard O, Breen L, Burd NA, Tipton KD, et al. Protein ingestion to stimulate myofibrillar protein synthesis requires greater relative protein intakes in healthy older versus younger men. J Gerontol A Biol Sci Med Sci. 2015;70(1):57-62.

13. Trommelen J, Betz MW, van Loon LJC. The muscle protein synthetic response to meal ingestion following resistance-type exercise. Sports Med. 2019;49(2):185-197.

14. Churchward-Venne TA, Pinckaers PJM, Smeets JSJ, Betz MW, Senden JM, Goessens JPB, et al. Dose-response effects of dietary protein on muscle protein synthesis during recovery from endurance exercise in young men: a double-blind randomized trial. Am J Clin Nutr. 2020;112(2):303-317.

15. West DW, Burd NA, Coffey VG, Baker SK, Burke LM, Hawley JA, et al. Rapid aminoacidemia enhances myofibrillar protein synthesis and anabolic intramuscular signaling responses after resistance exercise. Am J Clin Nutr. 2011;94(3):795-803.

16. Phillips SM, Tipton KD, Aarsland A, Wolf SE, Wolfe RR. Mixed muscle protein synthesis and breakdown after resistance exercise in humans. Am J Physiol. 1997;273(1 Pt 1):E99-107.

17. de Branco FMS, Carneiro MAS, Rossato LT, Nahas PC, Teixeira KRC, de Oliveira GN Jr, et al. Protein timing has no effect on lean mass, strength and functional capacity gains induced by resistance exercise in postmenopausal women: A randomized clinical trial. Clin Nutr. 2020;39(1):57-66.

18. Reidy PT, Fry CS, Igbinigie S, Deer RR, Jennings K, Cope MB, et al. Protein supplementation does not affect myogenic adaptations to resistance training. Med Sci Sports Exerc. 2017;49(6):1197-1208.

19. Res PT, Groen B, Pennings B, Beelen M, Wallis GA, Gijsen AP, et al. Protein ingestion before sleep improves postexercise overnight recovery. Med Sci Sports Exerc. 2012;44(8):1560-9.

20. Snijders T, Trommelen J, Kouw IWK, Holwerda AM, Verdijk LB, van Loon LJC. The Impact of pre-sleep protein ingestion on the skeletal muscle adaptive response to exercise in humans: an update. Front Nutr. 2019;6:17.

21. Fabre M, Hausswirth C, Tiollier E, Molle O, Louis J, Durguerian A, et al. Effects of postexercise protein intake on muscle mass and strength during resistance training: is there an optimal ratio between fast and slow proteins? Int J Sport Nutr Exerc Metab. 2017;27(5):448-457.

22. Wilkinson SB, Tarnopolsky MA, Macdonald MJ, Macdonald JR, Armstrong D, Phillips SM. Consumption of fluid skim milk promotes greater muscle protein accretion after resistance exercise than does consumption of an isonitrogenous and isoenergetic soy-protein beverage. Am J Clin Nutr. 2007;85(4):1031-40.

17

Lipídeos

Flávia Moure Simões de Branco
Rafaela Nehme
Erick Prado de Oliveira

Os lipídeos são macronutrientes formados somente por átomos de carbono, hidrogênio e oxigênio, e são responsáveis por várias funções biológicas no organismo humano como: fornecimento e estoque de energia, produção de hormônios, regulação de mediadores na inflamação, entre outras, além de serem componentes das membranas fosfolipídicas celulares. Os lipídeos são os macronutrientes que mais fornecem energia, sendo 9 kcal a cada grama, enquanto 4 kcal/g são fornecidos pelos carboidratos e proteínas. Segundo as *Dietary Reference Intakes* (DRIs), a recomendação diária de lipídeos, de acordo com a *Acceptable Macronutrients of Distribution Ranges* (AMDR), deve ser de 20% a 35%, sendo o consumo máximo de gordura saturada de 10% dessa faixa de consumo.

A classificação dos lipídeos em gorduras saturadas, mono e poli-insaturadas se dá pela quantidade de duplas ligações em sua cadeia carbônica. Quando a cadeia carbônica não apresenta insaturações (duplas ligações), essa gordura é classificada como saturada; se há apenas uma insaturação na cadeia, é classificada como gordura monoinsaturada, e quando há duas ou mais insaturações na cadeia carbônica, temos uma gordura poli-insaturada. Adicionalmente, as gorduras poli-insaturadas podem ser classificadas de acordo com a posição da insaturação na cadeia carbônica, sendo classificados como ômega-3 os ácidos graxos que apresentam insaturação no terceiro carbono, ômega-6 as gorduras que apresentam insaturação no sexto carbono, e assim por diante. Além disso, os lipídeos também podem ser classificados de acordo com o tamanho da cadeia carbônica. Os ácidos graxos de cadeia curta são aqueles que apresentam menos de 6 carbonos na cadeia; os ácidos graxos de cadeia média apresentam de 6 a 10 carbonos e os de cadeia longa apresentam mais de 12 carbonos na cadeia.

Como os lipídeos são componentes estruturais da membrana fosfolipídica, a quantidade de ácidos graxos saturados, mono e poli-insaturados na célula pode alterar a fluidez dessa membrana. Quanto mais gordura saturada na membrana celular, mais rígida é a célula, e quanto maior a quantidade de gordura mono e poli-insaturada, especialmente de ômega-3, maior é a fluidez da membrana celular. Dessa forma, o consumo via alimentação ou suplementação dessas gorduras pode alterar vários processos metabólicos no nosso organismo.

Ômega-3 (ω-3)

Os ácidos graxos ômega-3 (ω-3) são gorduras poli-insaturadas de cadeia longa que apresentam insaturação entre o terceiro e o quarto átomos de carbono. No organismo humano, os ácidos graxos ω-3 são considerados essenciais, já que não podem ser sintetizados e, portanto, devem ser ingeridos via alimentação ou suplementação. O ω-3 é um componente estrutural essencial das membranas fosfolipídicas dos tecidos de todo o corpo e pode alterar a fluidez das membranas celulares.[1] Os principais ácidos graxos ω-3 são o ácido alfa linolênico (ALA; 18:3n-3), que é encontrado especialmente em fontes vegetais como nozes, sementes e óleos de linhaça, canola e soja; já o ácido eicosapentaenóico (EPA; 20: 5n-3) e o ácido docosahexaenóico (DHA; 22: 6n-3) são encontrados principalmente em peixes gordurosos.[2]

O ω-3 tem sido cada vez mais estudado devido a seus efeitos benéficos em vários sistemas do organismo humano como na saúde cardiovascular e perfil lipídico,[3] na cognição,[4] perfil inflamatório[5] e, mais recentemente, tem surgido interesse dos benefícios do ω-3 na massa muscular,[4] já que esse tecido possui importante papel no estado de saúde, pois parece ser associado à força, capacidade funcional e qualidade de vida.[6]

Ômega-3 e a massa muscular

Além dos benefícios do ω-3 na saúde cardiovascular e perfil lipídico, na cognição, perfil inflamatório, mais recentemente tem-se investigado a relação dessas gorduras com a massa muscular.[7] Especula-se que os ácidos graxos ω-3 possam beneficiar o músculo por duas formas distintas: ao reduzir a inflamação e facilitar a captação de aminoácidos pelo músculo. Com relação à influência da inflamação na massa muscular, a expressão aumentada de citocinas pró-inflamatórias, como IL-1, IL-6 e TNF, e proteínas de fase aguda, como a proteína C-reativa, são conhecidas por desencadear reguladores de proteólise que, por sua vez, promovem a perda muscular.[8] Dessa forma, como os ácidos graxos ω-3 podem modificar a produção dessas substâncias que favorecem a inflamação, essas gorduras poderiam trazer benefícios para a massa muscular, o que preservaria esse tecido.[2] Já com relação à captação de aminoácidos, especula-se que o ω-3, por meio da incorporação nas membranas celulares do músculo, aumenta a fluidez da membrana e facilita a captação de aminoácidos, de forma a aumentar, assim, a síntese proteica muscular (SPM).[7,9]

Estudos realizados tanto em indivíduos jovens e de meia-idade,[10] como em idosos,[11] avaliaram a SPM após a suplementação de ω-3 durante 8 semanas e encontraram aumento da resposta anabólica com a ingestão desses ácidos graxos. Em contrapartida, McGlory e colaboradores[12] avaliaram o efeito da suplementação de 5 g/dia de óleo de peixe (3,5 g de EPA e 0,9 g de DHA) ou de óleo de coco por 8 semanas na SPM de homens jovens que realizaram uma sessão aguda de exercício de força unilateral, seguido pela ingestão de 30 g de proteína de soro de leite. Os autores encontraram aumento da atividade de p70S6K1 somente no grupo óleo de coco, sugerindo uma atenuação da SPM relacionada com à suplementação ω-3. Uma das possíveis explicações para esses achados discrepantes na SPM pode ser devido à diferença da ingestão de proteína/aminoácidos de acordo com os estudos.

Sobre a associação do ω-3 com a massa muscular, poucos estudos avaliaram essa relação. Reinders e colaboradores[13] conduziram um estudo com 836 idosos (entre 66 e 96 anos) e avaliaram a associação entre os ácidos graxos plasmáticos ω-3 e a área muscular transversal da coxa. Além disso, Belury, et al.[14] avaliaram a associação entre a composição de ω-3 em eritrócitos com massa magra em 139 indivíduos de meia-idade (~ 44,3 anos). Ambos os estudos não encontraram associação entre ω-3 e massa muscular.

Em adição, uma revisão de literatura avaliou a evidência atual sobre a ingestão de ω-3 na composição corporal e função física, e mostrou que os dados ainda são conflitantes.[7] Além de vários estudos não apresentarem benefícios com a suplementação de ω-3, os estudos que demonstram resultados positivos têm importantes falhas metodológicas, como a falta de controle da realização de atividade física pelos participantes e também a falta de avaliação da ingestão dietética, especialmente da ingestão proteica. Portanto, ainda não é possível determinar com clareza se a ingestão de ω-3 pode favorecer o ganho de massa muscular.

Ômega-3 e a resposta inflamatória

A inflamação é fundamental para a defesa do organismo contra patógenos,[15] pois cria um ambiente hostil e inicia a morte dos patógenos por meio de mudanças no sistema imune do hospedeiro. A resposta inflamatória envolve interações entre muitos tipos de células e a produção de um grande número de mediadores químicos. Um suprimento aumentado de sangue ao local da inflamação e um aumento na permeabilidade da parede vascular são os passos iniciais da resposta inflamatória. Assim, é possível que o plasma e moléculas grandes ultrapassem o endotélio para entregar mediadores que possuam ação anti-inflamatória no local da inflamação. Esses mediadores podem ser derivados de lipídios, como, por exemplo, as prostaglandinas e os leucotrienos.[15] Nesse contexto, estão os ácidos graxos ω-3, que podem produzir mediadores que podem ter reação anti-inflamatória.

Após a realização do exercício físico, especialmente os extenuantes, há aumento da produção de citocinas pró-inflamatórias, como IL-6, IL-1 e TNF-α. Como os ácidos graxos ω-3 podem produzir mediadores de ação anti-inflamatória, o seu consumo via alimentação ou suplementação poderia atenuar a produção desses marcadores inflamatórios e melhoraria a resposta ao exercício físico. Um estudo realizado com homens e mulheres jovens testou o efeito à suplementação de um mês de ω-3 em comparação com uma suplementação placebo nos marcadores inflamatórios e dor após um exercício excêntrico extenuante. Os autores encontraram que os voluntários que realizaram a suplementação de ω-3 tiveram menor concentração de proteína C-reativa em 24 horas após a realização do exercício e menor nível de dor em 72 horas e 96 horas após o exercício físico.[16] Portanto, os achados desse estudo mostram um possível benefício do ω-3 tanto para reduzir marcadores inflamatórios como para reduzir o nível de dor após o exercício. Em contrapartida, uma revisão de literatura avaliou a evidência sobre o efeito do ω-3 na *performance* física por meio da redução da inflamação induzida pelo exercício. Os autores concluíram que, no momento, os dados limitados não apoiam a hipótese de que a suplementação de ω-3 é eficaz em melhorar o desempenho do exercício por meio da redução à inflamação.[17]

▶ Triglicerídeos de cadeia média (TCM)

Os triglicerídeos de cadeia média (TCM) são assim classificados por terem cadeias de 6 a 10 carbonos, o que os difere dos triglicerídeos de cadeia longa (TCL), os quais possuem 12 ou mais carbonos, e dos de cadeia curta (menos de 6 carbonos).[18] Além disso, os TCM possuem diferenças no tamanho da molécula e maior solubilidade em água em relação aos de cadeia longa, de forma a caracterizar mudanças estruturais e fisiológicas.[18] Devido a essas diferenças, os TCM se tornaram alvo de especulações e hipóteses sobre o seu efeito em exercícios físicos, emagrecimento e desempenho. Essas diferenças citadas afetam principalmente a maneira como os TCM serão digeridos e absorvidos. Os TCM são convertidos em ácidos graxos e transportados diretamente para a circulação portal, enquanto os de cadeia longa são transportados por meio da incorporação aos *quilomícrons* pelo sistema linfático.[19] Por este motivo, os TCM possuem digestão e absorção mais rápida.[19] Isso significa que os TCM não são depositados diretamente nos tecidos adiposo e muscular, já que ocorre um desvio desses tecidos, e, desta forma, surgiu a hipótese de que a ingestão de TCM favoreceria a menor deposição de gordura.

TCM, exercício e emagrecimento

Existem diversas hipóteses de como os TCM poderiam ser aliados no processo de emagrecimento; porém, é importante ressaltar que o principal fator que determina o emagrecimento é o déficit calórico. Uma das especulações está relacionada a um efeito térmico que é provocado pelos TCM;[20] entretanto, para encontrar um efeito térmico relativamente significativo, é necessário consumir uma quantidade considerável desta gordura. Como foi dito anteriormente, a gordura é o macronutriente com maior valor calórico; portanto, para gerar este efeito térmico, seria necessária uma ingestão calórica muito superior ao efeito do gasto energético que ele proporciona, o que não seria vantajoso. Os TCM também têm sido utilizados com intuito de aumentar o gasto energético durante o exercício.[21,22] Estudos que utilizaram aproximadamente 30 g de TCM encontram efeitos muito pequenos no gasto energético, o que não justifica seu uso para este objetivo.[21,22] Adicionalmente, devido ao desconforto gastrointestinal que o consumo de lipídeos pode causar durante o exercício, esta não parece ser uma estratégia viável na prática clínica.[21]

Outra hipótese sobre o TCM e emagrecimento é a respeito de seu efeito saciétogeno,[18,23] logo, os indivíduos teriam menor ingestão alimentar, o que proporcionaria o emagrecimento. Entretanto, ao pensar em emagrecimento, a ingestão calórica é um dos principais determinantes e os lipídeos constituem o macronutriente mais calórico. Com relação à saciedade, existem outros nutrientes, como por exemplo, as fibras, que podem fornecer efeito saciétogeno em menos calorias. Portanto, seria mais viável incentivar o consumo de frutas, verduras, hortaliças e alimentos com fibras no geral, a estimular a ingestão de TCM como uma alternativa para melhorar a saciedade. Portanto, a suplementação de TCM não parece uma estratégia nutricional viável para promover perda de gordura corporal.

TCM e desempenho no exercício

Com relação à suplementação isolada de TCM, sugere-se que haveria um aumento da oxidação lipídica durante o exercício, de forma a poupar o glicogênio muscular, o que poderia melhorar o desempenho.[21] Esta hipótese vem do mecanismo de digestão e absorção dos triglicerídeos de cadeia média, pois ao se transformarem em ácidos graxos, são capazes de atravessar a membrana mitocondrial de forma independente e sem o auxílio da acilcarnitina (transportador), o que os torna disponível com mais facilidade[24] em relação aos outros triglicerídeos. Devido à grande quantidade de ácidos graxos livres no plasma, este reduziria a "quebra" do glicogênio muscular e pouparia a utilização do mesmo. No entanto, estudos que pesquisaram este efeito[25] não encontraram diferença no efeito "poupador de glicogênio" entre o uso de TCM, placebo e consumo de carboidrato. Adicionalmente, existe uma desvantagem em consumir TCM, pois o consumo de alimentos ricos em lipídeos nos momentos pré e/ou durante o exercício tem sido apontado como uma das principais causas de desconforto gastrointestinal durante o exercício.[21] Diante disso, esses sintomas gastrointestinais causados pelo consumo de TCM podem piorar o desempenho em algumas pessoas.[21,26] Portanto, ao considera que o fator limitante para o desempenho de diversas modalidades esportivas é o glicogênio muscular, é mais viável e fisiológico oferecer o consumo do carboidrato, ao invés de TCM, antes e/ou durante o exercício.

Atualmente, o óleo de coco, uma das fontes de TCM, tem sido utilizado como pré-treino na prática clínica. Muitos profissionais têm prescrito o consumo deste óleo antes do exercício com o intuito de poupar glicogênio e melhorar o desempenho nos treinos. Um recente estudo demonstrou que o consumo de óleo de coco não melhorou o desempenho de corredores, o que mostra a ineficiência dessa conduta na melhora do desempenho esportivo.[27] Adicionalmente, é importante ressaltar que o óleo de coco não é sinônimo de TCM,[23] ele possui TCM em gorduras em sua composição, mas também outros tipos de lipídeos, portanto, não tem os mesmos efeitos fisiológicos quando comparado ao TCM isolado.

Portanto, os TCM não parecem ser uma boa estratégia de fornecimento de energia no pré e durante o exercício, pois não poupa o glicogênio muscular de forma superior a outras intervenções e pode piorar o desempenho de alguns atletas por promover desconforto gastrointestinal.[21]

Podemos afirmar, portanto, que, os lipídeos são os macronutrientes que mais fornecem energia e possuem diversas funções biológicas no organismo humano. A diferenciação dos lipídeos ocorre pelo tamanho da cadeia, número de insaturações e também pelo posicionamento da insaturação na cadeia carbônica. Vários estudos investigaram o efeito do ω-3 na massa muscular, e do TCM no emagrecimento e desempenho. O efeito do aumento do consumo de ω-3 na massa muscular ainda é incerto e mais estudos são necessários. Com relação ao TCM, essas gorduras não são recomendadas para melhorar o desempenho esportivo e para promover o emagrecimento.

Referências bibliográficas

1. Connor WE. Importance of n-3 fatty acids in health and disease. The American journal of clinical nutrition. 2000;71(1):171s-5s.
2. McGlory C, Calder PC, Nunes EA. The Influence of Omega-3 Fatty Acids on Skeletal Muscle Protein Turnover in Health, Disuse, and Disease. Frontiers in nutrition. 2019;6:144.
3. Cabo J, Alonso R, Mata P. Omega-3 fatty acids and blood pressure. The British journal of nutrition. 2012;107(2): S195-200.
4. Cardoso C, Afonso C, Bandarra NM. Dietary DHA and health: cognitive function ageing. Nutrition research reviews. 2016;29(2):281-94.
5. Calder PC. Omega-3 fatty acids and inflammatory processes: from molecules to man. Biochemical Society transactions. 2017;45(5):1105-15.
6. Thiebaud RS, Loenneke JP, Abe T, Fahs CA, Rossow LM, Kim D, et al. Appendicular lean mass and site-specific muscle loss in the extremities correlate with dynamic strength. Clinical physiology and functional imaging. 2017;37(3):328-31.
7. Rossato LT, Schoenfeld BJ, de Oliveira EP. Is there sufficient evidence to supplement omega-3 fatty acids to increase muscle mass and strength in young and older adults? Clinical nutrition (Edinburgh, Scotland). 2020;39(1):23-32.

8. Crossland H, Skirrow S, Puthucheary ZA, Constantin-Teodosiu D, Greenhaff PL. The impact of immobilisation and inflammation on the regulation of muscle mass and insulin resistance: different routes to similar end-points. The Journal of physiology. 2019;597(5):1259-70.

9. Da Boit M, Sibson R, Sivasubramaniam S, Meakin JR, Greig CA, Aspden RM, et al. Sex differences in the effect of fish-oil supplementation on the adaptive response to resistance exercise training in older people: a randomized controlled trial. The American journal of clinical nutrition. 2017;105(1):151-8.

10. Smith GI, Atherton P, Reeds DN, Mohammed BS, Rankin D, Rennie MJ, et al. Omega-3 polyunsaturated fatty acids augment the muscle protein anabolic response to hyperinsulinaemia-hyperaminoacidaemia in healthy young and middle-aged men and women. Clinical science (London, England: 1979). 2011;121(6):267-78.

11. Smith GI, Atherton P, Reeds DN, Mohammed BS, Rankin D, Rennie MJ, et al. Dietary omega-3 fatty acid supplementation increases the rate of muscle protein synthesis in older adults: a randomized controlled trial. The American journal of clinical nutrition. 2011;93(2):402-12.

12. McGlory C, Wardle SL, Macnaughton LS, Witard OC, Scott F, Dick J, et al. Fish oil supplementation suppresses resistance exercise and feeding-induced increases in anabolic signaling without affecting myofibrillar protein synthesis in young men. Physiological reports. 2016;4(6).

13. Reinders I, Song X, Visser M, Eiriksdottir G, Gudnason V, Sigurdsson S, et al. Plasma phospholipid PUFAs are associated with greater muscle and knee extension strength but not with changes in muscle parameters in older adults. The Journal of nutrition. 2015;145(1):105-12.

14. Belury MA, Cole RM, Bailey BE, Ke JY, Andridge RR, Kiecolt-Glaser JK. Erythrocyte linoleic acid, but not oleic acid, is associated with improvements in body composition in men and women. Molecular nutrition & food research. 2016;60(5):1206-12.

15. Calder PC. Marine omega-3 fatty acids and inflammatory processes: Effects, mechanisms and clinical relevance. Biochimica et biophysica acta. 2015;1851(4):469-84.

16. Lembke P, Capodice J, Hebert K, Swenson T. Influence of omega-3 (n3) index on performance and wellbeing in young adults after heavy eccentric exercise. Journal of sports science & medicine. 2014;13(1):151-6.

17. Mickleborough TD. Omega-3 polyunsaturated fatty acids in physical performance optimization. International journal of sport nutrition and exercise metabolism. 2013;23(1):83-96.

18. Jeukendrup AE, Aldred SJN. Fat supplementation, health, and endurance performance. 2004;20(7-8):678-88.

19. Bloom B, Chaikoff IL, Reinhardt WJAJoP-LC. Intestinal lymph as pathway for transport of absorbed fatty acids of different chain lengths. 1951;166(2):451-5.

20. Seaton TB, Welle SL, Warenko MK, Campbell RGJTAjocn. Thermic effect of medium-chain and long-chain triglycerides in man. 1986;44(5):630-4.

21. Jeukendrup A, Saris W, Wagenmakers AJIjosm. Fat metabolism during exercise: a review. Part III: effects of nutritional interventions. 1998;19(06):371-9.

22. Jeukendrup AE, Saris W, Van Diesen R, Brouns F, Wagenmakers AJJoAp. Effect of endogenous carbohydrate availability on oral medium-chain triglyceride oxidation during prolonged exercise. 1996;80(3):949-54.

23. Kinsella R, Maher T, Clegg MJP, behavior. Coconut oil has less satiating properties than medium chain triglyceride oil. 2017;179:422-6.

24. Jong-Yeon K, Hickner RC, Dohm GL, Houmard JAJM-C, Experimental. Long-and medium-chain fatty acid oxidation is increased in exercise-trained human skeletal muscle. 2002;51(4):460-4.

25. Jeukendrup AE, Saris WH, Brouns F, Halliday D, Wagenmakers AJJM. Effects of carbohydrate (CHO) and fat supplementation on CHO metabolism during prolonged exercise. 1996;45(7):915-21.

26. de Oliveira EP, Burini RC, Jeukendrup A. Gastrointestinal Complaints During Exercise: Prevalence, Etiology, and Nutritional Recommendations. Sports Medicine. [journal article]. 2014;44(1):79-85.

27. Borba GdL, Batista JSdF, Novais LMQ, Silva MB, Silva Júnior JBd, Gentil P, et al. Acute Caffeine and Coconut Oil Intake, Isolated or Combined, Does Not Improve Running Times of Recreational Runners: A Randomized, Placebo-Controlled and Crossover Study. Nutrients. 2019;11(7):1661.

18

Procedimento de Hidratação

João Carlos Bouzas Marins

Ter um adequado estado de homeostase hídrico-mineral é fundamental para uma resposta ideal tanto física[1,2] como mental[3] durante a realização de um exercício físico com diferentes objetivos, seja ele em um plano recreativo, de saúde e principalmente de competição. Para isso, é necessário realizar o que se denomina uma estratégia de hidratação, que compreende um estudo detalhado de um conjunto de fatores que estarão relacionados para a decisão de como, quando, quanto e com o que se hidratar.[4] Para um melhor direcionamento dessa estratégia, ela pode ser organizada em três momentos, antes, durante e depois da realização do treinamento ou competição.

Neste capítulo, serão dadas as orientações gerais sobre a questão da elaboração da estratégia de hidratação relacionada com o exercício físico norteado pelo posicionamento de várias diretrizes internacionais.[1,2,5,6] Também serão considerados diversos trabalhos científicos feitos por especialistas no assunto que tiveram como foco a questão da hidratação e exercício,[7-9] bem como as experiências práticas e teóricas do autor em função de ser sua principal área de estudos nos últimos 30 anos no Laboratório de Performance Humana na Universidade Federal de Viçosa (LAPEH-UFV).

Elaboração da estratégia de hidratação

A estratégia de hidratação deve ser organizada em cinco etapas básicas, sendo elas:[4] a) conscientização sobre a importância da hidratação de forma regular; b) controle do peso corporal (PC) diário e urina; c) estudo dos fatores envolvidos; d) tomada de decisão; e) planejamento e execução. Cada uma dessas etapas será detalhada a seguir.

a. Conscientização sobre a importância da hidratação de forma regular

Essa etapa tem uma fundamental importância do processo, e deve ser um esforço não somente dos nutricionistas como de todos os membros da comissão técnica. O praticante de exercício físico tem que ser conscientizado, educado, ensinado, esclarecido, orientado e informado sobre a importância de se manter um estado de hidratação ideal, quais os prejuízos no rendimento físico e mental que são decorrentes de um estado de desidratação, os riscos para saúde, que em casos extremos pode chegar à morte, e como devem ser as condutas corretas de hidratação. Um bom exemplo disto compreende ter como conduta não esperar sentir sede para iniciar uma ação de hidratação. O aparecimento da sede é um forte indicador que já se está desidratado com um valor igual ou maior que 2% do PC e que, consequentemente, já ocorre um prejuízo na *performance*.[8,9,10] Lamentavelmente, ainda encontramos praticantes de exercício físico que simplesmente não se hidratam, ou quando ocorre, é feito de forma insuficiente, como visto em diversos trabalhos sobre o tema realizados no LAPEH-UFV.[11,12]

b. Controle do peso corporal diário e urina

De certa forma, o controle de PC diário também está envolvido na etapa anterior. O praticante de exercício deve ser orientado para realizar uma pesagem diária, procurando ser na mesma balança, horário, vestimenta – neste caso, a mínima possível –, de forma a reproduzir a mesma rotina, por exemplo, logo ao despertar, ou antes, ou após o café da manhã. Variações diárias de + 1% do PC são aceitáveis entre os dias. Porém, maiores oscilações negativas já podem sinalizar uma desidratação presente, com a necessidade de uma ação de hidratação aguda, sempre quando o plano de treino não vise a um processo de emagrecimento.

A coloração da urina é outro fator importante que indica o nível de homeostase hídrica que se encontra.[6] Utiliza-se, habitualmente, a escala proposta por Armstrong, *et al.*, (1994)[13] em que se apresentam diversas tonalidade de coloração da urina. Uma urina clara indica que existe um estado de normalidade hídrica corporal. Contudo, uma urina de cor classificada como nível 4 já indicaria um quadro de desidratação presente, com a necessidade de uma intervenção com um consumo de líquidos de forma mais regular. Caso um refractômetro esteja disponível, a densidade da urina acima de 1020 também indica um quadro de desidratação.[6]

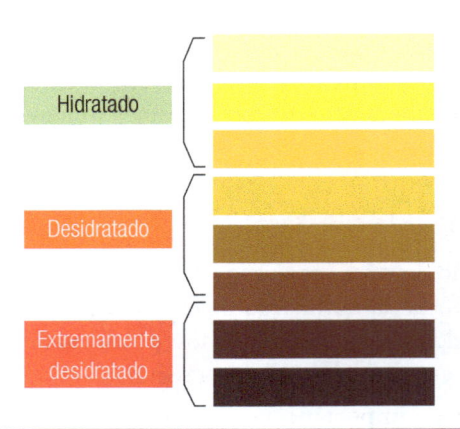

FIGURA 18.1 – Avaliação da cor da urina segundo a escala de Armstrong.

Fonte: Adaptada de Armstrong, *et al.*, (1994)[13].

c. **Estudo dos fatores envolvidos**

Podem ser feitas diferentes formas de recomendações. Contudo, antes da indicação da conduta correta, deve haver um estudo detalhado sobre os fatores envolvidos. Inicialmente, considera-se o momento em que será feita a indicação, ou seja, antes, durante ou após a realização do exercício físico. Cada um desses momentos demandará recomendações completamente diferentes. Mais à frente serão apresentadas informações seletivas sobre o plano de hidratação que pode ser adotado em cada um desses momentos.

Posteriormente, consideram-se as características individuais, mesmo em esportes coletivos, pois elas são determinantes para que o atleta tenha uma indicação específica, voltada para sua necessidade. Pequenos detalhes como a preferência por um determinado sabor de isotônico pode fazer uma diferença sobre a regularidade do consumo da bebida durante o exercício. Por último, as condições que envolvem a realização do exercício, especialmente em relação ao tempo total e condições ambientais. Esses fatores, de forma combinada, podem indicar recomendações completamente diferentes entre indivíduos, o que deve ser analisado com atenção.

O Quadro 18.1 apresenta os elementos que devem compor a análise sobre os fatores intervenientes para compor a tomada de decisão voltada para a elaboração da estratégia de hidratação.

QUADRO 18.1 – Conjunto de fatores que devem ser analisados para a compor a tomada de decisão para a elaboração da estratégia de hidratação.

Momento da intervenção frente ao horário do exercício	Características individuais	Condições do exercício ou competição
Antes	Idade	Duração de exercício
Durante	Sexo	Intensidade do exercício
Depois	Nível de aptidão física	Objetivos pretendidos
	Capacidade de tolerância ao calor	Momento da periodização
	Aclimatação	Regulamento da competição
	Número de glândulas sudoríparas e nível de estímulo	Tipo de exercício
	Tolerância na capacidade de consumo de líquidos	Condições ambientais
	Preferências individuais quanto: palatabilidade, sabor, viscosidade, cor, salinidade e doçura e temperatura da bebida.	Vestimenta
		Logística
	Experiências anteriores	Recursos financeiros
	Problemas especiais de saúde	
	Consumo de medicamentos	
Tomada de decisão quanto		
Intervalo de tempo entre as bebidas		
Quantidade do líquido oferecido		
Temperatura do líquido		
Seleção da bebida (água *versus* bebida esportiva)		
Ingredientes da bebida e concentração		
Estratégias de hidratação alternativas		

Fonte: Desenvolvida pela autoria.

d. Tomada de decisão

Após uma análise criteriosa dos fatores apresentados no Quadro 18.1, deve-se iniciar a "tomada de decisão", especialmente quanto ao momento de realização do exercício. Cada um deles irá determinar indicações específicas, que variam em função de uma série de fatores, sendo apresentados a seguir.

1. Estratégia de hidratação antes do início da atividade

É extremamente habitual observar tanto em praticantes de exercício físico de forma recreativa, de saúde, e principalmente em atletas, chegarem para iniciar sua rotina de treino ou mesmo competição já com certo nível de desidratação.[14,15] Isto traz como consequência direta iniciar o exercício físico com certa desvantagem fisiológica, que dependendo do tempo que será realizado, condutas de hidratação feitas durante o exercício e condições ambientais, um prejuízo tanto físico[1,2] na qualidade e quantidade realizado, bem como interferência na capacidade mental.[3] Assim que, se deve garantir que o atleta faça um plano de recuperação de sua homeostase hídrica de forma adequada, que pode ser facilmente monitorada pela sensação de sede, variação diária do PC, e fatores relacionados com a urina como a coloração, densidade e frequência de produção.

O ACSM (2016)[1] recomenda uma quantidade de água a ser oferecida antes do treino da ordem de 5-10 mL/kg de PC entre 2 a 4 horas antes da atividade. Para um sujeito de 70 kg isso corresponderia uma quantidade entre 350 e 700 mL. Esse consumo de líquidos pode ser perfeitamente consumido quando o treino for realizado no meio da manhã, e ao longo do dia. Porém, caso o exercício seja feito nas primeiras horas do dia se tornam inviáveis. Desta maneira, é necessário estar adequadamente hidratado antes do período de sono. A SFSM (2008)[16] ainda estabelece em ambientes quentes uma quantidade de 500 mL ao longo da hora que antecede o exercício. Cabe destacar que um consumo exagerado de água antes do início da atividade pode também ser negativo ao estimular o mecanismo de diurese. Dessa forma, se deve buscar um ponto ideal de volume de consumo.

Especialmente em exercícios realizados nas primeiras horas da manhã, as ações de hidratação podem ser combinadas com uma abordagem energética, oriunda de um "café da manhã". Ao longo e vários anos uma série de estudos sobre esse tema foram desenvolvidos no LAPEH-UFV, verificando o impacto do exercício matinal feito tanto em jejum como, com abordagens energéticas diferentes, como o tipo de "café da manhã" com alto e baixo índice glicêmico, consumido 1 hora ou 30 minutos antes do exercício feito em esteira ou bicicleta de média e baixa intensidade.[17-23] Esses estudos apontam que até uma hora de exercício feito em condições normais de alimentação do dia anterior, com atividade de média e baixa intensidade em sujeitos bem condicionados o risco de hipoglicemia é pequeno. Já uma abordagem com alto índice glicêmico a resposta é extremamente rápida na glicemia sanguínea, podendo levar a uma tendência de hipoglicemia de rebote quanto maior for à intensidade do exercício. Iniciar o exercício em jejum e consumir durante sua execução, isotônicos mantém níveis glicêmicos em valores de normalidade impedindo um quadro de hipoglicemia.

Alguns recursos ergogênicos nutricionais têm sido indicados combinados como forma de hidratação em momentos que antecedem o exercício. São exemplos, a cafeína por meio de bebidas energéticas,[24-26] consumo de nitratos para estimular a liberação do óxido nítrico, por meio de suco de beterraba,[1] BCAA visando diminuir a percepção de fadiga e atuar como um agente anticatabólico,[27] bicarbonato de sódio relacionado para melhorar a resposta em exercícios anaeróbicos entre 30 e 90 segundos, além da creatina ou do glicerol com foco em uma maior armazenamento de água corporal quando o exercício for realizado em ambientes extremamente quente. Especialmente em relação à cafeína as evidências científicas são bem consolidadas sobre os efeitos ergogênicos e ergolíticos. As demais ações ergogênicas ainda carecem de um maior nível de evidências.

A estratégia se hidratação pré-exercício muitas das vezes deve ser considerada junto com uma abordagem mais ampla que visa aspectos energéticos, garantindo estoques iniciais de glicogênio hepático e muscular, e condição de normoglicemia. O Quadro 18.2 apresenta de forma resumida como deve ser essa dinâmica mais ampla (hidratação e aporte energético), que pode ser aplicada na maior parte das situações de exercício.

QUADRO 18.2 – Aspectos gerais que devem ser considerados na estratégia de hidratação nas horas que antecedem o exercício.

Momento	Pontos de análise	Aspectos a serem considerados
Antes	Objetivo	Iniciar o exercício em estado de euhidratação
		Manter os estoques de glicogênio muscular e hepático em níveis adequados
		Evitar um estado de hipoglicemia no início do exercício
		Evitar um estado de hipoglicemia de rebote
	Procedimento	ÁGUA: Para qualquer condição de exercício
		Consumir nas 2 horas a 4 horas que antecedem o exercício em torno de 5 a 10 ml/kg da massa corporal[1]
		Em ambiente quente, consumir nas 2 horas a 3 horas que antecedem o exercício 6 ml/kg da massa corporal[9]
		Valores mais altos podem ser necessários caso a cor da urina esteja escura, ou que esteja presente a sensação de sede
		CHO: para exercícios com mais de 1 hora de duração:[1]
		Consumir 1 a 4 horas antes do exercício: 1 a 4 g/kg de CHO
	Cuidados especiais	Evitar alimentos de alto índice glicêmico na hora que antecede o exercício para evitar o risco de um quadro de hipoglicemia de rebote[7,17,18,21,23]
		Garantir que, ao início do exercício, não exista resíduos sólidos no estômago para não ocorrer náuseas e ânsia de vômitos. Deve haver atenção no tempo de digestibilidade dos alimentos oferecidos pré-exercício. Devem ser evitados alimentos ricos em gordura e fibras solúveis
		Em ambiente competitivo, o estresse psicológico pode afetar o esvaziamento gástrico; logo, deve haver uma redução da quantidade energética oferecida
		Deve-se evitar o excesso de consumo de líquidos prévio à atividade, pois irão aumentar a produção de diurese além do normal, o que gera desconforto no exercício

2. **Estratégia de hidratação durante a atividade**

Uma abordagem educacional importante compreende a seguinte orientação: "hidrate antes da sensação de sede", isso visa a prolongar o estado de euhidratação, pelo maior tempo possível.[10] Porém, mesmo com uma hidratação constante, a depender da condição ambiental, principalmente relacionada ao calor, é muito improvável que se consiga manter constante a homeostase hídrica. Isso ocorre porque a capacidade de absorção de líquidos dificilmente é superior a 1 l/hora, enquanto a produção de sudorese facilmente atinge uma faixa entre 1 e 2 l/hora. Assim, mesmo que se faça um consumo de 1 l/hora, porém, com uma perda de 1,5 l/hora, ao final de três horas de atividade a redução no PC atingida será de 1,5l ≈ 1,5 kg, ou o equivalente a uma desidratação de 2,2%, caso o praticante tenha 70 kg.

No caso de uma hidratação irregular ou mesmo ausência total, ocorrerá aceleração do processo de desidratação, o que ocasionará uma redução de *performance* ainda mais aguda. Quando se compara o consumo de uma solução que contém carboidratos ou somente água, pode-se esperar que, após 60 minutos de atividade, as diferenças entre elas sejam mais significativas. Com o consumo exclusivo de água, há a tendência de progredir ao longo do tempo para um estado de hipoglicemia, que é um fator determinante de fadiga.

Consumir somente água durante mais de três horas de duração tem sido relacionado como uma condição facilitadora para um quadro de hiponatremia.[7,10] Em ambiente de calor essa condição será causada pela perda de sódio no suor, pois não houve reposição ao longo do exercício por meio de um consumo de isotônico. Já no ambiente frio, a hiponatremia será causada por diluir o sódio plasmático, decorrente também por uma falha do sistema renal que não promove uma diurese para ajustar a osmolaridade plasmática, o que gera um quadro de hiponatremia diluicional.[10]

De uma forma geral, recomenda-se que a hidratação durante o exercício seja feita em intervalos regulares, preferencialmente a cada 15 minutos, em quantidades que variam habitualmente entre 200 mL e 250 mL.[1,2,5,6,7] Contudo, cálculos individuais podem ser prescritos sendo de 2 mL/kg de PC para mulheres e 3 mL/kg de PC para os homens. Isso daria para uma mulher de 60 kg algo em torno de 120 mL a cada 15 minutos, e para um homem de 70 kg uma quantidade de 210 mL por intervalo. No caso específico das mulheres, após estarem bem adaptadas ao consumo indicado, é sugestivo que se faça um período de adaptação para tentar chegar à cota semelhante aos homens.

Em condições de estresse térmico muito elevado pelo calor, o intervalo de tempo pode ser reduzido a cada 10 minutos, com um volume inferior ao citado anteriormente para que não gere desconforto gástrico, mas que mantenha um aporte hídrico constante. Por outro lado, em dias frios ou em ambiente aquático, esse intervalo de tempo pode ser ampliado para 20 minutos, pois a perda hídrica costuma ser menor.[28] Em crianças é sugestivo, especialmente em dias mais quentes, ter uma periodicidade a cada 10 minutos, com valores ajustados de 2 mL/kg de PC.

Quando a atividade durar mais de 1 hora, o consumo de isotônico deve ser considerado de forma preferencial. Com treinos de até 1 hora, caso a abordagem nutricional prévia ao exercício tenha sido feita de forma adequada, o consumo exclusivo de água durante a atividade será suficiente, sendo mínimo o risco de um quadro de hipoglicemia.[1,6,10,17-20] Desta maneira, o tempo de realização do exercício é o fator determinante para a indicação ou não do consumo de isotônicos. Caso seja superior aos 60 minutos, recomenda-se seu consumo. Como exceção, a essa recomendação, têm-se o conjunto de pessoas que realizam um exercício nas primeiras horas da manhã, sem tempo para uma alimentação prévia à atividade. Neste caso, o consumo de isotônicos durante a atividade pode ser interessante para minimizar algum risco de hipoglicemia, como foi observado em estudos no LAPEH-UFV, sobre diferentes formas de abordagem de "café da manhã" e exercício físico.[17,18,21]

Se for necessário o consumo de isotônicos, deve-se considerar a preferência do praticante quanto ao sabor. No caso de equipes esportivas, disponibilizar sabores diferentes aos jogadores é uma estratégia muito interessante, pois tende a estimular o consumo quando o produto de preferência está disponível.

Quanto às características da composição dos isotônicos, as recomendações das diretrizes internacionais apontam a mescla de carboidratos, com uma concentração entre 50 e 70 g/L, com um limite de 30 g/L para frutose nessa composição.[1,5,7,10] Cabe destacar que bebidas com a concentração de CHO inferior aos 30 g/L não vão aportar a quantidade de CHO necessária durante o exercício. Por outro lado, valores superiores aos 70 g/L tendem a produzir desconforto gástrico e refluxo, portanto, não são recomendáveis. Cálculos individuais de aporte de CHO também podem ser considerados conforme a indicação de Murray,[29] o qual estabeleceu que a capacidade de absorção de CHO gira entorno 1 g/kg de PC por hora. Assim, um sujeito de 70 kg teria a capacidade de absorver 70 g de CHO na hora, e deve, assim, consumir 1 litro de isotônico com uma concentração de 70 g/L, o que não seria uma tarefa fácil, pois o consumo regular de 250 mL a cada 15 minutos seria algo superior ao previsto inicialmente de 3 mL/kg de PC.

Quanto à temperatura do líquido, a maioria dos livros de fisiologia do exercício indica o consumo de líquidos em temperaturas extremamente baixas. Porém, Brouns[30] afirma que líquidos com temperaturas baixas não influenciam de forma aguda o esvaziamento gástrico. A explicação está relacionada ao fato de que, desde o momento em que esse líquido atinge a boca e desce progressivamente pelo trato gástrico, ocorre uma contínua troca de calor entre os líquidos e as paredes internas, de forma que, ao chegar no estômago, a diferença de temperatura já seria mínima. De forma prática, uma bebida refrigerada tende a estimular o consumo voluntário de líquidos em exercício, especialmente no calor e quando do consumo de isotônicos.

Ao considerar as proposições de Brouns[30] como verdadeiras, a temperatura do líquido selecionada deverá ser a de preferência do praticante de exercício, o que concorda com a indicação da SBME.[31] Contudo, cabe destacar que, no caso de bebidas esportivas, sua palatabilidade ficará prejudicada caso seu consumo ocorra à temperatura ambiente; dessa forma, é recomendável o consumo das bebidas esportivas refrigeradas.

Quanto à presença de minerais na bebida, existe uma clara indicação da necessidade da presença de sódio.[1-10] Entre as justificativas para estar presente na composição do isotônico têm-se: a) repor a perda desse mineral no suor; b) melhorar a palatabilidade do isotônico; c) acelerar a absorção da glicose em nível intestinal; d) preservar a osmolaridade plasmática. A concentração nunca deve exceder 1 g/L, pois a bebida ficará com sabor desagradável. Já o potássio, por ser um mineral intracelular, e por ter uma perda restrita no suor, além de ter uma tendência de um quadro de hipercalemia durante o exercício, não deve ser consumido em altas quantidades.[32] Deve-se evitar consumir isotônicos com elevadas concentrações desse mineral, muito comum em produtos com sabor de coco, pois tendem a facilitar uma elevação da concentração plasmática deste mineral, que junto a outras condições facilitadoras, podem produzir em casos especiais uma fibrilação atrial. Não existe nenhuma evidência científica de resposta ergogênica de outro mineral ou vitamina que justifique estar na composição uma bebida isotônica durante o exercício. O embasamento teórico da presença de certas vitaminas nas bebidas isotônicas seria sua possível ação antioxidante, de forma a combater os radicais livres gerados durante o exercício.

Uma situação alternativa de aporte de CHO durante o exercício corresponde ao consumo de gel ou de barras energéticas, que pode ser adotado, respeitando o aporte de CHO entre 50 e 70 g/hora, porém, sempre em conjunto com água e nunca com isotônicos. A opção por gel ou barra é muito comum no ciclismo de estrada e *mountain bike*, no triatlon, em provas de aventura, ou em corridas de longa duração. Pode ser uma opção interessante para intervalos em jogos de futebol, partidas de tênis de longa duração ou treinamentos com mais de duas horas de duração para qualquer atividade. Um estudo feito no LAPEH-UFV não observou diferenças nas respostas fisiológicas e de rendimento ao comparar o aporte de CHO durante o exercício com diferentes formas físicas.[33]

Existe a indicação de BCAA durante o exercício físico como forma de atenuar a percepção de fadiga pelo mecanismo do triptofano, além de atuar como agente energético, ou inibidor do catabolismo muscular.[27] Essas respostas devem ser consideradas com reservas, pois o nível de evidências científicas não é elevado. Contudo, em provas com mais de 3 horas de duração pode ser uma alternativa, pois provavelmente haverá uma depletação do glicogênio muscular, fator que estimula a mobilização das proteínas musculares como fonte de energia. Assim, em provas de aventura ou em atividades extremamente longas efetivamente, é uma alternativa a ser considerada. O Quadro 18.3 apresenta de forma resumida como deve ser a abordagem de hidratação durante o exercício físico, que pode ser aplicada a maior parte das condições de exercício.

3. **Estratégia de hidratação após a atividade**

É muito habitual observar que a perda hídrica durante a atividade é maior que a capacidade de hidratação, o que gera, assim, ao final do treino ou competição algum nível de desidratação.[1,2,5,6,9] Informações importantes da magnitude dessa desidratação podem ser obtidas pelo controle da coloração da urina, sensação de sede e a quantidade de PC perdido.[34] É imprescindível recuperar os estoques corporais de água perdidos para garantir não somente uma restauração da homeostase hídrica corporal, como também auxiliar na recuperação energética pela ressíntese de glicogênio muscular (GM) e glocogênio hepático (GH_{EP}), que são altamente dependentes da água em sua estrutura química.[1,5,7,9]

QUADRO 18.3 – Aspectos gerais que devem ser considerados na estratégia de hidratação durante o exercício.

Momento	Pontos de análise	Aspectos a serem considerados
Durante	Objetivo	Evitar ao máximo uma condição de desidratação superior aos 2% da massa corporal Com oferecimento de isotônicos: a) Evitar um estado de hipoglicemia no exercício b) Reduzir a mobilização de glicogênio muscular e hepático c) Reduzir o risco de um estado de hiponatremia em exercícios com mais de 4 horas de duração d) Preservar a capacidade cognitiva de *performance*[6]
	Procedimento	Em exercícios com até 60 minutos: na maioria dos casos somente água é suficiente Exercícios entre 1 hora e 2,5 horas: programar um consumo regular de CHO 30 a 60 g/h[1] Exercícios com mais de 2,5 horas: programar um consumo regular de CHO > 90 g/h[1]
	Cuidados especiais	Evitar o consumo de produtos sólidos durante o exercício, pois podem gerar desconfortos gástricos Evitar bebidas com concentração de frutose elevada com mais de 30 g/L A reposição de sódio é necessária em provas normalmente com tempo superior a 3 horas, para evitar a hiponatremia Importante analisar o rótulo dos produtos comercializados e verificar a adequação às recomendações

Ação de hidratação nas primeiras horas depois da atividade

Após o exercício físico, existe a necessidade de restaurar a homeostase hídrica e energética corporal. A intervenção nutricional na primeira hora após o término do exercício é crucial para atingir os objetivos. Assim, as ações práticas a serem adotadas são: 1) calcular a perda hídrica ocorrida; 2) aportar energia após o exercício; e 3) restaurar a perda mineral.

1. **Calcular a perda hídrica ocorrida**

   Uma medida fundamental é pesar antes e depois do exercício.[35] A diferença de peso observada será convertida em litros, que deverão ser consumidos ao longo do restante do dia. Esses líquidos incluem, por exemplo: água, refrescos, sucos, chás, leite, refrigerantes e caldo de cana. A quantidade necessária deverá seguir a relação para cada 1 litro perdido deve ser consumido 1,5 litro.[36]

   Como exemplo, temos a seguinte situação: um triatleta, após o treino, mesmo seguindo todas as recomendações de reposição hídrica durante o exercício, perdeu 1,5 kg, o que representa o equivalente a 1,5 litro. Assim, ao longo do dia, ele deverá programar o consumo em torno de 3.250 mL, com 2.250 mL referente à reposição de 150% do peso perdido que foi de 1.500 mL, e mais 1.000 mL que seria a quantidade de líquidos que deveria consumir como uma pessoa normal. No caso de atletas, é necessário considerar sempre a quantidade de líquidos que será consumida em condições normais de um indivíduo, que gira entre 1.000 mL e 1.500 mL ou 33 mL/kg de PC por dia, caso sejam consideradas todas as fontes.[4] Outras formas de cálculo, propostas pela RDA e apresentadas por Brouns,[37] incluem uma relação de 1 mL/kcal de dispêndio de energia ou 4% do PC total. Veja o exemplo de um triatleta: ao somarem-se as duas condições (perda hídrica de exercício + necessidade diária de líquidos), o volume total chegaria de 2.500 mL até 3.250 mL. A Tabela 18.1 mostra o planejamento de hidratação do triatleta em questão.

Em perdas superiores a 3 litros, torna-se difícil repor 150% do líquido perdido, por haver a necessidade de um elevado nível de tolerância gástrica para o volume de líquido que será consumido.

Com uma ação agressiva de hidratação, é possível restaurar a homeostase hídrica em períodos relativamente curtos de até 12 horas.[1] Em perdas agudas,[2] 7% do PC, provavelmente é necessária a intervenção médica, com uma solução intravenosa.[1] Deve-se considerar que parte das necessidades diárias de água também são repostas com a ingestão de alimentos sólidos, como frutas e vegetais, o que pode chegar a contribuir com até 25% das necessidades diárias.[38]

TABELA 18.1 – Planejamento de hidratação de um triatleta.

| Inicial (kg) | Final (kg) | Diferença | Período de 60 minutos de recuperação (3 mL/kg/PC) | | | | Total | Falta restaurar | Normal* | Programar hidratação ao longo do dia |
			15 min	30 min	45 min	60 min				
70	68,5	1,5 kg ≈ 1.500 ml Reposição 150% 2.250 ml	210 ml	210 ml	210 ml	210 ml	840 ml	1.410 ml	1.000 ml	2.410 ml

*Considerado o consumo normal diário.
Fonte: Desenvolvida pela autoria.

Alguns aspectos especiais devem ser considerados aqui, como exemplo, as pessoas que fazem exercício no período noturno. Deve-se sempre prever um intervalo de tempo entre o término do exercício e início do sono, para que seja suficiente para restaurar a homeostase hídrica, mineral, bem como aportar CHO e proteínas. Isso irá auxiliar a resposta anabólica do corpo durante o período de sono. Desta forma, uma faixa de 2 horas entre o término do exercício e início do sono parece ser bem razoável para conseguir fazer essa ação de recuperação de forma adequada.

2. **Aporte energético após a atividade**

Durante o exercício, ocorre depleção das reservas energéticas de CHO, ou seja, uma redução aguda do glicogênio muscular e hepático, o que depende de uma série de fatores e de uma redução na glicose sanguínea. Assim, há a necessidade de restaurar essas reservas energéticas o mais rápido possível, visando a uma nova sessão de treino ou competição.

Quanto mais rápido houver a restauração energética, melhor será a capacidade de rendimento, tanto em competição como no treino. As primeiras horas após o exercício são críticas, uma vez que o nível de recuperação de glicogênio muscular e hepático são mais rapidamente atingidos nesses períodos.[39] Isso ocorre devido a maior resposta insulinêmica gerada pelo pico glicêmico, provocada pelo consumo de alimentos com alto índice glicêmico,[40] além de maior sensibilidade na barreira celular do GLUT4.

A curva de recuperação energética é de fundamental importância em competições realizadas em vários dias seguidos, como por exemplo, no vôlei e basquetebol. As categorias de base no futebol também realizam partidas em dias seguidos ou no mesmo dia, outra situação na qual a recuperação será determinante para o rendimento dos atletas. Em modalidades como o judô, atletismo e natação, com eliminatórias ao longo do dia, os atletas também necessitam de recuperação rápida, assim como nas provas de heptatlo, decatlo e pentatlo moderno, nas quais os atletas competem ao longo de todo o dia.

Muitos atletas têm o costume de não consumir nada após o exercício. Esse é um comportamento nutricional totalmente contraindicado, uma vez que prejudicará a curva de recuperação e a qualidade do próximo treino ou competição. A Figura 18.2 apresenta um modelo teórico de recuperação do glicogênio muscular.

A Figura 18.2 mostra a curva de recuperação do glicogênio muscular ao longo de 48 horas, com duas intervenções nutricionais diferentes. A primeira, com um aporte de líquidos que contém CHO de forma aguda, 24 horas após o exercício, uma assimilação compensatória, já finalizada. A segunda, com uma intervenção normal, que produz restauração completa somente após 48 horas, o que prejudicaria o rendimento; se o treino ou competição ocorre após 24 horas, não haverá tempo para uma ampla recuperação.

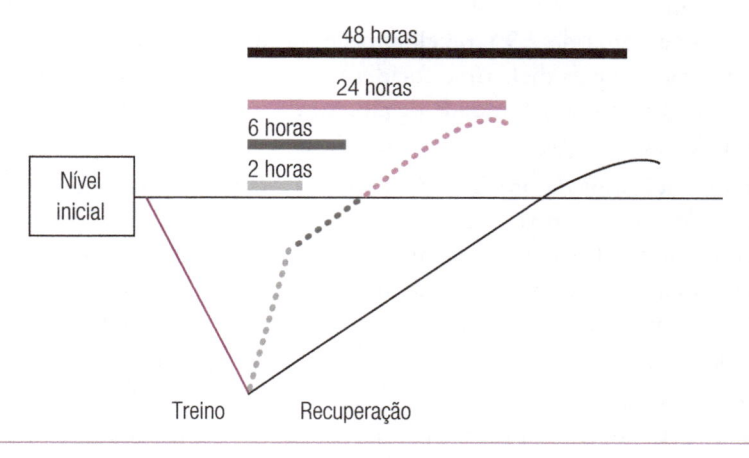

FIGURA 18.2 – Modelo teórico de recuperação do glicogênio muscular.
Fonte: Desenvolvida pela autoria.

Para que a energia seja disponibilizada rapidamente na corrente sanguínea, o tempo gasto do alimento na passagem do estômago deve ser rápido. Por isso, deve ser priorizado o consumo de alimentos líquidos, pois possuem absorção mais rápida do que os sólidos.

Quando se considera o estado de "volta à calma", o consumo energético tem recomendações diferentes, caso seja comparado ao momento durante o exercício. A primeira delas refere-se à densidade energética, que pode ser superior, e chega a 1 g/kg/PC por hora nas primeiras duas horas, o que pode prolongar-se até seis horas.[4,5,7] A SBME[31] recomenda uma faixa entre 0,7 e 1,5 g/kg/PC por hora. Quantidades de 2 a 3 g/kg/PC por hora não têm sido associadas ao aumento na velocidade de restauração do glicogênio. Outro aspecto é a recomendação do consumo de frutose, por auxiliar na recuperação do glicogênio hepático. Daí a importância do consumo de frutas *in natura* e sucos, além do caldo de cana após a atividade.

O processo de ressíntese de 1 g de glicogênio está associado ao armazenamento de 3 g de água. Assim, a restauração hídrica também colabora na velocidade de reações químicas para restaurar o glicogênio muscular. Sharp[38] comenta que a combinação de alimentos sólidos e líquidos acelera a restauração do volume plasmático nas duas primeiras horas, imediatamente após o exercício. Isso torna obrigatória uma atenção do nutricionista para a seleção adequada de alimentos logo após o exercício.

3. **Aporte mineral**

Nos 60 minutos após o exercício, o sódio é o mineral de maior importância a ser considerado, principalmente em condições de calor e umidade elevados, pois é possível que tenha ocorrido perdas importantes deste mineral que devam ser recompostas. Outros minerais também são perdidos no suor como o cálcio, magnésio e o ferro, contudo, em quantidades pequenas que não chegam a impactar nas reservas corporais.[41] Uma alimentação equilibrada aportará os minerais necessários ao longo do dia.

Para Maughan e Burke[42] a produção de 1 litro de suor contendo 50 mmol/l^{-1} de sódio representa uma perda de 2,9 g de cloreto de sódio (sal de cozinha). Essa quantidade é plenamente reposta pela dieta típica ocidental. No entanto, para perdas elevadas de suor, por exemplo, 5 litros, a quantidade de cloreto de sódio a ser ingerida chegaria a 16 g, e deve-se, assim, ser indicada uma suplementação.

Outro fator indicador da presença do sódio na recuperação é acelerar o mecanismo de captação de glicose em nível intestinal, para auxiliar a recuperação energética.[1,2,4-7] Por último, o consumo de sódio preservará a osmolaridade plasmática e, consequentemente, facilitará a manutenção do volume de fluidos extracelulares. Isso preservará a água ingerida durante o período de recuperação, o que inibe a produção de urina.

A perda de minerais, como o magnésio e o potássio, durante o exercício, normalmente pode ser compensada, ao longo do dia, com uma dieta equilibrada. Porém, o consumo de água de coco ao final, provavelmente restaurará a quantidade de potássio perdido durante o exercício. Existem indicações de que o consumo de 225 mL de suco de laranja é suficiente para repor a quantidade de potássio, magnésio e cálcio perdidos em 3 litros de suor. São consideradas fontes ricas de potássio: frutas cítricas, vegetais frescos, carne e peixes.

Shirreffs, *et al.*[43] analisaram o consumo de leite com baixo teor de gordura após a realização de exercício físico com perda hídrica de 8%. Concluiu-se que houve efeito positivo na restauração do volume plasmático, e ainda um aporte importante do mineral cálcio.

4. **Aporte proteico**

Durante o exercício físico ocorre uma fase catabólica, em que sua magnitude é extremamente variável em função de muitos fatores. Existe um excelente nível de evidências científicas que indicam que o aporte proteico pós-exercício é extremamente importante para acelerar a síntese de proteína muscular, bem como uma melhor resposta imunológica e, inclusive, acelerar a recuperação de GM.[1,5,7-9] Atualmente, o *Whey Protein* tem sido considerado como um potente agente ergogênico a ser consumido na fase de recuperação. Porém, caso a opção seja por um alimento, o leite, pode ser uma opção interessante. Apesar de seu consumo ser polêmico, para certas pessoas, de forma prática, o consumo de leite pode ser uma alternativa importante, pois é de baixo custo, de fácil acesso, além de ter boa aceitabilidade por uma parcela importante da população. Ele aporta água, sódio, CHO e proteínas, além de gordura elementos importantes na fase de recuperação.[43] Pessoas com intolerância à lactose, com respostas alergênicas, ou mesmo que desejam emagrecer podem ter restrição a essa forma de hidratação após o exercício. O Quadro 18.4 apresenta de forma resumida como deve ser a abordagem de hidratação após o exercício de forma a abranger o maior número de modalidades possíveis.

QUADRO 18.4 – Aspectos gerais que devem ser considerados na estratégia de hidratação na fase de recuperação do exercício.

Momento	Pontos de análise	Aspectos a serem considerados
Recuperação	Objetivo	Recompor a água corporal perdida durante o exercício a. Com oferecimento de isotônicos: b. Restaurar os níveis glicêmicos plasmáticos c. Restaurar o glicogênio muscular e hepático d. Aportar minerais para auxiliar a retenção hídrica e repor os minerais perdidos no suor
	Procedimento	**Reposição hídrica** Registrar a diferença de massa corporal e final. Esta diferença deve ser considerada como base para programar uma hidratação regular. Um exemplo: um exercício que tenha promovido 2 kg de diferença. O praticante deverá consumir em torno de 2 litros ao longo da fase de recuperação, que não necessariamente terá que ser de apenas água, podem ser considerados sucos, refrescos, chás, leite, caldo de cana e água de coco **Reposição energética de CHO** Ao considerar que a taxa de ressíntese de glicogênio é de ≈ 5% por hora, a ingestão CHO no período de recuperação deve ser ≈ 1 a 1,2 g/kg/h durante as primeiras 4 horas a 6 horas[1] **Reposição para restauração tecidual** Aportar aminoácidos essenciais tem sido considerado determinante para acelerar a síntese de proteína muscular. O consumo de *Whey Protein* deve ser analisado toda vez que seja necessário uma rápida recuperação, em exercícios de alta intensidade ou que haja necessidade de um processo de hipertrofia claramente definido[27]
	Cuidados especiais	Uma reposição hídrica é fundamental para a restauração do glicogênio muscular (GM), pois na sua composição 1 g de GM necessita de 3 g de água A reposição mineral normalmente é atingida com uma dieta equilibrada Na fase inicial da recuperação CHO de alto índice glicêmico na forma líquida, deve ter prioridade por haver um tempo de passagem no estômago mais rápido

e. **Planejamento e execução**

Finalizadas as etapas anteriores, torna-se necessário implementar cada uma das estratégias estabelecidas em um ambiente de treinamento, para que o praticante experimente, vivencie, opine sobre o que foi prescrito, e observar se houve alguma resposta ergogênica ou ergolítica. Caso esteja tudo devidamente ensaiado, será possível replicar em ambiente de competição. É importante ter claro em mente que nunca se deve experimentar algo novo em ambiente de competição. Cabe destacar que o nutricionista é o profissional responsável pela prescrição final e, por isso, deve obter informações importantes de outros membros da comissão técnica, como preparador físico, fisiologista, médico e principalmente o atleta, para reunir informações que finalizem sua tomada de decisão.

Os praticantes de exercício físico devem ser conscientizados, inicialmente, sobre a importância de consumir líquidos. A forma de consumo dependerá de um conjunto de fatores que estarão associados, a fim de que se possa estabelecer uma estratégia correta de hidratação.

Referências bibliográficas

1. American College of Sports Medicine Joint Position Statement. Nutrition and Athletic Performance. Med Sci Sports Exerc. 2016;48(3):543-68.
2. American College of Sports Medicine (ACSM). Position stand. Exercise and fluid replacement. Med Sci Sports Exerc. 2007;39(2):377-90.
3. Maughan RJ, Shirreffs SM. Dehydration and rehydration in competitive Sport. Scand J Med Sci Sports. 2010;20(3):40-7.
4. Marins JCB. Procedimento de Hidratação. In: Sueli Longo. (Org.). Manual de Nutrição para o exercício físico. 2. ed. São Paulo: Atheneu, 2016;1:153-176.
5. FEMEDE – Federación Española de Medicina del Deporte. Suplementos nutricionales para deportista. Ayudas ergogénicas en el deporte – 2019. Documento de consenso de La Sociedad Española de Medicina Del Deporte. Arch Med Deporte. 2019;36(1):7-83.
6. National Athletic Trainers' Association (NATA) Position Statement: Fluid Replacement for the Physically Active. McDermott BP, Anderson SA, Armstrong LE, Casa DJ, Cheuvront SN, Cooper L, Kenney WL, O'Connor FG, Roberts WO. J Athl Train. 2017;52(9):877-895.
7. Benardot D. Manual ACSM de nutrición para ciencias del ejercicio. Barcelona: Wolters Kluwer, 2020.
8. Maughan RJ, Burke LM, Dvorak J, Larson-Meyer DE, Peeling P, Phillips SM, et al. IOC consensus statement: Dietary supplements and the hight-performance athlete. Int J Sport Nutr Exerc Metab. 2018;28(2):104-25.
9. Racinais S, Alonso JM, Coutts AJ, Flouris AD, Girard O, González-Alonso J, et al. Consensus Recommendations on Training and Competing in the Heat. Sport Med. 2015;45(7):925-38.
10. Marins JCB. Hidratação na atividade física e no esporte. 1. ed. Jundiaí: Fontoura, 2011;303p.
11. Ferreira FG, Altoe JL, Silva RP, Tsai L, Fernandes AA, Brito CJ, et al. Nível de conhecimento e práticas de hidratação em atletas de futebol de categoria de base. Rev Bras Cineantropom Desempenho Hum. 2009;11:202-9.
12. Ferreira FG, Pereira LG, Rodrigues WD, Gutierres AP, Santana AMC, Brunoro NM, et al. Hydration practices of runners during training vs competition. Arch Med Deporte. 2016;33:11-7.
13. Armstrong L, Maresh C, Castellani J, Bergeron M, Kenefich R, LaGasse K, et al. Urinary indices of hydration status. Int J Sport Nutr. 1994;4(3):265-79.
14. Belfort FG, Amorim PRS, Silva CE, Goncalves CFF, Lopes PRNR, Silva RP, et al. Equilíbrio hídrico durante treinamento de Taekwondo. Rev Bras Med Esporte. 2021;27:70-4.
15. Silva RP, Mündel T, Altoé JL, Saldanha MR, Ferreira FG, Marins JC. Preexercise urine specific gravity and fluid intake during one-hour running in a thermoneutral environment – a randomized cross-over study. J Sports Sci Med. 2010;9(3):464-71.
16. Spanish Federation of Sport Medicine (SFSM). Consensus on drinks for the sportsman. Composition of guidelines of replacement of liquids. Rev Bras Med Esporte. 2008;25(4):245-58.
17. Cazal MM, Alfenas RCG, Peluzio MCG, Amorim PRS, Tomaz PA, Marins JCB. The effect of a breakfast? glycaemic index and type of hydration on metabolism and cycling performance: a crossover, randomized, controlled clinical trial. Rev Int cienc deporte. 2021;17:251-63.

18. Cazal MM, Alfenas RCG, Peluzio MCG, Marins JCB, Amorim PRS. Impact of meals glycemic index pre-exercise in the performance. J Anal Pharmaceut Res. 2018;7:289-96.

19. 1Altoé JL, Silvia RP, Artioli GG, Alfenas RCG, Faria VC, Makkai L. Blood glucose response before and during exercise: The effects of fasting and meals whith high and low glycemic indices. Med Sport. 2013;17:60-6.

20. Altoé JL, Silva RP, Ferreira FG, Makka L, Amorin PRS, Volpe S, et al. Blood glucose changes before and during exercise with three meal conditions. Gazz Medica Ital Arch per le Sci Mediche. 2011;170:177-84.

21. Faria VC, Cazal MM, Cabral CAC, Marins JCB. Influência do índice glicêmico na glicemia em exercício físico aeróbico. Motriz Rev Educ Fis. 2011;17(3):395-405.

22. Faria VC, Marins JCB, Sales SS, Oliveira GA, Reis FF, Lima LM. Venous blood gases and cardiorespiratory parameters during aerobic exercise with different pre-exercise diet and hydration. Science & Sports 2016;(31):347-354.

23. Faria VC, Oliveira G, Sales S, Marins JCB, Lima LM. Índice glicêmico da refeição pré-exercício e metabolismo da glicose na atividade aeróbica – uma revisão sistemática. Rev Bras Med Esporte. 2014;(20):156-160.

24. Reis HH, Lima LM, Reis VE, Mota-Júnior RJ, Soares-Júnior DT, Sillero-Quintana M, Rasmussen HE, et al. Effects of conventional and sugar-free energy drinks intake in runners: a double-blind, randomized, placebo-controlled crossover clinical trial. J Sports Med Phys Fitness. 2021;61(7):928-934.

25. Reis HHT, Lima LM, Reis VET, Carneiro-Junior MA, Marins JCB. Efeitos agudos da ingestão de bebidas energéticas sobre os parâmetros hidro-eletrolíticos durante exercício em esteira. J Phys Educ. 2019;30:e-3033.

26. Pereira JC, Faria VC, Gutierres AP, Alfenas RCG, Marins JCB. Efeitos de bebidas energéticas no equilíbrio hidroeletrolítico em exercício. Rev Port Cien Desp. 2017;17:77-89.

27. Jäger R, Kerksick CM, Campbell BI, Cribb PJ, Wells SD, Skwiat TM, et al. International Society of Sports Nutrition Position Stand: protein and exercise. J Int Soc Sports Nutr. 2017;14:20.

28. Ferreira FG, Almeida GL, Marins JCB. Efeitos da ingestão de diferentes soluções hidratantes nos níveis de hidratação e na frequência cardíaca durante um exercício de natação intervalado. Rev Port Cien Desp 2007;7(3) 319-27.

29. Murray B. Hydration and physical performance. J Am CollNutr. 2007;26(5):542-8.

30. Brouns F. Gastric emptying as a regulatory factor in fluid uptake. Int J Sports Med. 1998;19(2):S125-8.

31. Sociedade Brasileira de Medicina do Esporte (SBME). Modificações dietéticas, reposição hídrica, suplementos alimentares e drogas: comprovação de ação ergogênica e potenciais riscos para a saúde. Rev Bras Med Esporte. 2009;15:1-12.

32. Marins JCB, Dantas EHM, Navarro SZ. Diferentes tipos de hidratação durante o exercício prolongado e sua influência sobre o potássio plasmático. Fitness & Performance. 2002;1(6):31-40.

33. Marins JCB, Pereira LG, Amorim PRS, Lastras JA, Sillero-Quintana M, Alfenas RCG. Carbohydrates supplements during exercise: effects on the electrolytes and glucose. Rev int med cienc act fis deporte. 2018;18:269-87.

34. Burke LM. Nutrition Strategies for the Marathon. Sports Med. 2007;37:344-7.

35. National Athletic Trainers Association (NATA). Position Statement: fluid replacement for athletes. J Athl Train. 2000;35(2):212-24.

36. Shirreffs SM, Maughan RJ. Volume repletion after exercise-induced volume depletion in humans: replacement of water and sodium losses. Am J Physiol. 1998;274(5-2):F868-75.

37. Brouns F. Fundamentos da nutrição para os desportos. Rio de Janeiro: Guanabara Koogan; 2005.

38. Sharp RL. Role of whole foods in promoting hydration after exercise in humans. J Am CollNutr. Oct 2007;26(5): 592S-596S.

39. Ivy JL, Katz AL, Cutler CL, Sherman WM, Coyle EF. Muscle glycogen synthesis after exercise: effect of time of carbohydrate ingestion. J Appl Physiol. 1988;64(4):1480-5.

40. Kiens B, Raber A, Valeur A, Richter E. Benefit of dietary simple carbohydrates on the early post exercise muscle glycogen repetition in male athletes. Med Sci Sports Exerc.1990;22:88-93.

41. Ferreira FG, Fassarela M, Costa NMB, Santana AMC, Marins JCB. Perda eletrolítica de Ca, Mg e Fe no suor durante corrida intermitente em esteira. Rev Bras Med Esporte. 2017;23:31-6.

42. Maughan RJ, Burke LM. Nutrição Esportiva. 1. ed. Porto Alegre: Artmed; 2004.

43. Shirreffs SM, Watson P, Maughan RJ. Milk as an effective post-exercise rehydration drink. Br J Nutr. Jul 2007;98(1):173-80.

19

Microbiota e Atividade Física – do Diagnóstico à Intervenção

Danielle Cristina Fonseca
Dan L. Waitzberg

A recomendação de prática de atividade física regular tornou-se rotineira ao se reconhecer os efeitos protetores e curativos do exercício em grande variedade de distúrbios metabólicos e psicológicos.[1]

Adicionam-se os benefícios associados em indivíduos adultos e idosos, como aumento da expectativa e qualidade de vida e mesmo redução de gastos com manutenção de saúde, que incluem aumento do bem-estar mental, prevenção do ganho excessivo de peso ou manutenção da perda de peso, e modulação anti-inflamatória e de outros eventos favoráveis no equilíbrio metabólico do corpo humano.[2,3,4]

O exercício exerce estas ações benéficas, ao modificar o equilíbrio energético, controle inflamatório, reduzir perfis aterogênicos e consequentemente relacionar-se com modificação favorável da microbiota intestinal humana na saúde e na doença.[4]

Na última década, o interesse sobre a microbiota intestinal (MI) e seu impacto na saúde e doença cresceu de maneira exponencial. A microbiota intestinal, anteriormente conhecida como "flora-intestinal", é constituída por um ecossistema complexo de microrganismos como vírus, fungos, archeas e, principalmente, bactérias que interagem com o hospedeiro. Evidências experimentais, pré-clínicas eclínicas sugerem que o microbioma intestinal (conjunto de microrganismos e seus genomas) possa participar de processos patogênicos ou da recuperação/manutenção da homeostase orgânica.[5,6]

Constituída por trilhões de microrganismos e com cerca de 100 vezes mais genes que o genoma humano, a MI representa 70% de todo o microbioma do organismo, e é essencial para o controle do sistema imunológico, digestão de alimentos, metabolismo de drogas, processos de desintoxicação, produção de vitaminas e prevenção da adesão de bactérias patogênicas. Mesmo ao atingir uma composição de característica resiliente após os 5 anos de vida, a MI possui plasticidade e pode ser impactada por fatores como idade, origem geográfica do indivíduo e fatores ambientais, a saber, dieta, terapias medicamentosas e atividade física. Ao impactar e ser impactada por esses fatores, distintos mecanismos de modulação da MI baseados em mudanças de hábitos dietéticos, suplementação de prebióticos e probióticos e a atividade física tornam-se interessantes alvos terapêuticos para auxiliar no equilíbrio do organismo.[7]

Avaliação da microbiota intestinal

Ainda pouco utilizado na prática clínica, mas disponível no Brasil, a forma mais objetiva de avaliar as possíveis alterações da composição da microbiota intestinal é por meio de exame de sequenciamento genético realizado a partir da coleta de amostra fecal dopaciente. O exame de sequenciamento genético pode ser de todo o conjunto de microrganismos intestinais pela técnica de varredura (*shotgun*) ou pelo sequenciamento bacteriano, de um único gene o 16S rRNA, em suas regiões multivariáveis.[6]

A técnica 16S rRNA permite avaliar de maneira qualitativa e quantitativa a MI e identificar as alterações de sua composição. Pode caracterizar a expansão de microrganismos enteropatogênicos, redução de riqueza e/ou diversidade da MI ou redução de bactérias benéficas protetoras, condições estas que podem ocorrer de forma exclusiva ou simultaneamente na mesma MI.[6] Conhecer o tipo de alteração na MI avaliada possibilita prescrever, de forma mais individualizada e personalizada, modificações de dietas, suplementos nutricionais, prebióticos e probióticos.

Caso não haja a possibilidade de pesquisar a composição de MI por meio de sequenciamento genéticos, podemos investigar a presença de fatores reconhecidamente associados com alterações da MI. Neste sentido, é importante aplicar anamnese clínica bem detalhada que investigue tipo de nascimento, consumo de dieta pobre em fibras, rica em açúcares e alimentos industrializados, uso de antibióticos, inibidores de bomba de prótons e anti-inflamatórios não esteroidais (AINEs), excessiva presença de glifosato, edulcorantes, tabagismo, sedentarismo, estresse, entre outros fatores considerados como associados ao risco de alterações da microbiota.[1,8]

Neste capítulo, iremos explorar as informações disponíveis quanto ao perfil da MI e associação ao exercício físico em indivíduos saudáveis, doentes e atletas.

Microbiota intestinal e atividade física

A MI parece contribuir significativamente para a saúde e doenças musculoesqueléticas por meio da produção de um grande e diversificado *pool* de moléculas bioativas. Além disso, a MI pode sinalizar para órgãos extra intestinais, ao estabelecer conexões em nível de sistema com os aparelhos metabólico, endócrino, imunológico e nervoso do hospedeiro.[6,7]

A atividade física regular tem sido apontada como possível modulador da composição e função do microbioma intestinal (Tabela 19.1).[7,9,10] O exercício está associado ao aumento da diversidade microbiana (indicador frequentemente apontado como positivo para saúde da MI), e aumento da presença e abundância de gêneros e espécies bacterianas com funções metabólicas benéficas. Por outro lado, a prática competitiva de exercícios de alto rendimento (exercícios extenuantes) pode estar associada ao desequilíbrio da composição da MI, com predomínio de microrganismos enteropatogênicos – disbiose, relacionado ao estado inflamatório, a consequências metabólicas negativas e redução no desempenho do atleta.[8,9]

TABELA 19.1 – Estudos observacionais em seres humanos que examinam os efeitos do exercício sobre a microbiota intestinal.

Autores/ano	Modelo	Exercício	Resultados
Clarke, et al., 2014[11]	Atletas, transversal	Jogadores de rugby de elite	↑ Diversidade em atletas vs controles; ↑ Akkermansia em atletas e controles com baixo IMC; ↑ ingestão de proteínas, ↑ CPK em atletas
Estaki, et al., 2016[12]	Indivíduos saudáveis, transversal	Observa níveis de aptidão cardiorrespiratória	↑ Diversidade, ↑ táxons produtores de butirato em indivíduos com maior aptidão
Yang, et al., 2017[13]	Mulheres na pré-menopausa, transversal	Observa níveis de aptidão cardiorrespiratória	Composição da microbiota intestinal ∝ nível de aptidão cardiorrespiratória
Bressa, et al., 2017[14]	Mulheres saudáveis, transversal	Mulheres ativas realizando baixa dose de exercício recomendada pela OMS	Composição da microbiota intestinal ∝ gordura corporal/massa muscular; ↑ Faecalibacterium prausnitzii, ↑ Akkermansia muciniphila em mulheres ativas
Stewart, et al., 2017[15]	Indivíduos com DM1 e controles saudáveis, transversal	Observa níveis de aptidão física, controle glicêmico	Microbiota intestinal comparável entre sujeitos T1D em bom controle glicêmico + alta aptidão física vs. controles saudáveis
Paulsen, et al., 2017[16]	Mulheres sobreviventes do câncer de mama (SCM), transversal	Observa níveis de aptidão cardiorrespiratória, ansiedade, fadiga	Composição da microbiota intestinal ∝ mudanças no nível de aptidão cardiorrespiratória e ansiedade em SCM
Cronin, et al., 2018[17]	Voluntários saudáveis sedentários, prospectivo com intervenção	Indivíduos prospectivamente desafiados por 8 semanas com um regime de exercícios de curto prazo, com e sem consumo diário simultâneo de proteína do soro de leite	Ausência de modulação substancial das populações bacterianas, arqueadas e virais. Aumento das vias metabólicas relacionadas ao Prevotella no grupo exercício + proteína do soro de leite. Níveis reduzidos de TMAO urinário no grupo apenas de exercícios
Allen, et al., 2018[18]	Indivíduos magros e obesos previamente sedentários, prospectivo com intervenção	18 indivíduos magros e 14 obesos submetidos a 6 semanas de treinamento físico supervisionado e baseado em resistência	As alterações induzidas pelo exercício foram dependentes de obesidade e amplamente revertidas com interrupção do treinamento físico. ↑ em bactérias produtoras de AGCC independente do IMC (p. ex., Lachnospira, Roseburia e Faecalibacterium), genes envolvidos na síntese de butirato e níveis fecais de AGCCs
Barton, et al., 2018[19]	Atletas e controles, transversal	Jogadores profissionais de rugby (n = 40) e controles saudáveis (n = 46). Observou-se perfil de microbiota (composição e funcionalidade) e correlação com parâmetros de estilo de vida e medidas clínicas	Em atletas: ↑ diversidade microbiana para vias metabólicas. ↑ abundância de vias para a biossíntese de cofatores orgânicos e antibióticos, degradação de carboidratos e metabolismo de metabólitos secundários. ↑ níveis fecais de AGCCs e subprodutos do metabolismo de proteínas (p. ex., TMA e lisina)

(Continua)

TABELA 19.1 – Estudos observacionais em seres humanos que examinam os efeitos do exercício sobre a microbiota intestinal. (*Continuação*)

Autores/ano	Modelo	Exercício	Resultados
Grosicki, Durk, & Bagley, 2019[20]	Atleta, prospectivo antes e após prova	1 corredor de ultramaratona antes e depois de competir em uma corrida de montanha de 163 km	↑ da biodiversidade pós-corrida, razão Firmicutes/Bacteroidetes e os gêneros Veillonella, Streptococcus e Haemophilus ↓ de Aloprevotella e Subdolingranulum
Jang, *et al.*, 2019[21]	Atletas e controles, transversal	15 fisiculturistas, 15 corredores de longa distância de elite e 15 homens saudáveis na casa dos 20 anos sem hábitos regulares de exercícios	Em fisiculturistas: ↑ *Faecalibacterium*, *Sutterella*, *Clostridium*, *Haemophilus* e *Eisenbergiella* enquanto ↓ os produtores de *Bifidobacterium*, *Parasutterella* e AGCC (*Blautia wexlerae*, *Eubacterium hallii*) O treinamento aeróbico ou de resistência com uma ingestão desequilibrada de macronutrientes e baixa ingestão de fibra alimentar levou a uma diversidade microbiana igualmente reduzida
Keohane, *et al.*, 2019[22]	Atletas, prospectivo, antes, durante e depois da prova	4 atletas do sexo masculino antes, durante e depois de uma corrida de remo transoceânica contínua sem suporte de 33 dias de 5.000 km	Relacionado à corrida de remo: ↑ diversidade microbiana ↑ espécies produtoras de butirato (p. ex., *Roseburia hominis* e Subdoligranulum spp.) ↑ espécies associadas com saúde metabólica melhorada, o que inclui sensibilidade à insulina (p. ex., Dorea longicatena) ↑ genes envolvidos na biossíntese de aminoácidos e ácidos graxos (p. ex., S-adenosil metionina – um precursor da glutationa, isoleucina, lisina e ômega 7 e 9) Muitas das adaptações persistiram no acompanhamento de 3 meses
Liang, *et al.*, 2019[23]	Atletas, transversal	Atletas profissionais de artes marciais, o que inclui 12 atletas de nível superior e 16 atletas de nível inferior	Atletas de alto nível eram caracterizados por: ↑ da riqueza e diversidade microbiana ↑ de Parabacteroides (cuja abundância se correlacionou positivamente com a carga de exercício), Phascolarctobacterium, Oscillibacter e Bilophila ↓ de Megasphaera ↑ das vias previstas do metabolismo da histidina e do metabolismo dos carboidratos
Scheiman, *et al.*, 2019[24]	Atletas e controles, transversal	15 maratonistas, 10 controles sedentários e uma coorte de validação de 9 ultramaratonistas e remadores de teste olímpico	Aumento pós-maratona em Veillonella (utilizadora de lactato) e genes microbianos em uma das principais vias de metabolização do lactato em propionato

(*Continua*)

TABELA 19.1 – Estudos observacionais em seres humanos que examinam os efeitos do exercício sobre a microbiota intestinal. (*Continuação*)

Autores/ano	Modelo	Exercício	Resultados
Hampton-Marcell, *et al.*, 2020[25]	Atletas, prospectivo	13 nadadores universitários submetidos a mudanças de curto prazo no volume de treinamento	Paralelamente à diminuição do volume de treinamento, a microbiota intestinal apresentou ↓ da biodiversidade, similaridade estrutural e ↓ da abundância relativa de Faecalibacterium e Coprococcus
Kern, *et al.*, 2020[26]	Indivíduos com sobrepeso e obesos, prospectivo com intervenção	Adultos com sobrepeso/obesidade após 6 meses de vida habitual (14), deslocamento ativo de bicicleta (19) e exercícios de lazer de intensidade moderada (31) ou vigorosa (24)	Aumento relacionado com a intensidade vigorosa na diversidade microbiana, enquanto diminuição na variabilidade inter-sujeito. Sem mudanças taxonômicas significativas
O'Donovan, *et al.*, 2020[27]	Atletas e controles, transversal	37 atletas de nível internacional	A microbiota e o metaboloma diferiram entre os grupos de classificação esportiva na ausência de mudanças na dieta, o que sugere um papel para a carga ou tipo de treinamento como um fator contribuinte *Anaerostipes hadrus* e *Clostridium bolteae* foram associados a esportes moderadamente dinâmicos (p. ex., esgrima) *Faecalibacterium prausnitzii*, *Prevotella intermedia*, *Bifidobacterium animalis* e *Lactobacillus acidophilus*, bem como creatinina (e menos lactato) com esportes com alto componente dinâmico (p. ex., hóquei em campo)

AGCC: ácido graxo de cadeia curta; ↑: aumento significativo; ↓: diminuição significativa; ∝: achados correlatos; IMC: índice de massa corporal; TMA: trimetilamina; TMAO: N-óxido de trimetilamina.

Fonte: Adaptada de.[7,9,10]

O efeito do exercício sobre a microbiota intestinal tem sido objeto de vários estudos transversais, intervencionistas (Tabela 19.1) e de revisões recentes. Em geral, efeitos positivos têm sido relatados, principalmente para melhorar a saúde do cólon, ao aumentar a diversidade da MI e equilibrar as comunidades bacterianas benéficas e patogênicas. No entanto, diferentes resultados são observados a depender do estado anterior do indivíduo avaliado (sedentário ou ativo), além de fatores importantes como peso e/ou IMC e dieta específica realizada pela população alvo.[28]

Com o aumento dos Níveis de Atividade Física (NAF), uma série de adaptações moleculares benéficas são induzidas, que aumentam o aprimoramento cardiorrespiratório. Maior consumo de oxigênio está relacionado com menor risco cardiometabólico, associado ao aumento progressivo de atividades que demandam energia com base no treinamento de resistência. Ocorrem modificações fisiológicas, mas a MI não tem importância neste processo. Pode ocorrer aumento progressivo de gêneros benéficos de diferentes filos de bactérias. No entanto, estas mudanças podem depender do valor do IMC, demanda de energia e tempo de exposição ao exercício.[7]

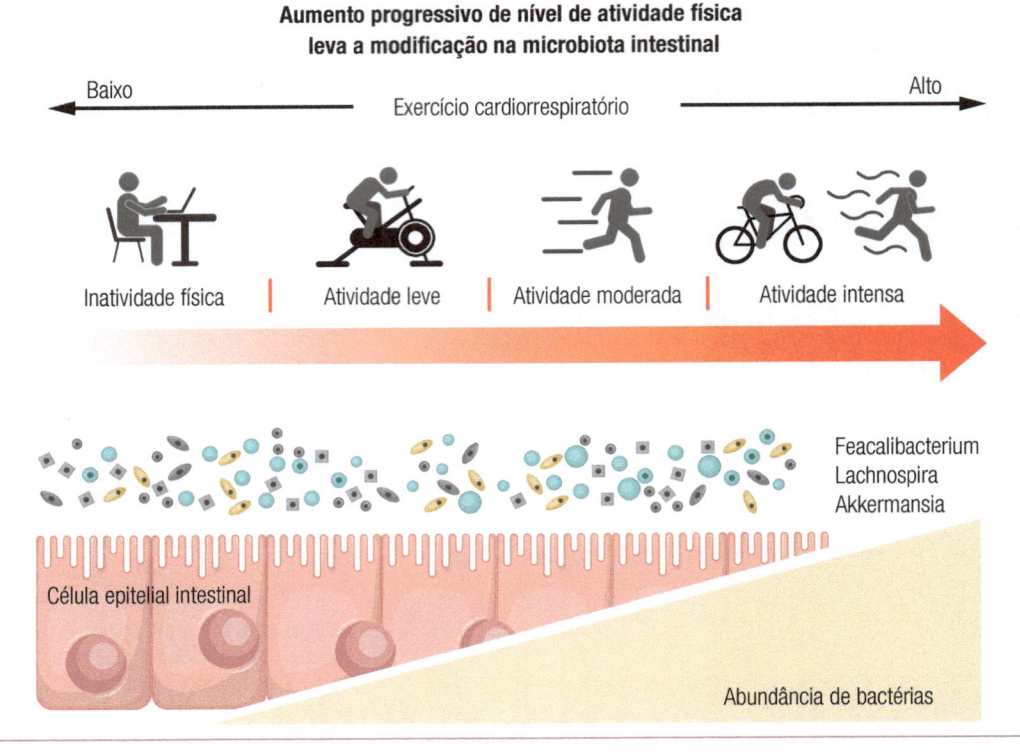

Aumento progressivo de nível de atividade física leva a modificação na microbiota intestinal

FIGURA 19.1 – O exercício induz mudanças na microbiota intestinal por meio de aprimoramento cardiorrespiratório em indivíduos anteriormente inativos/sedentários.
Fonte: Gubert C, Kong G, Renoir T, Hannan AJ., 2020.[28]

Revisões sistemáticas recentes identificaram que o exercício físico de fato pode produzir um efeito positivo na microbiota intestinal, sendo os filos *Firmicutes* e *Actinobacteria* como os principais respondedores ao exercício, e em termos de espécies, o principal aumento é relacionado às bactérias produtoras de butirato, como *Roseburia hominis*, *Faecalibacterium pausnitzii* e aquelas pertencentes à família *Ruminococcaceae*.[29,30] Dados que corroboram com achados prévios, caracterizados pelo aumento na concentração de butirato plasmático induzido por exercício, tanto em roedores quanto em humanos.[18,31,32]

A microbiota fecal de indivíduos que se consideram saudáveis, com IMC ≥ 25 kg/m² apresenta mudanças discretas em relação à abundância relativa dos filos Actinobacteria, Bacteroides, Firmicutes, Proteobacteria e Verrucomicrobia após seis semanas de treinamento aeróbio supervisionado. A MI de indivíduos magros responde ao exercício aeróbio, de forma a aumentar a abundância de espécies de Faecalibacterium spp. e Lachnospira spp., e com redução de membros Bacteroides.[18,33]

Experimentalmente, observou-se relação estreita entre a espécie bacteriana específica, *Veillonella atypica*e, com o desempenho no exercício. A inoculação dessa cepa em camundongos foi capaz de aumentar seu desempenho em corrida em esteira, por meio da conversão metabólica de lactato induzido pelo exercício em propionato, o que sugere ser esta bactéria um potencializador de desempenho.[24]

Intervenções com foco em microbiota no esporte

Na era da medicina e nutrição de precisão, intervenções baseadas em microbioma são cada vez mais estudadas para favorecer a individualização de condutas. Ao tratar sobre modulação de microbiota intestinal, é bastante discutido o uso de probióticos.

Quando focamos a atenção em atletas de alto rendimento, é bem descrito na literatura que, durante o exercício prolongado e em competições, é comum a ocorrência de sintomas como náusea, flatulência, diarreia e cólicas é. Esses sintomas são associados principalmente à modificação na distribuição do fluxo sanguíneo e da temperatura corporal que ocorre durante a realização do exercício.

A fim de minimizar desconfortos e favorecer o desempenho do atleta, estratégias com foco na recuperação da microbiota e saúde intestinal como dietas específicas, probióticos e simbióticos têm demonstrado resultados positivos nesse sentido.[5]

Probióticos

O uso de probióticos – microrganismos vivos que, quando administrados em quantidades adequadas, conferem benefícios a saúde do hospedeiro – pode fornecer uma estratégia nutricional adjunta em casos relativos à disrupção GI aguda (p. ex., disbiose GI, permeabilidade GI associada ao exercício). Particularmente, os gêneros *Lactobacillus* e *Bifidobacterium* demonstraram impactar positivamente a MI, e evidências em atletas apontam redução da prevalência e gravidade dos sintomas gastrointestinais e respiratórios após a administração de probióticos.[5]

Embora a ação dos probióticos seja dependente da espécie ou combinação utilizada, em relação aos sintomas gastrointestinais, esse possível efeito positivo advém de sua capacidade de fortalecer a função barreira.

Na Tabela 19.2, foram resumidos trabalhos que avaliaram a suplementação probiótica em atletas e não atletas praticantes de atividade física.

TABELA 19.2 – Estudos com probióticos sobre desempenho físico e resultados cognitivos em atletas e não atletas praticantes de atividade física.

Sujeitos e referência	Desenho do estudo	Protocolo de intervenção	Suplementação probiótica	Resultados principais
Atletas				
Nadadores altamente treinados n = 17 Carbuhn, *et al.*, 2018[34]	ERDCCP	Treinamento intensivo fora da temporada, o que inclui natação e exercícios de resistência Avaliação de desempenho Avaliação cognitiva	B. longum 35.624; 1×10^9 UFC bactérias/dia por 6 semanas	Não houve diferença significativa no desempenho do exercício ou marcadores de inflamação sistêmica Foi detectada diferença nos resultados cognitivos, o que mostra pontuações mais favoráveis relacionadas à recuperação do esporte no grupo PRO

(Continua)

TABELA 19.2 – Estudos com probióticos sobre desempenho físico e resultados cognitivos em atletas e não atletas praticantes de atividade física. (*Continuação*)

Sujeitos e referência	Desenho do estudo	Protocolo de intervenção	Suplementação probiótica	Resultados principais
Atletas				
Nadadores n = 46 Salarkia, *et al.*, 2013[35]	ERDCCP	Regime normal de exercícios Avaliação de desempenho	L. acidophilus SPP, L. delbrueckii subsp. bulgaricus, B. bifidum e S. salivarus subsp. thermophilus, 400 mL de iogurte probiótico/dia com 4×10^{10} UFC/mL por 8 semanas	Melhora significativa no VO_{2max} no grupo PRO. Nenhuma diferença nos tempos de natação de 400 m entre os grupos PRO e PLA
Corredores de distância de elite n = 20 Cox, *et al.*, 2010[36]	ERDCCP, cruzado	Treinamento de inverno habitual Avaliação de desempenho	L. fermentum VRI-003; $1,2 \times 10^{10}$ UFC bactérias/dia por 4 semanas de estudo cruzado, com eliminação de 1 mês	Nenhuma diferença nos resultados de desempenho com PRO em comparação com PLA. O número de dias de doença durante a suplementação de PRO foi significativamente menor do que com PLA (30 *vs.* 72 dias). A resposta do IFN-γ foi moderadamente maior com o PRO do que com PLA
Corredores n = 10 Shing, *et al.*, 2014[37]	ERDCCP *crossover* com *wash--out* de 3 semanas	Avaliação de desempenho do treinamento normal correndo até a fadiga	Probiótico multiespécies; L. acidophilus, L. rhamnosus, L. casei, L. plantarum, L. fermentum, B. lactis, B. breve, B. bifidum e S. thermophilus 45×10^9 UFC/dia por 4 semanas, cruzamento estudo	PRO aumentou o tempo de execução até a fadiga (PRO 38 min *vs.* PLA 33 min). Redução moderada não significativa nos níveis de lipopolissacarídeo sérico (LPS) pré-exercício e pós--exercício para PRO em comparação com PLA
Corredores de maratona n = 42 Vaisberg, *et al.*, 2019[38]	ERDCCP	Treinamento usual para maratona	L. casei Shirota 40×10^9 UFC/dia por 30 dias	Grupo PRO manteve a proteção imunológica salivar e aumentou a resposta anti-inflamatória nas vias aéreas superiores, imediatamente após a maratona. Níveis séricos de TNF-α foram significativamente menores imediatamente após a maratona no grupo PRO *vs.* grupo PLA

(*Continua*)

TABELA 19.2 – Estudos com probióticos sobre desempenho físico e resultados cognitivos em atletas e não atletas praticantes de atividade física. (*Continuação*)

Sujeitos e referência	Desenho do estudo	Protocolo de intervenção	Suplementação probiótica	Resultados principais
Atletas				
Corredores de maratona n = 24 Pugh, *et al.*, 2019[39]	ERDCCP pares combinados	Rotina de treinamento habitual Avaliação de desempenho	L. acidophilus CUL60, L. acidophilus CUL21, B. bifidum CUL20 e B. animalis subsp. lactis CUL34 2,5 × 10^{10} UFC/dia por 28 dias	Nenhuma diferença nos tempos de maratona entre PRO e PLA. Os sintomas gastrointestinais foram menores no PRO em comparação com o PLA durante o terço final. Não houve diferença nos níveis séricos de IL-6, IL-8, IL-10 e cortisol pós-corrida entre os grupos
Ciclistas competitivos n = 99 West, *et al.*, 2011[40]	ERDCCP	Treinamento habitual Avaliação de desempenho	L. fermentum VRI-003 PC 1 × 10^9 UFC/dia por 11 semanas	PRO não afetou os padrões de treinamento ou desempenho no teste de $VO_{2máx}$. As alterações agudas induzidas pelo exercício nas citocinas anti e pró-inflamatórias foram atenuadas com PRO
Triatletas: n = 18 Wang, *et al.*, 2011[41]	ERDCCP	8 semanas de treinamento programado antes de *triathlon* Avaliação de desempenho	L. plantarum PS128 3 × 10^{10} UFC/dia últimas 3 semanas de treinamento	O desempenho durante a recuperação de *triathlon* foi diminuído no grupo PLA e mantido no nível pré--triathlon no grupo PRO. O grupo PRO apresentou níveis sanguíneos mais baixos de TNF-α, IFN-γ, IL-6 e IL-8 em comparação com PLA. A IL-10 anti-inflamatória foi maior no grupo PRO, imediatamente após o exercício em comparação com o grupo PLA. Nenhuma diferença no dano muscular ou nos marcadores de fadiga detectados entre os grupos
Atletas de elite n = 50 Michalickov, *et al.*, 2016[42]	ERDCCP	Treinamento habitual > 11 h/semana, cargas de treinamento autorreferidas Avaliação de desempenho Avaliação cognitiva	L. helveticus Lafti L10 2 × 10^{10} UFC/dia por 14 semanas	Não houve diferença no desempenho em esteira entre PRO e PLA. Aumento na sensação subjetiva de vigor no grupo PRO, mas nenhuma diferença em outras pontuações cognitivas entre os grupos

(Continua)

TABELA 19.2 – Estudos com probióticos sobre desempenho físico e resultados cognitivos em atletas e não atletas praticantes de atividade física. (*Continuação*)

Sujeitos e referência	Desenho do estudo	Protocolo de intervenção	Suplementação probiótica	Resultados principais
Atletas				
Atletas de voleibol e futebol da Divisão I n = 23 Toohey, *et al.*, 2018[43]	ERDCCP	Protocolo de treinamento de resistência fora de temporada Avaliação de desempenho	Bacillus subtilis DE111 5×10^9 UFC/dia por 10 semanas	PRO não teve efeito sobre a força ou desempenho atlético, mas reduziu significativamente a porcentagem de gordura corporal
Atletas de beisebol da Divisão I n = 25 Townsend, *et al.*, 2018[44]	ERDCCP	Avaliação de desempenho em treinamento de resistência	Bacillus subtilis DE111 1×10^9 UFC/dia por 12 semanas	Sem diferenças entre PRO e PLA em força, desempenho ou composição corporal. PRO reduziu os níveis de TNF-α, mas não houve diferenças nos níveis de IL-10, cortisol, zonulina ou testosterona observados entre PRO e PLA
Atletas altamente treinados n = 29 Strasser, *et al.*, 2016[45]	ERDCCP	Avaliação de desempenho do treinamento normal. Avaliação de desempenho	B. bifidum W23, B. lactis W51, Enterococcus faecium W54, L. acidophilus W22, L. brevis W63 e L. lactis W58 1×10^{10} UFC/dia por 12 semanas	Nenhuma diferença no desempenho entre os grupos As cargas semanais de treinamento foram significativamente maiores no PRO em comparação com o PLA (8,0 vs. 6,6 horas/semana) PRO reduziu a incidência de infecções de TRS
Não atletas ativos				
Sujeitos em treino de resistência n = 15 Jager, *et al.*, 2016[46]	ERDCCP, cruzado	Sessão de exercícios que causam impacto muscular Avaliação de desempenho	*S. thermophilus* FP4 e *B. breve* BR03 5×10^9 UFC de cada/dia por 21 dias	O PRO atenuou os decréscimos de desempenho causados por exercícios que causam danos aos músculos durante o período de recuperação PRO não reduziu dor muscular, amplitude de movimento ou creatina quinase plasmática. PRO reduziu as concentrações de IL-6 em repouso mantidas até 48 horas após exercício

(Continua)

TABELA 19.2 – Estudos com probióticos sobre desempenho físico e resultados cognitivos em atletas e não atletas praticantes de atividade física. (*Continuação*)

Sujeitos e referência	Desenho do estudo	Protocolo de intervenção	Suplementação probiótica	Resultados principais
Não atletas ativos				
Sujeitos fisicamente ativos n = 27 Mazani, *et al.*, 2018[47]	ERDCCP	Corrida em esteira até a exaustão Avaliação de desempenho	Probiótico não especificado 450 g de iogurte probiótico/dia por 2 semanas	Nenhuma diferença no $VO_{2máx.}$ entre PRO e PLA O iogurte PRO aumentou as atividades das enzimas antioxidantes e reduziu os níveis de MMP2 e MMP9 antes e depois de exercícios exaustivos Nenhuma diferença significativa entre PRO e PLA em PCR de alta sensibilidade, IL-6 e TNF-α após exercício intenso
Participantes saudáveis n = 54 Huang, *et al.*, 2019[48]	Duplo-cego, controlado por placebo	Exercício habitual Avaliação de desempenho	*L. plantarum* TWK10 3×10^{10} UFC/dia ou 9×10^{10} UFC/dia por 6 semanas	O tempo de exaustão aumentou com as duas doses em grupos PRO e foram mais longos em comparação com o PLA A melhora na capacidade de exercício foi dependente da dose. O PRO reduziu o lactato sérico durante e após o exercício em comparação com o PLA A massa muscular aumentou no grupo de PRO de alta dose
Indivíduos sedentários saudáveis n = 41 Ibrahim, *et al.*, 2018[49]	Randomizado, paralelo, controlado por placebo	Treinamento com exercícios de resistência, 3 vezes por semana Avaliação de desempenho	*L. acidophilus* BCMC 12,130, *L. casei* BCMC 12,313, *L. lactis* BCMC 12,451, *B. bifidum* BCMC 02,290, *B. infantis* BCMC 02,129 e *B. longum* BCMC 02,120 6×10^{10} UFC/dia por 12 semanas	PRO não mostrou efeitos superiores ao PLA na força muscular e potência O PRO sozinho e o exercício sozinho aumentaram as concentrações séricas de IL-10 pós-intervenção dos níveis pré-intervenção PRO e PLA, com ou sem exercício, não tiveram efeitos na concentração sérica de IL-6

(*Continua*)

TABELA 19.2 – Estudos com probióticos sobre desempenho físico e resultados cognitivos em atletas e não atletas praticantes de atividade física. (*Continuação*)

Sujeitos e referência	Desenho do estudo	Protocolo de intervenção	Suplementação probiótica	Resultados principais
Não atletas ativos				
Idosos saudáveis com experiência de alongamento n = 29 Inoue, *et al.*, 2018[50]	ERDCCP	Treinamento de exercícios de alongamento (resistência moderada) Avaliação cognitiva	*B. longum* BB536, *B. infantis* M-63, *B. breve* M-16V *e B. breve* B-3 5×10^{10} UFC/dia $(1,25 \times 10^{10}$ UFC cada probiótico/dia) por 12 semanas	Um aumento nos escores gerais da função cognitiva foi observado nos grupos PRO e PLA, em 12 semanas O grupo PRO mostrou uma diminuição nos escores de ansiedade-depressão, peso corporal, IMC e gordura corporal

B.: *Bifidobacterium*; CK: creatina quinase; ERDCCP: Estudo Randomizado, duplo-cego, controlado por placebo; L.: Lactobacillus (ou gêneros relacionados); HDL: lipoproteína de alta densidade; IMC: índice de massa corporal; S.: Streptococcus; UFC: unidades formadoras de colônias; PRO: suplementação de probióticos; PLA: suplementação com placebo; $VO_{2máx}$: taxa máxima de consumo de oxigênio; IFN-γ: interferon γ; IL: interleucina; GI: gastrointestinal; TNF-α: fator de necrose tumoral α; ox-LDL: lipoproteína oxidada de baixa densidade; MPO: mieloperoxidase; 1RM: 1 repetição máxima; MMP2/9: metaloproteinase de matriz 2/9; PCR: proteína C reativa; TRS: trato respiratório superior.
Fonte: Adaptada de Marttinen, M., Ala-Jaakkola, R., Laitila, A., *et al.*, 2020.[58]

Os efeitos benéficos dos probióticos na saúde gastrointestinal e nos sintomas de doenças do trato respiratório superior (TRS) entre a população em geral foram bem conhecidos e revisados extensivamente em estudos, e esses benefícios podem melhorar a capacidade de desempenho de um atleta nos exercícios.[34-40]

O potencial dos probióticos para melhorar o desempenho físico foi reconhecido durante intervenções de exercícios e estudos de treinamento envolvendo atletas, atletas recreativos e indivíduos sedentários. Os achados variam a depender do esporte e tipo de exercício, com o desfecho medido como: maior resistência, força, velocidade, flexibilidade ou desempenho psicológico e/ou maior resistência a fadiga em uma determinada intensidade ou carga de exercício e recuperação após o exercício físico. A suplementação de probióticos demonstrou aumentar o tempo até atingir a fadiga em estudos pré-clínicos e clínicos, entre atletas e não atletas.[34-53]

Alguns detalhes do protocolo de exercícios, o que inclui a intensidade, devem ser cuidadosamente considerados, especialmente porque esse recurso tem o poder de diferenciar o exercício físico saudável de um modelo de estresse.[28]

Isto porque a maioria dos estudos refere-se à atividade física voluntária ou de regular a moderada, que mantém o fluxo sanguíneo intestinal durante o período de atividade, e modulam positivamente a motilidade gastrointestinal. Estes são protocolos bem aceitos para redução da inflamação.[51] Por outro lado, o exercício extenuante relacionado à *performance* em atletas pode produzir uma resposta clássica ao estresse, com maior produção de cortisol que, combinado ao menor fornecimento de sangue ao epitélio intestinal, pode lesar a barreira intestinal, aumentar sua permeabilidade e promover inflamação/desconforto gastrointestinal.[50-57]

Embora ainda haja lacunas neste tema, os efeitos positivos do exercício físico na saúde intestinal são inegáveis, assim como para o organismo como um todo. Atividade física regular contribui para promoção geral do bem-estar e da qualidade de vida que o exercício fisiologicamente promove, bem como para a prevenção e melhora de diversas doenças que incluem as neurodegenerativas.[54]

No geral, os probióticos são conhecidos por seu potencial para reduzir os sintomas GI e episódios de infecção associados ao exercício físico e, portanto, podem beneficiar atletas, de forma a aumentar o número de dias de treinamento saudáveis.[50-54]

Além disso, os probióticos podem apoiar o desempenho esportivo, pois melhoram as adaptações de treinamento, atenuam as respostas fisiológicas durante os períodos de recuperação pós-exercício e melhoram o humor e os aspectos cognitivos após exercícios físicos intensos.[40-50] Assim sendo, probióticos podem ser considerados potencialmente benéficos para atletas e praticantes de exercícios, contudo, estudos de boa qualidade e de longo prazo que considerem a dieta, tipos de treinamento e cepas probióticas suplementadas são necessários para que seja possível compreender os mecanismos de ação por trás de seus benefícios potenciais.

Referências bibliográficas

1. Pedersen BK, Saltin B. Exercise as medicine – evidence for prescribing exercise as therapy in 26 different chronic diseases. Scand J Med Sci Sports. 2015;25:1-72. Disponível em: https://doi.org/10.1111/sms.12581 [2022 maio 09].

2. Warburton DER, Bredin SSD. Health benefits of physical activity: a systematic review of current systematic reviews. Curr Opin Cardiol. 2017;32(5):541-556. doi: 10.1097/HCO.0000000000000437. PMID: 28708630.

3. Garber CE. The Health Benefits of Exercise in Overweight and Obese Patients. Curr Sports Med Rep. 2019;18(8):287-291. doi: 10.1249/JSR.0000000000000619. PMID: 31389870.

4. Patel AV, Friedenreich CM, Moore SC, Hayes SC, Silver JK, Campbell KL, et al. American College of Sports Medicine Roundtable Report on Physical Activity, Sedentary Behavior, and Cancer Prevention and Control. Med Sci Sports Exerc. 2019;51(11):2391-2402.

5. Marttinen M, Ala-Jaakkola R, Laitila A, Lehtinen MJ. Gut Microbiota, Probiotics and Physical Performance in Athletes and Physically Active Individuals. Nutrients. 2020;12(10):2936. doi: 10.3390/nu12102936. PMID: 32992765; PMCID: PMC7599951.

6. Dan L. Waitzberg, Rafael Malagoli Rocha, Alan Hiltner Almeida. Microbiota Gastrointestinal: Da Disbiose ao Tratamento. Editora Atheneu; 1. ed. 2021. p. 592.

7. Aya V, Flórez A, Perez L, Ramírez JD (2021) Association between physical activity and changes in intestinal microbiota composition: A systematic review. PLOS ONE 2021;16(2):e0247039. https://doi.org/10.1371/journal.pone.0247039.

8. Ortigão R, Pimentel-Nunes P, Dinis-Ribeiro M, Libânio D. Gastrointestinal Microbiome – What We Need to Know in Clinical Practice. GE Port J Gastroenterol. 2020;27(5):336-351. doi: 10.1159/000505036. Epub 2020 Jan 14. PMID: 32999906; PMCID: PMC7506249.

9. Pedersini P, Turroni S, Villafañe JH. Gut microbiota and physical activity: Is there an evidence-based link? Sci Total Environ. 2020;727:138648. doi: 10.1016/j.scitotenv.2020.138648. Epub 2020 Apr 16. PMID: 32498183.

10. Codella R, Luzi L, Terruzzi I. Exercise has the guts: How physical activity may positively modulate gut microbiota in chronic and immune-based diseases. Dig Liver Dis. 2018;50(4):331-341. doi: 10.1016/j.dld.2017.11.016. Epub 2017 Nov 28. PMID: 29233686.

11. Clarke SF, Murphy EF, O'Sullivan O, Lucey AJ, Humphreys M, Hogan A, et al. Exercise and associated dietary extremes impact on gut microbial diversity. Gut. 2014;63:1913-1920.

12. Estaki, M., Pither, J., Baumeister, P. et al. Cardiorespiratory fitness as a predictor of intestinal microbial diversity and distinct metagenomic functions. Microbiome. 2016;42:4. https://doi.org/10.1186/s40168-016-0189-7

13. Yang Y, Shi Y, Wiklund P, Tan X, Wu N, Zhang X, et al. The association between cardiorespiratory fitness and gut microbiota composition in premenopausal women. Nutrients. 2017; 9.

14. Bressa C, Bailén-Andrino M, Pérez-Santiago J, González-Soltero R, Pérez M, Montalvo-Lominchar MG, et al. Differences in gut microbiota profile between women with active lifestyle and sedentary women. PLoS One. 2017;12e0171352.

15. Stewart CJ, Nelson A, Campbell MD, Walker M, Stevenson EJ, Shaw JA, et al. Gut microbiota of Type 1 diabetes patients with good glycaemic control and high physical fitness is similar to people without diabetes: an observational study. Diabet Med. 2017;34:127-134.

16. Paulsen JA, Ptacek TS, Carter SJ, Liu N, Kumar R, Hyndman LK, et al. Gut microbiota composition associated with alterations in cardiorespiratory fitness and psychosocial outcomes among breast cancer survivors. Support Care Cancer. 2017;25:1563-1570.

17. Cronin O, Barton W, Skuse P, Penney NC, Garcia-Perez I, Murphy EF, et al. Prospective Metagenomic and Metabolomic Analysis of the Impact of Exercise and/or Whey Protein Supplementation on the Gut Microbiome of Sedentary Adults. mSystems. 2018;3(3):e00044-18.

18. Allen JM, Mailing LJ, Niemiro GM, Moore R, Cook MD, White BA, et al. Exercise Alters Gut Microbiota Composition and Function in Lean and Obese Humans. Med Sci Sports Exerc. 2018;50(4):747-757.

19. Barton W, Penney NC, Cronin O, Garcia-Perez I, Molloy MG, et al. The microbiome of professional athletes differs from that of more sedentary subjects in composition and particularly at the functional metabolic level. Gut. 2018;67(4):625-633.

20. Grosicki GJ, Durk RP, Bagley JR. Rapid gut microbiome changes in a world-class ultramarathon runner. Physiol Rep. 2019;7(24):e14313.

21. Jang L-G, Choi G, Kim S-W, Kim B-Y, Lee S, Park H. The combination of sport and sport-specific diet is associated with characteristics of gut microbiota: an observational study. J Int Soc Sports Nutr. 2019;16(1):21. pmid:31053143.

22. Keohane DM, Woods T, O'Connor P, Underwood S, Cronin O, Whiston R, et al. Four men in a boat: Ultra-endurance exercise alters the gut microbiome. J Sci Med Sport. 2019;22(9):1059-1064.

23. Liang R, Zhang S, Peng X, Yang W, Xu Y, Wu P, et al. Characteristics of the gut microbiota in professional martial arts athletes: A comparison between different competition levels. PLOS ONE. 2019;14(12):e0226240. pmid:31881037.

24. Scheiman J, Luber JM, Chavkin TA, MacDonald T, Tung A, PhamL-D, et al. Meta-omics analysis of elite athletes identifies a performance-enhancing microbe that functions via lactate metabolism. Nat. Med. 2019;1104-1109, 10.1038/s41591-019-0485-4.

25. Hampton-Marcell JT, Eshoo TW, Cook MD, Gilbert JA, Horswill CA, Poretsky R. Comparative Analysis of Gut Microbiota Following Changes in Training Volume Among Swimmers. Int J Sports Med. 2020;41(5):292-9. pmid:31975357.

26. Kern T, Blond MB, Hansen TH, Rosenkilde M, Quist JS, Gram AS, et al. Structured exercise alters the gut microbiota in humans with overweight and obesity-A randomized controlled trial. Int J Obes. 2020;44(1):125-35. pmid:31467422.

27. O'Donovan CM, Madigan SM, Garcia-Perez I, Rankin A, O' Sullivan O, Cotter PD. Distinct microbiome composition and metabolome exists across subgroups of elite Irish athletes. J Sci Med Sport. 2019;pmid:3155835.

28. Gubert C, Kong G, Renoir T, Hannan AJ. Exercise, diet and stress as modulators of gut microbiota: Implications for neurodegenerative diseases. Neurobiol Dis. 2020;134:104621.

29. Dalton C, Mermier M, Zuhl. Exercise influence on the microbiome–gut–brain axis. Gut Microbes 2019;1-14, 10.1080/19490976.2018.1562268.

30. Mitchell CM, Davy BM, Hulver MW, Neilson AP, Bennett BJ, Davy KP. Does exercise alter gut microbial composition?—a systematic review. Med. Sci. Sports Exerc, 2018. 10.1249/MSS.0000000000001760.

31. Allen JM, Mailing LJ, Cohrs J, Salmonson C, Fryer JD, Nehra V, et al. Exercise training-induced modification of the gut microbiota persists after microbiota colonization and attenuates the response to chemically-induced colitis in gnotobiotic mice. Gut Microbes, 2018;9(2):115-130. 10.1080/19490976.2017.1372077.

32. Batacan RB, Fenning AS, Dalbo VJ, Scanlan AT, Duncan MJ, Moore RJ, et al. A gut reaction: the combined influence of exercise and diet on gastrointestinal microbiota in rats. J. Appl. Microbiol., 2017;122:1627-1638. DOI: 10.1111/jam.13442.

33. Munukka E, Ahtiainen JP, Puigbó P, Jalkanen S, Pahkala K, Keskitalo A, et al. Six-Week Endurance Exercise Alters Gut Metagenome That Is not Reflected in Systemic Metabolism in Over-weight Women. Front Microbiol [Internet]. 2018;9:2323.

34. Carbuhn AF, Reynolds SM, Campbell CW, Bradford LA, Deckert JA, Kreutzer A, Fry AC. Effects of Probiotic (Bifidobacterium longum 35624) Supplementation on Exercise Performance, Immune Modulation, and Cognitive Outlook in Division I Female Swimmers. Sports. 2018;6:116. doi: 10.3390/sports6040116.

35. Salarkia N, Ghadamli L, Zaeri F, Sabaghian Rad L. Effects of probiotic yogurt on performance, respiratory and digestive systems of young adult female endurance swimmers: A randomized controlled trial. Med. J. Islam. Repub. Iran. 2013;27:141-146.

36. Cox AJ, Pyne DB, Saunders PU, Fricker PA. Oral administration of the probiotic Lactobacillus fermentum VRI-003 and mucosal immunity in endurance athletes. Br. J. Sports Med. 2010;44:222-226. doi: 10.1136/bjsm.2007.044628.

37. Shing CM, Peake JM, Lim CL, Briskey D, Walsh NP, Fortes MB, Ahuja KD, Vitetta L. Effects of probiotics supplementation on gastrointestinal permeability, inflammation and exercise performance in the heat. Eur. J. Appl. Physiol. 2014;114:93-103. doi: 10.1007/s00421-013-2748-y.

38. Vaisberg M, Paixao V, Almeida EB, Santos JMB, Foster R, Rossi M, et al. Daily Intake of Fermented Milk Containing Lactobacillus casei Shirota (Lcs) Modulates Systemic and Upper Airways Immune/Inflammatory Responses in Marathon Runners. Nutrients. 2019;11:1678. doi: 10.3390/nu11071678.

39. Pugh JN, Sparks AS, Doran DA, Fleming SC, Langan-Evans C, Kirk B, et al. Four weeks of probiotic supplementation reduces GI symptoms during a marathon race. Eur. J. Appl. Physiol. 2019;119:1491-1501. doi: 10.1007/s00421-019-04136-3.

40. West NP, Pyne DB, Cripps AW, Hopkins WG, Eskesen DC, Jairath A, et al. Lactobacillus fermentum (PCC(R)) supplementation and gastrointestinal and respiratory-tract illness symptoms: A randomised control trial in athletes. Nutr. J. 2011;10:30. doi: 10.1186/1475-2891-10-30.

41. Huang WC, Wei CC, Huang CC, Chen WL, Huang HY. The Beneficial Effects of Lactobacillus plantarum PS128 on High-Intensity, Exercise-Induced Oxidative Stress, Inflammation, and Performance in Triathletes. Nutrients. 2019;11:353. doi: 10.3390/nu11020353.

42. Michalickova D, Minic R, Dikic N, Andjelkovic M, Kostic-Vucicevic M, Stojmenovic T, et al. Lactobacillus helveticus Lafti L10 supplementation reduces respiratory infection duration in a cohort of elite athletes: A randomized, double-blind, placebo-controlled trial. Appl. Physiol. Nutr. Metab. 2016;41:782-789. doi: 10.1139/apnm-2015-0541.

43. Toohey JC, Townsend JR, Johnson SB, Toy AM, Vantrease WC, Bender D, et al. Effects of Probiotic (Bacillus subtilis) Supplementation During Offseason Resistance Training in Female Division I Athletes. J. Strength. Cond. Res. 2018;10. doi: 10.1519/JSC.0000000000002675.

44. Townsend JR, Bender D, Vantrease WC, Sapp PA, Toy AM, Woods CA, et al. Effects of Probiotic (Bacillus subtilis DE111) Supplementation on Immune Function, Hormonal Status, and Physical Performance in Division I Baseball Players. Sports. 2018;6:70. doi: 10.3390/sports6030070.

45. Strasser B, Geiger D, Schauer M, Gostner JM, Gatterer H, Burtscher M, et al. Probiotic Supplements Beneficially Affect Tryptophan-Kynurenine Metabolism and Reduce the Incidence of Upper Respiratory Tract Infections in Trained Athletes: A Randomized, Double-Blinded, Placebo-Controlled Trial. Nutrients. 2016;8:752. doi: 10.3390/nu8110752.

46. Jager R, Purpura M, Stone JD, Turner SM, Anzalone AJ, Eimerbrink MJ, et al. Probiotic Streptococcus thermophilus FP4 and Bifidobacterium breve BR03 Supplementation Attenuates Performance and Range-of-Motion Decrements Following Muscle Damaging Exercise. Nutrients. 2016;8:642. doi: 10.3390/nu8100642.

47. Mazani M, Nemati A, Baghi AN, Amani M, Haedari K, Alipanah-Mogadam R. The effect of probiotic yoghurt consumption on oxidative stress and inflammatory factors in young females after exhaustive exercise. J. Pak. Med. Assoc. 2018;68:1748-1754.

48. Huang WC, Lee MC, Lee CC, Ng KS, Hsu YJ, Tsai TY, et al. Effect of Lactobacillus plantarum TWK10 on Exercise Physiological Adaptation, Performance, and Body Composition in Healthy Humans. Nutrients. 2019;11:2836. doi: 10.3390/nu11112836.

49. Ibrahim NS, Muhamad AS, Ooi FK, Meor-Osman J, Chen CK. The effects of combined probiotic ingestion and circuit training on muscular strength and power and cytokine responses in young males. Appl. Physiol. Nutr. Metab. 2018;43:180-186. doi: 10.1139/apnm-2017-0464.

50. Inoue T, Kobayashi Y, Mori N, Sakagawa M, Xiao JZ, Moritani T. Effect of combined bifidobacteria supplementation and resistance training on cognitive function, body composition and bowel habits of healthy elderly subjects. Benef. Microbes. 2018;9:843-853. doi: 10.3920/BM2017.0193.

51. Walsh NP, Michael G, Shephard RJ, Maree G, Woods JA, Bishop NC, Fleshner M, et al. Position statement. Part one: immune function and exercise. Exerc. Immunol. Rev. 2011;17:6-63.

52. Clark N. Mach. Exercise-induced stress behavior, gut-microbiota-brain axis and diet: a systematic review for athletes. J. Int. Soc. Sports Nutr. 2016;13:43, 10.1186/s12970-016-0155-6.

53. Lamprecht M, Frauwallner A. Exercise, intestinal barrier dysfunction and probiotic supplementation. M. Lamprecht (Ed.), Medicine and Sport Science, S. Karger AG, Basel 2012;47-56. 10.1159/000342169.

54. Cerdá B, Pérez M, Pérez-Santiago JD, ornero-Aguilera JT, González-Soltero R, Larrosa M. Gut microbiota modification: another piece in the puzzle of the benefits of physical exercise in health? Front. Physiol. 2016;7. 10.3389/fphys.2016.00051.

55. Dorelli B, Gallè F, De Vito C, Duranti G, Iachini M, Zaccarin M, et al. Can Physical Activity Influence Human Gut Microbiota Composition Independently of Diet? A Systematic Review. Nutrients. 2021;13(6):1890. https://doi.org/10.3390/nu13061890.

56. Divella R, De Palma G, Tufaro A, Pelagio G, Gadaleta-Caldarola G, Bringiotti R, et al. Diet, Probiotics and Physical Activity: The Right Allies for a Healthy Microbiota. Anticancer Research Jun. 2021;41(6):2759-2772; DOI: 10.21873/anticanres.15057.

57. Bycura D, Santos AC, Shiffer A, Kyman S, Winfree K, Sutliffe J. Impact of Different Exercise Modalities on the Human Gut Microbiome. Sports. 2021;9(2):14. https://doi.org/10.3390/sports9020014.

58. Marttinen, M.; Ala-Jaakkola, R.; Laitila, A.; Lehtinen, M.J. Gut Microbiota, Probiotics and Physical Performance in Athletes and Physically Active Individuals. Nutrients. 2020;12: 2936. https://doi.org/10.3390/nu12102936.

Vanderli Marchiori
Raissa Sansoni do Nascimento

20

Compostos Bioativos em Alimentos

Os compostos bioativos são substâncias orgânicas extraídas de fontes naturais que estão presentes em alimentos do reino vegetal e animal. Esses compostos, quando ingeridos em quantidades significativas, exercem efeitos benéficos à saúde humana. Podem ser definidos como nutrientes e/ou não nutrientes com ação metabólica ou fisiológica específica.[1] Estudos epidemiológicos têm evidenciado que a ingestão de compostos bioativos está associada a um menor risco no desenvolvimento de doenças crônicas e relacionada com menores taxas de mortalidade, bem como na manutenção e melhora da saúde celular.

Estas substâncias bioativas são responsáveis pela funcionalidade dos alimentos, e destacam-se os fitoquímicos (compostos fenólicos, alcaloides, compostos organosulfúricos, fitosteróis e carotenoides), os ácidos graxos poliinsaturados (ômega 3 e ômega 6), as vitaminas antioxidantes (A, C e E), os prebióticos (fibras e oligossacarídeos), os probióticos (bifidobactérias e lactobacilos) e a proteína de soja.[2-4]

Os compostos bioativos de origem vegetal, também chamados de fitoquímicos e metabólitos secundários, geralmente são substâncias sintetizadas pelo sistema de defesa das plantas em resposta a agressões causadas por insetos, patógenos, ou contra a radiação ultravioleta.[5]

A presença de fitoquímicos é influenciada por diversos fatores, entre eles variedade, condições climáticas e do solo, fatores genéticos, estágio de maturação e processos realizados, o que compreende desde a coleta até o consumo do alimento fonte. Os compostos bioativos são susceptíveis às reações de oxidação ocorridas durante o processamento e estocagem de alimentos, uma vez que alguns desses compostos são instáveis à luz, temperatura, ar, entre outras variáveis[6] e certamente haverá alteração de concentração e/ou biodisponibilidade se em algum momento o procedimento estiver inadequado.

As substâncias bioativas são divididas em classes: polifenóis (ácidos fenólicos, flavonóides, estilbenos e lignanas), glicosinolatos e carotenoides (licopeno, luteína e zeaxantina) que desempenham atividade antioxidante, anti-inflamatória, estimulante do sistema imune, equilíbrio hormonal, atividade antibacteriana e antiviral.[7,8]

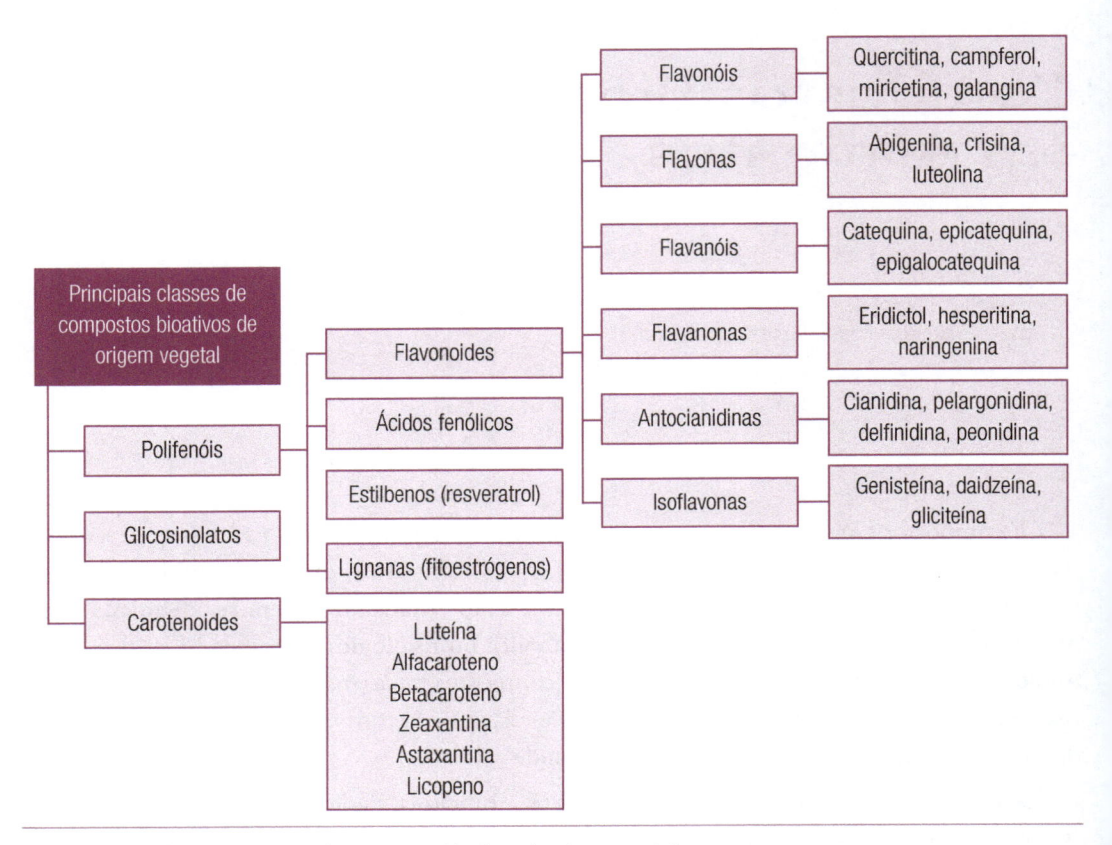

FIGURA 20.1 – Principais classes de compostos bioativos de origem vegetal.

Nos dias atuais, os praticantes de atividade física recorrem a várias intervenções dietéticas, incluindo o uso de produtos naturais à base plantas e compostos bioativos, pois são uma alternativa menos agressiva e com menores efeitos colaterais se comparados às drogas sintéticas com a finalidade de atingirem objetivos muitas vezes irreais. Portanto, é imprescindível ter-se um manual de referência completo com informações que permitam que especialistas e atletas entendam melhor os efeitos benéficos e prejudiciais de alguns produtos mais utilizados. É fundamental que a automedicação em atletas e praticantes de exercício físico seja desencorajada por profissionais da saúde.[9]

Os compostos podem ser o diferencial no tratamento desses pacientes, mas a forma de consumo e apresentação, bem como a dose correta, é o que garante eficácia e segurança no uso. Esses compostos podem ser consumidos nos alimentos ou plantas de forma integral, em alimentos enriquecidos ou por meio de encapsulados, nomeados como nutracêuticos ou fitoterápicos.

Cafeína e guaraná (*paulinia cuppana*)

Conhecida pelo seu efeito estimulante do sistema nervoso central, a cafeína é uma xantina do grupo dos alcaloides, e pode ser extraída de mais de 60 espécies de plantas, entre elas o guaraná. Promove o aumento no estado de alerta do cérebro. É um alcaloide de rápida absorção amplamente utilizado por praticantes esportivos devido as suas propriedades ergogênicas. A meia-vida sanguínea é de aproximadamente 90 a 180 minutos e depende da velocidade de metabolização celular, que é determinada geneticamente. Sua ação farmacológica ocorre pelo antagonismo dos receptores de adenosina A1 e A2A, que promove efeitos no sistema nervoso central e periférico, o que reduz a dor, a percepção de esforço e aumenta a prontidão motora.[10-12] Por ser a xantina com maior concentração nos fitocomplexos do guaraná, a atividade da planta é similar ao fitoquímico isolado; porém, quando consumida na forma de pó de guaraná, observa-se efeito estimulante com duração superior a 4 horas na maioria dos pacientes. O guaraná da região amazônica de Maues é o que atualmente apresenta o maior teor de fitoquimicos ativos.

Os efeitos ergogênicos da cafeína na melhora do desempenho físico foram verificados em diversos estudos e modalidades esportivas. Graham e Spriet observaram um aumento significativo no desempenho de corrida de resistência, após a ingestão de 9 mg de cafeína por quilograma de peso corporal 1 hora antes do exercício.[13] No ciclismo, foi observada a melhora da cadência,[14] nas artes marciais atrasou a fadiga durante combates sucessivos de *taekwondo*.[15] Na natação, Collomp, *et al.*[16] investigaram os efeitos de ingestão de cafeína no desempenho de *sprint* em nadadores altamente treinados e em nadadores ocasionais, não treinados. A concentração máxima de lactato sanguíneo melhorou significativamente em ambos, indivíduos não treinados e treinados, após a ingestão de cafeína. Porém, a melhora significativa na escala de velocidade de nado ocorreu apenas nos indivíduos treinados, pela necessidade de uma alta capacidade anaeróbia para se beneficiar do metabolismo da cafeína.

- **Concentração recomendada:** a posologia para a cafeína, em preparados para uso oral, pode variar desde 50 mg a 500 mg, administradas em intervalos superiores a 3 horas. Recomenda-se não ingerir próximo da hora de dormir.

  A cafeína tem mostrado melhorar consistentemente o desempenho nos exercícios quando consumida em doses de 3 a 6 mg/kg de massa corporal.[17] A posologia para o guaraná, em preparados para uso oral, pode variar desde 500 mg até 3 g, administradas em intervalos superiores a 6 horas. Recomenda-se não ingerir próximo da hora de dormir.

- **Reações adversas:** irritabilidade, agitação, tontura, batimentos cardíacos acelerados, tremores, dificuldade em dormir, náusea, vômito e diarreia.

- **Contraindicações:** a relação risco/benefício deve ser avaliada na presença de doenças cardíacas graves, disfunção hepática, úlcera péptica, hipertensão e insônia. Mulheres grávidas não devem consumir mais de 300 mg de cafeína por dia. O uso concomitante de IMAO pode provocar distúrbios cardíacos e hipertensão grave. O seu uso também pode aumentar o metabolismo de diversos barbitúricos.

Curcumina

A curcumina, um membro da família dos compostos curcuminoides, é um pigmento fenólico de cor amarela obtido a partir da cúrcuma (*Curcuma longa L.*), pertencente à família da

Zingiberaceae. Esse composto ativo vem ganhando inúmeros estudos sobre suas propriedades antioxidantes e anti-inflamatórias. No entanto, poucos estudos avaliaram os efeitos da suplementação de curcumina na prática de atividade física.

A dor muscular, associada à rigidez que é relatada horas após o término do exercício, é chamada de dor muscular de início retardado (DOMS). Praticantes de atividade física e atletas conhecem bem seus efeitos que podem durar dias e limitar a atividade muscular.[18] A curcumina demonstra – potencialmente – ser uma boa estratégia nutricional para controle da DOMS, devido à sua capacidade anti-inflamatória.[19]

Durante o exercício físico, ocorre a ativação da resposta imune adaptativa que gera a liberação de citocinas pró-inflamatórias em resposta ao dano muscular. A intensidade, duração e modalidade da atividade física determinam as diferentes formas e concentrações séricas das citocinas.[20]

A curcumina tem uma mecanismo de ação multifacetado: exerce atividade inibitória da enzima COX-2 e da síntese do óxido nítrico por regulação negativa sobre o fator nuclear NF-kappa B. Inibe também citocinas pró-inflamatórias induzidas por lipopolissacarídeos como TNF-α, interleucinas IL-1β, IL-2, IL-6, IL-8 e IL-12, além da inibição da Lipoxigenase 1, óxido nítrico sintetase induzível (iNOS) e da atividade de leucotrienos.[21,22]

Nicol, *et al.* (2015), avaliaram os efeitos da curcumina em indivíduos que receberam suplementos de 5 g/dia durante 5 dias e observaram a redução da dor muscular e menor CK sérica 24 horas e 48 horas após exercícios de resistência.[23] McFarlin, *et al.* (2016) demonstraram que o consumo de curcumina reduziu a inflamação biológica, mas não a dor do músculo quadríceps, durante a recuperação após o dano muscular induzido por exercício.[24]

A suplementação com diferentes tipos de antioxidantes, incluindo a curcumina, parece ser uma estratégia positiva para prevenir o estresse oxidativo, melhorar o desempenho e os danos musculares decorrentes do exercício físico.

- **Concentração recomendada:** de 100 mg a 300 mg ao dia.
- **Reações adversas:** a cúrcuma é bem tolerada, raramente pode ocorrer queixas como desconforto gástrico leve e movimentos intestinais mais frequentes.
- **Contraindicações:** para gestantes, lactantes e crianças menores de 4 anos, em casos de obstrução do ducto biliar, em pacientes com câncer em tratamento com ciclofosfamida e nas semanas que antecedem grandes cirurgias. Pacientes que recebem tratamento diário com extratos de cúrcuma devem evitar a excessiva exposição solar, de forma a reduzir, assim, as chances de fenômenos de fotossensibilidade.

Licopeno

O licopeno é um composto bioativo presente em algumas frutas e vegetais, é um carotenoide que tem atraído considerável atenção recentemente, com estudos que continuam a sugerir que ele pode fornecer proteção contra o câncer e outras doenças degenerativas, influenciadas por reações de radicais livres.[25]

Como o organismo humano não é capaz de promover a síntese de carotenoides, a obtenção do licopeno dá-se por meio da ingestão dietética. O licopeno pode ser encontrado em diversos alimentos, sendo 85% no tomate e seus derivados e o restante no mamão, goiaba vermelha, pitanga, melancia, entre outros. Sua estrutura é responsável pela coloração vermelho-alaranjada de frutas e vegetais nas quais está presente.[26] A biodisponibilidade do licopeno parece estar relacionada às formas isoméricas, com o calor responsável pela modificação da sua forma isomérica. A biodisponibilidade e absorção de licopeno parecem ser maiores em produtos que utilizam tomates cozidos por pelo menos dez minutos e a molécula estará realmente disponível quando o alimento for triturado.

O estresse oxidativo causado por radicais livres é reconhecido como um dos principais responsáveis no aumento do risco de doenças crônicas como o câncer e doenças cardiovasculares. O licopeno possui o maior potencial antioxidante entre os carotenoides para reduzir o estresse oxidativo causado pelo exercício. Essa propriedade está relacionada com a desativação de radicais livres e com a atração do oxigênio simples (forma mais reativa do oxigênio). Ele remove os radicais peróxidos, modula o metabolismo carcinogênico, inibe a proliferação celular, estimula a comunicação entre células, e eleva a resposta imune.[27]

Um estudo avaliou os efeitos da ingestão de licopeno associado ao exercício na saúde óssea em ratas jovens. O licopeno exibiu efeito positivo na resistência óssea, mas não na densidade mineral óssea.[28]

A literatura mais recente mostra que o impacto positivo do licopeno na saúde é objeto de intensa pesquisa para a compreensão dos seus mecanismos de ação e expansão de seu potencial biológico.

- **Concentração recomendada:** de 5 mg a 20 mg ao dia.
- **Reações adversas e contraindicações:** o licopeno é considerado seguro e o seu consumo usualmente não provoca reações adversas.

Resveratrol

O resveratrol é um polifenol com atividade antioxidante, que pode ser encontrado em diversas plantas; tâmaras e a casca e as sementes das uvas são especialmente ricas neste componente. As fontes alimentares de resveratrol incluem vinho, tâmaras, frutas vermelhas e amendoim quando consumido com sua pele.

Recentemente, tem havido interesse na capacidade do resveratrol de modular o desempenho físico, prevenir o estresse oxidativo e a inflamação. Há evidências também de que o resveratrol previne a oxidação lipídica, aumenta a atividade das enzimas antioxidantes, melhora o desempenho muscular, altera o catabolismo proteico, além de evitar danos e apoptose de células do músculo esquelético durante o exercício físico em camundongos.[29]

Um estudo de 2018 investigou o efeito antioxidante do resveratrol sobre o estresse oxidativo decorrente do esforço físico em ratos. Foi investigada a hipótese de que o resveratrol é capaz de atenuar o estresse oxidativo e a lesão muscular de ratos sedentários submetidos a esforço físico. Resultados obtidos comprovam que animais sedentários submetidos ao esforço físico sofreram estresse oxidativo e lesão muscular, ainda que esses efeitos indesejáveis possam ser atenuados com o uso do antioxidante resveratrol[30] Feng, *et al.* (2019) demostraram os efeitos terapêuticos e a eficácia do lipossoma de resveratrol na lesão muscular em ratos.[31]

- **Concentração recomendada:** de 5 mg a 100 mg ao dia (existe uma escassez de dados clínicos sobre a dose dietética adequada, podemos encontrar no mercado de nutracêuticos vários produtos com uma ampla disparidade entre as dosagens).

- **Reações adversas:** podem ocorrer intolerância gastrointestinal, prurido, hepatotoxicidade e anemia hemolítica. Anorexia, náuseas, vômitos, icterícia colestática, hepatite medicamentosas. Ocasionalmente, foram informados polineurite em tratamentos prolongados ou nefropatias e pneumonite intersticial de curso agudo ou crônico, eosinofilia e erupção cutânea.
- **Contraindicações:** hipersensibilidade ao resveratrol, gravidez e lactação.

Quercetina

A quercetina é o principal flavonoide presente na dieta humana. Esse polifenol é encontrado nos vegetais, frutas e sucos. São encontradas altas concentrações de quercetina em maçãs, cebolas, frutas cítricas, vegetais verdes escuros (tais como brócolis e couve), chá e vinho tinto.

As propriedades terapêuticas da quercetina se relacionam estreitamente com a sua estrutura química que proporcionam um grande potencial antioxidante para esse fitoquímico. Os benefícios desse flavonoide para a saúde humana têm um amplo espectro de ação e incluem o aumento da atividade física e mental.

Bazzucchi, *et al.* (2019) conduziram um estudo clínico para investigar se a quercetina poderia prevenir a perda de força e o dano muscular causado pelo exercício excêntrico.[32] A suplementação com quercetina aumentou a força isométrica, diminuiu o dano muscular causado pelo exercício e diminuiu o torque e a velocidade de condução das fibras musculares registrados durante o exercício. A ingestão desse suplemento pode ser uma estratégia adequada para melhorar a aptidão física e o desempenho durante o exercício.

O efeito da quercetina no desempenho está relacionado com o aumento do processo de biogênese mitocondrial por meio das vias de sinalização intracelular.

- **Concentração recomendada:** de 500 mg a 1.000 mg ao dia (ainda existem dúvidas se a quercetina pode apresentar efeitos pró-oxidativos no corpo humano, especialmente após um uso prolongado de altas doses).
- **Reações adversas:** em geral, a ingestão oral de quercetina em humanos parece ser bem tolerada e apenas uma incidência muito baixa de efeitos adversos foi observada até o momento.
- **Contraindicações:** a quercetina pode aumentar os efeitos nefrotóxicos em rim pré-danificado.

Existem inúmeras evidências da ação de fitoquímicos nos mais diversos momentos de vida e também para todos os praticantes de atividade física. E isso pode ser observado desde o consumo de um simples suco de acerola com beterraba para o aumento de liberação de oxido nítrico, até o consumo de encapsulados padronizados. Como visto, a contribuição dos nutrientes vai muito além da sobrevivência, eles desempenham um relevante papel na prevenção e tratamento de doenças. Entretanto, a orientação e prescrição por parte de profissionais habilitados é fundamental, já que altas doses podem apresentar toxicidade e efeitos colaterais. A regra básica deve ser ter os compostos bioativos adequados e seguros indicados individualmente, lembrando que o excesso de antioxidantes pode ser prejudicial aos hepatócitos e, por isso, a capacitação para a prescrição é fundamental.

Referências bibliográficas

1.   ANVISA. RESOLUÇÃO-RDC ANVISA Nº 2, DE 7 DE JANEIRO DE 2002. Aprova o Regulamento Técnico de Substâncias Bioativas e Probióticos Isolados com Alegação de Propriedades Funcional e ou de Saúde, e dá outras providências.

2.   Henrique VA, et al. "Alimentos funcionais: aspectos nutricionais na qualidade de vida." 2018.

3.   Vidal AM, Dias DO, Martins ESM, Oliveira RS, Nascimento RMS, Correia MGS. Ingestão de alimentos funcionais e sua contribuição para a diminuição da incidência de doenças. Ciências Biológicas e da saúde. Aracaju, 20121;15:43-52.

4.   BRASIL. Sociedade Brasileira de Alimentação e Nutrição (SBAN). O benefício do consumo da proteína isolada de soja nas diferentes fases da vida. 2015;32.

5.   Horst MA, Cruz ACarvalho, Lajolo FM. Biodisponibilidade de compostos bioativos de alimentos. In: Biodisponibilidade de Nutrientes [S.l: s.n.], 2016.

6.   Gonçalves JHT, Santos AS, Morais HA. "Atividade antioxidante, compostos fenólicos totais e triagem fitoquímica de ervas condimentares desidratadas." Revista da Universidade Vale do Rio Verde. 2015;13(1):486-497.

7.   Lako J, et al. "Phytochemical flavonols, carotenoids and the antioxidant properties of a wide selection of Fijian fruit, vegetables and other readily available foods." Food Chemistry. 2007;101(4):1727-1741.

8.   Hardman WE. "Diet components can suppress inflammation and reduce cancer risk." Nutrition research and practice. 2014;8(3):233-40. doi:10.4162/nrp.2014.8.3.233.

9.   Sellami M, et al. "Herbal medicine for sports: a review." Journal of the International Society of Sports Nutrition. 2018;15(15):14. doi:10.1186/s12970-018-0218-y.

10.   Borea PA, et al. "Pharmacology of adenosine receptors: the state of the art." Physiological reviews 2018;98.3:1591-1625.

11.   Araújo SN de. "Efeitos da cafeína como recurso ergogênico na atividade física: uma revisão." 2019.

12.   Davis JK, Matt Green J. "Caffeine and anaerobic performance." Sports Medicine 2009;39(10):813-832.

13.   Graham TE, Spriet LL. "Performance and metabolic responses to a high caffeine dose during prolonged exercise." Journal of applied physiology 1991;71(6):2292-2298.

14.   Green JM, et al. "Caffeine influences cadence at lower but not higher intensity RPE-regulated cycling." Physiology & behavior 2017;169:46-51.

15.   Santos VGF, et al. "Caffeine reduces reaction time and improves performance in simulated-contest of taekwondo." Nutrients 2014;6.2:637-649.

16.   Collomp K, et al. "Benefits of caffeine ingestion on sprint performance in trained and untrained swimmers." European journal of applied physiology and occupational physiology. 1992;64(4):377-380.

17.   Desbrow B, Biddulph C, Devlin B, Grant GD, Anoopkumar-Dukie S, Leveritt MD. (2012) The effects of different doses of caffeine on endurance cycling time trial performance, Journal of Sports Sciences, 2012;30(2)115-120, DOI: 10.1080/02640414.2011.632431.

18.   Drobnic F, et al. "Reduction of delayed onset muscle soreness by a novel curcumin delivery system (Meriva®): a randomised, placebo-controlled trial." Journal of the International Society of Sports Nutrition 2014;11(1):1-10.

19.   Costa RC, Hoefel AL. "Suplementação da curcumina, como reparador de dano muscular induzido pelo exercício." Revista Brasileira de Nutrição Esportiva 2019;13(82):998-1008.

20.   Terra R, et al. "Efeito do exercício no sistema imune: resposta, adaptação e sinalização celular." Revista brasileira de medicina do esporte 2012;18(3):208-214.

21.   Hong CH, et al. "Evaluation of natural products on inhibition of inducible cyclooxygenase (COX-2) and nitric oxide synthase (iNOS) in cultured mouse macrophage cells." Journal of Ethnopharmacology. 2002;83(1-2):153-159.

22.   Lee SK, et al. "Suppressive effect of natural sesquiterpenoids on inducible cyclooxygenase (COX-2) and nitric oxide synthase (iNOS) activity in mouse macrophage cells." Journal of environmental pathology, toxicology and oncology 2002;21(2).

23.   Nicol LM, et al. "Curcumin supplementation likely attenuates delayed onset muscle soreness (DOMS)." European journal of applied physiology. 2015;115(8):1769-1777.

24.   McFarlin BK, et al. "Reduced inflammatory and muscle damage biomarkers following oral supplementation with bioavailable curcumin." BBA clinical 2016;5:72-78.

25.   Ellinger S. Jörg E, Peter S. "Tomatoes, tomato products and lycopene in the prevention and treatment of prostate cancer: do we have the evidence from intervention studies?." Current Opinion in Clinical Nutrition & Metabolic Care 2006;9.6:722-727.

26.   Grabowska M, et al. "Let food be your medicine: nutraceutical properties of lycopene." Food & function vol. 10,6 2019;3090-3102. doi:10.1039/c9fo00580c.

27. Shami NJ, Ismail E, Moreira EAM. "Lycopene as an antioxidant agent." Revista de nutrição 2004;17(2)227-236.

28. Kakutani Y, et al. "The effects of lycopene intake and exercise on bone health in young female rats." Journal of the International Society of Sports Nutrition. 2011;8(1):1-1.

29. Ryan MJ, et al. "Suppression of oxidative stress by resveratrol after isometric contractions in gastrocnemius muscles of aged mice." Journals of Gerontology Series A: Biomedical Sciences and Medical Sciences. 2010;65(8):815-831.

30. Narciso LG, et al. "Resveratrol atenua o estresse oxidativo e a lesão muscular de ratos sedentários submetidos ao exercício físico." Arquivo Brasileiro de Medicina Veterinária e Zootecnia. 2018;70:850-856.

31. Feng Y, He Z, Mao C, Shui X, Cai L. (2019). Therapeutic effects of resveratrol liposome on muscle injury in rats. Medical Science Monitor, 2019;25:2377-2385. https://doi.org/10.12659/MSM.913409.

32. Bazzucchi, I, et al. "The effects of quercetin supplementation on eccentric exercise-induced muscle damage." Nutrients. 2019;11(1):205.

33. Gonçalves LS. "Efeitos da suplementação da quercetina sobre o rendimento físico em esteira ergométrica e indicadores metabólicos do exercício exaustivo em atletas de futebol." 2014:52-f.

21

Fitoterápicos

Vanderli Marchiori
Raissa Sansoni do Nascimento

O uso das plantas medicinais pelo homem remonta à pré-história. Os primeiros registros fitoterápicos datam de quase 3.000 a.C., quando o imperador chinês Shen Nung catalogou 365 ervas medicinais e venenos que eram usados sob inspiração taoísta de Pan Ku, considerado deus da criação.

Na verdade, a tradição se mistura à modernidade, pois a prática de exercícios físicos tornou-se o hábito de milhões de pessoas ao longo das últimas décadas. E o uso de plantas medicinais pode ser o diferencial para anular ou reduzir os desconfortos advindos dos excessos ocorridos na prática de exercícios ou também na otimização de resultados para a melhora da *performance* e atenuação de fadiga física e/ou mental.

Diante da gigantesca oferta de produtos fitoterápicos e suplementos nutricionais, é fundamental a comprovação de sua origem e evidência científica de seus benefícios, que devem ser prescritos por profissionais habilitados e qualificados. Como sabido, a automedicação sem orientação adequada pode causar danos, como intolerâncias, dependência e intoxicações – e essa premissa também se faz presente quando falamos de fitoterápicos.

Fitoterapia é a utilização de plantas medicinais ou de seus derivados, exceto substâncias isoladas, com fins terapêuticos, preventivos, curativos ou paliativos.[1] É uma prática milenar documentada, com seu uso pautado em investigações científicas e/ou na sua aplicação tradicional reconhecida.

As formas farmacêuticas de fitoterápicos comumente mais utilizadas são a planta fresca, chás, extratos líquidos, extratos secos, tinturas e pós, que podem ser adicionadas às formulações (cápsulas, sachês, comprimidos, soluções) ou diretamente na própria alimentação, em sucos e preparações culinárias.

No exercício físico é uma estratégia que contribui para um melhor desempenho, pois dá condições ao organismo de responder à situação estressora, sendo excelente adaptógeno com finalidade de aumentar a resistência das fibras musculares, por exemplo. Podemos segmentar o uso das plantas medicinais na prática esportiva em alguns tópicos, de acordo com o objetivo a ser atingido: ajuste de composição corporal (perda de peso, ganho de massa muscular); controle da dor e recuperação muscular; melhora do desempenho e da disposição física; modulação do estresse e melhora do sistema imune.

Fitoterápicos no emagrecimento

Chá-verde (*Camellia sinensis L.*)

O chá-verde (*Camellia sinensis L.)* é uma planta rica em polifenóis, principalmente flavonóis conhecidos também como catequinas, muito utilizada por suas ações metabólicas, propriedades antioxidantes e anti-inflamatórias.[2] Entre os compostos biologicamente ativos contidos na *Camellia sinensis*, os agentes antioxidantes mais estudados são as catequinas: a epigalocatequina galato (EGCG), epigalocatequina (EGC), galato de epicatequina (ECG) e epicatequina (EC).[3]

Observou-se um possível efeito emagrecedor em um estudo que associou o extrato de chá-verde com cafeína (50 mg de cafeína e 90 mg de galato de epigalocatequina) três vezes ao dia. O efeito termogênico, determinado por meio da excreção de norepinefrina e diminuição do quociente respiratório medido em 24 horas, foi encontrado apenas no grupo que ingeriu chá-verde em comparação com o grupo placebo e o grupo somente suplementado com cafeína.[4]

Um estudo investigou o efeito do chá-verde em homens que realizaram treino intervalado com *sprints* e participantes que não treinaram. O chá-verde aumentou significativamente a oxidação de gordura em repouso e pós-exercício, e também elevou os níveis plasmáticos de glicerol e norepinefrina durante e após o *sprint* intervalado.[5]

Em um estudo duplo-cego, 46 pacientes obesos receberam 379 mg de extrato de chá-verde por três meses. A suplementação resultou em reduções no índice de massa corporal, circunferência da cintura, níveis de colesterol total, LDL e triglicerídeos.[6]

O mecanismo pelo qual o chá-verde pode reduzir o percentual de gordura corporal ainda não está completamente elucidado, porém, existem diversas hipóteses que incluem o aumento da expressão dos genes envolvidos no metabolismo de ácidos graxos, inibição da atividade da enzima catecol-o-metiltransferase, aumento da oxidação de gorduras, melhora dos marcadores de termogênese, aumento do gasto energético, estimulação da lipólise, regulação de atividades de enzimas endógenas antioxidantes, diminuição da produção de ROS e dos níveis de inflamação do tecido adiposo.[7,8]

As catequinas também têm sido utilizadas para prevenir, retardar e até mesmo tratar distúrbios das articulações e músculo esquelético, por causa de suas propriedades anti-inflamatórias e antioxidantes. As catequinas (principalmente EC e EGCG) mostraram aumentar de forma eficiente o desempenho do músculo esquelético, por meio do incremento na biossíntese de mitocôndrias e capilares, promoção da formação óssea, aumento do metabolismo lipídico e da neuroproteção.[9]

- **Proposta de prescrição:** extrato seco padronizado com, no mínimo, 50% de polifenóis: 120 a 800 mg/dia; infusão: utilizar 1 colher (chá) cheia da planta em 200 mL de água fervente, abafando, em seguida, por 3 a 5 minutos (2 xícaras ao dia).
- **Contraindicações:** evitar o consumo noturno em indivíduos com problemas de insônia ou sensibilidade à cafeína. A administração conjunta com alimentos/suplementos fontes

de ferro bivalente (não heme) pode gerar interação do tipo reação de complexação, de forma a reduzir sua biodispobinilidade. Evitar a prescrição para pacientes que passaram por algum procedimento cirúrgico ou em tratamento com anticoagulantes/antiagregantes plaquetários. Não prescrever para gestantes e lactantes.

Erva-mate (*Ilex Paraguariensis A.*)

Tradicionalmente muito consumida em regiões da América do Sul, a erva-mate populariza-se também em outras regiões do mundo. Suas folhas são muito utilizadas na forma de decocto ou infusão para melhorar a saúde metabólica e perda de peso.

Várias propriedades terapêuticas estão associadas ao seu consumo regular, como: atividade tônico-estimulante, antiaterogênica, termogênica, hipoglicemiante, antioxidante e antiobesidade. Essas propriedades de saúde foram atribuídas a vários ingredientes bioativos presentes na erva-mate, o que inclui polifenóis e derivados de cafeoil (ácido cafeico, ácido clorogênico, ácido 3,4-dicafeoilquínico, ácido 4,5-dicafeoilquínico e 3,5-ácido dicafeoilquínico), fitoesteróis, saponinas, alguns aminoácidos, vitaminas e minerais.[10,11]

Um estudo em mulheres saudáveis avaliou os possíveis benefícios da ingestão de 2 g de erva-mate durante a prática de exercícios prolongados. A combinação da ingestão de erva-mate associada aos exercícios físicos melhorou a taxa metabólica (FAO), as medidas de saciedade e o estado de humor em comparação com o exercício isolado.[10] A administração oral de um extrato aquoso de erva-mate (1 g/kg) em ratos obesos, por um período de 12 semanas, atenuou o aumento no peso corporal e na adiposidade deles. O estudo sugeriu que o mecanismo de ação do extrato estaria ligado a um efeito modulador na expressão de alguns genes relacionados com a obesidade.[12] Outro estudo realizado com animais (ratos Sprague-Dawley) demonstrou que o extrato da *Ilex paraguariensis* (concentração de 20%) pode ter um efeito protetor contra a obesidade induzida por dieta hiperlipídica. A suplementação de *I. paraguariensis* suprimiu o apetite, reduziu o peso corporal, diminuiu a gordura visceral e melhorou o perfil hepático nos roedores.[13]

- **Proposta de prescrição:** extrato seco padronizado entre 0,1% e 3% de ácido clorogênico, 3% a 10% de cafeína: 100 mg a 300 mg (2 vezes ao dia); tintura (1:20): 30 gotas, 1 a 3 vezes ao dia; infusão: utilizar 2 g a 4 g (1 colher de chá cheia) das folhas secas em uma xícara de água fervente, abafando em seguida por 10 a 15 minutos (3 xícaras ao dia).
- **Contraindicações:** evitar o consumo noturno em indivíduos com problemas de insônia ou que apresentam ansiedade, tremores ou sensibilidade à cafeína. Evitar prescrição para indivíduos hipertensos, taquicardíacos ou com problemas cardíacos ou com transtorno de ansiedade, além de indivíduos que apresentem gastrite, colite, mulheres grávidas ou amamentando.

Gengibre (*Zingiber officinale* Roscoe)

O gengibre (*Zingiber officinale* Roscoe) é principalmente promovido e usado como antiemético, mas o seu potencial terapêutico é amplo e ele apresenta várias outras ação farmacológicas de interesse, como: aumento da termogênese, lipólise, supressão da lipogênese, melhora da sensibilidade à insulina, ações antioxidantes, analgésicas, imunomodulatórias e anti-inflamatórias.[14] Os compostos biologicamente ativos e mais abundantes no gengibre são os terpenos e compostos fenólicos, principalmente os gingeróis.

O gengibre mostrou efeitos antiobesidade significativos em estudos *in vitro* e *in vivo*. A administração oral por 30 dias de gingerol em ratos que receberam uma dieta hiperlipídica resultou em redução significativa dos pesos corporais, dos níveis de glicose, níveis de insulina e diminuição na resistência à insulina. O gingerol parece apresentar tais atividades, por meio da modulação do metabolismo lipídico pela diminuição da atividade na lipogênese, bem como pelo aumento da oxidação de ácidos graxos. O extrato de gengibre atenuou a obesidade, aumentou o catabolismo da gordura do músculo esquelético e o gasto de energia.[15,16] Em outro estudo *in vivo*, ratos tratados com gingerol e alimentados com dieta gordurosa apresentaram redução significativa nos níveis de glicose, peso corporal, leptina, insulina, amilase, plasma lipase e lipídios teciduais quando comparados ao controle normal. Esses achados sugerem que a suplementação de gengibre suprime o ganho de peso induzido por uma dieta rica em gordura, e pode ser uma terapia adjuvante promissora para o tratamento da obesidade e de suas complicações.[17]

Um ensaio clínico duplo-cego avaliou o efeito de suplementos dietéticos que contém chá-verde, capsaicina e extratos de gengibre na perda de peso e no perfil metabólico de 50 mulheres com sobrepeso. Em comparação com o placebo, o uso do suplemento com chá-verde, capsaicina e gengibre resultou em uma diminuição significativa no peso, do índice de massa corporal e das concentrações de insulina no sangue. A combinação do gengibre com outros compostos bioativos pode ser uma estratégia para potencializar o resultado na perda de peso.

- **Proposta de prescrição:** extrato seco a 5% padronizado em gingeróis: 500 mg (2 vezes ao dia); pó: de 500 g a 2,5 g diários; tintura (1:5): em 90% de etanol, administram-se 50 gotas, 1 a 3 vezes ao dia.

- **Contraindicações:** concomitantemente com agentes anticoagulantes.

Fitoterápicos na regulação hormonal

Feno-grego (*Trigonella foenun-graecum L.*)

O fitoterápico feno-grego é constituído pelas sementes secas e, devido à grande quantidade de princípios ativos contidos nessa espécie, possui um espectro de ações farmacológicas bem amplo. A trigonelina é considerada o metabólito mais importante do feno-grego e tem propriedades hipoglicemiantes e hipocolesterolemiantes.[2] Alguns estudos realizados com diferentes tipos de extrato de glicosídeos de feno-grego mostraram um efeito androgênico e anabólico em homens.

A deficiência de testosterona resulta em mudanças na composição corporal, o que inclui o aumento da massa gorda, diminuição da massa corporal magra e da densidade mineral óssea. Além disso, a testosterona é importante para o desempenho atlético por conta de seu efeito anabólico, de forma a favorecer o aumento na síntese e quebra de proteínas, o qe resulta em hipertrofia e melhora da força muscular.[18]

Um estudo avaliou os efeitos benéficos da suplementação com uma fração de glicosídeos da semente de feno-grego, em indivíduos do sexo masculino durante o treinamento de resistência. A fração de feno-grego demonstrou atividade anabólica e androgênica significativa em comparação com o placebo. Os participantes do estudo que receberam a suplementação mostraram melhora significativa na composição corporal sem redução da força muscular.[19]

Um extrato hidroetanólico de sementes de feno-grego foi administrado em mulheres para avaliar a influência do equilíbrio hormonal nos desconfortos da perimenopausa. A dosagem de 250 mg (2 vezes ao dia) por 42 dias reduziu significativamente os desconfortos, principalmente os sintomas vasomotores e a depressão, ajudou a atingir o equilíbrio hormonal e aumentou a concentração de testosterona livre em 38,2%, sem quaisquer efeitos adversos.[20]

Mais investigações sobre o potencial do feno-grego para regulação hormonal são necessárias e devem ser exploradas em estudos futuros.

- **Proposta de prescrição:** extrato seco (5:1), 100 mg 2 a 3 vezes/dia; extrato fluido (1:1): proporção de 1 g = 46 gotas. Prescrevem-se de 1,5 a 3 mL repartidos em 2 a 3 tomadas; decocção: ferver durante 15 minutos 1 colher de sopa em 400 mL de água.

- **Contraindicações:** em casos de bronquite, asma, gravidez e na presença ou antecedentes de tumores estrógeno dependentes.

Mucuna (Mucuna *pruriens L.*)

O nome *pruriens* vem do latim e significa coceira. Ela também é conhecida no Brasil como Mucuna Preta, Café Beirão e Pó de Mico. Em inglês, é conhecida como *Velvet Bean* que pode ser traduzido, literalmente, como "feijão de veludo". Empregada como energizante, hipoglicemiante, como antiparkinsoniana, antioxidante e na melhora da fertilidade.

Um estudo prospectivo realizado com 75 pacientes inférteis demonstrou que a suplementação com o pó das sementes de Mucuna pruriens aumentou de modo significativo os níveis de testosterona.

O consumo de Mucuna apresenta uma melhora no perfil hormonal de homens inférteis, inclusive com melhora da motilidade dos espermatozoides, mas o número de estudos ainda é escasso para justificar o uso desse fitoterápico com essa finalidade.[21]

- **Proposta de prescrição:** 350 mg a 500 mg de semente moída (10% de L-dopa), 2 a 3 cápsulas por dia.

- **Contraindicações:** gravidez e lactância.

Fitoterápicos adaptógenos

Rodiola (*Rodhiola rosea L.*)

A Rodiola é classificada como uma planta adaptógena por sua capacidade de aumentar a resistência não específica frente a várias agressões. É utilizada como estimulante, redutor de fadiga física e mental, como antioxidante, cardioprotetora, em casos de depressão e estresse. Destacam-se na sua composição os fitoquímicos rosina, rosarina, tirosol, taninos, polifenóis, com destaque para salidrosideo e rosavina.[2,22]

O efeito adaptogênico da Rhodiola rosea está associado à ativação do córtex cerebral pelo aumento dos níveis de norepinefrina e serotonina. Além disso, afeta o eixo hipotálamo-hipófise-adrenal, que reduz os níveis dos hormônios liberadores de corticotropina (CRH).[24]

Um trabalho recrutou 11 participantes mulheres, com a finalidade de avaliar os efeitos da suplementação de curto prazo com extrato de Rhodiola Rosea. Os resultados mostram que a suplementação com o extrato de Rodiola melhorou o desempenho do exercício anaeróbio em repetidas sessões.[23] A Rhodiola rosea melhorou a performance em voluntários jovens e saudáveis nos exercícios de resistência realizados em um estudo que investigou a ingestão aguda da planta por 4 semanas.[25] Vinte e seis estudantes saudáveis do sexo masculino receberam extrato de R. rosea (600 mg/dia) ou placebo por 4 semanas em um estudo duplo-cego randomizado. A ingestão do extrato aumentou a capacidade antioxidante, melhorou o desempenho mental, mas não afetou o desempenho físico dos jovens.[26]

- **Proposta de prescrição:** extrato padronizado em 1% de Rosavina: 360 a 600 mg/dia. extrato padronizado em 2% de Rosavina: 180 a 300 mg/dia. Extrato padronizado em 3% de Rosavina: 100 a 170 mg/dia. Recomenda-se a ingestão dos extratos com estômago vazio, de preferência antes do café da manhã.

- **Contraindicações:** pacientes com transtornos bipolares. Gravidez e lactação.

Ginseng (*Panax ginseng C. A. Mey*)

A raiz do ginseng é considerada adaptógena, o seu uso destina-se a potencializar as defesas do organismo contra condições adversas e agressões externas. O ginsenósidos da raiz são os ingredientes mais importantes e os responsáveis por grande parte das ações farmacológicas do ginseng. Até o momento, vários compostos ativos (que inclui aproximadamente 40 ginsenosídeos) foram identificados no P. ginseng com várias atividades farmacológicas, como efeitos sobre o estresse químico, modulação imunológica, atividades antitumorais, bem como metabolismo da glicose e aprimoramento do desempenho cognitivo.

O ginseng afeta a atividade cerebral, especificamente ao aumentar os níveis corticais de dopamina, noradrenalina, serotonina e monofosfato de adenosina cíclico (AMPc).[2,27,28] Embora o mecanismo da ergogenicidade do ginseng no desempenho físico não tenha sido totalmente identificado, as teorias incluem a estimulação do eixo do córtex hipotálamo-hipófise-adrenal e aumento da resistência ao estresse do exercício, metabolismo miocárdico aprimorado, níveis aumentados de hemoglobina, vasodilatação, aumento do oxigênio extração pelos músculos e melhora do metabolismo mitocondrial no músculo, todos os quais teoricamente poderiam melhorar o desempenho físico.[27,28,29]

A capacidade de resistência de ratos expostos a situação de estresse foi avaliada em numerosos estudos controlados com placebo, que demonstrou maior capacidade física e menor esgotamento naqueles animais que previamente haviam sido tratados com extratos de ginseng.[30,31]

O ginseng parece diminuir a sensação de fadiga quando consumido previamente ao exercício, mas faltam evidências clínica suficientes sobre a eficácia com relação à melhora do desempenho físico.

- **Proposta de prescrição:** produtos padronizados com 4% de ginsenosídeos, recomenda-se doses diárias entre 200 mg e 500 mg. Pó: de 1 g a 4 g diários, em cápsulas.

- **Contraindicações:** não deve ser administrado em pacientes com trombose coronária, doenças cardíacas graves, hipertensão arterial e hemorragias. Em pacientes com hipersensibilidade nervosa, esquizofrenia, histeria e mania. Na gravidez e lactância.

O uso da fitoterapia para praticantes de atividade física pode sim ser extremamente benéfico, porém a regra básica para a prescrição de fitoterápicos é a individualização. A segurança e eficácia estarão sempre associadas ao acompanhamento competente de profissional especialista habilitado, pois deve se levar em consideração variáveis diversas: a frequência desses exercícios, a demanda energética e de nutrientes envolvida para que a planta correta seja prescrita e usada com êxito. A análise de publicações que envolvem plantas da moda deve ser sempre bastante criteriosa e detalhada, uma vez que a metodologia de aplicação nem sempre é segura ou factível.

Referências bibliográficas

1. Brasil. "Formulário de Fitoterápicos da Farmacopéia Brasileira/Agência Nacional de Vigilância Sanitária." 2021.
2. Alonso JR. "Treatment of phytochemistry and nutraceuticals." Treatment of phytochemistry and nutraceuticals. 3. ed. 2016;1124.
3. Musial C, et al. "Beneficial Properties of Green Tea Catechins." International journal of molecular sciences. 2020;21(5):1744. doi:10.3390/ijms21051744.
4. Dulloo AG, et al. "Green tea and thermogenesis: interactions between catechin-polyphenols, caffeine and sympathetic activity." International journal of obesity 2000;24(2):252-258.
5. Gahreman DE, et al. "The combined effect of green tea and acute interval sprinting exercise on fat oxidation of trained and untrained males." Journal of exercise nutrition & biochemistry. 2016;20(1):1.
6. Suliburska J, et al. "Effects of green tea supplementation on elements, total antioxidants, lipids, and glucose values in the serum of obese patients." Biological trace element research. 2012;14(3):315-22. doi:10.1007/s12011-012-9448-z.
7. Arraes GCF, Funchal C. "Influência dos polifenois do chá verde na obesidade." Nutrição Brasil 2017;16(1):43-56.
8. Hursel R, et al. "The effects of catechin rich teas and caffeine on energy expenditure and fat oxidation: a meta-analysis." Obesity reviews. 2011;12(7):e573-e581.
9. Li P, et al. "Catechins enhance skeletal muscle performance." Critical reviews in food science and nutrition vol. 2020;60(3):515-528. doi:10.1080/10408398.2018.1549534.
10. Alkhatib A, Roisin A. "Yerba Maté (Ilex paraguariensis) Metabolic, Satiety, and Mood State Effects at Rest and during Prolonged Exercise." Nutrients. 2017;9(8):882. doi:10.3390/nu9080882.
11. Bastos DHM, et al. "Yerba mate: pharmacological properties, research and biotechnology." Med Aromat Plant Sci Biotechnol 2007;1(1):37-46.
12. Arçari DP. Efeitos biológicos do consumo de chá-mate (ilex paraguariensis) frente à obesidade em camundongos. Diss. Universidade de São Paulo, 2009.
13. Pang J, Youngshim C, Taesun P. "Ilex paraguariensis extract ameliorates obesity induced by high-fat diet: potential role of AMPK in the visceral adipose tissue." Archives of biochemistry and biophysics. 2008;476(2):178-185.
14. Pagano E, et al. "Ginger (Zingiber officinale Roscoe) as a nutraceutical: Focus on the metabolic, analgesic, and antiinflammatory effects." Phytotherapy research: PTR, 2020;10:1002/ptr.6964. doi:10.1002/ptr.6964.
15. Wang J, et al. "Beneficial effects of ginger Zingiber officinale Roscoe on obesity and metabolic syndrome: a review." Annals of the New York academy of sciences. 2017;1398(1):83-98.
16. Naidu PB, et al. "Ameliorative potential of gingerol: Promising modulation of inflammatory factors and lipid marker enzymes expressions in HFD induced obesity in rats." Molecular and cellular endocrinology. 2016;419:139-147.
17. Saravanan G, et al. "Anti-obesity action of gingerol: effect on lipid profile, insulin, leptin, amylase and lipase in male obese rats induced by a high-fat diet." Journal of the Science of Food and Agriculture. 2014;94(14):2972-2977.
18. Mansoori A, et al. "Effect of fenugreek extract supplement on testosterone levels in male: A meta-analysis of clinical trials." Phytotherapy research: PTR. 2020;34(7):1550-1555. doi:10.1002/ptr.6627.
19. Wankhede S, Vishwaraman M, Prasad T. "Beneficial effects of fenugreek glycoside supplementation in male subjects during resistance training: a randomized controlled pilot study." Journal of Sport and Health Science. 2016;5(2):176-182.
20. Khanna Aman, et al. "Efficacy of a novel extract of fenugreek seeds in alleviating vasomotor symptoms and depression in perimenopausal women: A randomized, double-blinded, placebo-controlled study." Journal of food biochemistry. 2020;44(12):e13507. doi:10.1111/jfbc.13507.
21. Shukla KK, et al. "Mucuna pruriens improves male fertility by its action on the hypothalamus–pituitary–gonadal axis." Fertility and sterility. 2009;92(6):1934-1940.
22. Cui JL, et al. "Diversity and antioxidant activity of culturable endophytic fungi from alpine plants of Rhodiola crenulata, R. angusta, and R. sachalinensis." PloS one 2015;10(3):e0118204.
23. Ballmann CG, et al. "Effects of short-term Rhodiola Rosea (Golden Root Extract) supplementation on anaerobic exercise performance." Journal of sports sciences 2019;37,9:998-1003. doi:10.1080/02640414.2018.1538028.

24. Todorova V, et al. "Plant Adaptogens-History and Future Perspectives." Nutrients. 2021;13(8):2861. doi:10.3390/nu13082861.

25. De Bock K, et al. "Acute Rhodiola rosea intake can improve endurance exercise performance." International journal of sport nutrition and exercise metabolism vol. 2004;14,3:298-307. doi:10.1123/ijsnem.14.3.298.

26. Jówko E, et al. "Effects of Rhodiola rosea supplementation on mental performance, physical capacity, and oxidative stress biomarkers in healthy men." Journal of sport and health science. 2018;7(4):473-480. doi: 10.1016/j.jshs.2016.05.005.

27. Bach HV, et al. "Efficacy of Ginseng Supplements on Fatigue and Physical Performance: a Meta-analysis." Journal of Korean medical science vol. 2016;31(12):1879-1886. doi:10.3346/jkms.2016.31.12.1879.

28. Itoh T, et al. "Effects of Panax ginseng root on the vertical and horizontal motor activities and on brain monoamine--related substances in mice." Planta medica 1989;55(05):429-433.

29. Kim DH, Moon YS, Jung JS, Min SK, Son BK, Suh HW, et al. Effects of ginseng saponin administered intraperitoneally on the hypothalamo-pituitary-adrenal axis in mice. Neurosci Lett. 2003;343:62-66.

30. Brekhman II. "Effect of ginseng upon work efficiency of man and animals." Med. Sci 1967:17-26.

31. Avakian EV, et al. "Effect of Panax ginseng extract on energy metabolism during exercise in rats." Planta medica 1984;50(02):151-154.

22

Substâncias Lícitas e Ilícitas no Esporte

Carlos Alberto Werutsky
Roberto Lohn Nahon

As demandas psicológicas e físicas de uma carreira esportiva podem levar a um aumento da suscetibilidade para problemas de saúde mental e comportamentos de risco. Em muitos casos, as caracterísitcas que levam ao alto grau de competitividade se assemelham às características que também levam o indivíduo a utilizar todos os recursos para obter resultados esportivos. No limite, de acordo com Valgan e Madgen, 2020, essas características são descritas como *"Dark Triad"* que se caractezaria por traços de comportamentos maquiavélico, narcisista e psicopata, os quais, mesmo sem apresentar vantagem competitiva, podem ter correlação entre os atletas e indivíduos que utilizam substâncias para melhora artificial do desempenho.[1]

A faixa etária de 18 a 29 anos coincide com o pico competitivo na maioria dos esportes. Boa parte dos transtornos mentais tem seu diagnóstico exatamente nessa faixa etária. Coincidentemente, também é a faixa do início do consumo de álcool, tabaco e demais drogas ilícitas com potencial de adicção.[2]

Conceitualmente, só existe *doping* quando falamos de esporte. Isso porque a lista de métodos e substâncias proibidas é obtida por meio de uma organização esportiva e que só se define no esporte. Desta forma, como não existe uma federação ou organização que regulamente o uso de substâncias para o indivíduo que treina e não compete, a utilização do termo *doping* fora do ambiente competitivo não é, assim, de todo correto. Existem inúmeras organizações esportivas, sendo possível que federações diferentes tenham regras sobre *doping* diferentes. De forma geral, todas as organizações esportivas seguem princípios muito parecidos, mas não seguem lista iguais, nem para as substâncias, nem para os métodos, tampouco para as regras que incluem as punições no caso de infrações com *doping*. Em nosso meio esportivo, a mais popular é a regra desenvolvida pelo Comitê Olímpico Internacional (COI) o qual, ao longo dos anos, desenvolveu um trabalho que culminou com a criação da Agência Mundial Anti-Doping (WADA). A partir desse momento, países também criaram suas agências nacionais, as quais cuidam deste tema em nível nacional, sejam os esportes ligados ou não ao movimetno olímpico. De acordo com WADA, todo ano é lançada uma lista com os métodos e substâncias proibidas que entrarão em vigor no ano seguinte. Essa lista é pública e pode ser acessada tanto via agencias nacionais, como no *site* da próriá WADA www.wada-ama.org (The 2022 Prohibited List World Anti-Doping Code).[3]

Algumas peculiaridades são importantes no entendimento da lista de substâncias da WADA. Primeiramente, vale lembrar mais uma vez que não somente substâncias são consideradas atos ilícitos em relação à regra de *doping*, existem procedimentos e métodos que também o são. Especificamente sobre as substâncias, é importante ressaltar que uma substância ou um remédio pode ser considerado lícito em um pais, para uso terapêutico, por exemplo, o que não faz com que seu uso seja permitido no esporte. O contrário também é verdade, de modo que uma substância pode ser ilícia em um país e seu uso ser permitido no esporte, assim, não constituindo infração ao código. Como um exemplo relevante da complexidade entre os fatores: legislações entre países, uso de susbtâncias no esporte e suas respectivas regras e leis, podemos citar o álcool, que é proibido em algumas modalidades esportivas específicas e em outras não, além de proibido de ser consumido em alguns países e em outro não, e liberado para consumo em diferentes idades em diferentes países, de forma a considerar aqui que o fator idade do atleta não altera a regra para a substância ser ou não permitida. Assim, o que confere a característica de uma substância ser ilícia no esporte é o fato de esta substância estar listada nas regras do determinado esporte. Existem ainda as substâncias que se encontram em observação, o que quer dizer que seu uso não é considerado ilícito, mas sua dosagem continua a ser monitorada pelas agências de controle. Podemos citar como exemplos a cafeína e a nicotina, que seguem no Programa de Monitoramento da WADA.

◗ Os suplementos alimentares/nutricionais são seguros para consumir?

Uma primeira abordagem sobre esta pergunta nos leva para a dúvida se um suplemento é ou não considerado uma substância dopante ou se seu uso pode ser uma violação às regras de *doping*. É uma pergunta bastante relevante, visto que algumas confusões são comuns e a informação não é fácil de acessar. Podemos começar com a citação no Código Mundial Antidopagem, na qual é explicado pela Autoridade Brasileira de Controle de Dopagem (ABCD), em seu *site*, que uma substância deverá ser considerada *doping* se dois entre os três pincípios a seguir forem preenchidos: 1) ferir o espírito esportivo; 2) aumentar o risco à saúde do atleta na prática esportiva; 3) melhorar comprovadamente o desempenho esportivo.[4]

A partir deste ponto vemos uma situação ambígua, pois, se de acordo com os princípios da ABCD qualquer substância – incluindo os suplementos – que apresenta alguma evidência para melhora do desempenho esportivo, deveria ser considerada dopante. Desta forma, deveria haver somente dois tipos de suplementos, os que não apresentam nenhuma evidência para o seu uso e assim não tem efeito comprovado ou, por outro lado, àqueles que ajudam no desempenho do atleta e seriam consideradas substâncias dopantes. Esta dificuldade de entendimento se torna mais evidente quando observamos algumas medicações que, pelos princípios da ABCD, deveriam estar na lista e não estão.[5,6] Da mesma forma, observamos suplementos como a cafeína ou a nicotina que apresentam trabalhos com resultados com níveis de evidência para *performance* em esportes de potência e força que durem curtos espaços de tempo e que, mesmo sendo percebida uma melhora, seu uso não constitui violação à regra da WADA.[7]

Por isso, recomenda-se extrema cautela com relação ao uso de suplementos dietéticos/nutricionais, visto que o simples entendimento dos princípios pode induzir ao erro, a forma correta é a verificação de cada uma das substâncias na lista do esporte praticado pelo atleta.

O uso de suplementos dietéticos por atletas é uma preocupação séria, porque em muitos países a fabricação e rotulagem de suplementos não seguem regras estritas, o que pode levar a um suplemento que contenha uma substância não declarada que é proibida pelos regulamentos antidopagem. Um número significativo de testes positivos foi atribuído ao uso indevido de suplementos e atribuir um resultado analítico adverso a um suplemento dietético mal rotulado não é uma defesa adequada em uma audiência de *doping*. Mesmo suplementos considerados de "qualidade" podem ter em sua formulação a tolerância para contaminação de outros produtos com níveis maiores que àqueles detectáveis pelos métodos de controle. Alguns pontos contextualizam essa situação, entre eles, existem perspectivas diferentes quanto aos controles. O controle de saúde pública tende a garantir que o nível de contaminação seja abaixo do efeito fisiológico de uma substância. Por outro lado, o objetivo do controle ao uso de substâncias dopantes é feito para que qualquer uso seja detectado com o máximo de tempo e sensibilidade possíveis.

Assim, os riscos de tomar suplementos devem ser pesados contra o benefício potencial que pode ser obtido, e os atletas devem avaliar as consequências negativas de uma violação da regra antidopagem como resultado de tomar um suplemento contaminado "*off-label*".

Os suplementos alimentares com a maior evidência de ação ergogênica são aqueles com maior risco de contaminação com substâncias proibidas no esporte[6]

Relatos de caso demonstram que suplementos dos mais diversos tipos, como hiperproteicos, vitamínico-minerais e creatina, foram detectados como contendo uma gama de substâncias proibidas encontradas como ingredientes não declarados em suplementos, o que inclui lista de Substâncias e Métodos Proibidos da WADA, como por exemplo, estimulantes, agentes anabólicos, moduladores seletivos do receptor de andrógeno, diuréticos, anorexígenos e agonistas β2.[8]

Destaca-se aqui que a maior preocupação dos atletas que competem sob um código antidopagem é que os suplementos podem conter substâncias primariamente proibidas ou que possam conter contaminação de substâncias que resultam em uma violação da regra *antidoping* (ADRV). Atletas – e suas equipes de apoio – podem estar em risco de ADRV se houver evidência, mesmo que não dolosa em seus exames (sejam de sangue ou de urina) que sugiram o uso de qualquer substância que esteja descrita na Lista Proibida. Essa situação causa um problema comum conhecido como achado analítico adverso (AAF) de uma substância proibida em uma amostra de urina, ou de sangue, conhecido popularmente como "teste positivo", seja ele secundário do uso de medicamento, do uso de suplemento ou simplesmente do uso doloso de alguma substância.[4]

O ponto importante a se destacar aqui é um princípio conhecido como "responsabilidade estrita". Esse ponto é o entendimento de que uma pessoa é a única real responsável pelo que se encontra em seu corpo. Assim, para atletas, em particular, mesmo se a ingestão da substância proibida não tenha sido intencional, ao se aplicar esse entendimento, é possível que haja a suspensão provisória ou antecipada e até a perda de medalhas ou recordes estabelecidos, o que inclui sanções financeiras até o julgamento definitivo.[4]

Neste contexto, o que se torna mais relevante é a clara informação sobre o uso adequado de suplementos. Inicia-se pelo princípio da presção correta e a diferença clara entre trabalhos que demonstram o ganho com a suplementação a níveis fisiológicos, trabalhos que fazem contraponto com a não evidência do uso em níveis suprafisiológicos de várias substâncias utilizadas desta forma no desporto. O segundo ponto, e ainda mais preocupante de um AAF inadvertido é o uso de suplementos que contenham substâncias proibidas como ingrediente não declarados de forma dolosa por seus fabricantes, ou ainda que estejam simplesmente contaminados em sua origem sem que ninguem soubesse anteriormente. Ressalta-se aqui a publicação do estudo original de Geyer e colaboradores já em 2008, que evidenciava a presença de substâncias proibidas não declaradas em suplementos.[8]

Mesmo estudos recentes ainda trazem as mesmas conclusões que artigos antigos, os quais afirma sobre a dificuldade da identificação da verdadeira prevalência de contaminação de suplementos. Embora o estudo original tenha relatado que cerca de 15% de mais de 600 produtos adquiridos em todo o mundo continham pró-hormônios não declarados, essa e outras investigações raramente incluem uma amostra verdadeiramente aleatória dos suplementos e alimentos esportivos usados por atletas.[7]

Dentre toda a gama de substâncias proibidas encontradas como ingredientes não declarados em suplementos, devemos nos atentar, quando estamos preocupados com o combate ao *doping*, em suplementos que contenham ou que sejam relacionados com história de contaminação anterior, além de observar a presença de estimulantes, agentes anabólicos, moduladores seletivos do receptor de andrógeno, diuréticos, anorexígenos e agonistas β2, por exemplo.[9,10,11]

De acordo com o princípio de responsabilidade objetiva da WADA, todo atleta é responsável pela presença de uma substância proibida ou de marcadores metabólitos em suas amostras biológicas, independentemente de o ADRV ter sido cometido de forma não intencional (dolosa) ou sem intensão (culposa). Além do uso de suplementos dietéticos e farmacêuticos contaminados ou "fortificados" artificialmente com agentes dopantes, como EAAs, estimulantes e diuréticos, também o consumo de alimentos contaminados com agentes anabólicos ou que naturalmente contenham grandes quantidades de substâncias proibidas pode causar AAFs inadvertidos nos esportes. Embora a prova da causalidade inequívoca entre AAF e a ingestão de alimentos ou suplementos contaminados seja difícil de fornecer na maioria dos casos, a plausibilidade além da dúvida razoável foi demonstrada em exemplos selecionados dos estudos de caso listados. A estratégia mais importante para proteger os atletas desses cenários é uma educação adequada,[7] visto que, mesmo quando um atleta consegue provar sua inocência em um processo de dopagem, este atleta já haverá passado pelo próprio processo que gera custos tanto financeiros quanto para sua imagem.

Referências bibliográficas

1. Vaughan RS, Madigan DJ. The winner takes it all: The mediating role of competitive orientations in the Dark Triad and sport task performance relationship. European Journal of Sport Science, 2021;21(8):1183-1192, DOI: 10.1080/17461391.2020.1825822.

2. Hughes L, Leavey G. Setting the bar: athletes and vulnerability to mental illness. Br J Psychiatry. 2012;200(2):95-6. doi: http://dx.doi.org/ 10.1192/bjp.bp.111.095976. PubMed.

3. Disponível em: https://www.wada-ama.org/. (10 out. 2021).

4. Disponível em: http://antigo.abcd.gov.br/perguntas-e-respostas/240-codigo-mundial-antidopagem. (10 out. 2021).

5. Rojas-Valverde D. Potential Role of Cannabidiol on Sports Recovery: A Narrative Review. Front Physiol. 2021;3(12):722550. doi: 10.3389/fphys.2021.722550. PMID: 34413793; PMCID: PMC8369499.

6. Maughan RJ, Burke LM, Dvorak J, Larson-Meyer DE, Peeling P, Phillips SM, et al. IOC consensus statement: dietary supplements and the high-performance athlete.

7. Johnston R, Doma K, Crowe M. Nicotine effects on exercise performance and physiological responses in nicotine--naïve individuals: a systematic review. Clin Physiol Funct Imaging. 2018;38(4):527-538. doi:10.1111/cpf.12443. Epub 2017 Jun 2. PMID: 28574230.
8. Geyer H, Parr MK, Koehler K, et al. Nutritional supplements cross-contaminated and faked with doping substances. J Mass Spectrom. 2008;43:892-902.
9. Maughan RJ. Contamination of dietary supplements and positive drug tests in sport. J Sports Sci. 2005;23:883-9.
10. Martínez-Sanz JM, Sospedra I, Ortiz CM, et al. Intended or unintended doping? A review of the presence of doping substances in dietary supplements used in sports. Nutrients. 2017;9:1093.
11. Walpurgis K, et al. Dietary Supplement and Food Contaminations and Their Implications for Doping Controls. Foods. 2020;9:1-21. doi:10.3390/foods9081012.

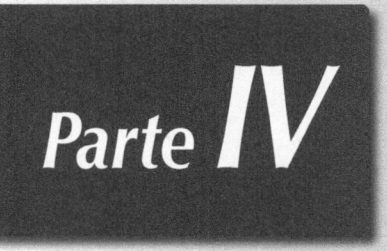

Parte IV

Nutrição, Atividade
e Exercício Físico em
Situações Especiais

23

Infância e Adolescência no Esporte

Lili Purim Nuehues
Edilceia Domingues do Amaral Ravazzani

A iniciação esportiva tem sido um desafio por gerações. Busca-se uma forma de transformar a prática em prazer, a rotina em uma constância suficiente para "levar para a vida" com hábitos saudáveis associados à prática de esportes. Identificar talentos esportivos e, assim, investir em condicionamento físico e nutricional para grandes conquistas, envolve tempo e profissionais competentes e comprometidos. Crianças e adolescentes não são simplesmente "mini adultos"*, o efeito de pressões sociais e o aumento das necessidades energéticas induzem a que muitos adolescentes tenham hábitos alimentares questionáveis e, por vezes, abaixo do desejado. Um atleta, tanto adulto quanto adolescente, busca em sua dieta benefícios para uma ótima saúde, assim como para bem-estar e alta *performance*, mas é preciso considerar as necessidades nutricionais para o crescimento e desenvolvimento seguros desses jovens atletas. Contudo, muitas questões impactam o acesso ao conhecimento básico de nutrição, como:

- Quais as influências que interferem no conhecimento e na escolha de alimentos?
- O que se conhece dos esportes praticados e a sua repercussão no comportamento alimentar de crianças e adolescentes?

Para que os profissionais possam identificar talentos esportivos, é preciso desenvolver um currículo consistente e que as práticas aplicadas sejam baseadas em evidências científicas. Há também a necessidade de investigar como os adolescentes preferem receber as orientações nutricionais.

É preciso observar, ainda, que jovens atletas que se destacam pelo talento esportivo devem ser cuidadosamente acompanhados por suas necessidades nutricionais específicas, pois a infância e a adolescência são ciclos da vida em que muitas mudanças ocorrem no corpo. Quando são também atletas, percebemos muitos fatores que precisam ser considerados em termos de nutrição, que garantam crescimento, desenvolvimento e *performance*.[1]

O estímulo ao treinamento é necessário, porém, não podemos perder de vista a nutrição adequada. Prover uma alimentação equilibrada e que supra todos os nutrientes de acordo com o grau de treinamento, duração e intensidade do esforço, permite garantir a compensação e melhor resposta à modalidade escolhida.

A alimentação equilibrada neste período permitirá que os jovens atletas tenham energia para treinar, além de promover crescimento e desenvolvimento dentro de seu potencial genético, aumento de resistência e força, rápida recuperação, redução do desenvolvimento de doenças e pequenas lesões e vantagem competitiva.[2]

Jovens atletas e os desafios associados com suas características físicas

Um atributo importante para o sucesso no esporte é o físico. A estatura e envergadura do braço, por exemplo, são importantes para o tiro e alcance nos esportes como basquete, natação e tênis, enquanto a ginástica e a patinação requerem físico longilíneo e agilidade de movimentos. Mas, por outro lado, o aumento da musculatura e o alcance de menores níveis de gordura corporal contribuem para maior sucesso no esporte, e podem ser modificados pela dieta e treinamento, mas é certo que a genética tem influência na capacidade de mudança.

Alterações normais que ocorrem durante a puberdade, o que inclui um aumento da muscularidade em ambos e, predominantemente em mulheres, a aquisição de gordura corporal, pode resultar em alguns atletas talentosos que desenvolvem um físico que é menos desejável para alguns esportes.[3] Essa situação guarda relação direta com práticas alimentares inadequadas e transtornos alimentares (ver Capítulo 34). Assim, a avaliação e acompanhamento da alimentação são fundamentais, juntamente com um treinamento adequado.

Avaliação nutricional

Como o profissional pode determinar se o jovem atleta está com perfil nutricional adequado e com o consumo de calorias suficiente e nutrientes em proporções equilibradas?

A avaliação do estado nutricional é uma etapa importante e necessária para se determinar a conduta e o acompanhamento dos jovens atletas, e deve ser realizada periodicamente pelo profissional.

As medidas antropométricas são um modo prático e de baixo custo que, por apresentar algumas limitações, principalmente quando se trata de crianças e adolescentes fisicamente ativos e atletas, devem ser complementadas com avaliação do consumo alimentar e exames bioquímicos.

A aferição, de acordo com protocolos validados para a técnica, de variáveis como peso e altura, deve ser analisada e comparada aos padrões de referência populacionais estabelecidos segundo sexo e idade. No Brasil, o protocolo estabelecido para avaliação de crescimento e desenvolvimento de crianças e adolescentes são as Curvas de Crescimento propostas pela Organização Mundial de Saúde (material disponível em <https://aps.saude.gov.br/ape/vigilancia-alimentar/curvascrescimento>).

Durante o acompanhamento do praticante, é importante observar se o ganho de peso e altura são harmônicos; para tanto, a realização da avaliação nutricional para determinar o estado nutricional do atleta precisa fazer parte da rotina das consultas.

Em situações em que a antropometria pode apresentar limitações, ou se espera maior acurácia nos resultados, a Densitometria óssea – DXA e a Bioimpedância elétrica – BIA podem ser indicadas (ver Capítulo 14). Importante ressaltar que tanto a BIA quanto a DEXA devem ser utilizadas com critérios, pois ambas são limitadas para estimar a composição corporal em crianças e adolescentes, devido principalmente à falta de determinação de padrão de normalidade.[4,5]

Como o nutricionista pode determinar se o jovem atleta está consumindo nutrientes em quantidades apropriadas?

Avaliar os padrões alimentares e ingestão de nutrientes é um desafio ainda maior quando se tratade crianças e adolescentes. Para obter informações confiáveis, uma precisa descrição da ingestão de nutrientes e de padrões alimentares, com questionamentos cuidadosos, é o segredo. Vale destacar a necessidade de o profissional desenvolver uma relação de confiança com o jovem atleta, para facilitar as recomendações nutricionais.

Na adolescência, os padrões alimentares se modificam, devido à influência de novos amigos e maior independência, a tendência à monotonia e limitação dos nutrientes cresce. Especialmente no jovem atleta, as atividades que envolvem treinamentos e competições combinadas com viagens podem resultar em dietas inadequadas em energia e vitaminas. É essencial selecionar corretamente o(s) modelo(s) de inquérito alimentar validado(s) para idade e modalidade esportiva, bem como aplicar a técnica de acordo com o protocolo estabelecido.

A depender da informação desejada, Recordatório de 24 horas (R24H), Registro Alimentar, Questionário de Frequência Alimentar (QFA) ou a combinação desses métodos são ferramentas úteis na avaliação dietética. Eles permitem a avaliação dos tipos de alimentos consumidos, ingestão de nutrientes e identificação de padrões alimentares. Os registros alimentares podem ser considerados mais abrangentes para avaliar ingestão, porém, todos apresentam limitações (ver Capítulo 14), assim, explicar detalhadamente os objetivos e a metodologia do inquérito alimentar pode minimizar as limitações, especialmente quando existe a necessidade de recordação ou a responsabilidade é do atleta de anotar o que come, o método de preparação da comida, a hora e local. Vale ressaltar que crianças pequenas, devem ser auxiliadas pelos pais ou responsáveis, para realizar o preenchimento do registro alimentar. Solicitar que anotem as características relativas às emoções antes, durante e depois de comer pode ser bastante útil para o nutricionista durante sua análise.

▶ Entrevista com pais e jovens

O ideal, na realização da anamnese alimentar, é que as crianças e seus pais sejam entrevistados separadamente, especialmente no que se refere à ingestão alimentar. Porém, devido às limitações de recordação e reconhecimento dos alimentos ingeridos, pode ser necessário que a entrevista seja conduzida de forma conjunta. Quando é possível que a entrevista seja realizada de forma separada, a criança estará mais propensa a dizer quais alimentos realmente come, em vez de relatar o que acha que seus cuidadores querem que ela coma.

Porém, quando se compara e combina-se as informações dos pais e da criança, é possível obter um quadro completo de ingestão da criança, bem como a justificativa para o consumo ou evitação de certos alimentos.

Crianças e adolescentes geralmente pulam o café da manhã, e o motivo mais comum relatado é a falta de tempo. No entanto, para o desempenho acadêmico e esportivo, é importante que o café da manhã se torne parte integrante do plano alimentar, especialmente para os atletas mais velhos, já que podem ter uma sessão de treinamento pela manhã. Se considerarmos que os estoques de glicogênio do fígado são reduzidos em 80% durante à noite, é interessante orientar pais e atletas que o café da manhã significa literalmente "quebrar o jejum".

Deve-se ficar atento, pois sem o café da manhã, os treinos matinais e a competição podem ser difíceis, principalmente se o regime de exercícios envolver treinamento de resistência. Caso a falta de tempo seja o problema, a ingestão pode ser facilitada com sugestões ao atleta sobre uma forma rápida e fácil de consumo pela manhã.

A compreensão sobre o consumo alimentar é uma etapa importante da avaliação nutricional, pois envolve o entendimento do consumo e hábitos alimentares, e seu estudo é etapa fundamental para determinação da conduta nutricional de jovens atletas, ao lado da avaliação física. A determinação da necessidade energética ocorre após realização da avaliação nutricional e dietética e, consequentemente, da definição do diagnóstico nutricional.

A oferta diária de energia contempla o gasto energético basal, a termogênese induzida pela dieta, o gasto energético promovido pela atividade física e, no caso de infância e adolescência, a quantidade de energia necessária para crescimento, desenvolvimento e maturação sexual.

Para estimativa do gasto energético basal, temos as equações preditiva indicadas pelas *Dietary Reference Intakes* (ver Capítulo 9), bem como as equações propostas por outros autores (Quadros 23.1 e 23.2).

QUADRO 23.1 – Equações preditivas para determinação do Gasto Energético Basal (GEB).

Referência	Sexo	Idade (anos)	Equação
OMS, 1985	Masculino	3 a 10	22,7 (P) + 495
	Feminino	3 a 10	22,5 (P) + 499
Schofield, 1985	Masculino	3 a 10	19,59 (P) + 1,303 (E) + 414,9
		10 a 18	16,25 (P) + 1,372 (E) + 515,5
	Feminino	3 a 10	16,969 (P) + 1,618 (E) + 371,2
		10 a 18	8,365 (P) + 4,65 (E) + 200

E: estatura real (cm); P: peso real (kg).
Fonte: Raya MAC, *et al.*, 2007.[6]

QUADRO 23.2 – Equações para estimativa do Gasto Energético Basal (GEB) em crianças de acordo com o estágio pubertário.

Estágio pubertário	Equações de acordo com o sexo
Meninos	
Pelos pubianos	Peso × 60 – Idade × 194 + CP (mm) × 50,7 + 2892
Estágio 3 do desenvolvimento genital	CMB (cm) × 270 + log soma 5 dobras (mm) × 1450 – 1803
Meninas	
Estágio 1 do desenvolvimento mamário	Peso × 69,9 – 5230
10 a 15 anos	Peso × 50,6 – EM × 170,9 × 3161
Pré-menarca	Peso × 53,6 + 3031
Pós-menarca	Peso × 97,07 – MG × 74,6 – Idade × 121,2 + 3452

CMB: circunferência muscular do braço; CP: circunferência de punho; EM: estado de menarca (pré-menarca = 0 e pós--menarca = 1); MG: massa gorda.
Fonte: Henry, *et al.*, 1999.[7]

No que diz respeito à recomendação de macronutrientes, crianças e adolescentes apresentam necessidade diferenciadas (Quadros 23.3 e 23.4).

QUADRO 23.3 – Recomendações nutricionais para crianças de 1 a 3 anos.

Intervalos de distribuição aceitável (AMDR) de macronutrientes em relação ao valor calórico total, segundo faixa etária, proposta pelo IOM	
Macronutrientes	*Percentual de energia – 1 a 3 anos*
Carboidratos	45 a 65
Gorduras totais	30 a 40
Proteínas	5 a 20
Fibra alimentar:	
RDA: não definida	
AI: 19 g/dia de fibra total para crianças de 1 a 3 anos	
25 g/dia de fibra total para crianças de 4 a 8 anos	
Proteínas:	**Proteínas:**
Necessidade média estimada (EAR):	RDA:
• 1 a 3 anos: 0,87 g de proteína/kg/dia	• 1 a 3 anos: 1,05 g de proteína/kg/dia
• 4 a 13 anos: 0,76 g de proteína/kg/dia	• 4 a 13 anos: 0,95 g de proteína/kg/dia

Fonte: IOM, 2005.[8]

QUADRO 23.4 – Recomendações nutricionais para crianças/adolescentes de 4 a 18 anos.

Intervalos de distribuição aceitável (AMDR) de macronutrientes em relação ao valor calórico total, segundo faixa etária, proposta pelo IOM	
Macronutrientes	*Percentual de energia – 4 a 18 anos*
Carboidratos	45 a 65
Gorduras totais	25* a 35
Proteínas	10 a 30*
Fibra alimentar:	
RDA: não definida	
AI (meninos)	AI (meninas)
09 a 13 anos: 31 g fibra/dia	9 a 13 anos: 26 g fibra/dia
14 a 18 anos: 38 g fibra/dia	14 a 18 anos: 26 g fibra/dia
Proteínas:	**Proteínas:**
Necessidade média estimada (EAR):	RDA:
meninos de 14 a 18 anos: 0,73 g de proteína/kg/dia	meninos de 14 a 18 anos: 0,85 g de proteína/kg/dia
meninas de 14 a 18 anos: 0,71 g de proteína/kg/dia	meninas de 14 a 18 anos: 0,85 g de proteína/kg/dia

*se gorduras totais: 20% proteínas = 35%.

Fonte: IOM, 2005.[8]

A recomendação de micronutrientes, de acordo com sexo e faixa etária, segue o preconizado pelas *Dietary Reference Intakes*.

Tabelas de Nutrient Recommendations: Dietary Reference Intakes (DRI) disponíveis em : <https://ods.od.nih.gov/HealthInformation/Dietary_Reference_Intakes.aspx>

A prática da atividade física é favorecida quando se mantém uma alimentação equilibrada para formação, reparação e reconstituição de tecidos corporais, para manter a integridade funcional e estrutural do organismo. Precisamos estar conscientes de que macronutrientes e micronutrientes devem ser garantidos, de forma a permitir o desempenho adequado e a preservação da saúde do desportista.[9,10]

Vale ressaltar que a infância e a adolescência são ciclos da vida de importância para o crescimento e desenvolvimento, mas também é nessa fase que se formam e se consolidam os hábitos alimentares, e, muitas vezes, comprometem características que envolvem o comportamento alimentar.

O comer desordenado pode levar ao desenvolvimento de transtornos alimentares?

A longo prazo, a dieta desequilibrada pode evoluir para uma alimentação desordenada. Isso pode acontecer de forma gradual e sem a consciência do jovem esportista, técnico ou até mesmo de seus pais. Os padrões alimentares desordenados podem, eventualmente, progredir para distúrbios como anorexia ou bulimia nervosa[6,10,11] (ver Capítulo 33).

Embora a alimentação desordenada possa ser de difícil identificação nos estágios iniciais, é importante que os envolvidos com o acompanhamento da criança ou adolescente estejam atentos a comportamentos inadequados em relação à alimentação, na tentativa do reconhecimento precoce do problema.[12,13]

Comentários críticos sobre o peso, incentivo à redução de peso ou gordura corporal, manter dietas inadequadas com frequência, podem aumentar o risco de transtornos alimentares. O controle de peso, quando necessário, deve ser conduzido por um nutricionista esportivo, e quando as desordens alimentares forem diagnosticadas, devem ser acompanhadas por uma equipe que conte com um psicólogo/psiquiatra e um nutricionista.

Por que as refeições em família são importantes?

Assim como a prática de esportes realizadas em família, quando se come em família ou mesmo com amigos, é mais comum que os padrões de alimentação saudáveis sejam preservados. Neste contexto, as refeições praticadas são mais balanceadas com maior variedade de vegetais, fibras, vitaminas e minerais, além de incluir mais frutas. Refeições realizadas em companhia geralmente favorecem o maior controle do tamanho das porções, já a tentação de ingerir alimentos com alto teor calórico e de baixo valor nutricional podem ser minimizados.[14,15] Portanto, sugere-se que essa recomendação faça parte das intervenções nutricionais.

Quais são os aspectos da alimentação na escola?

Durante o período escolar, a criança tem maior autonomia nas escolhas no período de realização dos lanches. Muitos compram lanches e outros alimentam-se do que é oferecido pela escola, garantida por meio do Programa de Alimentação Escolar – PNAE, que visa à garantia da oferta de refeições equilibradas de acordo com as necessidades biológicas, sociais e culturais, conforme ciclos de vida.[16]

A alimentação escolar oferece 20% da necessidade diária em um turno e, para aqueles que frequentam a escola em dois turnos, quase metade dos nutrientes são garantidos pela alimentação na escola. Porém, em iniciação esportiva, podemos encontrar jovens que dependem fundamentalmente das refeições na escola para garantir além dos 20% de energia esperados; este cenário é comum e preocupante, pois como já discutido anteriormente, a alimentação diária deve fornecer calorias e nutrientes que atendam a demanda metabólica e da atividade física.

Consumo hídrico adequado e suficiente em crianças e adolescentes

A hidratação é um ponto fundamental em relação à saúde e desempenho físico. Todos os praticantes de atividade física precisam manter a hidratação adequada para repor as perdas durante os exercícios e momentos de competição.

Crianças e pré-adolescentes, quando comparados a adultos e até mesmo aos adolescentes, precisam ser especialmente monitorados para garantir que bebam bastante líquido durante a atividade física, devido a sua tolerância aos extremos de temperatura parecem ser menos eficientes. Neste ciclo da vida, a taxa de suor é mais baixa, o que potencialmente reduz a capacidade de evaporação e perda de calor. No Quadro 23.5, podemos observar as principais considerações sobre hidratação observadas quando comparamos crianças, adultos e adolescentes.

QUADRO 23.5 – Respostas termorregulatórias de crianças.

- Crianças não toleram muito bem os extremos de temperatura
- Elas suam menos
- Ficam mais quentes durante o exercício
- Possuem um débito cardíaco mais baixo
- Têm uma área de superfície relativa maior (mais superfície da pele por peso corporal)
- Crianças têm aclimação mais lenta

Fonte: Adaptado de Leites and Meyer, 2016.[17]

Durante o estresse térmico ocasionado pelo calor, ocorre rápido aumento da temperatura corporal, o que leva a uma maior predisposição de risco de lesão térmica. Assim, as estratégias para a hidratação em crianças e adolescentes precisam considerar as peculiaridades da termorregulação, por isso recomendada-se evitar a realização de atividades nos horários mais quentes do dia.[18]

A desidratação no atleta representa um grande risco em qualquer faixa etária. Esse processo tem sido extensamente estudado entre adultos, e os efeitos deletérios na *performance* desportiva e na saúde do atleta são muito semelhantes nos adolescentes. Importante destacar que o desempenho esportivo depende de fatores cognitivos, técnicos, físicos, fisiológicos entre outros. Os fatores cognitivos requerem decisões durante uma competição, evitar ao máximo a desidratação preserva a cognição, uma vez que a hipohidratação em comparação a hiperhidratação pode prejudicar a função cognitiva na memória de curto prazo, analogia verbal e criatividade.[19]

Da mesma forma como o treinamento, as estratégias de hidratação, que devem atender ao antes, durante a após atividade física, devem ser adaptadas para cada indivíduo de acordo com as suas necessidades e preferências, limitar a desidratação, durante o treinamento e competições. Nesse sentido, tomar água ou bebida esportiva deve ser parte das orientações nutricionais.

A educação deve enfatizar a ingestão de líquidos, uma vez que, para alguns, a sede pode ser insuficiente para evitar a desidratação durante o exercício prolongado, especialmente em condições quentes e úmidas. Crianças em geral consomem líquidos de forma voluntária, mas devemos estar atentos e monitorar constantemente a prática de hidratação dos jovens desportistas.

Profissionais que trabalham com crianças e adolescentes praticantes de exercício físico e esporte devem estar atentos a:

- jovens atletas têm necessidades nutricionais especiais. Há uma necessidade maior de energia, especialmente durante a adolescência, para apoiar a taxa acelerada de crescimento, desenvolvimento e maturação sexual, além das necessidades de treinamento.
- os jovens envolvidos com atividades físicas podem realizar uma alimentação restritiva para reduzir o peso ou a gordura corporal, e isso pode resultar em consumo insuficiente de energia. Esse comportamento não só aumenta a fadiga e compromete adaptações de treinamento e desempenho, mas também coloca o jovem em maior risco de deficiência relativa de energia no esporte (REDS) (ver Capítulo 24).
- dietas restritivas colocam os jovens em risco de deficiência de micronutrientes, já que eles apresentam necessidades aumentadas durante o crescimento e desenvolvimento.
- restrições alimentares que progridem para distúrbios alimentares representam um sério risco para a saúde física e mental. A ingestão de alimentos de maneira desordenada pode ser desencadeada por comentários negativos sobre o peso ou a forma, ou como recomendação para perder peso ou gordura sem o apoio profissional, especialmente de um nutricionista. Jovens atletas estão em um estágio de vida vulnerável e um reforço positivo à imagem corporal saudável deve ser estimulado.
- embora estudos apontem que crianças e pré-adolescentes apresentem um processo de termorregulação menos efetivo que os adultos, pesquisas recentes indicam que eles não estão significativamente em maior risco de estresse por calor por esforço quando comparado aos adultos. Estratégias adequadas de hidratação e alimentação de competição devem ser aplicadas para jovens esportistas.

Treinadores (especialmente) e pais necessitam ser educados em nutrição esportiva para que possam fazer orientações corretas e relevantes. Assim como toda a equipe, devem ser educados a orientar com coerência, baseados em boa fundamentação para encaminharem o atleta a um nutricionista do esporte.

Referências bibliográficas

1. Panza VPP, et al. Consumo alimentar de atletas: reflexões sobre recomendações nutricionais, hábitos alimentares e métodos para avaliação do gasto energético. Rev. Nutr., Campinas, 2007;20(6):681-692.
2. Nelson S. Nutrition for Young Athletes. 6. ed. Dale Ames Kline, 2010.
3. Cobley S, et al. Desenvolvimento Anual de Agrupamento por Idade e Alteta. Sports Med. 2009;39:235-256.
4. Lazaretti-Castro M. Por que medir densidade mineral óssea em crianças e adolescentes? Jornal de Pediatria, Rio de Janeiro. 2004.80(6):439-440.
5. Sant'Anna MSL, Priore SE, Franceschini SCC. Métodos de avaliação da composição corporal em crianças. Rev Paul Pediatr. 2009;27(3):315-21.
6. Raya MAC, et al., Recomendações nutricionais para crianças praticantes de atividade física. Revista Digital – Buenos Aires. 2007;12:10.
7. Henry CJK, et al. New Equations to Estimate Basal Metabolic Rate in Children Aged 10-15 years. Eur J Clin Nut.; 1999;53:134-142.
8. Institute of Medicine (IOM). Dietary Reference Intakes for Energy, Carbohydrate, Fiber, Fat, Fatty Acids, Cholesterol, Protein, and Amino Acids. Washington, DC: National Academy Press; 2005.
9. Toral N, et al. Aspectos nutricionais e implicações do consumo energético insuficiente em adolescentes atletas. Nutrire: rev. Soc. Bras. Alim. Nutr.= J. Brazilian Soc. Food Nutr.: São Paulo, SP, 2007;32(3):79-94.
10. Bergeron MF, et al. International Olympic Committee consensus statement on youth athletic development. Br J Sports Med; 2015;49:843-851. Disponível em: <https://bjsm.bmj.com/content/49/13/843> (21 dez. 2021).
11. Triches PBM. Trastornos de la alimentación e imagen corporal en atletas. EF Despotes.com, Revista Digital. Buenos Aires, 2010;15:148.
12. Jeacocke, et al. Transtorno alimentares e transtornos alimentares em atletas. In: Clinical Sports Nutrition. 6. ed. Burke L, Deakin V, Minehan M, McGraw Hill Education (Austrália), 2021.
13. Costa MB, Melnik T. Effectiveness of psychosocial interventions in eating disorders: an overview of Cochrane systematic reviews. Einstein (São Paulo), 2016;14(2):235-277.
14. Gillman MW, et al. Jantar em família e qualidade da dieta de crianças maiores e adolescentes. Arquivos de medicina de família, 2000;9(3):235.
15. Tosatti AM, et al. Does family mealtime have a protective effect on obesity and good eating habits in young people? A 2000-2016 review. Revista Brasileira de Saúde Materno Infantil [online]. 2017;17(3):425-434.
16. Carvalho CA, et al. Consumo alimentar e adequação nutricional em crianças brasileiras: revisão sistemática. Revista Paulista de Pediatria, 2015;33:211-221.
17. Leites GT, Meyer F. The importance of proper fluid en hydration. In: Sports Nutrition needs for Child and Adolescents Athletes, Keksick CM, Fox E. Taylor e Francis Group, LLC, 2016.
18. Gomes LH, et al. Respostas termorreguladoras de crianças no exercício em ambiente de calor. Revista Paulista de Pediatria [online]. 2013;31(1):104-110.
19. Bar-David Y, et al. The effect of voluntary dehydration on cognitive functions of elementary school children. Acta paediatr. 2005;94(11):1667-73.

24

Mulheres Fisicamente Ativas e Atletas

Ana Beatriz Siqueira Campos Barrella Leone
Fernanda Silveira Seguro de Carvalho
Thamires Lopes Botelho

A participação feminina nos Jogos Olímpicos cresceu desde os Jogos de 1960, em Roma, onde as atletas representaram apenas 11% do número total de participantes, para mais de 45% nos Jogos de 2016 no Rio de Janeiro. Espera-se pela primeira vez, paridade de gênero em termos de número de atletas nos Jogos Olímpicos de Paris, em 2024. O número de eventos femininos também aumentou de 20%, em 1960, para quase 50% no Rio,[1] enquanto seus desempenhos melhoraram substancialmente. As pesquisas científicas sobre os determinantes do desempenho esportivo em atletas femininas também aumentaram bastante, mas ainda incluem principalmente participantes do sexo masculino; as mulheres representam apenas 35% dos atletas estudados.[2]

Com o aumento nos níveis de exercício nos últimos anos entre as atletas profissionais e recreativas, cresce o interesse científico sobre saúde e desempenho esportivo dessa população.

Atletas do sexo feminino muitas vezes não atendem às suas necessidades de alta ingestão de energia (~2000 a 5000 kcal/dia, a depender do esporte) para suportar seu alto nível de gasto energético, de forma a apresentar a baixa disponibilidade de energia (LEA), que pode influenciar negativamente na *perfomance* e na saúde.[3-5]

Os motivos da restrição calórica podem ser diversos: tipo de esporte, emagrecimento, estéticos, psicológicos, por desempenho, pelo aumento da carga de treinamento sem aumento da ingestão calórica adequada, pela falta de orientação nutricional sobre como atingir adequadamente suas demandas energéticas com o esporte.[6]

▶ Deficiência energética relativa no esporte (RED'S)

Em 2014, o Comitê Olímpico Internacional (COI) publicou um consenso intitulado "Além da Tríade da Atleta Feminina: Deficiência Energética Relativa no Esporte (RED-S)".

A síndrome de RED-S refere-se ao "funcionamento fisiológico prejudicado causado por deficiência relativa de energia e inclui, mas não está limitado a alterações da taxa metabólica, função menstrual, saúde óssea, imunidade, síntese de proteínas e saúde cardiovascular." O fator etiológico dessa síndrome é a LEA.[7]

LEA, que sustenta o conceito de RED-S, é uma incompatibilidade entre a ingestão de energia de um atleta (dieta) e a energia despendida em exercícios, deixando a energia inadequada para suportar as funções exigidas pelo corpo para manter a saúde e o desempenho ideal. O cálculo da disponibilidade de energia (EA) é definido como:

$$\text{Disponibilidade de energia (EA)} = \frac{\text{Ingestão de energia (EI)} - \text{Gasto de energia do exercício (EEE)}}{\text{Massa livre de gordura (MLG)}}$$

onde: energia: kcal

massa livre de gordura: kg

Os métodos para os cálculos da ingestão de energia, gasto de energia no exercício e massa livre de gordura estão descritos no Capítulo 14.

Diante das dificuldades desses métodos, uma baixa razão entre a taxa metabólica de repouso medida e prevista é um marcador reconhecido de LEA (razão RMR < 0,90).[8]

A EA ideal deve oferecer suporte às funções básicas que permitem o estado de saúde e o desempenho adequados, que se acredita ser > 45 kcal/kg/MLG.[7]

Efeitos da baixa disponibilidade de energia na saúde

A seguir, serão abordados alguns efeitos da LEA na saúde bem descritos na literatura e identificados na Figura 24.1.

Endócrino

Alteração do eixo hipotalâmico-hipofisário-gonadal, alterações na função tireoidiana e nos hormônios reguladores do apetite (como diminuição da leptina e ocitocina, aumento da grelina, peptídeo YY e adiponectina), diminuição na secreção de insulina e no fator de crescimento semelhante à insulina 1 (IGF-1), aumento da resistência do hormônio do crescimento (GH) e elevação do cortisol. Muitas dessas alterações hormonais ocorrem possivelmente para usar as reservas de energia para processos vitais.[9,10]

Função menstrual

Na ausência de patologia anatômica ou orgânica, uma possível causa da amenorreia hipotalâmica funcional (AHF) são as alterações devido ao LEA com uma influência negativa no hormônio liberador de gonadotrofina (GnRH): aumentando o cortisol e o hormônio liberador de corticotropina (CRH) em resposta ao estresse e a diminuição da leptina com impacto direto no GnRH. Portanto, há uma diminuição no pulso de GnRH com redução na frequência de pulsatilidade de FSH e LH, levando a alterações na foliculogênese e na função ovulatória, resultando em níveis mais baixos de estradiol e progesterona.[11-13]

Sendo a amenorreia primária o atraso na menarca (primeira menstruação), amenorreia secundária – ausência de menstruação por 3 meses consecutivos – e oligomenorreia – ciclos menstruais com intervalos maiores que 35 dias.[11-13]

Saúde óssea

A LEA prejudica a saúde óssea em atletas, principalmente mulheres, por meio da diminuição de diferentes elementos, como estrogênios (inibição de osteoclastos e crescimento de osteoblastos), IGF-1 (estimulação da osteoblastogênese e promoção da formação óssea), leptina (proliferação de osteoblastos) e T_3 (proliferação de osteoblastos e promoção da formação óssea). A diminuição da formação óssea e do *turnover* ósseo são as principais consequências das alterações no metabolismo ósseo. Esta combinação leva à perda dos mecanismos normais de reparo para lesões menores e maiores, que resulta em um risco maior de fratura.[7,11,14]

Muscular

Alguns fatores podem estar associados às alterações neuromusculares decorrentes do RED-S, entre eles, a diminuição do armazenamento de glicogênio, considerada uma alteração metabólica secundária à disponibilidade energética diminuída. A baixa concentração do combustível para a contração muscular pode favorecer a diminuição de força e resistência. Ao avaliar a anatomia feminina detalhadamente, devemos considerar os efeitos da deficiência energética sobre a musculatura do assoalho pélvico.[15]

O assoalho pélvico (AP) é composto por um conjunto de músculos, ligamentos e fáscias responsáveis por fechar a cavidade inferior da pelve óssea e dar sustentação aos órgãos pélvicos. Na mulher, durante a contração dos músculos do AP, ocorre o fechamento da uretra, vagina e reto.[16] Essa contração é importante na prevenção de perda involuntária de urina e fezes. Essa musculatura também possui um importante papel na defecação, inibição detrusora, função sexual, equilíbrio corporal, transferência de carga do tronco para membros inferiores e prevenção de prolapso dos órgãos pélvicos.[17]

Em atletas com LEA, deve-se considerar a íntima relação entre o sistema musculoesquelético e neuroendócrino. A falta de energia disponível para o funcionamento adequado dos músculos pode resultar na queda de glicogênio muscular, o que favorece a fadiga neuromuscular do AP e má coordenação intramuscular e intermuscular.[18] Consequentemente, a ativação inadequada da musculatura do AP, realizada em modalidades esportivas de alto impacto, contribui para episódios de incontinência urinária (IU) em situações em que haja o aumento da pressão intra-abdominal como saltar, correr e aterrissar.

Além disso, o sistema gênito urinário da mulher está sensível ao estrogênio e seus receptores estão presentes na uretra, vagina, bexiga e AP. A LEA pode gerar interrupção do ciclo menstrual, supressão do sistema reprodutivo e amenorreia hipotalâmica funcional. Achados atuais demonstram que atletas nesta última condição têm maiores chances de IU do que aquelas sem deficiência energética. Isto ocorre devido aos baixos níveis de estrogênio, que facilitam o funcionamento incorreto do esfíncter uretral.[18]

Hematológico

A deficiência de ferro é frequentemente observada em atletas do sexo feminino, e pode contribuir direta e indiretamente para a deficiência de energia. Isso se deve a uma redução potencial do apetite, diminuição da disponibilidade de combustível metabólico e eficiência metabólica prejudicada, levando a um aumento no gasto de energia durante o exercício e repouso. A deficiência de ferro também pode interagir com a saúde óssea por meio da desregulação do eixo GH/IGF-1, hipóxia e hipotireoidismo, além de desempenhar um papel importante na função tireoidiana, fertilidade e até mesmo bem-estar psicológico. Assim, a LEA pode ser parcialmente induzida e/ou pode contribuir para a deficiência de ferro.[19]

Cardiovascular

Podemos associar aumento do colesterol total, LDL, HDL, triglicerídeos e aumento da resistência vascular à hipoestrogenismo e à AHF em atletas jovens. Foi relatado em atletas em amenorreia o comprometimento da função endotelial e perfil lipídico desfavorável, com melhora na função endotelial após o retorno da menstruação. Em um estudo, atletas em amenorreia demonstraram frequência cardíaca e pressão arterial sistólica mais baixas quando comparadas à atletas eumenorréicas, devido à interrupções na resposta renina-angiotensina-aldosterona.[20] Em casos mais severos de LEA, bradicardia severa, hipotensão, alterações valvares, derrame pericárdico e arritmia podem ocorrer.[7]

Psicológico

Problemas psicológicos podem ser anteriores ou causados por LEA. Comportamentos alimentares desordenados e transtornos alimentares são conhecidos por ocorrerem com frequência em atletas de elite do sexo feminino, particularmente entre aquelas que competem na classe de peso ou em esportes que exigem magreza[21] (ver Capítulo 33).

▸ Consequências da baixa disponibilidade de energia no desempenho

No que diz respeito ao impacto no desempenho físico, a persistência de LEA é prejudicial devido a uma variedade de mecanismos indiretos diferentes. Um deles é a redução da eficiência cardiovascular, representada pela diminuição da resistência cardiovascular. Além disto, a incapacidade de recuperação física e mental advinda desta condição também pode impactar negativamente no ganho de massa, função e resistência muscular. A baixa capacidade de armazenamento de glicogênio é a grande responsável por estes fatores e, consequentemente, irá interferir nos níveis de fadiga.[15]

A função hormonal anormal e a densidade mineral óssea diminuída aumentam o risco de lesões e fraturas por estresse. Além disso, o comprometimento da função imunológica pode elevar o risco de infecções respiratórias. O desempenho nos treinos e competições também pode ser afetado por sintomas como constipação e indigestão, que impactam negativamente no bem-estar do atleta.[15] As evidências que correlacionam RED-S à diminuição do desempenho esportivo ainda são escassas, porém, na Figura 24.1, é possível verificar os principais impactos da baixa energia no desempenho esportivo 7.

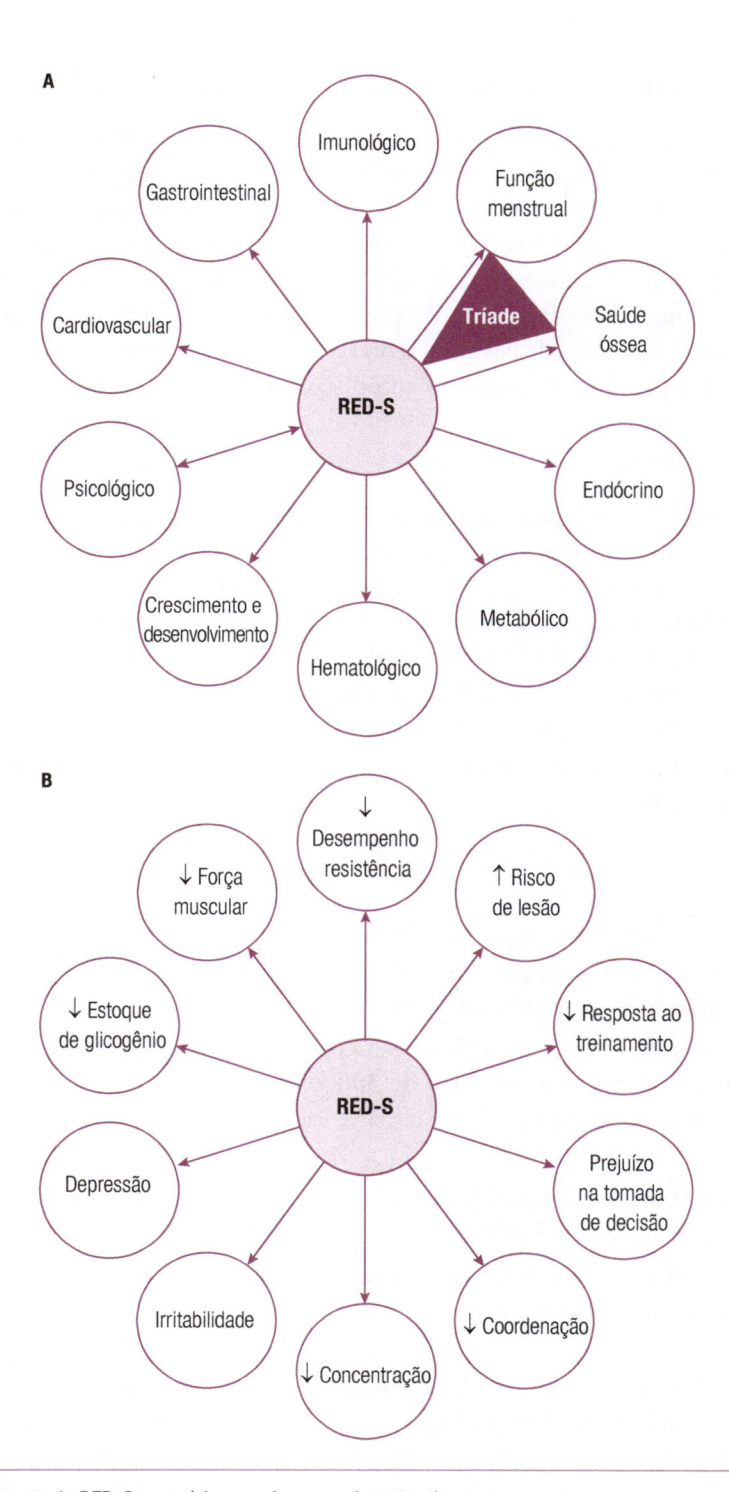

FIGURA 24.1 – Impacto do RED-S na saúde e no desempenho esportivo.
(A) Consequências para a saúde da deficiência relativa de energia no esporte (RED-S); (B) efeitos de desempenho de RED-S.
Fonte: Adaptada de Constantini.

Disponibilidade de baixa energia em esportes adaptados

A prevalência de LEA em praticante de esportes adaptados não está completamente descrita na literatura. Muitos fatores dificultam o diagnóstico e as causas da LE, como por exemplo, a presença de lesão neurológica central que pode resultar em alterações do eixo hipotálamo--hipófise e da função menstrual basal, independentemente do estado de energia. Muitos podem apresentar alto risco de comprometimento da saúde óssea e lesões ósseas secundárias a muitos fatores, inclusive com carga óssea alterada. Dada a crescente participação de mulheres no esporte adaptado desde os níveis de base até os níveis de elite, mais pesquisas são necessárias, mas requer rastreamento para LEA para reduzir complicações de RED-S, o que inclui baixa DMO.[7]

Diagnóstico e tratamento da RED'S

O diagnóstico de RED-S não implica na existência de alterações clínicas ou laboratoriais concretas, consiste na investigação ativa de mulheres esportistas em situação de risco devido à disponibilidade insuficiente de energia. No entanto, uma entrevista criteriosa sobre o consumo alimentar, identificar restrições a alimentação, alterações de peso, treinos, tempo de treinamento, alterações no sono, humor, ciclo menstrual, fraturas e questões relacionadas a transtornos alimentares e psicossociais são de grande importância para o rastreamento da RED-S.[8]

Recentemente, foi publicado um Questionário de Disponibilidade de Baixa Energia para Mulheres (LEAF-Q), desenvolvido como um breve questionário sobre sintomas fisiológicos ligados à deficiência de energia.[22]

Tratamento

O objetivo do tratamento é restaurar a homeostase com um plano nutricional, psicológico e esportivo individualizado, que permitirá o funcionamento normal de todos os sistemas fisiológicos afetados pela baixa disponibilidade energética.[7]

Sugere-se o aumento entre 5% e 10% de peso corporal ou de 1 kg a 4 kg de peso com oferta nutricional adequada – aumento calórico de 300 kcal a 600 kcal – distribuídos ao longo do dia e com preferência no consumo de proteínas e carboidratos e adequar um plano alimentar > 45 kg/MLG.[7,1]

Manter os níveis séricos adequados de vitaminas D e cálcio para a construção óssea e para ajudar a diminuir a incidência de lesão por estresse ósseosão essenciais.[7]

A terapia cognitivo-comportamental é outro tratamento não farmacológico para RED-S, que tem sido demonstrado para contribuir com a retomada da menstruação em algumas mulheres.[7]

Holtzman (2021) propõe um modelo que, conforme o plano de nutrição sobe na hierarquia, ele se torna mais prescritivo. É importante lembrar que o melhor plano de nutrição é aquele que confere a melhor adesão. Semelhantemente ao modo como os atletas se tornam mais avançados em seus planos de treinamento à medida que a idade e a experiência do treinamento aumentam, os planos de nutrição devem se tornar mais específicos à medida que o atleta se torna mais experiente.

Individualização
Outros efeitos da idade
Hormônios exógenos
Hormônios endógenos
Tipo de exercício
Intensidade e duração do exercício
Oferta de energia no pré, intra e pós-exercício
Macro e micronutrientes
Disponibilidade de energia e hidratação

Farmacológico

O tratamento farmacológico pode ser introduzido em alguns casos específicos, mas sempre associado à otimização da ingesta energética e à adequação na prática esportiva. Ele deve ser considerado após a falha do reestabelecimento da menstruação e nos casos comprovados de baixa densidade mineral óssea (DMO).[23]

Ao tratar a amenorreia e a oligomenorreia, o contraceptivo oral combinado pode mascarar a ineficácia do tratamento, o que passa uma falsa sensação de normalidade com o retorno da menstruação, fato que só ocorreu devido à introdução do tratamento hormonal e não por causa da recuperação do eixo hipotálamo-hipófise.[23] Além disso, devido à passagem hepática, o estrogênio oral tem baixa eficácia na recuperação óssea por causa do potencial de supressão da IGF-1.[23]

Quando o tratamento hormonal se faz necessário, o uso de estradiol transdérmico (E2) associado à progesterona oral cíclica é o mais indicado.[23] O E2 transdérmico não interfere na secreção de IGF-1 e mostrou melhora na DMO na anorexia nervosa (AN), na DMO e micro-arquitetura óssea em atletas olimenorreicas.[24]

Importante salientar para a atleta que o uso do estradiol transdérmico e progesterona oral cíclica não atua como método contraceptivo. O hormônio da paratireoide recombinante humano (rPTH) mostrou melhora da DMO na anorexia nervosa (AN). Seu uso por um curto período deve ser considerado em mulheres adultas com LEA, AHF ou RED-S, visando ao tratamento de fraturas de cura demorada ou DMO muito baixa.[7] O tratamento com rPTH é contraindicado em adolescentes e adultas jovens com as placas de crescimento ósseo abertas.[23]

A baixa disponibilidade energética sustenta a Tríade das Atletas Femininas e a Deficiência Relativa de Energia no Esporte (RED-S). A condição surge quando calorias insuficientes são consumidas para suportar o gasto de energia do exercício, que resulta em processos fisiológicos alterados e comprometimento do desempenho esportivo.

Cabe ao profissional nutricionista aplicar uma análise criteriosa e rastrear possíveis fatores que possam identificar a baixa disponibilidade energética.

A prescrição dietética deve acompanhar as planilhas de treino e o período de treinamento, para que a ingestão calórica seja adequada em cada fase e evitar rotinas alimentares restritivas.

Identificar a LEA possui diversas limitações, por isso, um trabalho multidisciplinar com nutricionista, médico do esporte, ginecologista, psicólogo, fisioterapeuta, preparador físico e técnico é importante para prevenir e tratar a baixa disponibilidade energética, de forma a evitar as suas complicações.

Referências bibliográficas

1. International Olympic Committee. Women in the Olympic Movement [Internet]. 2021 p. 1-6. Disponível em: https://stillmed.olympics.com/media/Documents/Olympic-Movement/Factsheets/Women-in-the-Olympic-Movement.pdf. (01 dez. 2021).
2. Thibault V, Guillaume M, Berthelot G, El Helou N, Schaal K, Quinquis L, et al. Women and men in sport performance: the gender gap has not evolved since 1983. J Sports Sci Med. 2010;9(2):214.
3. Costello JT, Bieuzen F, Bleakley CM. Where are all the female participants in Sports and Exercise Medicine research? Eur J Sport Sci. 2014;14(8):847-51.
4. Thomas DT, Erdman KA, Burke LM. American college of sports medicine joint position statement. nutrition and athletic performance. Med Sci Sports Exerc. 2016;48(3):543-68.
5. Black KE, Baker DF, Sims ST. Nutritional needs of the female athlete: risk and prevention of low energy availability. Strength Cond J. 2020;42(4):77-81.
6. Slater J, Brown R, McLay-Cooke R, Black K. Low energy availability in exercising women: historical perspectives and future directions. Sport Med. 2017;47(2):207-20.
7. Mountjoy M, Sundgot-Borgen JK, Burke LM, Ackerman KE, Blauwet C, Constantini N, et al. IOC consensus statement on relative energy deficiency in sport (RED-S): 2018 update. Br J Sports Med. 2018.
8. Logue DM, Madigan SM, Melin A, Delahunt E, Heinen M, Donnell S-JM, et al. Low energy availability in athletes 2020: An updated narrative review of prevalence, risk, within-day energy balance, knowledge, and impact on sports performance. Nutrients. 2020;12(3):835.
9. Koehler K, Hoerner NR, Gibbs JC, Zinner C, Braun H, De Souza MJ, et al. Low energy availability in exercising men is associated with reduced leptin and insulin but not with changes in other metabolic hormones. J Sports Sci. 2016;34(20):1921-9.
10. Elliott-Sale KJ, Tenforde AS, Parziale AL, Holtzman B, Ackerman KE. Endocrine effects of relative energy deficiency in sport. Int J Sport Nutr Exerc Metab. 2018;28(4):335-49.
11. Coelho AR, Cardoso G, Brito ME, Gomes IN, Cascais MJ. The Female Athlete Triad/Relative Energy Deficiency in Sports (RED-S). Rev Bras Ginecol e Obs Gynecol Obstet. 2021.
12. Allaway HCM, Southmayd EA, De Souza MJ. The physiology of functional hypothalamic amenorrhea associated with energy deficiency in exercising women and in women with anorexia nervosa. Horm Mol Biol Clin Investig. 2016;25(2):91-119.
13. Brook EM, Tenforde AS, Broad EM, Matzkin EG, Yang HY, Collins JE, et al. Low energy availability, menstrual dysfunction, and impaired bone health: A survey of elite para athletes. Scand J Med Sci Sports. 2019;29(5):678-85.
14. Papageorgiou M, Dolan E, Elliott-Sale KJ, Sale C. Reduced energy availability: implications for bone health in physically active populations. Eur J Nutr. 2018;57(3):847-59.
15. Varðardóttir B, Guðmundsdóttir SL, Ólafsdóttir AS. Þegar orkuna skortir–áhrif hlutfallslegs orkuskorts í íþróttum (RED-s) á heilsu og árangur. 2020.
16. Messelink B, Benson T, Berghmans B, Bø K, Corcos J, Fowler C, et al. Standardization of terminology of pelvic floor muscle function and dysfunction: Report from the pelvic floor clinical assessment group of the International Continence Society. Neurourol Urodyn [Internet]. 2005;24(4):374-80. Disponível em: http://www.ncbi.nlm.nih.gov/pubmed/15977259. (15 mar. 2019).
17. Eickmeyer SM. Anatomy and Physiology of the Pelvic Floor [Internet]. Physical Medicine and Rehabilitation Clinics of North America. W.B. Saunders; 2017;28:455-60. Disponível em: http://www.pmr.theclinics.com/article/S1047965117300153/fulltext. (22 out. 2020).
18. Rebullido TR, Stracciolini A. Pelvic Floor Dysfunction in Female Athletes: Is Relative Energy Deficiency in Sport a Risk Factor? Curr Sports Med Rep. 2019;18(7):255-7.
19. Petkus DL, Murray-Kolb LE, De Souza MJ. The unexplored crossroads of the female athlete triad and iron deficiency: a narrative review. Sport Med. 2017;47(9):1721-37.

20. O'Donnell E, Goodman JM, Mak S, Murai H, Morris BL, Floras JS, et al. Discordant orthostatic reflex renin–angiotensin and sympathoneural responses in premenopausal exercising-hypoestrogenic women. Hypertension. 2015;65(5):1089-95.

21. Burke LM, Lundy B, Fahrenholtz IL, Melin AK. Pitfalls of conducting and interpreting estimates of energy availability in free-living athletes. Int J Sport Nutr Exerc Metab. 2018;28(4):350-63.

22. Rogers MA, Drew MK, Appaneal R, Lovell G, Lundy B, Hughes D, et al. The Utility of the Low Energy Availability in Females Questionnaire to Detect Markers Consistent With Low Energy Availability-Related Conditions in a Mixed-Sport Cohort. Int J Sport Nutr Exerc Metab. 2021;31(5):427-37.

23. Gordon CM, Ackerman KE, Berga SL, Kaplan JR, Mastorakos G, Misra M, et al. Functional hypothalamic amenorrhea: an endocrine society clinical practice guideline. J Clin Endocrinol Metab. 2017;102(5):1413-39.

24. Misra M, Katzman D, Miller KK, Mendes N, Snelgrove D, Russell M, et al. Physiologic estrogen replacement increases bone density in adolescent girls with anorexia nervosa. J Bone Miner Res. 2011;26(10):2430-8.

25

Idoso

Myrian Spinola Najas
Claudia Melchior

O processo de envelhecimento coincide com uma redução progressiva dos tecidos ativos do organismo, diminuição da sua capacidade funcional, modificações das funções metabólicas e a alta prevalência de doenças crônicas, como o diabetes melito, a hipertensão arterial, o infarto agudo do miocárdio e o acidente vascular cerebral. Além disso, há fatores sociais que se agregam aos biológicos nesta fase da vida, como a pobreza, o analfabetismo, a cultura, a solidão. Todos esses fatores se associam direta ou indiretamente com a quantidade e a qualidade de alimentos consumidos e podem interferir na ingestão e absorção de alimentos e na utilização dos nutrientes pelo organismo.[1]

Durante o processo de envelhecimento ocorre diminuição nos requerimentos energéticos que podem estar associados à redução da atividade física. Este fato é de extrema importância, pois para a população adulta resulta em aumento dos depósitos de tecido adiposo e, consequentemente, obesidade. A redução da atividade física para os idosos pode resultar em diminuição do apetite e, em consequência, uma ingestão de alimentos menor que o próprio requerimento, e aumenta a vulnerabilidade às doenças dessa população.[2]

A alimentação é essencial para a manutenção de uma boa saúde, além de ser um dos fatores para a promoção de um estilo de vida saudável, que também inclui exercício físico moderado e ausência de tabagismo e alcoolismo.[3]

A maior preocupação na alimentação dos idosos está relacionada à presença de doenças associadas e à não aceitação das doenças já existentes, que podem levar o idoso a alimentar-se de maneira insuficiente ou desbalanceada. Esse fato pode acarretar graves prejuízos no estado nutricional, e predispõe o organismo à ocorrência de obesidade ou desnutrição, podendo formar um círculo vicioso que muitas vezes pode ser fatal.[1,4]

A prática regular de exercício físico com intensidade moderada beneficia variáveis fisiológicas, psicológicas e sociais. Aumento da força muscular e do fluxo sanguíneo para os músculos, aprimoramento da flexibilidade e amplitude de movimentos, diminuição do percentual de gordura, melhora dos aspectos neurais, redução dos fatores que causam quedas, redução da resistência à insulina, manutenção ou melhora da densidade corporal óssea com diminuição do risco de osteoporose e melhora da postura podem ser considerados alguns dos benefícios fisiológicos que o exercício físico propicia ao organismo.[5]

A alimentação aplicada ao exercício físico tem como objetivos promover saúde, proporcionar o funcionamento dos processos metabólicos ligados ao exercício, retardar a fadiga, auxiliar na recuperação de lesões ou traumas, reduzir o tempo de recuperação dos estoques de energia e promover o aumento da massa muscular.[6,7]

Estado nutricional

O estado nutricional do idoso é determinado por uma complexa rede de fatores, além dos aspectos econômicos, pois dificilmente ele está desvinculado de algum tipo de doença.

Existe uma estreita relação entre a qualidade de vida e a manutenção da máxima capacidade funcional, que é definida como a capacidade do idoso de manter suas habilidades físicas e mentais necessárias para uma vida independente e autônoma. Essas habilidades podem ser medidas pelas atividades de vida diária (AVD) e as instrumentais de vida diária (AIVD), como alimentar-se, tomar banho, vestir-se, fazer compras etc. Alguns estudos mostram que, quanto maior o número de AVD e AIVD comprometidas, maior é o declínio da massa muscular.[8,9]

A deterioração do estado funcional está intimamente relacionada à inatividade física, que pode ter como fator resultante a diminuição da massa muscular, o que aumenta os riscos para quedas e gera incapacidades para os idosos.

De todas as alterações corpóreas que ocorrem no processo de envelhecimento, as mais evidentes são refletidas principalmente no peso, na estatura e na composição corporal. Portanto, essas são medidas importantes para serem monitoradas, pois influenciarão no estado nutricional e no exercício físico.[2]

O peso é uma medida antropométrica que se mostra crescente até os 60 anos, mas após este período, ele começa a apresentar queda principalmente após os 75 anos. Esse fato é bem explicado pela perda involuntária de peso na população idosa.[2]

A diminuição da estatura se dá pela compressão vertebral, estreitamento dos discos vertebrais e pelos processos de cifose. Essas alterações parecem ser mais rápidas nas mulheres do que nos homens, especialmente em função da maior prevalência de osteoporose após a menopausa.[1,2]

A composição corporal, que é definida pela quantidade e distribuição de tecido adiposo e da massa muscular, apresenta uma inversão no processo de envelhecimento, com aumento de tecido adiposo e redução na massa magra.[1,5,10]

Os parâmetros antropométricos que mais se adéquam para avaliar o estado nutricional do idoso são: peso, estatura, pregas cutâneas do tríceps e subescapular, e as circunferências do braço, da cintura, da panturrilha e a força de preensão palmar (FPP).[1,11]

A relação de peso em quilogramas, com a estatura em metros ao quadrado, que é conhecida como índice de massa corpórea (IMC), mesmo não determinando a composição corporal, é um bom indicador do estado nutricional para a população idosa. Os pontos de corte utilizados para a classificação do estado nutricional encontram-se na Tabela 25.1.

TABELA 25.1 – Pontos de corte do índice de massa corpórea – IMC.

Ponto de corte	Classificação do estado nutricional
< 22 kg/m^2	Desnutrição
22 a 27	Eutrófico
> 27	Obesidade

Fonte: Adaptada de Lipschitz.[6]

Para a determinação do tecido adiposo, utilizam-se as pregas cutâneas tricipital e subescapular. As medidas de referências encontram-se nas distribuições em percentil das Tabelas 25.2 e 25.3.[1,5]

As circunferências do braço e da cintura são medidas práticas e podem ser utilizadas mesmo de formas isoladas. Para a circunferência do braço, que é uma medida de reserva calórica e proteica, as medidas de referências encontram-se na Tabela 25.4.[5,16]

A circunferência da cintura é uma medida associada ao risco para as doenças cardiovasculares. A distribuição androide da gordura na população idosa justifica a utilização dessa medida, mesmo que não haja um ponto de corte específico para idade. Na Tabela 25.5, encontram-se os pontos de corte sugeridos pela OMS (1997) para a população adulta, que vêm sendo também utilizados para idosos.[5,14,15]

A circunferência da panturrilha (CP) é uma medida de reserva proteica que apresenta boa correlação com as dosagens séricas de albumina. Deve ser feita na perna esquerda com o indivíduo sentado ou deitado, e a perna formando um ângulo de 90º graus. Os pontos de corte adequados são: para homens ≥ 34 cm; para as mulheres ≥ 33 cm.[1,8,14]

Hoje, buscar métodos rápidos e baratos que possam predizer prováveis diagnósticos de sarcopenia primaria ou secundária são de grande importância para a orientação dos profissionais. Entre os instrumentos sugeridos para a prática clínica está o SARC – F para detecção de casos (Cruz-Jentoft, *et al.*, 2019). Ele permite detectar casos pelo autorrelato de sintomas ou sinais de sarcopenia. É um questionário baseado em cinco perguntas que devem ser respondidas pela percepção do paciente a respeito de sua força, capacidade de andar, levantar de uma cadeira, subir uma escada e frequência de quedas.[12]

Por ser simples e rápido, o SARC – F é considerado, atualmente, um ótimo instrumento para o rastreio da sarcopenia. Não é um instrumento para ser utilizado no ambiente hospitalar, mas sim em pacientes ambulatoriais ou em consultórios.[12]

As cinco questões presentes no SARC são:

1. O quanto de dificuldade você tem para levantar e carregar 5 kg?

   nenhuma – 0

   alguma – 1

   incapaz – 2

2. O quanto de dificuldade você tem para atravessar um cômodo?

   nenhuma – 0

   alguma – 1

   incapaz – 2

3. O quanto de dificuldade você tem para levantar de uma cama ou cadeira?

   nenhuma – 0

   alguma – 1

   incapaz – 2

4. O quanto de dificuldade você tem pra subir um lance de 10 degraus?

   nenhuma – 0

   alguma – 1

   incapaz – 2

5. Quantas vezes você caiu no último ano?

   nenhuma – 0

   alguma – 1

   incapaz – 2

Barbosa-Silva, *et al.* (2016) acrescentaram a esse questionário mais um item, com o objetivo de sugerir uma medida direta de quantidade de massa magra. Assim, a circunferência da panturrilha, com os pontos de corte de 33 cm para as mulheres e 34 cm para os homens, permitiu melhorar a sensibilidade desse questionário. Hoje, recomenda-se o uso do SARC – F + CC.[13]

CP feminino > 33 cm – 0 ponto.

CP feminino ≤ 33 cm – 10 pontos.

CP masculino > 34 cm – 0 ponto.

CP masculino ≤ 34 cm – 10 pontos.

Pontuação ≥ 11 de 20 pontos é sugestivo de sarcopenia, e indica a necessidade de prosseguir com a investigação e até chegar ao diagnóstico completo.

O estado nutricional deve fazer parte da avaliação gerontológica abrangente, uma vez que, por meio dela, podem-se monitorar as alterações corpóreas e fazer intervenções que retardem as perdas da capacidade funcional, para manter o idoso cada vez mais ativo.

Contudo, a melhor opção para a população idosa é realizar um programa de exercício físico que inclua tanto o treinamento aeróbico como o de força muscular, e que ainda incorpore exercícios de flexibilidade e equilíbrio. Segundo pesquisadores, em algumas circunstâncias, porém, o treinamento de força deve ser preferido ao aeróbico. São elas: artrite grave, inabilidade para suportar o peso corporal, ulcerações no pé, desordens do equilíbrio, amputação, doença pulmonar obstrutiva crônica e baixo limiar para isquemia.[6,7,17]

Com relação ao volume do treino, a recomendação mais atual para a população idosa é a realização de exercícios de intensidade moderada por pelo menos 30 minutos ao dia, que podem ser alternados em três sessões de 10 minutos por dia, com um total de 150 minutos por semana, se possível todos, de forma contínua ou acumulada.[18]

TABELA 25.2 – Distribuição em percentil para a prega cutânea tricipital.

Idade	95%	50%	5%
Homens			
65	27	13,8	8,6
70	26,1	12,9	7,7
75	25,2	12,0	6,8
80	24,3	11,2	6,0
Mulheres			
65	32,0	21,6	13,5
70	33,0	20,6	12,5
75	31,0	19,6	11,5
80	30,0	18,6	10,5

Fonte: Adaptada de Nutritional Assessment of The Elderly through Anthropometry, 1987.[5]

TABELA 25.3 – Distribuição em percentil para a prega cutânea subescapular.

Idade	95%	50%	5%
Homens			
65	35,7	20,0	11,2
70	34,0	18,2	9,4
75	32,2	16,4	7,7
80	30,4	14,7	5,9
Mulheres			
65	33,1	16,4	8,5
70	32,5	15,8	7,9
75	31,9	15,2	7,3
80	31,3	14,6	6,7

Fonte: Adaptada de Nutritional Assessment of The Elderly through Anthropometry, 1987.[5]

TABELA 25.4 – Distribuição em percentil para a circunferência do braço.

Idade	95%	50%	5%
Homens			
65	37,8	31,9	26,7
70	37,2	31,3	26,0
75	36,6	30,7	25,4
80	36,0	30,1	24,8
Mulheres			
65	37,0	30,5	25,3
70	36,6	30,2	24,9
75	36,3	29,8	24,6
80	35,6	29,5	24,2

Fonte: Adaptada de Nutritional Assessment of The Elderly through Anthropometry, 1987.[5]

TABELA 25.5 – Classificação da circunferência da cintura segundo sexo.

Risco de Obesidade Associado às Complicações Metabólicas		
Sexo	Aumentado (cm)	Muito aumentando (cm)
Masculino	≥ 94	≥ 102
Feminino	≥ 80	≥ 88

Fonte: Adaptada de OMS, 1997.[5]

Força de preensão manual

A força de preensão manual é um indicador de funcionalidade, e sua medida é descrita como um teste funcional sensível de depleção proteica e, consequentemente, um indicador de desnutrição.[1,8,11]

O instrumento utilizado para sua realização é o dinamômetro Jamar®, descrito na literatura internacional como o mais eficiente na medida da força de preensão manual. Ele foi desenvolvido por Bechtol e mede a força por meio de um sistema hidráulico fechado. É um instrumento confiável e seguro para detectar a força total e avaliar a perda da força de preensão manual de uma pessoa.[11,13]

Para coletar a medida, o indivíduo deve permanecer com o ombro aduzido em posição neutra e cotovelo fletido a 90°. Devem ser realizadas três medidas no braço dominante e considerado o maior valor entre elas.[11]

Os pontos de corte sugeridos para força muscular diminuída, segundo Consenso Revisado em 2019, são < 27 kg para homens e < 16 kg para mulheres.[12]

Massa Muscular Esquelética

O processo de envelhecimento cursa com uma provável perda de massa muscular que é considerada fisiológica. Mas, pode tornar-se patológica com o agravamento de doenças crônicas, ou por novas ocorrências clínicas. Portanto, avaliar a massa muscular esquelética de todos os idosos é imprescindível.[12,13]

O método utilizado na prática clínica para a determinação da composição corporal (quantidade de gordura e massa magra) é a bioimpedância, que consiste em um aparelho capaz de medir a resistência do organismo à passagem de corrente elétrica, baseado no pressuposto de que todos os tecidos possuem características de condutividade elétrica identificáveis.[8]

Com a medida de resistência obtida pela bioimpedância é possível calcular por meio da fórmula de Janssen (Quadro 25.1) a Massa Muscular Esquelética (MME) e, posteriormente, definir a quantidade de músculo por metro quadrado de superfície corporal, ou seja, o Índice de Massa Muscular Esquelética (IMME).

Necessidades nutricionais do idoso ativo

A adequação da dieta é condição para que a alimentação cumpra seu papel no processo de nutrição e satisfaça às necessidades globais dos indivíduos. A alimentação aplicada ao exercício físico tem como objetivo promover saúde, proporcionar o funcionamento dos processos me-

QUADRO 25.1 – Fórmula de Janssen para calcular a Massa Muscular Esquelética (MME).

MME (kg) = [(Altura²/R × 0,401) + (Sexo × 3,825) + (Idade × −0,071)] + 5,102
Onde: R = resistência; Sexo: H = 1 e M = 0; Idade em anos, Estatura em cm.
IMME (kg/m²) = MME/Estatura² (m)
Pontos de corte para o IMME que sugerem sarcopenia pelo método da BIA

Homens	Mulheres
Sarcopenia:	Sarcopenia:
Grave: ≤ 8,50 kg/m²	Grave ≤ 5,75 kg/m²
Moderada 8,51 a 10,75 kg/m²	Moderada 5,76 a 6,75 kg/m²
Músculo normal ≥ 10,76 kg/m²	Músculo normal ≥ 6,76 kg/m²

Fonte: Adaptado de Janssen *et al.*, 2004.

tabólicos ligados ao exercício, retardar a fadiga, auxiliar na recuperação de lesões ou traumas, reduzir o tempo de recuperação dos estoques de energia e promover o aumento da massa muscular. Para os idosos, a nutrição é especialmente importante devido às alterações fisiológicas relacionadas ao envelhecimento. No entanto, poucas pesquisas definem as necessidades nutricionais específicas de idosos fisicamente ativos. De acordo com a Sociedade Brasileira de Medicina do Esporte, para os indivíduos que praticam exercícios físicos sem preocupações com o desempenho, uma dieta balanceada, que atenda às recomendações nutricionais, é suficiente para a manutenção da saúde e também para um bom desempenho físico.[19]

Valor calórico

O valor calórico da dieta deve variar de acordo com a idade, peso, altura, composição corporal, patologias apresentadas, estilo de vida, entre outros fatores. Contudo, é importante considerar no cálculo do valor calórico das dietas elaboradas para idosos que a taxa metabólica dessa população é particularmente reduzida em relação aos adultos jovens e de meia-idade, numa proporção média de 10% a cada década.[20,21,22]

Carboidratos

A principal fonte de energia para o músculo durante o exercício físico provém dos carboidratos na forma de glicogênio muscular. Além do seu papel como combustível muscular, os carboidratos fornecem energia para o desenvolvimento e manutenção de todas as funções celulares, preservam as proteínas, ativam o metabolismo e representam o único substrato energético para o sistema nervoso central. A recomendação desse nutriente para idosos fisicamente ativos fica entre 50% e 60% do valor energético total ingerido na dieta.[23,24]

Ao considerar a importância desse nutriente nos exercícios, o profissional deve orientar o idoso a consumir uma quantidade suficiente de carboidratos ao longo do dia, principalmente antes e após o exercício físico, para suprir suas necessidades diárias de energia. Essas estratégias dietéticas garantem estoques suficientes de glicogênio muscular e hepático antes e depois do exercício, de forma a assegurar condições mais efetivas para otimizar as melhoras promovidas pelos treinos e o bem-estar do idoso.[18]

Devem-se priorizar os carboidratos complexos cujo índice glicêmico seja reduzido, como forma de minimizar os picos de hiperglicemia seguidos por hipoglicemia temporária, comumente observados em situações de intolerância à glicose. Essa condição de intolerância é mais comum com o aumento da idade e ocorre devido à diminuição da secreção de insulina e à redução da resposta dos tecidos à sua ação ou ainda, à presença de diabetes tipo II.[26]

Recomendações:

- Para indivíduos sem exercício físico, consideramos a recomendação de 45% a 65 % ou 130 g do valor calórico total (VCT) da dieta (IOM/2006).[25]
- Para indivíduos ativos fisicamente, segue a recomendação de 55% a 58% do VCT da dieta,[27] ou 5 a 8 g/kg de peso corpóreo por dia, ou 10 gramas por kg de peso/dia (longa duração ou treinos intensos).
- Carboidratos complexos devem ser consumidos para minimizar picos de hiperglicemia e hipoglicemia temporária devido à diminuição da secreção de insulina.[25]

Refeição pré-treino:

- Considerar o tempo de digestão necessária para a refeição.[17]
- Evitar o desconforto gástrico com refeições pobres em fibras e ricas em carboidratos.[17]

Durante o treino:

- Objetivos: evitar hipoglicemia, depleção de glicogênio e fadiga.[17]
- Provas longas: 0,7 a 0,8 g/kg de peso ou 30 g a 60 g durante cada hora de exercício.[17]
- Ingestão de acordo com as recomendações de hidratação, em intervalos de 15 a 20 minutos.[17]

Recuperação após o treino:

- Para promover uma melhor ressíntese de carboidrato, 0,7 g a 1,5 g de carboidrato/kg de peso a cada 2 até 6 horas.[17]

Proteínas

O consumo adequado de proteínas é fundamental para a manutenção da massa muscular, que diminui com o avanço da idade e está também associada à redução no nível de exercício físico. A ingestão apropriada de proteínas é indispensável para garantir um adequado efeito do treinamento de força muscular em indivíduos acima dos 50 anos de idade, e é um aspecto fundamental a ser considerado pelo profissional para garantir a saúde e a capacidade funcional de quem envelhece. No entanto, é importante ressaltar o cuidado de não incrementar a ingestão de proteínas acima do recomendado para não interferir na absorção do cálcio, que pode trazer consequências negativas na manutenção óssea.[17,23,24]

Uma adaptação às recomendações proteicas do exercício físico regular e às necessidades do idoso pode ser a base de cálculo de uma dieta a partir de 1,2 gramas de proteínas por quilo de peso. Com treinos resistidos e bom metabolismo proteico, avaliado periodicamente por meio de métodos bioquímicos, pode-se elevar essa recomendação para 1,4 a 1,6 gramas de proteínas por quilo de peso/dia.[17] Uma ingestão proteica diária inadequada resulta em maiores perdas de massa óssea e muscular.[28]

Necessidade proteica do idoso:

- 12% a 15% do total de calorias diárias.[29]
- Trumbo, *et al.*[30] indicam uma ingestão de 0,8 g de proteínas de alto valor biológico por kg de peso ao dia, o que compõe de 12% a 15% da energia total.

Recomendações de proteínas para idoso ativo:

- *Endurance*: 1,2 g a 1,6 g de proteína/kg de peso/dia.
- Força: 1,6 g a 1,7 g de proteína/kg de peso/dia.

Lipídios

Os mesmos cuidados dietéticos em relação à quantidade e qualidade dos lipídios na alimentação devem ser mantidos para o idoso ativo. As gorduras mais indicadas para a dieta de indivíduos idosos envolvidos regularmente com a prática de exercício físico são as insaturadas, principalmente as monoinsaturados provenientes de alimentos de origem vegetal e de alguns peixes de água fria.[21,26]

Vitaminas e minerais

As alterações na absorção gastrintestinal podem levar à diminuição nos níveis plasmáticos de vitaminas e minerais, além de perdas via suor, urina e fezes. Assim, é necessário que ocorra uma avaliação clínica com exames laboratoriais e uma orientação dietética direcionada para a adequação desses nutrientes.[24]

Para treinamento intenso podem ser aumentadas as necessidades de vitaminas e minerais acima dos níveis recomendados (RDA), mesmo após a adequação alimentar.[17]

Antioxidantes

A prática de exercício físico, quando realizada em alta intensidade, está associada à produção de radicais livres que consomem os antioxidantes produzem lesões celulares e comprometem a defesa do organismo. Além disso, se essa defesa estiver reduzida em decorrência de uma deficiência nutricional, doenças ou intervenções farmacológicas, o organismo pode tornar-se mais suscetível à ação dos radicais livres. Assim, é importante reforçar o consumo de alimentos com componentes antioxidantes para estes idosos, como o betacaroteno, vitaminas C e E, selênio, zinco, cobre e magnésio. Já os exercícios físicos de intensidade moderada e praticados regularmente estão associados a efeitos fisiológicos benéficos que combatem o efeito negativo dos radicais livres. Desse modo, apenas para o idoso em treinamento muito intenso e/ou de longa duração, como os maratonistas, o cuidado nutricional para a suplementação desses nutrientes deve ser considerado. De maneira geral, as quantidades normalmente recomendadas para a dieta atuam de maneira positiva sobre as consequências do aumento da capacidade aeróbia do treinamento. Acredita-se que os antioxidantes são os principais responsáveis pelos efeitos benéficos do consumo diário das frutas e verduras.[31]

Vitamina E

Dados experimentais vêm indicando que a vitamina E tem o efeito mais significativo dos antioxidantes na prevenção das coronariopatias, por meio da inibição da oxidação da LDL-c.[33] Mediante esses fatos, alguns especialistas acreditam que o efeito antioxidativo protetor só é obtido com pelo menos 100 UI de vitamina E por dia, quantidade impossível de ser conseguida somente pela dieta.[32,33] A vitamina E tem um papel único no organismo; sua atividade é dependente de uma "rede de antioxidantes" que a mantém no seu estado não oxidado, para que ela possa atuar sobre os radicais livres.[34] De acordo com a IOM,[25] as recomendações diárias de vitamina E são de 15 mg por dia (equivalente a 22 UI de fontes naturais e 33 UI de fontes sintéticas) e a quantidade máxima diária tolerável pelo organismo é de 1.000 mg, o equivalente a 2.200 UI de fonte sintética. Portanto, mesmo que o papel antioxidante da vitamina E venha a ter cada vez mais comprovação científica, deve-se fazer a suplementação somente após uma análise criteriosa do paciente e, acima de tudo, orientá-lo sobre a importância magna da interação dos fatores de estilo de vida.

Pigmentos carotenoides

Existem aproximadamente 600 carotenoides nos alimentos,[35] e os principais são o betacaroteno, licopeno, glutationa, quercetina e luteína.[36] Alguns carotenoides, como o betacaroteno, convertem-se em vitamina A. O licopeno é um dos muitos carotenoides que não se converte em vitamina A, além de ter ação antioxidante *in vitro* correspondente ao dobro da do betacaroteno.[32]

Porrini, *et al.*[37] observaram que o consumo regular de licopeno é necessário para manter as suas concentrações plasmáticas, e que o processamento do tomate aumenta a biodisponibilidade desse carotenoide, fato particularmente importante quando se consideram os hábitos da vida moderna, em que muitas vezes o consumo de tomate fresco é raro. Nos Estados Unidos, por exemplo, 80% do consumo de licopeno provêm de derivados de tomate como *ketchup*, suco de tomate e molho de *pizza*.[38]

Acredita-se ainda que o baixo *status* oxidativo da população de Nápoles (Itália), quando comparada com a de Bristol (Inglaterra), poderia ser atribuído ao alto consumo de tomate pela população italiana.[37] Ainda que o mecanismo de absorção do licopeno não tenha sido completamente elucidado, acredita-se que ele seja aumentado quando aquecido e associado a algum tipo de gordura. Por isso, mesmo que outros alimentos, como goiaba, melancia e *grapefruit* rosa, contenham licopeno, a maior fonte seria o tomate e seus produtos. As altas concentrações de licopeno mostraram-se mais protetoras em não fumantes, contrariamente ao que era esperado, o que traz a hipótese de que talvez outros nutrientes ou fitoquímicos no tomate também tenham ação protetora.[38]

Ainda que nos últimos anos o foco dos carotenoides seja o licopeno, por sua provável ação protetora, outros cientistas analisam cada vez mais os pigmentos vegetais de forma geral e, mesmo que as evidências contenham algumas controvérsias no estudo de pigmentos isolados, eles são unânimes nos benefícios que os alimentos ricos em pigmentos como *blueberries*, framboesas, caqui e outros vegetais podem trazer.[39]

Vitamina C ou ácido ascórbico

O ácido ascórbico protege contra a peroxidação lipídica de duas formas: diretamente, ao eliminar os radicais peróxido antes que eles iniciem a peroxidação lipídica, e indiretamente, ao regenerar a forma ativa da vitamina E e outros antioxidantes como os flavonoides e a glutationa (antioxidante celular primário), para que exerçam seu potencial antioxidante.[40] Desse modo, uma dieta que inclua fontes ricas em vitamina C, como frutas cítricas ou seus sucos, frutas vermelhas, pimentões verde e vermelho, tomates, brócolis e espinafre, fornece os benefícios sem os possíveis riscos que megadoses de vitamina C podem causar. As recomendações mais recentes de vitamina C, de acordo com a IOM,[25] são de 75 mg para mulheres e 90 mg para homens, e fumantes podem requerer 35 mg extras (IOM). O consumo máximo tolerado pelo organismo diariamente é de 2.000 mg (IOM).

Flavonoides

São um potente grupo de antioxidantes que ocorrem naturalmente em frutas frescas (especialmente laranja, morango, jabuticaba e uva rosada), vegetais (especialmente alho, cebola roxa, repolho roxo, berinjela, batata-doce e soja), nos chás e nos vinhos tintos.[33] Os vegetais contêm muitos compostos fenólicos, entre eles, os flavonoides, que inibem a peroxidação lipídica *in vitro*; especulou-se durante algum tempo que os flavonoides do vinho tinto justificariam o "paradoxo francês", citado previamente, ainda que outras bebidas não alcoólicas como vinho tinto sem álcool e o suco de uva rosada o contenham.[31] O teor de flavonoides de um alimento depende do solo, processamento, parte da planta e grau de maturação; a casca contém 8 a 10 vezes mais teor de flavonoides que a polpa.[31] Deve-se incentivar o consumo de frutas com casca, pelos benefícios dos fitoquímicos presentes na casca dos vegetais.[39]

Ácido fólico, vitaminas B_6 e B_{12}

Uma dieta saudável pode fornecer as recomendações diárias de 400 microgramas de ácido fólico, assim como 1,5 mg para mulheres e 1,7 mg para homens de B_6 e 2,4 mcg de B_{12}, por meio do consumo adequado de vegetais, frutas (principalmente laranja e abacate), leguminosas, carnes, peixes e cereais fortificados. Alimentos enriquecidos com vitamina B_{12}, como cereais fortificados ou suplementos de vitamina B_{12}, são incentivados para os indivíduos com idade superior a 50 anos. Esses indivíduos podem ter reduzida a capacidade de absorver naturalmente a vitamina B_{12}, porém, sua capacidade de absorver a forma cristalina não é afetada (IOM, 2010).[25]

Sódio

A influência do cloreto de sódio (NaCl) na pressão arterial aumenta com a idade e, no caso de indivíduos normotensos, com o histórico familiar de HAS. Embora presente naturalmente em diversos alimentos, em quantidades que atendem às recomendações humanas, a maior parte do sódio da dieta é proveniente dos compostos sódicos adicionados no processamento dos alimentos ou, em menor escala, do sal de mesa. A IOM 25 recomenda que os indivíduos consumam < 2.300 mg de sódio por dia. No entanto, deve-se levar em consideração o alto teor de sódio adicionado aos alimentos industrializados, assim como aos diversos medicamentos.

Fibras alimentares

Existem dois tipos de fibras alimentares: as solúveis (pectinas, gomas, mucilagens, algumas hemiceluloses) encontradas nos legumes, aveia, leguminosas (feijão, ervilha, lentilha) e frutas, particularmente as cítricas e maçã; e as insolúveis (lignina, celulose, algumas hemiceluloses), presentes nos derivados de grãos inteiros, como os farelos, e também nas verduras. Há recomendação da Food and Drug Administration para o consumo de quatro porções diárias de fibras por dia,[24] e da AHA21 de 20 g a 30 g, com 6 g ou 25% de fibra solúvel.

Hidratação

A hidratação dos idosos que praticam exercício físico merece atenção especial. A percepção de sede nesta faixa etária está diminuída, o que os leva a uma ingestão de líquidos menor do que a necessária. Portanto, o estímulo à ingestão de líquidos deve ser independente da sensação de sede, já que ela é um indicador ainda mais tardio nos idosos. Além disso, um dos problemas mais frequentes no idoso é a intolerância ao calor causada pela diminuição do fluxo sanguíneo para a pele e a produção reduzida de suor. Muito dessa intolerância ao calor deve-se à vida sedentária dos idosos, que prejudica o seu desempenho aeróbico e aclimatação.[28]

No entanto, independentemente do estilo de vida, foi mostrado que a diminuição do fluxo sanguíneo para a pele e a produção de suor são mudanças inevitáveis da idade. Assim, o idoso ativo deve ser orientado de acordo com o seu estado de saúde, medicamentos utilizados, nível de condicionamento físico e de aclimatação ao calor a fim de evitar a hipertemia e a desidratação.[28]

O estado de hidratação é outro fator de extrema relevância em geriatria. No idoso, ela é frequente e pode levar a desequilíbrios nas doenças infecciosas, cardiovasculares, cerebrovasculares etc., além de ser uma das condições responsáveis pelos quadros de *delirium*. Sabemos que a osmolaridade sérica mantém-se com a ingestão de líquidos e com a excreção renal de solutos. Essa regulação depende da sintonia entre a capacidade renal de concentrar e diluir a urina e a ingestão de água motivada pela sede. Deve-se considerar que a ingestão de líquidos depende dos fatores ambientais, psicológicos e fisiológicos, e que a capacidade de concentração renal diminui com a idade.[26,41,42]

A alteração na sensação de sede é atribuída à disfunção cerebral e/ou à diminuição da sensibilidade dos osmorreceptores. No entanto, a menor ingestão de líquidos pode ainda ser decorrente de alguma debilidade física, pois, nesse caso, existe certa dependência de outras pessoas. Esse quadro de hipodipsia é agravado pela administração de diuréticos e de laxativos, muito frequente nessa população.[26,41,42]

Os sinais e sintomas da desidratação devem ser constantemente avaliados. A Tabela 25.6 apresenta os mais frequentes.

A recomendação diária de líquidos para o idoso é de 30 ml/kg de peso corporal, para manter uma boa hidratação. No exercício físico essa recomendação se mantém, mas dá-se maior atenção ao consumo de líquidos nos horários de maior atividade, e, de acordo com o American College of Sports Medicine,[41] a reposição de líquidos para quem pratica exercícios deve ser feita da seguinte forma:

- 24 horas antes do exercício: garantir uma ingestão adequada de líquidos e um estado de hidratação adequado;
- 2 horas antes do exercício: ingestão de 500 mL de líquidos;
- a partir de 1 hora de exercício: 600 mL a 1.200 mL de líquidos por hora de exercício;
- no decorrer do exercício: ingerir a partir de 125 mL líquidos a cada 15 a 20 minutos.

É fundamental manter sempre a adequação calórica diária.

TABELA 25.6 – Sinais e sintomas da desidratação.

Leve-Moderada	Grave
• Fadiga	• Dificuldade para engolir
• Perda de apetite e sede	• Diminuição do equilíbrio
• Maior vasodilatação (pele vermelha)	• Pele seca
• Intolerância ao calor	• Pele dormente
• Tontura	
• Urina em menor quantidade e de cor mais escura	

Fonte: Adaptada de Aragon;[28] Barros 2001.

Tempo e tipo de exercício

Com relação ao desempenho físico, há uma redução significativa da potência aeróbica máxima nos idosos. A maioria das pessoas apresenta um declínio constante de $VO_{2máx}$, de modo que, em torno dos sessenta anos, a sua capacidade de realização de atividades normais de forma confortável é reduzida. Estudos mostram que esse declínio não só pode ser interrompido ou desacelerado por um programa de atividades físicas, como também pode reduzir pela metade o declínio do $VO_{2máx}$ esperado num período de 20 anos.[29]

Embora, com o passar dos anos, as perdas funcionais e de adaptabilidade sejam inevitáveis, a exercício físico é um fator determinante para o êxito do processo de envelhecimento, uma vez que contribui para a manutenção das funções de adaptação e capacidade funcional em níveis mais propícios ao envelhecimento saudável. Além disso, a prática regular de exercício físico resulta em inúmeros benefícios, com reflexo nas funções cardiovascular, endócrina, metabólica, musculoesquelética e mental, e pode influenciar positivamente o quadro das doenças associadas ao aumento da idade.[29]

Diversos estudos[29] comprovam que tanto os exercícios aeróbicos quanto os exercícios de força, praticados regularmente, promovem inúmeros benefícios aos indivíduos idosos, como:

Exercício aeróbico:

- melhora o condicionamento cardiovascular, aumenta o $VO_{2máx}$ e a cinética da captação de oxigênio;
- diminui a hipertensão arterial;
- produz alterações favoráveis dos lipídios sanguíneos e melhoram o perfil de lipoproteínas plasmáticas;
- ameniza a hipertrofia do ventrículo esquerdo;
- aumenta a tolerância à glicose e a sensibilidade à insulina;
- aumenta ou mantém a força muscular e a densidade óssea;
- melhora o humor.

As atividades aeróbicas mais recomendadas são as de baixo impacto, como caminhar, pedalar na bicicleta, nadar, subir escadas e dançar.

Exercício de força:

- aumenta a força muscular;
- aumenta a força dinâmica;
- aumenta o pico da capacidade do exercício;
- aumenta ou mantém a densidade óssea;
- aumenta a capacidade aeróbica submáxima;
- diminui os valores de percepção subjetiva de esforço durante exercício intenso;
- melhora da função nas atividades vigorosas da vida diária.

Treinamento de força é a resistência contra a qual um músculo gera força progressivamente aumentada durante um tempo. Para conseguirmos uma autonomia cotidiana, precisamos de diferentes formas desta capacidade física:

- **Força máxima:** para girar a tampa de um vidro com nossas "últimas" forças.
- **Força rápida:** quando caímos, estendemos rapidamente os braços para amortecer a queda.

- **Resistência muscular ou resistência de força:** ao subir as escadas de um prédio; trabalho físico que exige repetidas contrações musculares.

Os exercícios de força, por sua vez, devem priorizar os grandes grupos musculares que são importantes nas atividades da vida diária.

Segundo a posição oficial da Sociedade Brasileira de Medicina e Esporte (SBME), na prescrição de exercícios para indivíduos idosos, deve-se contemplar os diferentes componentes da aptidão física:

- condicionamento cardiorrespiratório;
- resistência e força muscular;
- composição corporal;
- flexibilidade.

A intensidade e a duração do exercício estão relacionados entre si e, ainda que as recomendações do American College of Sports Medicine (WHO, 2010)[18] sejam de 150 minutos a 300 minutos por semana em sessões de pelo menos 30 minutos por dia, na maior parte dos dias da semana, desenvolvidas continuamente ou em períodos cumulativos de 10 a 15 minutos ou um gasto > 2.000 kcal por semana em exercícios físicos, deve-se ressaltar que a melhora da forma física em atividades de menor intensidade e maior duração é similar a outras de maior intensidade e menor duração, somente se o gasto calórico for equivalente em ambas.[16,42]

No entanto, exercícios de alta intensidade são mais associados a um maior risco cardiovascular e de lesão ortopédica, além de apresentar menor adesão. Ainda que o exercício mais prescrito seja o aeróbio, o exercício contra resistência vem sendo cada vez mais indicado, pois é especialmente benéfico no controle ponderal de pessoas mais velhas, que comumente sofrem consequências devido à perda de massa magra.[41] No entanto, é consensual que o programa de exercício contra resistência seja progressivo em relação a certos parâmetros, como intensidade, seleção e ordem dos exercícios físicos, número de séries e duração do intervalo de repouso. A progressão de força e hipertrofia muscular em idosos saudáveis deve utilizar velocidade lenta a moderada em uma a três séries por exercícios, com 8 a 12 repetições e 1 a 2 minutos entre as séries.[41]

Para que o exercício físico seja realmente benéfico, é necessária a combinação da frequência, intensidade e duração do exercício, assim como o planejamento de um programa que inclua atividade aeróbica, contra resistência e de flexibilidade.[42]

Apesar dos inúmeros benefícios que os exercícios proporcionam aos idosos, a decisão de adotar um estilo de vida saudável com a prática regular de exercício físico depende de outros fatores, sociais, físicos e emocionais. Na população idosa, em especial, as barreiras que influenciam negativamente e impedem a prática de exercícios físicos têm um "peso" maior em relação às outras faixas etárias. Desse modo, é importante reconhecer em cada indivíduo idoso os aspectos que representam uma ameaça à não continuidade de um programa de exercícios ou mesmo ao sedentarismo. Por outro lado, conhecer também os fatores que estimulam o ingresso do idoso em um programa de exercícios é útil para definir uma melhor abordagem e incentivo. Uma vez reconhecidos esses fatores, a promoção do exercício físico nesta população deve enfatizar as estratégias para superar as barreiras, o que facilita a adoção de um estilo de vida ativo mais constante.[16,42]

De acordo com alguns estudos, as barreiras mais citadas entre os idosos para a prática de atividades físicas são:

- falta de equipamento ideal para o exercício;
- necessidade de repouso;
- falta de local apropriado;
- falta de clima adequado;
- falta de habilidade;
- falta de tempo;
- falta de conhecimento;
- medo de queda e de lesão;
- diminuição na velocidade de andar;
- sintomas de depressão;
- falta de companhia
- falta de interesse.

Ao associar o conteúdo deste capítulo com demais temas discutidos na obra, é fato a importância da dieta adequada e do exercício físico regular na redução dos fatores de risco para as doenças cardiovasculares.

Com relação à nutrição, deve-se ressaltar a importância de uma dieta saudável e não somente a inclusão de nutrientes específicos ingeridos isoladamente. Deve-se enfatizar a redução de gorduras saturadas e ácidos graxos transisômeros, além da manutenção de consumo máximo de gorduras equivalentes a 30% do valor energético total, com ênfase nos ácidos graxos monoinsaturados e ômega-3.

Aconselha-se reduzir o consumo de sal; moderar o consumo de álcool e enfatizar o consumo de vegetais, frutas, grãos integrais e soja, por seu alto teor de componentes protetores, como as fibras alimentares (especialmente as solúveis), ácido fólico e antioxidantes como vitamina E (o mais potente antioxidante nas doenças cardiovasculares), vitamina C, flavonoides, carotenoides e outros pigmentos vegetais.

O exercício físico deve ser estimulado para prevenir e controlar as doenças crônicas não transmissíveis que aparecem mais frequentemente durante a terceira idade, e como forma de manter a capacidade funcional. Ainda que uma análise individual seja melhor para a prescrição do tipo, intensidade e tempo de exercício mais adequado, um programa completo deve incluir atividades aeróbicas, contra resistência e de flexibilidade. Devem ser estimuladas as atividades aeróbicas de baixo impacto, preferencialmente o exercício com pesos, para estimular a manutenção da força muscular dos membros superiores e inferiores.

As evidências epidemiológicas apresentadas permitem concluir que o exercício físico regular e a adoção de um estilo de vida ativo são necessários para a promoção da saúde e qualidade de vida durante o processo de envelhecimento.

É importante enfatizar, no entanto, que, tão importante quanto estimular a prática regular de exercício físico aeróbico ou de fortalecimento muscular, as mudanças para a adoção de um estilo de vida ativo no dia a dia do indivíduo são parte fundamental de um envelhecer com saúde e qualidade.

Referências bibliográficas

1. Najas MS, Maeda AP, Nebuloni CC. Nutrição em Gerontologia. In: Tratado de Geriatria e Gerontologia. Freitas EV, et al. 3ed. Rio de Janeiro: Guanabara Koogan, 2011.

2. Najas MS. Avaliação do estado nutricional de idosos a partir da utilização da medida do comprimento da perna – "Knee height" – como método preditor de estatura. [Dissertação – Mestrado – Universidade Federal de São Paulo]. São Paulo, 1995.

3. Matsudo SMM. Envelhecimento e exercício físico. Londrina: Midiograf; 2001.

4. Moriguti JC. Involuntary weight loss in elderly individuais assessent and tratament. Sp Med Journal. 2001;119(2).

5. Chumlea WC. Nutritional Assessment of the Elderly Through Anthropometry. Ross Laboratories, 1987. American College of Sports.

6. Lichtenstein, et al. Diet and lifestyle Recommendations Revision 2006. A scientific statement from the American heart association nutrition committee. Circulation Journal of the American Heart Association. November, 2010.

7. McGowan MP. Am I at risk for developing heart disease? Heart fitness for life. New York: Oxford; 1997. p. 10-25.

8. Barbosa-Silva TG, BielemannRM, Gonzalez MC, Menezes AMB. Prevalence of sarcopenia among community--dwelling elderly of a medium-sized South American city: results of the COMO VAI? study. Journal of Cachexia, Sarcopenia and Muscle. 2016;7(2):136-43. doi: 10.1007/jcsm.12049.

9. Lipschitz DA. Screening for Nutritional Status in the erdely. Primary Care, 1994; 21(1):55-67.

10. CDC – Overweight and Obesity Obesity. Prevalence of Obesity Among U.S. Adults, by Characteristics Behavioral Risk Factor Surveillance System (1991-2001); Self reported data. Disponível em: http://www.cdc.gov.htm.

11. Moreira D, Alvarez RRA, Godoy JR, et al. Abordagem sobre preensão palmar utilizando o dinamômetro JAMAR®: uma revisão de literatura. R. Bras. Cie. Mov. Brasília 2003;11(2):95-99.

12. Cruz-Jentoft AJ, Bahat G, Bauer J, Boirie Y, Bruyère O, Cederholm T, et al. Sarcopenia: revised European consensus on definition and diagnosis. Age and Ageing. 2019;48(1):16-31.

13. Barbosa-Silva TG, Menezes AMB, Bielemann RM, Malmstrom TK, Gonzalez MC. Enchancing SARC-F: Improving Sarcopenia Screening in the Clinical Pratice. JAMDA. 2016;17:1136-1141.

14. Costa SA, et al. Relação cintura-quadril e nível de exercício físico de senhoras ativas de acordo com idade cronológica. In: Anais XXIV Simpósio Internacional de Ciências do Esportes. São Paulo, Brasil. CELAFISCS e exercício físico, S2001.

15. World Health Organization – Obesity – Preventing and managing the global epidemic. (Report of a WHO Consulattion on Obesity) Geneva: WHO; 1997.

16. World Health Organization – Physical status: the use and interpreattion of anthropometry. (Technical Report Series 854) Geneva: WHO; 1995.

17. Sociedade Brasileira de Medicina do Esporte – Carvalho T, et al. Diretriz da Sociedade Brasileira de Medicina do Esporte Modificações dietéticas, reposição hídrica, suplementos alimentares e drogas: comprovação de ação ergogênica e potenciais riscos para a saúde. Rev Bras Med Esporte. Mar/Abr 2003;9:2.

18. World Health Organization (WHO). Global Recommendations on Physical Activity for Health; 2010.

19. Najas MS, et al. Padrão alimentar de idosos de diferentes estratos socioeconômico residentes em localidades urbana da região sudeste, Brasil. Rev Saúde Pública. 1994;28(3):187-91.

20. Organização Mundial de Saúde. Active Ageing – a policy framework. Second United Nations World Assembly on Ageing. Madrid, Spain, April 2002. Disponível em: www.who.int/hpr/ageing/ActiveAgeingPolicyFrame.pdf.

21. FAO/OMS Interim Summary of Conclusions and Dietary Recommendations on Total Fat & Fatty Acids. From the Joint FAO/WHO Expert Consultation on Fats and Fatty Acids in Human Nutrition. Geneva, 2008.

22. Food and Nutrition Board – Recommended Dietary Allowances. 10. ed. Washington, DC: National Academy Press; 1989.

23. Ferriolli E, Moriguti JC, Miranda SC, Tandus AFS, Marchini JS. Aspectos do metabolismo energético e proteico em idosos. Nutrire: Rev Soc Bras Alim Nutr. 2000;19/20:19-30.

24. Food and Nutrition Board – Recommended Dietary Allowances. 10. ed. Washington, DC: National Academy Press; 1989.

25. Institute of Medicine (IOM). Dietary Reference Intake disponível em: http://www.iom.edu/Reports.aspx?page= 1&Series={508F5CFF-EE88-4FF6-92BF-8D6CAB46F52E}.

26. American Diabetes Association (ADA). Standards of Medical Care in Diabetes. Diabetes Care January. 2009;32: S13-S61.

27. American College of Sports Medicine (ACSM). Guidelines for Exercise Testing and Prescription. 6. ed. Philadelphia: Lippincott Williams & Wilkins; 2000.

28. Aragon L. Como a hidratação melhora os resultados de esportes coletivos. In: Anais do I Congresso Internacional de Ciências do Esporte. São Paulo, maio de 2001.

29. American College of Sports Medicine (ACSM). [Acesso em 15 fev. 2011] Disponível em: http://acsm.org/AM/Template.cfm?Section=Search&Template=/Search/SearchDisplay.cfm.

30. Trumbo P, Schilicker S, Yates AA, Mary Poos M. Dietary Reference Intakes for Energy, Carbohydrate, Fiber, Fat, Fatty Acids, Cholesterol, Protein and Amino Acids. Journal of The American Dietetic Association. 2002;102(11).

31. Craig WJ. Health-promoting phytochemicals: beyond the traditional nutrients. In: Sabaté J (ed.). Vegetarian nutrition. New York: CRC Press; 2001. p. 333-69.

32. Di Mascio P, Kaiser S, Sies H. Lycopene as the most efficient biological carotenoid singlet oxygen quencher. Arch Biochem Biophys. 1989;274:532-38.

33. O'Keefe JH, Nelson J, Harris WB. Life-style change for coronary artery disease. Postgrad Med. 1996;99:2:89-106.

34. Traber MG. Vitamin E. In: Shils ME, et al. (eds.). Modern nutrition in health and disease. 9. ed. Philadelphia: Williams & Wilkins; 1998. p. 347-61.

35. Olson JA. Carotenoids. In: Shils ME, et al. (eds.). Modern nutrition in health and disease. 9. ed. Philadelphia: Williams & Wilkins; 1998. p. 525-41.

36. Kirschmann GJ, Kirschmann JD. Nutrition almanac. 4. ed. New York: McGraw-Hill; 1996. p. 27-14437.

37. Porrini M, Riso P, Testolin G. Absorption of lycopene from single or daily portions of raw and processed tomato. Br J Nutr. 1998;80(4):353-61.

38. Arab L, Steck S. Lycopene and cardiovascular disease. Am J Clin Nutr. 2000;71:6:1691s-5s.

39. Joseph JA, Nadeau DA. Think color. The color code. New York: Hiperion; 2002. 308p.

40. Jacob RA. Vitamin C. In: Shils ME, et al. (eds.). Modern nutrition in health and disease. 9. ed. Philadelphia: Williams & Wilkins; 1998. p. 467-83.

41. American College of Sports Medicine. Position stand. Progression models in resistant training for healthy adults. Med Sci Sports Exerc. 2002;34:2:364-80.

42. American College of Sports Medicine. Position stand. The recommended quantity and quality of exercise for developing and maintaining cardiorespiratory and muscular fitness, and flexibility in healthy adults. Med Sci Sports Exerc. 1998;30:6:1-34.

26

O Sono e Sua Interface com a Alimentação e o Exercício Físico

Murilo Dattilo
Sara Quaglia de Campos Giampá
Raphael Alves Campanholi

A conceituação do sono se dá de forma multidimensional e, conforme Carskadon e Dement (2005),[1] o sono é um estado neurocomportamental recorrente e reversível de inconsciência e desprendimento relativo dos estímulos externos, tipicamente acompanhado (no caso dos humanos) de decúbito postural, quiescência comportamental e olhos fechados.

Há algum tempo, os "holofotes" passaram a ser ainda mais direcionados ao sono, devido à redução do tempo dormido por noite em diversas populações (em uma coorte brasileira, por exemplo, composta por 2.064 participantes, a mediana de horas de sono por noite foi de 6,6 horas, enquanto a média populacional é de cerca de 8 horas por noite).[2] Além disso, o ampliamento do conhecimento dos efeitos à saúde em resposta a noites mal dormidas intensificou ainda mais as pesquisas na área do sono.

Ao longo deste capítulo, nosso objetivo será conduzir o leitor, inicialmente, aos princípios básicos acerca da neurofisiologia do sono, à relação do sono com o comportamento alimentar e metabolismo (dois itens intimamente relacionados à Nutrição) e, por fim, trazer a figura do exercício físico e sua relação com o sono e a saúde.

Neurofisiologia da vigília e do sono

Até o momento, a Medicina do Sono ainda não conseguiu responder o *"Por que dormimos?"* porém, sistematizou a razão pela qual o sono acontece. Nós dormimos, basicamente, por dois motivos: 1) porque é noite; e 2) porque estamos cansados. O primeiro refere-se ao "Processo C" e está relacionado ao sistema de relógios biológicos que gera os ritmos circadianos, que regula as funções internas do corpo conforme indicadores temporais externos. O segundo é relativo ao "Processo S", também conhecido como processo homeostático, no qual o sono se acumula ao longo do dia e se dissipa durante o sono (tal sinalização parece se dar, ao menos em parte, pelo acúmulo de adenosina no prosencéfalo basal durante a vigília, seguida de redução durante o sono).[3]

Esse modelo de dois processos de regulação do sono postula que a interação do Processo S dependente do ciclo sono-vigília, com o Processo C influenciado por marcadores, como temperatura corporal central, melatonina e cortisol; os dois processos geram o tempo de sono e de vigília (Figura 26.1). Além do mais, fatores alostáticos (disponibilidade de alimentos ou estresse comportamental) também impactam de sobremaneira essa regulação.[3]

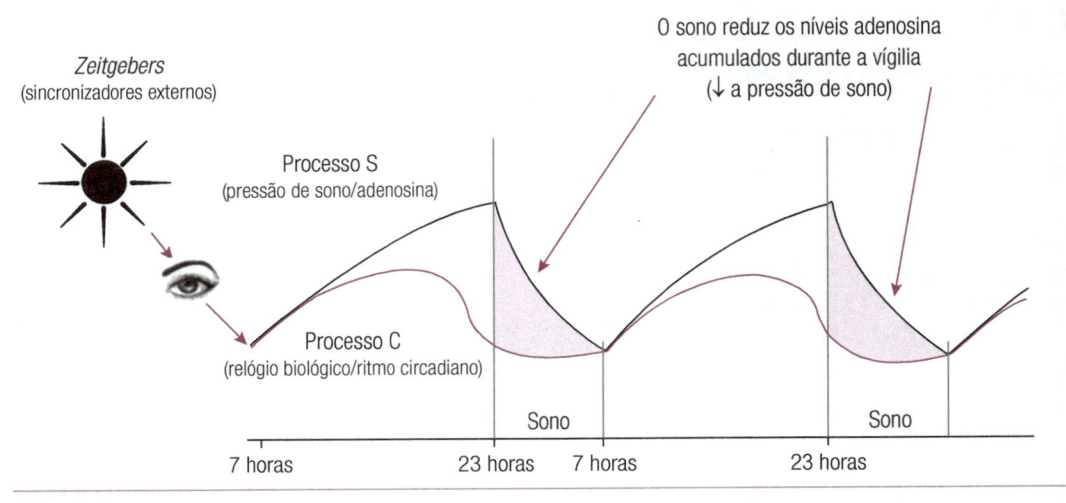

FIGURA 26.1 – Interação do modelo de dois processos de regulação do sono.
O processo C é controlado pelo sistema de relógios biológicos, que geram os ritmos circadianos, à vista de sinais ambientais, como por exemplo a presença ou ausência de luz; principal sincronizador externo (*zeitgeber*) de nossas funções orgânicas. A temperatura corporal central, o cortisol e a melatonina exibem perfil circadiano, influenciando o ciclo sono-vigília. O processo S refere-se ao aumento da pressão de sono ao longo da vigília, o qual acontece em virtude do acúmulo de adenosina na região do prosencéfalo basal. Ao dormirmos, os níveis de adenosina acumulados são reduzidos, diminuindo a pressão de sono e possibilitando um novo despertar.
Fonte: Adaptada de Borbély, *et al.* (2016).[4]

Conjuntamente, diversos circuitos e moléculas no cérebro são ativadas ou suprimidas durante o ciclo sono-vigília. Para manutenção do estado de vigília, diversas estruturas e vias subcorticais são necessárias para ativação cortical e, entre os principais neurotransmissores desse "sistema ativador ascendente" estão: noradrenalina, serotonina, histamina, dopamina, acetilcolina e orexina. Por outro lado, o início e manutenção do sono são governados pela atividade de neurônios promotores do sono, situados no hipotálamo anterior, e que utilizam o neurotransmissor ácido gama-aminobutírico (GABA) para inibir regiões promotoras de vigília.[4]

Diferentemente do senso comum, o sono não é um período de "interrupção de funcionamento do corpo". Ao contrário, o sono é uma condição altamente dinâmica e marcada por dois padrões distintos de funcionamento cerebral que, de alguma forma, também repercutem em particularidades no funcionamento de muitos outros órgãos e sistemas. O sono é composto por: 1) o sono de movimentos rápidos dos olhos (sono REM, do inglês *rapid eye movements*), que é fundamental para manutenção das funções cognitivas, e também associado aos sonhos, atonia muscular e ausência de movimentos (à exceção dos movimentos dos olhos e músculos respiratórios diafragmáticos); e 2) o sono não-REM, que é subdivido em fases N1, N2 e N3, em que:[5]

- A fase N1 é considerada o momento de transição da vigília para o sono;

- A fase N2 representa cerca de 50% do tempo total de sono, e é marcada por queda na frequência cardíaca e da temperatura corporal, bem como a transição em direção à fase N3;

- A fase N3, ou sono profundo, que representa a fase mais difícil de ocorrer o despertar e, caso a pessoa seja acordada nesse momento, ela experienciará um período transitório de "nebulosidade mental" conhecida como inércia do sono; é durante a fase N3 que se postula que haja recuperação de tecidos e melhora da competência imunológica.

O sono NREM e REM representam 70% a 80% e 25% a 30% do sono total, respectivamente, os quais ocorrem alternadamente em ciclos de aproximadamente 90 minutos (em geral, são observados cerca de cinco a sete ciclos em uma noite típica). Todavia, a duração e o número desses ciclos são influenciados por ampla gama de fatores, como idade, consumo alimentar, nível de ansiedade, repostas de humor, cronotipo, horário de dormir e acordar, distúrbios de sono, entre outros.[5]

Funções do sono

Por muitos anos, acreditou-se que o sono era "do cérebro, pelo cérebro e para o cérebro", assim como apontado por Hobson, em 2005,[6] que faz alusão até mesmo aos já bem consolidados papeis do sono nas funções cognitivas, conservação de energia e restabelecimento do estado energético cerebral. Porém, no momento da redação deste capítulo, sentimo-nos plenamente confortáveis em dizer que o sono, além de tudo que já foi descrito, é também para toda a periferia (algumas funções já bem descritas são apresentadas no Quadro 26.1).

QUADRO 26.1 – Funções periféricas atribuídas ao sono.

- Secreção hormonal
- Comportamento alimentar, resultante de alterações de sinais periféricos
- Regulação da massa e composição corporais
- Metabolismo de glicose e metabolismo lipídico
- Metabolismo energético
- Regulação da pressão arterial
- Competência imunológica
- Microbiota intestinal e função gastrointestinal
- Metabolismo musculoesquelético

Efeitos do débito de sono

Certamente, se o sono participa da regulação de órgãos e sistemas fisiológicos, é esperado que qualquer uma dessas funções sofram perturbações diante de noites de sono inadequadas. Como exemplo, já são conhecidas:

- diminuição das habilidades cognitivas, tontura e aumento da fadiga;

- distúrbios de humor, acidentes, lesões, prejuízos das capacidades físicas;

- alterações no padrão de secreção de diversos hormônios (grelina e leptina; testosterona, cortisol, hormônio do crescimento, fatores de crescimento e melatonina);

- aumento das taxas de fome e apetite, e ganho de massa corporal;

- redução da síntese proteica muscular esquelética e favorecimento à perda de massa magra diante de restrição calórica;

- redução da tolerância à glicose e aumento da resistência à insulina;

- dislipidemias;

- elevação da pressão arterial sistêmica;

- redução da competência imunológica;

- prejuízo à composição microbiana intestinal e da função gastrointestinal;

- redução da massa óssea.

Comportamento alimentar

No início dos anos 2000, foram publicados os primeiros dados provenientes da participação do débito de sono em parâmetros envolvidos na regulação do comportamento alimentar. Na ocasião, Spiegel, *et al.*, (2004),[7] verificaram que duas noites, com quatro horas de sono disponível por noite, aumentou as taxas de fome (24%) e apetite por itens doces (33%), fontes de amido (33%) e salgados (45%), juntamente com diminuição dos níveis de leptina (hormônio anorexígeno) e aumento de grelina (hormônio orexígeno). Mais tardiamente, esses dados foram complementados pela verificação de que a restrição de sono também aumenta o consumo calórico diário, especialmente no período noturno[8] – um período fisiologicamente já marcado por menor taxa de saciedade e aumento do apetite por alimentos mais palatáveis.

Balanço energético e composição corporal

Na luz dos dias atuais, embora se saiba que o débito de sono predispõe ao aumento do consumo energético, o gasto energético diário total tende a reduzir se o nível de atividade física também diminuir (p. ex., fruto do aumento da sensação de fadiga), ou até mesmo elevar, diante do eventual aumento da atividade física pelo fato de existir maior tempo de vigília.[9]

De forma geral, a relação entre o tempo de sono e o índice de massa corporal pode se dar não somente inversamente proporcional, mas também com curva em formato de "U", ou seja, tanto o baixo quanto o elevado tempo de sono predispõem ao ganho de massa corporal, à custa do acúmulo de gordura.[10]

Metabolismos de glicose e de lipídeos

O aumento da adiposidade, especialmente na região visceral, é reconhecido fator de risco para o desenvolvimento de desordens de grande preocupação de saúde pública, como: desregulação no metabolismo de glicose e metabolismo lipídico. De forma indireta, o sono passou a ser considerado uma das peças desta engrenagem (além do sedentarismo e aumento do consumo calórico), por favorecer o acúmulo de gordura corporal. Porém, ressaltamos que o débito de sono reduz a tolerância à glicose e aumenta a resistência à insulina (consequência do aumento do tônus simpático, elevação dos níveis de ácidos graxos livres circulantes no sangue e desequilíbrio hormonal), o que contribui, em longo prazo, para o desenvolvimento de diabetes *mellitus* tipo 2.[9,11] Em função de o metabolismo de glicose impactar o metabolismo lipídico, e vice-versa, também é evidenciado aumento dos níveis de ácidos graxos livres circulantes e da lipemia pós-prandial (consequência da resistência à insulina) e risco elevado de dislipidemias.

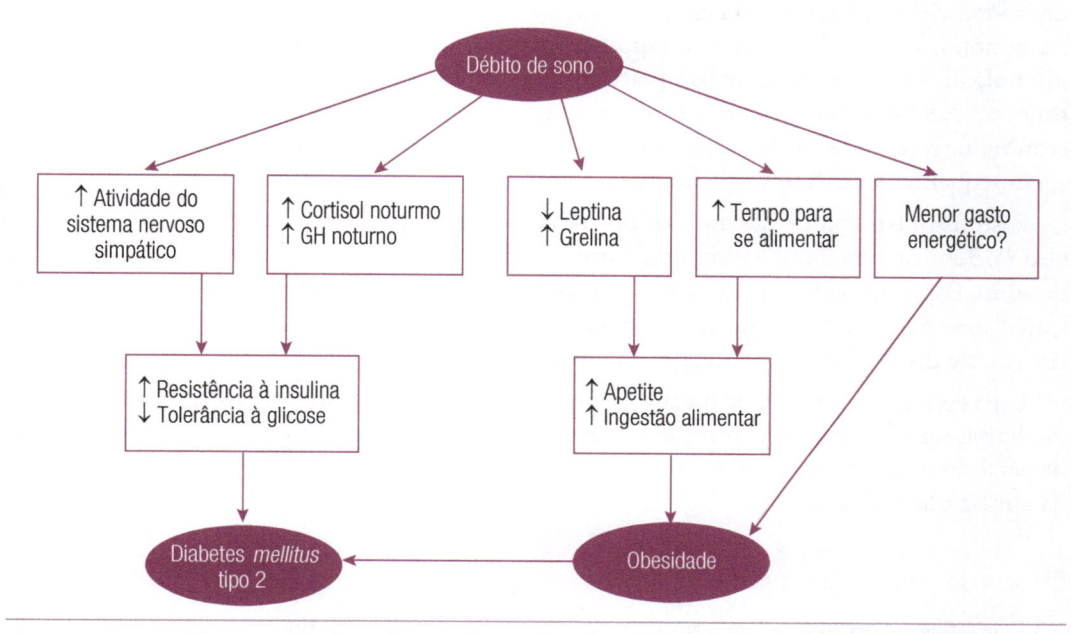

FIGURA 26.2 – Mecanismos pelos quais o débito de sono favorece o desenvolvimento de diabetes *mellitus* tipo 2 e obesidade.

Fonte: Adaptada de Knutson e Van Cauter (2008).[9]

Sono e exercício físico

No contexto de saúde pública, as condições clínicas de maior morbimortalidade são aquelas que apresentam relação próxima ao consumo excessivo de calorias e ao baixo nível de atividade física. Assim, valorizar a prática do exercício físico para otimização da saúde é imperativo e indiscutível.

O exercício físico, nos seus mais diferentes formatos, é capaz de agir sobre todos os órgãos e funções, e apresenta também relação recíproca com o sono, orquestrada por interações complexas a partir de múltiplas vias fisiológicas e psicológicas ainda não completamente elucidadas.

Efeitos do exercício físico sobre o sono

Nos últimos anos, um vasto corpo de evidências científicas tem reconhecido o exercício físico como estratégia não farmacológica complementar ou alternativa para cuidado e/ou melhora da saúde do sono, com efeitos tanto diretos quanto indiretos.[12]

Os efeitos diretos do exercício físico no sono ocorrem pela influência sobre a arquitetura do sono, isso é, as fases NREM e REM. Após uma sessão de exercício físico, observa-se aumento da fase N3, da latência para o sono REM e diminuição do sono REM na primeira metade da noite. Essas alterações também são observadas frente ao exercício físico crônico, o qual ainda promove redução da latência para o início do sono, do número de despertares durante o sono e aumento do tempo total de sono, que propicia, portanto, um sono mais consolidado e reparador.[12,13]

Já o efeito indireto está relacionado às repercussões do exercício físico no organismo como um todo. Melhorias na taxa metabólica basal, composição corporal, função cardiorrespiratória e autonômica, controle glicêmico, respostas psicobiológicas (humor e ansiedade), hormonais e imunológicas são observadas após a prática regular de exercício físico, e implicam mudanças no sono.[12,14] Ademais, mas não menos importante, o potencial papel do exercício físico como sincronizador externo (*zeitgeber*) para os ritmos circadianos promove a homeostase cronobiológica e, consequentemente, impacta a saúde do sono.[15]

Posto isso, é digno de destaque os possíveis efeitos "teto" e "chão" do exercício físico sobre o sono. Teoricamente, indivíduos que dormem bem apresentam "pouco espaço" para melhoria do sono. Por outro lado, àqueles com queixas de sono e/ou com distúrbios do sono (p. ex., insônia, apneia do sono e movimentos periódicos das pernas) exibem maior potencial de melhoria. À vista disso, evidentemente, que muitos estudos passaram a se concentrar nesses grupos.

Uma revisão-sistemática de meta-análises demonstrou que o exercício físico está associado a melhorias significativas na percepção subjetiva do sono, latência para o início do sono, qualidade geral do sono e no índice de apneia-hipopneia (variável utilizada para classificar a gravidade da apneia obstrutiva do sono).[16]

Efeitos do sono sobre o exercício físico

Evidências acumuladas sugerem que o aumento da duração do sono e a melhora de sua qualidade em atletas de elite estão associadas à melhora da *performance* e ao sucesso competitivo.[17] O déficit de sono, embora não pareça diminuir a força muscular esquelética,[18] aumenta a sensação de fadiga e reduz o desempenho físico em atividades mais prolongadas.[19] Além disso, noites mal dormidas alteram o padrão de secreção hormonal (p. ex., aumento de cortisol e a redução de testosterona) e a competência imunológica, o que pode, de alguma forma, prejudicar etapas de recuperação e adaptações fisiológicas induzidas pelo exercício físico.[20]

▶ A junção das peças – priorizar a alimentação, o exercício físico ou o sono?

Há muito tempo se sabe da importância da alimentação e do exercício físico para a saúde, mas, em uma análise hierárquica, quem é mais importante: a alimentação, o exercício físico ou sono? Embora seja importante à saúde e atenue ou reverta alguns dos efeitos decorrentes do débito de sono,[21] o exercício físico não é essencial à vida, enquanto a alimentação e o sono sim. Sob outra ótica, pelo fato de a privação de sono levar um animal, e muito provavelmente, uma pessoa a óbito primeiro que a privação alimentar, no quesito importância, o sono pode ser facilmente coroado! Contudo, já que nossas vidas são configuradas por uma junção truncada de fatores, qual deveria ser a hierarquia de priorização ao longo do dia: alimentação, sono ou exercício físico?

Para ampliar essa questão, destacamos os resultados de um estudo conduzido na população americana adulta,[22] em que 46% das pessoas classificadas como "pobres dormidoras" julgaram se sentir muito, ou mais, efetivas ao longo do dia, em contraste a 89% das classificadas como "excelentes dormidoras". Além disso, e talvez mais importante, mesmo 65% que acreditam que o sono contribui para sua efetividade no dia seguinte, somente 10% delas o prioriza sobre outros aspectos da vida diária (35% priorizam o *fitness*/nutrição, 27% o trabalho, 17% os *hobbies* e 9% a vida social). Esses dados surpreendentemente evidenciam um belo paradoxo, uma vez que os Estados Unidos são "referência" em padrão alimentar inadequado e elevado índice de sedentarismo e de prevalência de doenças crônicas não transmissíveis (e o Brasil segue o mesmo caminho!).

Portanto, perguntamo-lhes: não seria a repaginação das nossas prioridades um grande passo para contribuir às nossas vidas? Alguém que gere melhor seu horário de dormir e acordar e, consequentemente, dispende menos energia física e psíquica para executar suas tarefas, poderia gerir melhor seu dia, inclusive para manejo alimentar e de prática de exercício físico (lembremos: alguém restrito de sono está predisposto a sentir mais vontade de comer e ficar mais fadigado). Dessa forma, respondemos: sem dúvidas que sim! No entanto, claramente enxergamos que não seja uma tarefa fácil, inclusive a nós mesmos que redigimos este capítulo, uma vez que o sono é altamente suscetível a interferência de diversos fatores e comportamentos, tornando-o frequentemente sobrepujado (p. ex., pelo trabalho, estudo, lazer, internet) ou influenciado (p. ex., pelo horário das refeições e da prática de exercícios físicos).

Frente a esse cenário, estratégias que visam à promoção e à melhora do sono são recomendadas, mas como fazer isso? Primeiramente, faz-se necessária a transmissão de conhecimento ao próximo sobre a importância plural do sono à vida! Em um segundo momento, avaliar/rastrear o sono do indivíduo por alguns dias ou semanas por meio de avaliações subjetivas (p. ex., diário do sono), a fim de entender a rotina de sono e vigília, identificar possíveis distúrbios do sono e compreender o grau de relação recíproca existente entre o sono e outras variáveis. Posteriormente, incentivar técnicas de higiene do sono, com o objetivo de melhorar os comportamentos relacionados ao sono.[17,23]

O sono representa a terceira peça do quebra-cabeça para manter a saúde mental, física e o bem-estar, juntamente com a boa alimentação e a prática regular de exercício físico. No entanto, vivemos em uma sociedade "24 horas", que negligencia a saúde do sono em detrimento das inúmeras atividades impostas, o que repercute, de sobremaneira, no comportamento alimentar e na prática de exercício físico. Os mecanismos subjacentes ao binômio duração do sono e comportamento alimentar são multifatoriais, e incluem alterações dos hormônios-chave da regulação do balanço energético (leptina e grelina), vias hedônicas (prazer e recompensa), tempo alterado de ingestão e horas estendidas para isso. Simultaneamente, verifica-se redução do nível de exercício físico e prejuízos na *performance* física e cognitiva. Ao levar em consideração as evidências causais entre o débito de sono, metabolismo, e funções orgânicas em geral, constata-se que estratégias que enfatizam a melhora do sono, consequentemente, podem otimizar o cuidado para com a alimentação e a prática de exercício físico.

Referências bibliográficas

1. Carskadon MA, Dement WC. Normal human sleep: an overview. In: Kryger MH, Roth T, Dement WC eds. Principles and practice of sleep medicine. 4. ed. Philadelphia, PA: Elsevier Saunders, 2005:13-23.
2. Drager LF, Santos RB, Silva WA, Parise BK, Giatti S, Aielo AN, et al., OSA, Short Sleep Duration, and Their Interactions With Sleepiness and Cardiometabolic Risk Factors in Adults: The ELSA-Brasil Study. Chest. 2019;155(6):1190-1198.
3. Borbély AA, Daan S, Wirz-Justice A, Deboer T. The two-process model of sleep regulation: a reappraisal. J Sleep Res. 2016;25(2):131-43.

4.   Murillo-Rodriguez E, Arias-Carrion O, Zavala-Garcia A, Sarro-Ramirez A, Huitron-Resendiz S, Arankowsky-Sandoval G. Basic sleep mechanisms: an integrative review. Cent Nerv Syst Agents Med Chem. 2012;12(1):38-54.

5.   Le Bon O. Relationships between REM and NREM in the NREM-REM sleep cycle: a review on competing concepts. Sleep Med. 2020;70:6-16.

6.   Hobson JA. Sleep is of the brain, by the brain and for the brain. Nature. 2005;437(7063):1254-6. doi: 10.1038/nature04283. PMID: 16251949.

7.   Spiegel K, Tasali E, Penev P, Van Cauter E. Brief communication: Sleep curtailment in healthy young men is associated with decreased leptin levels, elevated ghrelin levels, and increased hunger and appetite. Ann Intern Med. 2004;141(11):846-50.

8.   Spaeth AM, Dinges DF, Goel N. Sex and race differences in caloric intake during sleep restriction in healthy adults. Am J Clin Nutr. 2014;100(2):559-66.

9.   Knutson KL, Van Cauter E. Associations between sleep loss and increased risk of obesity and diabetes. Ann N Y Acad Sci. 2008;1129:287-304.

10.   Grandner MA, Schopfer EA, Sands-Lincoln M, Jackson N, Malhotra A. Relationship between sleep duration and body mass index depends on age. Obesity (Silver Spring). 2015;23(12):2491-8.

11.   Spiegel K, Knutson K, Leproult R, Tasali E, Van Cauter E. Sleep loss: a novel risk factor for insulin resistance and Type 2 diabetes. J Appl Physiol (1985). 2005;99(5):2008-19.

12.   Chennaoui M, Arnal PJ, Sauvet F, Léger D. Sleep and exercise: a reciprocal issue? Sleep Med Rev. 2015;20:59-72.

13.   Youngstedt SD. Effects of exercise on sleep. Clin Sports Med. 2005;24(2):355-65, xi.

14.   Chennaoui M, Vanneau T, Trignol A, Arnal P, Gomez-Merino D, Baudot C, et al. How does sleep help recovery from exercise-induced muscle injuries? J Sci Med Sport. 2021;24(10):982-987.

15.   Lewis P, Korf HW, Kuffer L, Groß JV, Erren TC. Exercise time cues (zeitgebers) for human circadian systems can foster health and improve performance: a systematic review. BMJ Open Sport Exerc Med. 2018;4(1):e000443.

16.   Kelley GA, Kelley KS. Exercise and sleep: a systematic review of previous meta-analyses. J Evid Based Med. 2017;10(1):26-36. doi: 10.1111/jebm.12236.

17.   Bonnar D, Bartel K, Kakoschke N, Lang C. Sleep Interventions Designed to Improve Athletic Performance and Recovery: A Systematic Review of Current Approaches. Sports Med. 2018;48(3):683-703.

18.   Dáttilo M, Antunes HKM, Galbes NMN, Mônico-Neto M, DE Sá Souza H, Dos Santos Quaresma MVL, et al. Effects of Sleep Deprivation on Acute Skeletal Muscle Recovery after Exercise. Med Sci Sports Exerc. 2020;52(2):507-514.

19.   VanHelder T, Radomski MW. Sleep deprivation and the effect on exercise performance. Sports Med. 1989;7(4):235-47.

20.   Dattilo M, Antunes HK, Medeiros A, Mônico Neto M, Souza HS, et al.Sleep and muscle recovery: endocrinological and molecular basis for a new and promising hypothesis. Med Hypotheses. 2011;77(2):220-2.

21.   de Souza JFT, Dáttilo M, de Mello MT, Tufik S, Antunes HKM. High-Intensity Interval Training Attenuates Insulin Resistance Induced by Sleep Deprivation in Healthy Males. Front Physiol. 2017;8:992.

22.   National Sleep Foundation. 2002 "Sleep in America" Poll. Washington, DC: National Sleep Foundation, 2002.

23.   Simpson NS, Gibbs EL, Matheson GO. Optimizing sleep to maximize performance: implications and recommendations for elite athletes. Scand J Med Sci Sports. 2017;27(3):266-274.

27

Excesso de Peso e Obesidade

Monica Beyruti
Patricia Aparecida Cruz
Renata Bressan Pepe

Etiologia e fisiopatologia

A obesidade é uma doença definida como acúmulo excessivo de gordura que traz prejuízos à saúde do indivíduo.[1] Possui causa multifatorial e resulta da interação entre genes, ambiente, comportamento, cultura e fatores socioeconômicos. A genética tem grande influência na sua gênese, pois aumenta a predisposição à obesidade entre 40% e 70%. A obesidade monogênica é rara, sendo mais prevalente a poligênica.[2,3] Indivíduos com índice de massa corporal (peso em kg dividido pela altura^2 em metros) ≥ 25 kg/m^2 são classificados com excesso de peso e ≥ 30 kg/m^2 com obesidade. Em 2016, 39% da população mundial acima de 18 anos tinha excesso de peso e 13% obesidade.[1] No Brasil, em 2019, 60,3% e 25,9% da população com mais de 18 anos apresentava excesso de peso e obesidade, respectivamente.[4]

Fatores como o aumento do tamanho de porções e disponibilidade de alimentos de alta densidade energética e alta palatabilidade ao longo dos anos, a redução da prática de atividade física e aumento de atividades sedentárias (televisão, aparelhos eletrônicos) favorecem o balanço energético positivo, com consequente ganho de peso.[2]

Além disso, outros fatores como privação de sono, disruptores endócrinos, algumas medicações e efeitos epigenéticos também favorecem o ganho de peso.[3]

O consumo alimentar e o gasto energético são os principais componentes do balanço energético. Sua regulação é complexa, e envolve diversos sistemas. No núcleo arqueado do hipotálamo (ARC), grupos de neurônios coexpressam a pró-opiomelanocortina (POMC) e o transcrito regulado por cocaína e anfetamina (CART) que possuem ação catabólica. O hormônio estimulante de alfa-melanócitos (α-MSH) é um fragmento da POMC que inibe o apetite e estimula o gasto energético. Por outro lado, o neuropeptídeo Y (NPY) e a proteína relacionada ao gene agouti (AgRP), também são coexpressos no ARC e têm ação oposta, pois inibe o gasto de energia e estimula o consumo alimentar. O hormônio leptina, que é secretado pelos adipócitos, estimula os neurônios POMC/CART e inibe os neurônios NPY/AgRP. Da mesma maneira, a insulina inibe NPY/AgRP e estimula a síntese de leptina. Os hormônios intestinais também influenciam o consumo alimentar. A colecistoquinina, o peptídeo semelhante ao glucagon-1 e o peptídeo YY têm ação anorexígena, enquanto a grelina tem ação orexígena. O ARC é interconectado ao núcleo do trato solitário, o que permite a comunicação entre intestino e regiões cerebrais que regulam o apetite. A integração de todos esses componentes garante o consumo alimentar de acordo com as necessidades metabólicas do indivíduo.[5]

O consumo alimentar também é controlado pelo sistema hedônico (ou sistema de recompensa), que é influenciado pelo sistema límbico e por regiões reguladas por dopamina, serotonina, opioides e canabinoides. Envolve a palatabilidade dos alimentos, e é modulado por emoções, estresse, estado metabólico e euforia.[5]

O sistema cognitivo compreende o controle inibitório, o planejamento e a tomada de decisão, todos fundamentais nas escolhas alimentares. Além disso, as emoções influenciam o consumo alimentar por meio da amígdala cerebral, que é estimulada por sinais de alimentos.[5]

Indivíduos com obesidade apresentam regulação do apetite prejudicada, com reforço do sistema hedônico e de emoções, e prejuízo do sistema cognitivo.[5]

Inflamação

A obesidade é caracterizada por inflamação crônica sistêmica de baixo grau, também denominada metainflamação, que ocorre no tecido adiposo, hipotálamo, fígado, músculo, pâncreas e músculo esquelético e está diretamente envolvida na etiologia de doenças cardiovasculares (DCV), diabetes tipo 2 (DM2) e alguns tipos de câncer.[6,7]

O tecido adiposo secreta adipocinas, que compreendem as citocinas e marcadores inflamatórios como fator de necrose tumoral (TNF-α), interleucina 6 (IL-6) e interleucina 1 (IL-1β), proteína de quimioatração de monócitos 1 (MCP-1), entre outros, que estão elevados em indivíduos com obesidade.[7]

O TNF-α, superexpresso nos tecidos adiposo e muscular, ativa diversas cascatas de transdução de sinal, inclusive algumas que inibem a ação da insulina, como inibição da fosforilação em serina do substrato do receptor de insulina-1 (IRS-1).[6]

Além disso, em indivíduos com obesidade, há redução na fosforilação dos resíduos de tirosina do IRS-1 e na atividade de PI3K (fosfatidilinositol-4,5-bisfosfato 3-quinase) no músculo esquelético, o que leva à redução da ação da insulina.[7]

Ademais, a inflamação provoca a ativação de proteínas quinases relacionadas a vias de sinalização *Toll* e receptores de TNF-α, como quinase do inibidor do fator de transcrição NF-κB (IKK) e JNK (proteína quinase c-Jun N-terminal)-1. Esses elementos fosforilam o IRS-1 em resíduo de serina 307, reduzem a interação do IRS-1 com a subunidade beta do receptor de insulina e diminui a transdução do sinal de insulina. Ainda, a ativação de IKKβ (subunidade β da IKK) e JNK-1 estimula a transcrição de genes que codificam proteínas relacionadas à inflamação, de forma a perpetuar o estado inflamatório.[7]

Em indivíduos com obesidade, a IL-6 induz a proteína supressora de sinalização de citocinas 3 (SOCS3), que se associa ao receptor de insulina, o que favorece a resistência à insulina.[7]

A inflamação crônica de baixo grau é consequência do consumo alimentar acima das necessidades energéticas do indivíduo, o que contribui para a obesidade, uma vez que leva à ativação de vias de sinalização pró-inflamatórias. Assim, a inflamação está relacionada ao estilo de vida do indivíduo, principalmente à qualidade da alimentação e da prática de exercícios.[7]

A via de sinalização do receptor *Toll Like* 4 (TLR4) responde à exposição aumentada a ácidos graxos saturados, provenientes dos estoques de triglicerídeos do tecido adiposo e ao lipopolissacarídeo proveniente da permeabilidade intestinal aumentada, que intensifica a resposta inflamatória induzida pela obesidade. A inflamação, por sua vez, aumenta a resistência local e sistêmica à ação da insulina, e contribui para comorbidades como DM2. Por outro lado, estudos indicam que os ácidos eicosapentaenóico e docosahexaenóico têm efeito anti-inflamatório, de forma a contribuir para a atenuação da ativação da via de sinalização de TLR4.[7]

Tratamento

Dieta

Já está bem estabelecido na literatura que o tratamento de primeira linha para indivíduos com excesso de peso compreende dieta com restrição calórica associada à prática regular de exercícios físicos.[8] As dietas de baixa caloria (LCDs – *low calorie diets*) promovem déficit calórico de 500 a 750 kcal/dia em relação ao gasto energético total, fornecem geralmente > 800 kcal/dia, e normalmente variam entre 1.200 e 1.500 kcal/dia para mulheres e 1.500 a 1.800 kcal/dia para homens.[8]

Embora as LCDs mostrem resultados positivos de curto prazo na redução do peso, o reganho de peso é muito frequente. Esse fato observado após perda de peso explica-se parcialmente pela adaptação metabólica que ocorre com aumento da fome e redução do gasto de energia.[9]

As dietas de muito baixa caloria (VLCDs – *very low calorie diets*) fornecem ≤ 800 kcal por dia e são compostas, geralmente, por 70 a 100 g/dia de proteína ou 0,8 g a 1,5 g de proteína/kg de peso corporal ideal/dia, além de baixo conteúdo de carboidratos. Normalmente envolvem a substituição parcial ou total de refeições por substitutos de refeição nutricionalmente completos (*shakes*). A VLCD deve estar associada à suplementação de vitaminas, minerais, eletrólitos e ácidos graxos essenciais para garantir nutrição adequada.[8]

As VLCDs devem ser recomendadas apenas em circunstâncias específicas, para indivíduos com IMC ≥ 30 kg/m² que apresentem necessidade clínica de perda de peso rápida (colocação de prótese articular, tratamento de fertilização e antes da cirurgia bariátrica para reduzir riscos cirúrgicos de maneira geral. Esse tipo de dieta deve ser sempre acompanhado por médico e nutricionista.[10,11]

A adoção de dietas muito restritivas e práticas para perda ponderal rápida, como por exemplo, dieta cetogênica, jejum intermitente e dieta *low carb*, ocorre com frequência, mesmo que essas medidas ainda não tenham bem estabelecidos resultados e segurança no longo prazo.[12,13]

Exercício físico

O exercício físico constitui uma ferramenta indispensável no manejo da obesidade, pois proporciona melhor qualidade de vida. O exercício ideal para o tratamento da obesidade deve proporcionar: perda de massa gorda, preservação ou ganho de massa magra, redução dos fatores de risco cardiovascular, manutenção da perda ponderal. *O American College of Sports Medicine e a American Association of Clinical Endocrinology,* recomendam as seguintes prescrições: exercício aeróbio (de resistência) de intensidade moderada a vigorosa (50% a 70% da frequência cardíaca máxima), com duração entre 150 minutos a 300 minutos semanais, com frequência de três dias por semana, com intervalo menor do que dois dias entre as práticas (ou entre os exercícios) e exercício resistido (de força) de 5 a 10 exercícios que envolvam os grandes grupos musculares, duas ou três vezes por semana, em dias não consecutivos.[12]

É fundamental conscientizar o paciente de que os efeitos são proporcionais à duração semanal do exercício, ou seja, embora a prática de 150 minutos semanais de exercício físico moderadamente intenso possa proporcionar importantes benefícios à saúde e auxiliar no controle de peso, é necessária uma quantidade maior de exercícios para a perda ponderal e o sucesso no gerenciamento do peso no longo prazo.[12]

Na prática clínica, é importante salientar que a obesidade já é um fator limitante para a prática de exercícios físicos, o que dificulta a adesão às recomendações ideais. Daí ser extremamente importante individualizar a prescrição para incluir exercício físico adequado aos recursos e às preferências do paciente, inclusive para obter adesão ao tratamento no longo prazo. Segundo Petridou, *et al.* (2019),[14] dividir o volume diário de exercícios em vários períodos curtos parece ser tão eficaz no controle do peso quanto realizá-los em uma única sessão diária. Ainda, a associação dos dois tipos de treino, resistido com o aeróbio (de resistência), é uma boa estratégia no tratamento da obesidade, pois leva a maior ganho de força muscular e menor perda de massa magra.[14]

Terapia Cognitivo Comportamental (TCC)

A obesidade é também uma condição cognitiva e comportamental que pode influenciar o peso atual do indivíduo e o seu processo de perda e manutenção.[15]

O comportamento alimentar apresenta três principais dimensões: restrição cognitiva, desinibição e suscetibilidade à fome. A restrição cognitiva é definida como o desejo de restringir o consumo alimentar para reduzir ou controlar o peso. A desinibição está relacionada ao consumo excessivo de alimentos associado à perda de controle sobre a alimentação desencadeada por pistas alimentares habituais, emocionais e situacionais. Por último, a percepção e suscetibilidade à fome e busca por alimento nesse momento.[16]

Desta maneira, a abordagem comportamental deve ser considerada no tratamento da obesidade. A Terapia Cognitivo Comportamental (TCC) é a abordagem de primeira escolha no tratamento e, embora os resultados sejam positivos em relação ao hábito alimentar, não produz necessariamente perda de peso.[17]

Suas características são de uma psicoterapia estruturada, breve e voltada para o presente. Emprega técnicas comportamentais que auxiliam na mudança do hábito alimentar: a automonitorização (diário alimentar, situações associadas ao momento da refeição, pensamentos e emoções presentes), técnicas de controle do estímulo por meio da redução da oferta de alimentos e treinamento de resolução de problemas que auxilia na identificação e criação de estratégias alternativas, sem recorrer ao alimento.[18]

O principal objetivo da TCC é desenvolver habilidades duradouras de modificação de estilo de vida e uma mentalidade que conduza ao controle do peso a longo prazo. Para isso, soma procedimentos cognitivos comportamentais às recomendações nutricionais e de exercício físico.[19]

Cirurgia bariátrica e metabólica

A cirurgia é indicada quando há falha no tratamento convencional. Segundo os critérios de indicação propostos pelo *National Institute of Health*, pacientes com obesidade grave com IMC ≥ 40 kg/m² – com ou sem comorbidades –, indivíduos com IMC ≥ 35 kg/m² com pelo menos uma comorbidade considerada grave como Síndrome da Apneia Obstrutiva do Sono (SAOS), DM2, HAS e indivíduos com IMC entre 30 e 35 kg/m² com DM2.[20]

As técnicas mais realizadas em todo mundo e inclusive no Brasil são a Gastrectomia Vertical (LSG), também denominada *Sleeve*, e a Gastrectomia em Y-de-Roux (RYGB), conhecida como *Bypass*.[21]

O *sleeve* consiste em uma técnica restritiva, já que não há desvios das alças intestinais. Nesse procedimento, 80% do estômago é excluso, e se mantém uma câmara gástrica com capacidade em média de 90 mL.[21]

Já o *bypass* é uma técnica mista, com redução da câmara gástrica e desvio das alças intestinais. O "novo" estômago passa a ter uma capacidade de 30 mL a 50 mL.[21]

Os cuidados nutricionais se dividem em pré e pós cirurgia. Antes da cirurgia, a avaliação nutricional deve ser abrangente com o objetivo de identificar deficiências nutricionais prévias à cirurgia, reconhecer a estrutura alimentar e promover a redução do peso.

A conduta nutricional no pós operatório apresenta como objetivo otimizar a redução de peso, prevenir deficiências nutricionais e complicações como náuseas, síndrome de *dumping* e entalos. A dieta deve seguir uma progressão, de forma a sempre avaliar a tolerância e intolerâncias apresentadas pelo paciente. O volume inicial é 50 mL a cada 30 minutos.[20]

Em todas as fases, a ingestão de proteína merece atenção com recomendação de consumo pela dieta ou suplementação de no mínimo 60 g até 1,5 g/kg de peso corporal ideal/dia ou 46 g para mulheres e 56 g para homens por dia.[21]

Nos 1º e 2º dias pós-operatório, são oferecidos líquidos claros isentos de açúcar, gordura e baixo teor de resíduos. Após esse período, inicia-se a evolução da dieta. Cada fase tem duração em média de 15 a 20 dias, a depender da tolerância do paciente. A primeira fase é a dieta líquida com ingestão de água, líquidos ricos em proteína e isentos de açúcar. Em seguida, começa a dieta pastosa com alimentos na consistência de papa. É importante observar o tempo de refeição, que deve durar em média 1 hora. Após 30 dias, inicia-se a dieta branda, com atenção para a mastigação exaustiva e o volume tolerado. Na dieta geral, na última fase da evolução é necessário observar aceitação e intolerâncias, ajustar volume, número de refeição e ingestão hídrica.[21]

A suplementação de micronutrientes deve acontecer independentemente da técnica e para todos os pacientes, com ou sem deficiência. Pode ser feita em cápsulas mastigáveis e comprimidos, porém, é preciso avaliar a aceitação do paciente.[19] Mesmo com o consumo de polivitamínicos, pode acontecer a deficiência de alguns nutrientes (Tabela 27.1).[21]

TABELA 27.1 – Suplementação de vitaminas e minerais.

Vitaminas/minerais	Suplementação
Tiamina	100 mg/dia via oral, dividida em duas doses
Ferro	45 a 60 mg/dia: administrar com alimentos fonte de vitamina C e separado da suplementação do cálcio
Vitamina D	Insuficiência e deficiência: vitamina D3 com 2.000 a 4.000 UI/dia.
Vitamina B$_{12}$	Preferencialmente intramuscular, ou sublingual, em doses entre 350 e 1.000 µg/dia
Cálcio	1.200 a 1.500 mg/dia com doses entre 300 e 400 mg divididas ao longo do dia
Ácido fólico	400 a 800 mcg/dia. Quando sinais clássicos de deficiências, como alterações de mucosa estiverem presentes, a dose deve ser mantida em 1.000 mcg/dia
Vitamina A	Para LSG e RYGB, as doses recomendadas são 5.000 a 1.000 UI/dia. Nesse caso, indica-se a avaliação sérica de cobre e ferro, pois a deficiência de ambos leva à redução da absorção de vitamina A

Fonte: Adaptada de Mechanik Jl, 2020.

Obesidade sarcopênica

A sarcopenia é um distúrbio muscular esquelético progressivo e generalizado, com queda da força, quantidade e qualidade muscular associada ao aumento do risco de quedas, fraturas, deficiência física e mortalidade. Pode ser classificada em primária, relacionada à idade, e secundária, e pode estar presente em adultos mais jovens quando as causas estão relacionadas à doença e nutrição.[22]

A inflamação crônica caracterizada pela concentração elevada de citocinas e proteínas de fase aguda na circulação está ligada à perda da massa muscular. Estudos *in vitro* demonstram que o TNF-α é um estímulo endócrino chave para a disfunção contrátil na inflamação crónica, além da IL-6 que facilita a atrofia muscular por meio do enfraquecimento do anabolismo muscular e homeostase energética.[23]

Conforme mencionado anteriormente, a obesidade é considerada um estado inflamatório de baixa intensidade; exatamente com esse cenário de produção de citocinas que leva à redução da capacidade muscular, denominado obesidade sarcopênica, que é caracterizada por baixa massa muscular e elevada gordura corporal, mais frequente em indivíduos mais velhos.[24]

As estratégias nutricionais para tratar a obesidade sarcopênica têm o objetivo de fornecer a ingestão de nutrientes para aumentar ou prevenir a perda da massa muscular esquelética e, ao mesmo tempo, reduzir o peso. A intervenção nutricional concomitante à prática de atividade física é essencial para reduzir a progressão do quadro clínico.[25]

A ingestão adequada de proteínas tem um efeito regulador positivo na síntese de proteínas musculares. A recomendação para adultos mais velhos com obesidade deve variar de 1,2 a 1,5 g/kg de peso ideal/dia. A proteína do soro do leite parece ser a mais indicada para síntese de proteínas muscular. O momento de consumo também é importante, já que uma distribuição mais uniforme a cada 3 ou 4 horas leva a taxas de síntese proteica elevada.[26]

Também é indicado combinar outros nutrientes anabólicos, como aminoácidos, vitamina D e ômega 3, com o objetivo de aumentar a síntese proteica e promover ganho de massa mascular.[26]

Referências bibliográficas

1. World Health Organization (WHO). Obesity and Overweight, 2020. Disponível em: https://www.who.int/news--room/fact-sheets/detail/obesity-and-overweight (28 set. 2021).

2. Heymsfield SB, Wadden TA. Mechanisms, Pathophysiology, and Management of Obesity. N Engl J Med. 2017;376(3):254-66.

3. Guerra JVS, Dias MMG, Brilhante AJVC, Terra MF, García-Arévalo M, Figueira ACM. Multifactorial Basis and Therapeutic Strategies in Metabolism-Related Diseases. Nutrients. 2021;13(8):2830.

4. Instituto Brasileiro de Geografia e Estatística (IBGE). Pesquisa Nacional de Saúde: 2019 – Volume 2: atenção primária à saúde e informações antropométricas. Rio de Janeiro: IBGE, 2020;37-38.

5. Yu YH, Vasselli JR, Zhang Y, Mechanick JI, Korner J, Peterli R. Metabolic vs. hedonic obesity: a conceptual distinction and its clinical implications. Obes Rev. 2015;16(3):234-47.

6. Hotamisligil GS. Inflammation and metabolic disorders. Nature. 2006;444:860-67.

7. Rogero MM, Calder PC. Obesity, Inflammation, Toll-Like Receptor 4 and Fatty Acids. Nutrients. 2018;10(4):432.

8. Raynor HA, Champagne CM. Position of the Academy of Nutrition and Dietetics: Interventions for the Treatment of Overweight and Obesity in Adults. J Acad Nutr Diet. 2016;116(1):129-147.

9. Whytock KL, Corbin KD, Parsons SA, Pachori A, Bock CP, Jones KP, et al. Metabolic adaptation characterizes short-term resistance to weight loss induced by a low-calorie diet in overweight/obese individuals. Am J Clin Nutr. 2021;114(1):267-80.

10. Jensen MD, Ryan DH, Apovian CM, Ard JD, Comuzzie AG, Donato KA, et al. 2013 AHA/ACC/TOS Guideline for the Management of Overweight and Obesity in Adults: a report of the American College of Cardiology/American Heart Association Task Force on Practice Guidelines and The Obesity Society. Circulation. 2014;129:S102-S38.

11. National Institute for Health and Care Excellence UK (NICE). Obesity: identification, assessment and management of overweight and obesity in children, young people and adults. 2014. NICE Clinical Guidelines, N°. 189 Disponível na Internet: www.nice.org.uk/guidance/cg189 (30 out. 2021).

12. Garvey WT, Mechanick JI, Brett EM, Garber AJ, Hurley DL, Jastreboff AM, et al.; Reviewers of the AACE/ACE Obesity Clinical Practice Guidelines. American Association of Clinical Endocrinologists and American College of Endocrinoilogy Comprehensive Clinical Practice Guidelines for Medical Care of Patients with Obesity. Endocr Pract. 2016;22(3):1-203.

13. Almeida JC, Rodrigues TC, Silva FM, Azevedo MJ. Revisão sistemática de dietas de emagrecimento: papel dos componentes dietéticos. Arq Bras Endocrinol Metab. 2009;5(50):673-87.

14. Petridou A, Siopi A, Mougios V. Exercise in the management of obesity. Metabolism. 2019;92:163-69.

15. Varkevisser RDM, van Stralen MM, Kroeze W, Ket JCF, Steenhuis IHM. Determinants of weight loss maintenance: a systematic review. Obes Rev. 2019;20(2):171-211.

16. Jacob R, Drapeu V, Treblay A, Provencher V, Bouchard C, Pérusse L. The role of eating behavior traits in mediating genetic susceptibility to obesity. Am J Clin Nutr. 2018;108(3):445-52.

17. Castelnuovo G, Pietrabissa G, Manzoni GM, Cattivelli R, Rossi A, Novelli M, et al. Cognitive behavioral therapy to aid weight loss in obese patients: current perspectives. Psychol Res Behav Manag. 2017;10:165-173.

18. Duchesne M, Appolinário JC, Rangé BP, Freitas S, Papelbaum M, Coutinho W. Evidência sobre a terapia cognitivo comportamental no tratamento de obesos com transtorno da compulsão alimentar periódica. Rev Psiquiatr RS. 2007;29(1):80-92.

19. Dalle Grave R, Sartuana M, Elghoch M, Calugi S. Personalized multiep cognitive behavirol therapy for obesity. Diabetes Metab Syndr Obes. 2017;10:195-206.

20. Mechanick,J, Youdim A, Jones DB, Garvey WT, Hurley DL, MacMahon M, et al. Cosponsored by American Association of Clinical Endocrinologists, The Obesity Society, and American Society for Metabolic & Bariatric Surgery. Obesity (Silver Spring). 2013;21(1):S1-27.

21. Mechanick JI, Apovian C, Brethauer S, Garvey WT, Joffe AM, Kim J, et al. Clinical practice guideline for the perioperative nutrition metabolic and nonsurgical support of patients undergoing bariatric procedures – 2019 update: cosponsored by American Association of Clinical Endocrinologists/American College of Endocrinology, The Obesity Society, American Society for Metabolic & Bariatric Surgery, Obesity Medicine Association, and American Society of Anesthesiologists. Surgery for Obesity and Related Diseases. 2020;16:175-247.

22. Cruz-Jentoft AJ, Bahat G, Bauer J, Boirie Y, Bruyère O, Cederholm T. Sarcopenia: revised European consensus on definition and diagnosis. Age Ageing. 2019;48(1):16-31.

23. Tutle CSL, Thang LAN, Maier AB. Markers of inflammation and their association with muscle strength and mass: A systematic review and meta-analysis. Ageing Res. Rev. 2020;64:101185.

24. Hsu KJ, Liao CD, Tsai MW, Chen CN. Effects of Exercise and Nutritional intervention on Body Composition, Metabolic Health, and Physical Performance in Adults with Sarcopenic Obesity. a meta-analysis. Nutrients. 2019;11(9):2163.

25. Beaudart C, Dawson A, Shaw SC, Harvey NC, Kanis JA. Binkley N, et al. Nutrition and physical activity in the prevention and treatment of sarcopenia: systematic review. Osteporos Int. 2017;28(6):1817-1833.

26. Trowborst I, Verreijen A, Memelink R, Massanet P, Boirie Y, Weijs P, et al. Exercisie and Nutrition Strategies to Counteract Sarcopenic. Nutrients. 2018;10(5):605.

28

Diabetes Tipo 2

Michele Caroline de Costa Trindade
Monique Cristine de Oliveira
Alvaro Reischak de Oliveira

O diabetes é um importante problema de saúde e uma das emergências de saúde global de crescimento mais rápido; ele e suas complicações relacionadas são a doença que mais causa morte prematura no mundo.[1] De acordo com dados de 2021 da *International Diabetes Federation* (IDF),[1] estima-se que 537 milhões de pessoas tenham diabetes em todo o mundo, isso corresponde a 1 pessoa com diabetes a cada 10 indivíduos. Se as tendências culturais e sociais persistirem, esses números devem chegar a 643 milhões até 2030 e 783 milhões até 2045. Já no Brasil, o número é de 15,7 milhões de pessoas com diabetes e a estimativa é de 23,2 milhões de pessoas até 2045.[1]

Com a modernização e urbanização, há menos tempo para cuidar da alimentação e da saúde, há aumento do consumo de calorias, diminuição da prática de exercícios físicos, aumento do comportamento sedentário em atividades ocupacionais e domésticas, além do processo natural de envelhecimento populacional. Esses fenômenos contribuem para o aumento de doenças crônicas como obesidade e diabetes tipo 2.[1]

O diabetes é uma doença crônica que ocorre a partir de alterações no metabolismo da insulina, seja por falha na produção desse hormônio ou por falha em sua ação, que pode levar ao aumento de glicose no sangue, a chamada hiperglicemia.[1]

A insulina é um hormônio produzido pelas células beta pancreáticas. O pâncreas é uma glândula retroperitoneal com funções exócrina e endócrina. O pâncreas exócrino é formado por células denominadas ácinos pancreáticos, responsáveis pela secreção de enzimas digestivas e bicarbonato, que exercem função principal no processo de digestão. Já o pâncreas endócrino é formado por um aglomerado de células, denominado ilhotas pancreáticas. Essas ilhotas são compostas por células alfa, responsáveis pela secreção de glucagon, células beta, responsáveis pela secreção de insulina, células delta, responsáveis pela secreção de somatostatina e células PP, responsáveis pela secreção de polipeptídeo pancreático.[2]

A insulina, secretada pelas células beta, é um hormônio peptídico composto por duas cadeias de aminoácidos: cadeia A com 21 aminoácidos e cadeia B com 30 aminoácidos, unidas por ligações dissulfeto. A biossíntese de insulina nas células beta pancreáticas é iniciada como pré-pró-insulina, que após retirada do peptídeo sinal de sua estrutura resulta na molécula de pró-insulina. A pró-insulina, passa por processos de clivagem para a formação do hormônio peptídico ativo – insulina – que é armazenado em vesículas secretoras.[2]

A insulina apresenta diferentes funções no metabolismo. A principal é aumentar a captação de glicose pelas células musculares e do tecido adiposo, por meio da sinalização para translocação dos transportadores de glicose GLUT4, e pelas células hepáticas pelo aumento da expressão da enzima glicoquinase. Além disso, a insulina estimula a glicogênese hepática e muscular e diminui a degradação de glicogênio nesses mesmos tecidos. Há, ainda, aumento da glicólise no fígado e no músculo, aumento da síntese de ácidos graxos no fígado e triacilglicerol no tecido adiposo, pela ação da insulina.[2]

Os transportadores de glicose, conhecidos como GLUT, são proteínas transmembranares que fazem transporte bidirecional de glicose. A maioria desses transportadores ficam inseridos na membrana plasmática das células, o que permite a passagem de glicose, de acordo com a variação da concentração dessa molécula no ambiente intra e extracelular. Isso ocorre, por exemplo, com o GLUT1, presente na barreira hematoencefálica, com o GLUT2, presente em células hepáticas e beta pancreáticas, e com o GLUT3 presente nos neurônios. Já o GLUT 4, presente no tecido adiposo e músculos estriados esquelético e cardíaco, pode estar presente na membrana plasmática em baixas quantidades durante o repouso e entre as refeições, mas em sua maioria fica alojado nas membranas de vesículas e é inserido na membrana plasmática dessas células apenas após o estímulo da insulina, ou seja, esses transportadores são dependentes de insulina.[2]

Para a secreção de insulina pelas células beta pancreáticas, primeiramente há entrada de glicose na célula beta pancreática por meio do transportador GLUT2, por difusão facilitada. A glicose, ao entrar na célula beta, é fosforilada pela hexoquinase e entra na via glicolítica para a produção de piruvato. Este, por sua vez, é convertido a acetil-CoA, que é direcionado ao ciclo do ácido cítrico, e produz NADH e FADH$_2$ necessários para a entrega de elétrons na cadeia transportadora de elétrons para a fosforilação do ADP e geração de ATP. O aumento de ATP sinaliza o fechamento dos canais de potássio sensíveis a ATP, o que resulta em despolarização da membrana. A partir dessa despolarização há abertura dos canais de cálcio voltagem dependentes, o que permite a entrada de cálcio na célula beta pancreática. O aumento do influxo de cálcio leva a uma despolarização suplementar da membrana e desencadeia a liberação das vesículas de insulina.[2]

Para desempenhar sua ação, a insulina se liga ao seu receptor, INSR (*insulin receptor*), localizado na membrana plasmática das células. Quando uma molécula de insulina se liga ao seu receptor, há uma mudança conformacional para ativação da atividade tirosina quinase e, assim, ocorre autofosforilação dos resíduos de tirosina para amplificar a atividade quinase, expondo o sítio ativo da enzima para que haja fosforilação de resíduos de tirosina em proteínas-alvo. Um desses alvos são as proteínas IRS-1 (substrato do receptor de insulina-1) que, ao serem fosforiladas, tornam-se ponto de ativação para um complexo de enzimas que realizam a sinalização para os alvos finais no núcleo e citosol.[2]

A ativação da proteína quinase ativada por mitógeno (MAPK) leva a expressão de ações mitogênicas, como expressão gênica e crescimento celular. A fosfatidilinositol-3-quinase (PI3K) ativada leva a conclusão das ações metabólicas da insulina, como síntese de glicogênio, proteínas e lipídeos e proliferação celular. Além disso, a PI3K ativada ocasiona a ativação da proteína quinase B (PKB) que tem função crucial na ativação da translocação de GLUT4 para a membrana dos miócitos e adipócitos para o transporte de glicose.[2]

A sinalização que ocorre a partir da ligação da insulina ao seu receptor leva a uma cascata (Figura 28.1) que desencadeia o movimento das vesículas de transportadores GLUT4 para a superfície, e estas se fundem com a membrana das células, aumentando o número de transportadores da membrana plasmática. Assim, ocorre entrada de glicose nas células por difusão facilitada. Essa translocação de GLUT4 para a membrana também pode ocorrer por estimulação não mediada por insulina, através do exercício físico.[3] Isso ocorre para atender ao aumento da demanda de energia muscular durante o exercício. Neste caso, a translocação é feita por um mecanismo independente de PI3K, a partir da ativação da proteína quinase dependente de AMP (AMPK) pela contração do músculo esquelético. Esse transporte de glicose estimulado pela AMPK é mediado por diversos fatores, como o aumento da concentração de cálcio, ativação da MAPK e ativação da proteína quinase c (PKC), necessários para a translocação efetiva de GLUT4 para a entrada de glicose nas células.[3,4]

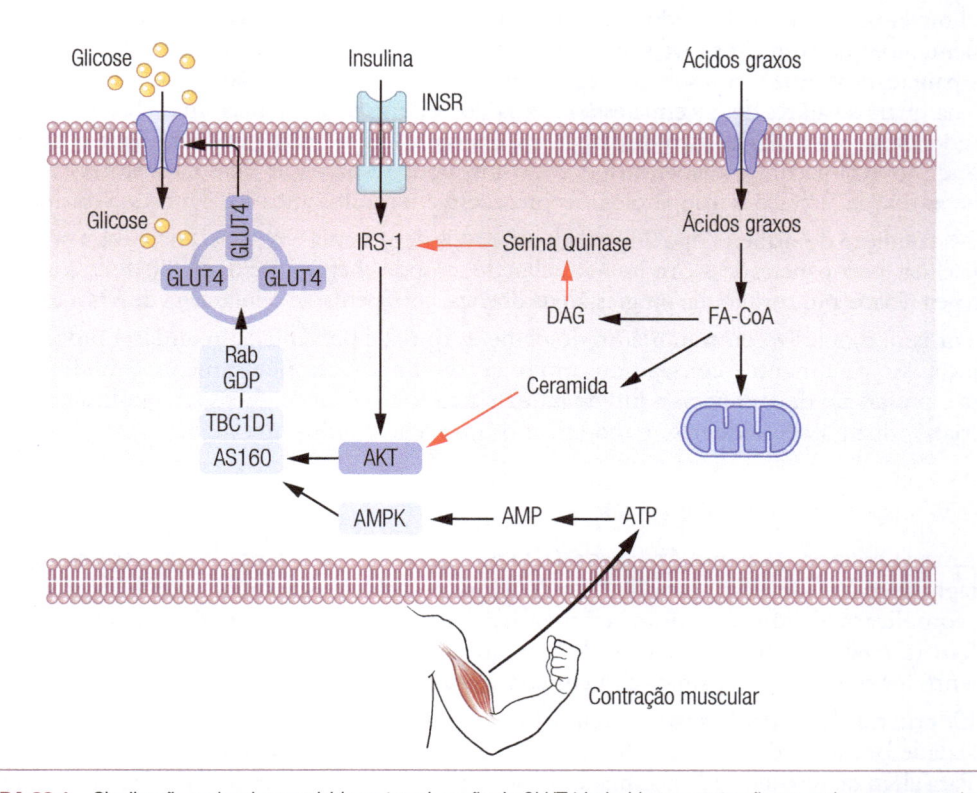

FIGURA 28.1 – Sinalização molecular envolvida na translocação de GLUT4 induzida por contração muscular para a membrana celular e a interferência por lipídios intramusculares. As setas pretas indicam ativação e as vermelhas indicam inibição.
Fonte: Adaptada de Richter e Hargreaves.[3]

Quando os níveis de glicose sanguínea retornam ao normal, a liberação de insulina torna-se lenta, e a maioria das moléculas de GLUT4 é removida da membrana plasmática e armazenada em vesículas. O mesmo ocorre, gradativamente, com a interrupção do exercício físico.[4]

Em condições adequadas de funcionamento, o organismo produz insulina de acordo com a demanda de glicose e a quantidade produzida é suficiente para a absorção de glicose e todos os outros efeitos metabólicos da insulina. Mas, quando há alguma alteração em que níveis normais de insulina circulante não são suficientes para uma resposta coordenada do metabolismo, ocorre aumento de insulina plasmática para atingir a resposta ao hormônio. Essa condição é chamada de resistência à insulina. Tal fenômeno é causado pelo aumento de ceramidas intramusculares (Figura 28.1) que, por sua vez, estão aumentadas na obesidade e se correlacionam com a severidade da resistência à insulina.[5] Outro aspecto que parece estar relacionado à resistência à insulina, recentemente descrito Barret, *et al.*,[6] é o menor *turnover* de triglicerídeos intramusculares. Nesse caso, as células não respondem ao sinal da insulina e o pâncreas, para compensar, aumenta a secreção do hormônio, assim, podem ser encontrados níveis normais de glicose plasmática, mas níveis aumentados de insulina circulante, a chamada hiperinsulinemia. Como a insulina desempenha diferentes ações em diferentes tipos celulares, a resistência à insulina afeta o funcionamento de vários tecidos-alvo desse hormônio.[7]

A falha na ação da insulina nos tecidos pode ser reversível por diferentes estratégias, como redução de peso, alimentação balanceada, exercício físico e, em alguns, por medicação. Assim, se não houver tratamento adequado, o quadro tende a evoluir. Nesta situação, a glicemia em jejum aumenta, mesmo com altos níveis insulinêmicos. Ao longo do tempo, ocorre a falência de células beta pancreáticas, que ficam sobrecarregadas pelo aumento da produção de insulina. Esta condição, na qual os valores de glicemia estão acima dos valores de referência, mas abaixo dos valores considerados para o diagnóstico de diabetes, é denominada pré-diabetes. Sem manejo adequado, a condição evolui para o diabetes tipo 2. Assim, pode-se observar que, na história natural do diabetes tipo 2, alterações fisiopatológicas precedem em muitos anos o diagnóstico da doença.[7]

Na condição do diabetes tipo 2 instalado, os níveis de glicemia em jejum encontram-se elevados e as células beta pancreáticas continuam falhando, e pode chegar à perda de 50% da sua função. Sem gerenciamento correto, há progressão da doença, com perda de células beta de 6% a cada ano.[7]

Por isso, o objetivo do tratamento do diabetes tipo 2 é prevenir ou retardar a progressão da doença. Isso geralmente é conseguido com uma combinação de medicamentos, modificação da dieta e prescrição de exercícios a fim de reduzir a concentração de glicose sanguínea e a pressão arterial, induzir a perda de peso e modificar os níveis de lipídios no sangue.

Avaliação laboratorial e clínica

Em sua maioria, a doença é assintomática ou oligossintomática por longo período, por isso, o diagnóstico é realizado a partir de exames laboratoriais de rotina ou quando há manifestações das complicações crônicas, como retinopatia, doença renal e neuropatia. Alguns indivíduos podem apresentar sintomas clássicos de hiperglicemia (poliúria, polidipsia, polifagia e emagrecimento inexplicado) e/ou sinais clínicos como acantose nigricans.[3]

Os critérios laboratoriais para diagnóstico de pré-diabetes e diabetes definidos na diretriz da Sociedade Brasileira de Diabetes (SBD)[7] estão disponíveis em <www.diabetes.org.br>.

Para além da resistência à insulina, o diabetes tipo 2 é caracterizado por diferentes alterações fisiopatológicas, que contribuem para os níveis aumentados de glicose e, coletivamente, são referidas como octeto de Defronzo.[8] Segundo Defronzo,[8] as múltiplas anormalidades metabólicas para o diabetes tipo 2 são:

1. Resistência à insulina muscular, relacionada à redução da captação de glicose.
2. Resistência hepática à insulina, relacionada à produção excessiva de glicose.
3. Resistência à insulina de adipócitos, relacionada à lipólise acelerada e níveis circulantes elevados de ácidos graxos livres e adipocinas que provocam resistência à insulina.
4. Insuficiência progressiva de células β e apoptose.
5. Aumento da secreção de glucagon pelas células alfa pancreáticas e aumento da sensibilidade hepática ao glucagon.

6. Efeito incretínico reduzido devido à resistência das células beta a GLP-1 (peptídeo 1 tipo glucagon) e GIP (polipeptídeo insulinotrópico dependente de glicose).
7. Reabsorção tubular renal elevada de glicose.
8. Resistência à insulina no cérebro e disfunção neurotransmissora alterada levando à diminuição da supressão do apetite e ganho de peso.

A resistência à insulina no músculo e no fígado são as primeiras anormalidades detectáveis na história natural do diabetes tipo 2.[8]

Com o tempo, essas alterações metabólicas que ocorrem no diabetes podem ocasionar complicações micro e macrovasculares, incluindo doença cardiovascular, doença cerebrovascular, retinopatia, neuropatia e doença renal.

As metas glicêmicas para adultos com DM2 são estabelecidas, de acordo com as diretrizes da American Diabetes Association (ADA),[9] abaixo de 7,5% para HbA1c e menos de 130 mg/dL para glicemia em jejum. A estratégia terapêutica deve ser abrangente e, juntamente com a farmacoterapia, incluir uma série de educação sobre autogestão e aconselhamento sobre a abstinência de fumo, prescrição de regimes dietéticos e exercícios. O gerenciamento do estilo de vida é essencial para o tratamento do diabetes. A combinação de atividade física com restrição calórica comprovadamente não só melhora o estado de bem-estar, mas também previne o ganho de peso a longo prazo e a morbidade geral.[10,11]

<https://diabetesjournals.org/care/article/45/Supplement_1/S83/138927/6-Glycemic-Targets-Standards-of-Medical-Care-in>

Prescrição de exercício físico para pessoas com diabetes tipo 2

O exercício regular, em uma intensidade média a vigorosa, apresenta benefícios clínicos comprovados, como a melhora da sensibilidade à insulina, redução da hemoglobina glicada (HbA1C) e o aumento do consumo de oxigênio de pico (VO2pico), que são, definitivamente, preventivos para o diabetes.

O exercício induz a captação de glicose no músculo esquelético por uma via independente de insulina (Figura 28.1) e aumenta a captação de glicose pela via dependente de insulina. O aumento do consumo de ATP induzido pelo exercício aumenta a fosforilação e ativação da AMPK que fosforila a proteína AS160 e que, então, transloca as vesículas de GLUT4 para a periferia. Esse aumento induzido pelo exercício é mantido no diabetes tipo 2. Uma única sessão de exercício induz um aumento da captação de glicose – e consequente redução da glicose no sangue – em pessoas com diabetes tipo 2 que persiste por pelo menos 24 horas,[12] podendo se manter por até 72 horas após o exercício. Dessa forma, pela capacidade hipoglicemiante do exercício, ajustes tanto na alimentação quanto na medicação podem ser necessários. Exceção à regra verifica-se no exercício de alta intensidade, que aumenta a produção de catecolaminas e resulta em imediata hiperglicemia. Outro efeito interessante é a estabilização da resposta da glicose plasmática nas 24 horas subsequentes, que uma única sessão de exercício é capaz de provocar, de forma a reduzir o aparecimento de picos hiperglicêmicos pós-prandiais, conhecidos por serem um precursor significativo no desenvolvimento de complicações diabéticas.[13]

O efeito cumulativo de exercícios repetidos (ou seja, o efeito do treinamento) pode, assim, ser explorado para a terapia da doença. Programas de treinamento de exercícios para pessoas com diabetes tipo 2 demonstraram ter efeitos benéficos no peso corporal, glicemia de jejum, insulina em jejum e resistência à insulina, taxa de oxidação de gordura, colesterolemia e pressão arterial. É importante ressaltar que vários estudos de treinamento físico de longo prazo mostraram uma redução na hemoglobina glicada (HbA1c), desde que adequadamente supervisionados.[14,15]

Em termos de prescrição de treinamento para a pessoa com diabetes tipo 2, a meta semanal é de, no mínimo, 150 minutos de exercício aeróbico de intensidade moderada. Cada sessão de exercício deve durar mais que 10 minutos e não ultrapassar 75 minutos.

Pacientes que fazem exercícios aeróbicos ou de força devem começar com um período de aquecimento de pelo menos 5 minutos. Após o exercício, os pacientes devem realizar uma fase de desaquecimento em menor intensidade. Os pacientes descondicionados podem se beneficiar de várias sessões curtas de exercício ao longo do dia, em vez de uma única sessão longa de exercício.[16]

A avaliação da intensidade do exercício aeróbio pode ser determinada de diferentes maneiras, utilizando-se parâmetros objetivos como a frequência cardíaca máxima e a capacidade máxima de transporte e metabolização de oxigênio durante um exercício físico (VO_2máx, determinada por um teste de esforço comum ou, idealmente, da ergoespirometria) ou de parâmetros mais subjetivos, como a escala de percepção subjetiva de esforço de Borg e o teste da fala.[7,16,17] Este é bastante prático, pois mensura o esforço ao avaliar quanto a pessoa consegue falar ou cantar durante o exercício. A equivalência entre esses parâmetros pode ser encontrada na Tabela 28.1.

O treinamento de força, por sua vez, deve ocorrer de 2 a 3 vezes por semana, em dias não consecutivos, com foco nos principais grupos musculares. O ACSM[16] recomenda a realização de 8 a 10 repetições por série e 2 a 3 séries no total, com um peso de 75% a 80% de uma repetição máxima (1RM). Exercícios de flexibilidade podem conferir benefícios adicionais às pessoas com diabetes, mas não devem substituir outros exercícios para aumentar o condicionamento físico.

TABELA 28.1 – Classificação da intensidade do exercício aeróbio baseada em parâmetros objetivos e subjetivos.

	Parâmetros objetivos		Parâmetros subjetivos	
Intensidade	%FCmáx.	%VO2máx.	Escala de Borg	Teste da fala
Baixa	< 50%	< 40%	< 12	Consegue cantar e falar
Moderada	50% a 70%	40% a 60%	12 a 13	Consegue apenas falar
Vigorosa	> 70%	> 60%	> 13	Não consegue falar nem cantar

%FCmáx.: percentual da frequência cardíaca máxima; %VO2máx: percentual da capacidade máxima de transporte e metabolização de oxigênio durante um exercício físico.
Fonte: Adaptada de American College of Sports Medicine (ACSM)[16] e Reed e Pipe.[17]

A SBD[7] traz um interessante esquema de recomendações sobre o tipo e frequência de exercício para pessoas com diabetes tipo 2 (Figura 28.2).

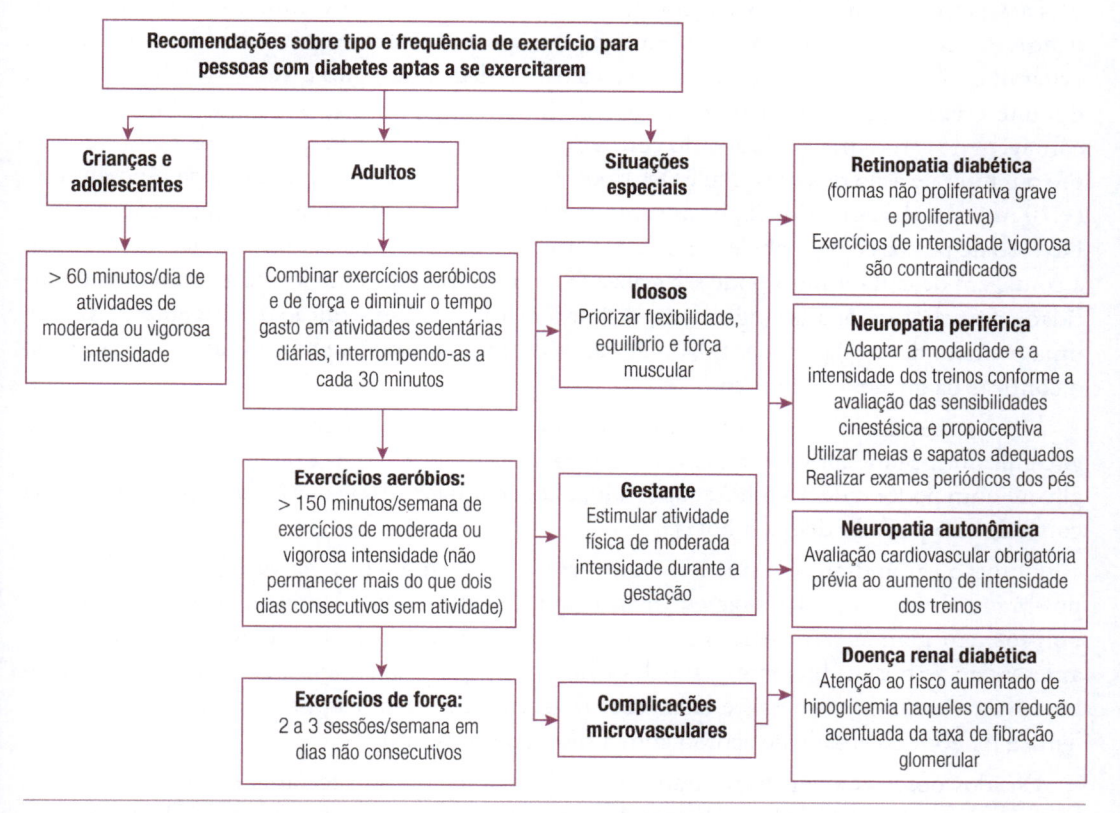

FIGURA 28.2 – Recomendações sobre tipo e frequência de exercício para pessoas com diabetes.
Fonte: Adaptada de SBD.[7]

É recomendado verificar a glicemia antes e após a prática de exercícios para melhor manejo das estratégias de gerenciamento do diabetes. Essa prática também aumenta a percepção da pessoa com diabetes quanto ao controle glicêmico e auxilia na aderência à prática de exercícios.[7]

Nutrição para pessoas com diabetes tipo 2

A elaboração de plano alimentar individualizado é altamente eficaz no manejo do diabetes, e as evidências científicas sugerem que não há uma porcentagem ideal de calorias provenientes de carboidratos, proteínas e gorduras, mas, a distribuição dos macronutrientes deve ser baseada em uma avaliação individualizada dos atuais padrões e preferências alimentares e metas metabólicas.[18]

Apesar da inexistência de recomendações nutricionais específicas para pessoas com diabetes tipo 2 que praticam exercícios físicos e/ou esportes, sugere-se aplicar as recomendações nutricionais para atletas, propostas pelo ACSM, conforme descritas nos capítulos específicos, pois a adequação dos nutrientes é fundamental não só para adequar as metas glicêmicas, mas para maximizar o desempenho em treinamentos e competições e favorecer a recuperação pós treino.

Para pessoas com diabetes em uso de insulina, é necessária a compreensão sobre as mudanças da sensibilidade a esse hormônio e do transporte de glicose após a atividade física, para evitar que a ingestão de carboidratos exceda a necessidade fisiológica e que ocorra hipoglicemia durante o exercício.[7] O indivíduo em uso de insulina precisará de um plano alimentar com contagem de carboidratos, de acordo com a dosagem da insulina aplicada, respeitando-se sempre o tempo de ação dos seus diferentes tipos. Caso venha apresentar quadros de hipoglicemia (< 70 mg/dL), deve-se priorizar o consumo inicial de 15 g de carboidratos de rápida absorção.[19] No caso de pessoas com diabetes tipo 2, que realizam o manejo sem administração de insulina, a contagem de carboidratos pode ser realizada em nível primário, de forma a conhecer a quantidade de carboidratos a ser ingerida e praticar o método de substituição de alimentos. Assim, é uma maneira de regular a quantidade de carboidratos consumida e monitorar como isso afeta o controle da glicemia e do peso.[7]

Deve-se ressaltar que o consumo de proteínas e lipídios também contribuem na resposta glicêmica pós-prandial, visto que, das proteínas consumidas, 35% a 60% são convertidas em glicose num período de 3 a 4 horas após a ingestão, enquanto 10% dos lipídios passam por essa conversão no período de 3 a 5 horas.[7]

Como o carboidrato é o nutriente que exerce maior influência na variabilidade glicêmica pós-prandial, as evidências sugerem que o tipo de carboidrato, independentemente da proporção, tem grande relevância, pois, quando consumidos na forma de açúcares ou amido, apresentam respostas diferentes daqueles consumidos prioritariamente com fibras, compostos bioativos, vitaminas, minerais e baixo teor de gorduras. Além disso, a resposta pode ser mais lenta e menos exacerbada de acordo com a forma de consumo.[7,19]

Estudos observacionais mostraram que padrões alimentares vegetarianos, *planted based* (à base de plantas), dieta *DASH (Dietary Approaches to Stop Hypertension)*, com ênfase em grãos integrais, legumes, iogurte, nozes, frutas e vegetais, e, redução de alimentos refinados e processados estão associados a um menor risco de diabetes tipo 2 (ADA, 2022 S39-S45), enquanto o consumo de carnes vermelhas e refrigerantes adoçados estão associados a um maior risco.[7]

Estratégias nutricionais que contêm entre 4 g e 45 g de carboidratos por dia e a dieta *low carb* (LC – baixa em carboidratos) não demostraram efeitos consistentes na redução da HbA1, principalmente porque as pessoas não têm adesão a essas estratégias por longos períodos, mas indicaram melhora do controle glicêmico e na sensibilidade à insulina.[7]

A aplicação de estratégias nutricionais que envolvem o índice glicêmico (IG) e carga glicêmica dos alimentos pode ser considerada primária para o manejo do diabetes, pois poderá proporcionar benefícios adicionais na diminuição da resposta glicêmica da ingestão dietética, e reduz valores de HbA1c de 0,2% a 0,5% após a inclusão de alimentos de baixo IG. Cabe ressaltar que a presença das fibras dietéticas nos alimentos (20 g de fibra dietética para cada 1000 kcal ingeridas), principalmente as solúveis, contribuem para redução do IG, e auxilia no controle glicêmico pós-prandial. A SBD[7] destaca a importância em atender a recomendação de ingestão diária máxima de sacarose, que é de 5% do valor energético total, para o manejo da glicemia. É interessante que a pessoa com diabetes saiba fazer a leitura do rótulo dos alimentos, a fim de entender a lista de ingredientes e se atentar para o consumo de açúcares ocultos em produtos industrializados (processados e ultraprocessados) e que dê preferência por alimentos *in natura*, e minimamente processados.

O consumido de edulcorantes (adoçantes) e alimentos em versões *diet*, *light* ou zero podem ser indicados no contexto do plano alimentar, mas não de maneira exclusiva, com o intuito de reduzir a ingestão calórica e de carboidratos. Além disso, sugere-se o rodízio no uso de edulcorantes na versão sintética dentro das recomendações de ingestão diária aceitável. Os produtos aprovados pela Agência de Vigilância Sanitária

(ANVISA) são sorbitol, manitol, isomaltitol, maltitol, sacarina, ciclamato, aspartame, estévia, acessulfame-K, sucralose, neotame, taumatina, lactitol, xilitol e eritritol. Recomenda-se moderação no consumo dos adoçantes naturais, como os poliálcoois (sorbitol, xilitol, eritritol etc.), pois podem resultar em flatulências e diarreia.

Vale ressaltar que a leitura dos rótulos de alimentos em versões *diet*, *light* ou zero é de extrema importância, pois alguns produtos possuem características semelhantes à sua versão tradicional ou contém açúcares ocultos, o que interfere no controle da glicemia.[7,18]

Para adequar as necessidades diárias de vitaminas e minerais, indivíduos com diabetes devem variar os tipos e cores dos vegetais ingeridos, de forma a atender o mínimo de duas a quatro porções de frutas, pelo menos uma rica em vitamina C, e de três a cinco porções de hortaliças cruas e cozidas. Nozes, castanhas e sementes comestíveis também são excelentes fontes de micronutrientes. E, a combinação de uma alimentação rica em frutas, hortaliças e oleaginosas pode proporcionar adequação no consumo de antioxidantes.[7]

Segundo os princípios da alimentação saudável deliberados pelas sociedades científicas, deve-se de incentivar o consumo de carboidratos por meio de vegetais, frutas, grãos integrais, legumes e produtos lácteos, além de evitar fontes de carboidratos que contenham altas concentrações de gorduras, açúcares e sódio.[7] Àqueles que possuem comorbidades associadas, como, obesidade, hipertensão arterial, dislipidemia, nefropatia, hepatopatias, depressão, HIV/Aids, entre outras, necessitam de acompanhamento nutricional complementar para que as recomendações e orientações específicas sejam aplicadas (ver capítulos específicos).

O estudo de Shukla e colaboradores[20] demonstrou que iniciar uma refeição por alimentos proteicos e vegetais, para deixar por último os alimentos fontes de carboidratos pode ser uma estratégia comportamental eficaz para melhorar o controle glicêmico pós-prandial de indivíduos com diabetes tipo 2.

O consumo de bebidas alcoólicas durante uma refeição, incluindo carboidratos, pode levar, inicialmente, a maiores níveis glicêmicos e insulinêmicos em pessoas com diabetes tipo 2. A depender da natureza dos carboidratos na refeição, ou em período de jejum, poderá ocorrer hipoglicemia reativa.[7]

A busca por suplementos alimentares que auxiliam no manejo do diabetes é grande; contudo, o número de estudos científicos robustos (duplo-cego, randomizado, controlado por placebo, com número de pacientes e duração adequados) ainda é escasso. Por esse motivo, continua difícil realizar recomendações formais para o uso de suplementos para esse público. Àqueles que apresentam algum nível de eficácia e segurança, estão descritos a seguir.[7]

Caso o esportista/atleta com diabetes necessite adequar a ingestão proteica pelo uso da proteína do soro do leite (*Whey protein*), pode-se aproveitar de seus efeitos hipoglicemiantes, como descritos na literatura. Há algumas evidências que indicam que doses entre 30 g e 50 g resultam no aumento da translocação de GLUT 4 e captação celular de glicose. E, quando ingerida antes das refeições, retarda o esvaziamento gástrico, aumenta a secreção de GLP1 e diminui a glicemia pós-prandial. Para pessoas com função renal preservada (taxa de função glomerular (TFG) > a 50 mL/min/m2), parece não haver aumento do risco de lesão renal.[7,11]

A suplementação com creatina concomitante à prática de exercícios físicos também apresenta evidências no controle da glicemia por aumentar as concentrações musculares de GLUT4 e melhorar a sensibilidade a insulina. Estudos realizados por períodos curtos não causaram nenhum prejuízo a função renal dos pacientes, e não houve dados de segurança de longo prazo.[7]

A isomaltulose, ou palatinose, é um dissacarídeo de baixo índice glicêmico que poderá ser útil durante a realização de exercícios de *endurance*, devido às elevações mais lentas e duradouras da glicemia.[7]

O uso de prebióticos e de probióticos é considerado com uma alternativa terapêutica muito promissora para a prevenção e o tratamento do diabetes, mas as questões atuais sobre quais as substâncias mais eficazes e quais são as cepas de micro-organismos e suas doses, respectivamente, não auxiliam na prescrição pontual e assertiva.[7]

Outros nutrientes e substâncias usados como suplementos (vitamina C, cálcio, vitamina D, cromo, magnésio, zinco, vanádio, canela, feno grego (*Trigonella foenum-graecum),* melão amargo (*Momordica charantia*), reveratrol e curcumina) demonstram alguns indícios de efeitos hipoglicemiantes, mas, a heterogeneidade entre estudos dificulta uma padronização (doses e duração do tratamento), o que impede a recomendação segura e eficaz de seu uso de maneira sistemática.[7]

Para a efetividade do manejo da glicemia, propõe-se a redução do peso corporal para aqueles com diagnóstico de excesso de peso e obesidade. Estima-se que, com a redução de 7% do peso corporal, com perda semanal de 0,5 a 1,0 kg/mês, durante 6 meses de intervenção,[7,19] pode-se reduzir a incidência de diabetes entre 44% e 58%, bem como, complicações e comorbidades associadas.[18] Para tanto, deve-se estimar as calorias diárias necessárias e, em seguida, proporcionar o déficit calórico diário de 500 a 1000 calorias, com ênfase na restrição de ingestão de gordura total da dieta (SBD, 2019; ADA,2022 S39-S45). Além da redução do peso corporal, medidas de dobras cutâneas poderão ser úteis para quantificar e caracterizar a perda de gordura corporal, e àqueles pacientes que apresentam lipodistrofia parcial associada ao diabetes, a avaliação por densitometria radiológica de dupla energia (DEXA) é efetiva para determinar a relação % gordura tronco/% gordura membros inferiores, cujo valor maior ou igual a 1,5 está presente em grande parte dos casos.[19]

De modo geral, o indivíduo com diabetes precisará ter seu plano alimentar individualizado de acordo com as características de seu treinamento físico, focado em atender suas necessidades energéticas e nutricionais, de forma a respeitar as mudanças graduais em relação à ingestão alimentar atual, com o intuito de melhorar a adesão e, consequentemente, promover resultado positivo no manejo da glicemia e controle do peso corporal.

Referências bibliográficas

1. International Diabetes Federation. IDF Diabetes Atlas, 10. ed. Brussels, Belgium: International Diabetes Federation, 2021.
2. Nelson DL, Cox MM. Princípios de Bioquímica de Lehninger. 7. ed. São. Paulo: Artmed, 2019. 1312 p.
3. Richter EA, Hargreaves M. Exercise, GLUT4, and skeletal muscle glucose uptake. Physiol Rev. 2013;93(3):993-1017.
4. Klip A, McGraw TE, James DE. Thirty sweet years of GLUT4. J Biol Chem. 2019;294(30):11369-11381. doi:10.1074/jbc.REV119.008351.

5. Haus JM, Kashyap SR, Kasumov T, Zhang R, Kelly KR, Defronzo RA, et al. Plasma ceramides are elevated in obese subjects with type 2 diabetes and correlate with the severity of insulin resistance. Diabetes. 2009;58(2):337-43. doi: 10.2337/db08-1228. Epub 2008 Nov 13. PMID: 19008343; PMCID: PMC2628606.

6. Barrett J, Whytock KL, Strauss JA, Wagenmakers AJM, Shepherd S. High intramuscular triglyceride turnover rates and the link to insulin sensitivity: Influence of obesity, type 2 diabetes and physical activity. Appl Physiol Nutr Metab. 2022 Jan 21. doi: 10.1139/apnm-2021-0631. Epub ahead of print. PMID: 35061523.

7. SBD – Sociedade Brasileira de Diabetes. Diretrizes da Sociedade Brasileira de Diabetes 2021-2022. 2021 [2022 fev. 22]. Disponível em https://diretriz.diabetes.org.br/.

8. DeFronzo RA. (2018) Pathogenesis of Type 2 Diabetes Mellitus. In: Bonora E, DeFronzo R, organizadores. Diabetes Epidemiology, Genetics, Pathogenesis, Diagnosis, Prevention, and Treatment. Endocrinology. Springer, Cham. https://doi.org/10.1007/978-3-319-45015-5_8.

9. American Diabetes Association Professional Practice Committee; 6. Glycemic Targets: Standards of Medical Care in Diabetes – 2022. Diabetes Care 1 January 2022;45(1):S83-S96.

10. American Diabetes Association (2019) 12. Older adults: standards of medical care in diabetes—2019. Diabetes Care 2019;42(1):S139-S147.

11. American Diabetes Association (2018) 4. Lifestyle management: standards of medical care in diabetes—2018. Diabetes Care 2018;41(1):S38-S50.

12. Henriksen EJ. Effects of acute exercise and exercise training on insulin resistance. J Appl Physiol. 2002;93(2):788-96.

13. Manders RJ, Van Dijk JW, van Loon LJ. Low-intensity exercise reduces the prevalence of hyperglycemia in type 2 diabetes. Med Sci Sports Exerc. 2010;42(2):219-25.

14. Umpierre D, Ribeiro PAB, Kramer CK, et al. Physical Activity Advice Only or Structured Exercise Training and Association With HbA1c Levels in Type 2 Diabetes: A Systematic Review and Meta-analysis. JAMA. 2011;305(17):1790-1799. doi:10.1001/jama.2011.576.

15. Umpierre D, Ribeiro PA, Schaan BD, Ribeiro JP. Volume of supervised exercise training impacts glycaemic control in patients with type 2 diabetes: a systematic review with meta-regression analysis. Diabetologia. 2013;56(2):242-51. doi: 10.1007/s00125-012-2774-z.

16. American College of Sports Medicine. A quantidade e o tipo recomendados de exercícios para o desenvolvimento e a manutenção da aptidão cardiorrespiratória e muscular em adultos saudáveis. Rev Bras Med Esporte. 1998;4(3):96-106.

17. Reed JL, Pipe AL. The talk test: a useful tool for prescribing and monitoring exercise intensity. Curr Opin Cardiol. 2014;29(5):475-80.

18. ADA – American Diabetes Association Professional Practice Committee; American Diabetes Association Professional Practice Committee:, Draznin B, Aroda VR, Bakris G, Benson G, Brown FM, Freeman R, et al. 3. Prevention or Delay of Type 2 Diabetes and Associated Comorbidities: Standards of Medical Care in Diabetes-2022. Diabetes Care. 2022;45(1):S39-S45. doi: 10.2337/dc22-S003.

19. SBD – Sociedade Brasileira de Diabetes. Diretrizes da Sociedade Brasileira de Diabetes 2022. [2022 jan. 24]. Disponível em: https://diretriz.diabetes.org.br/classificacao-do-diabetes/ Acesso: 24 de janeiro, 2022.

20. Shukla AP, Andono J, Touhamy SH, Casper A, Iliescu RG, Mauer E, et al. Carbohydrate-last meal pattern lowers postprandial glucose and insulin excursions in type 2 diabetes. BMJ Open Diabetes Res Care. 2017;5(1):e000440. doi: 10.1136/bmjdrc-2017-000440.

29

Dislipidemias e Hipertensão

Marcelo Chiara Bertolami
Sueli Longo

Apesar de toda evolução nos conhecimentos fisiopatológicos, métodos diagnósticos e terapêuticos observados nos últimos anos, as doenças cardiovasculares permanecem como a maior causa de morte nos países desenvolvidos e em desenvolvimento.[1] Entre as doenças cardiovasculares, a doença aterosclerótica, com suas várias manifestações, é a mais importante. Essas manifestações podem envolver qualquer território arterial, com o quadro clínico que depende do local atingido: doença coronária (angina e infarto do miocárdio), cerebrovascular (acidente vascular encefálico ou isquemia transitória), membros inferiores (claudicação intermitente até gangrena e necessidade de amputações), aorta abdominal (aneurisma).

Múltiplos estudos mostraram que o aparecimento da aterosclerose e de suas complicações está relacionado a determinados aspectos individuais, conhecidos como fatores de risco para aterosclerose. Entre eles, salientam-se por sua frequência e importância as dislipidemias e a hipertensão arterial. Ambos têm origem determinada geneticamente, mas com destacado papel do estilo de vida. Assim, a má alimentação e a inatividade física ganham importância no aparecimento desses fatores de risco.[2] Em contraste, a adoção de alimentação saudável e a prática regular de exercício físico contribuem sobremaneira para a melhora das dislipidemias e da hipertensão arterial, e faz parte fundamental de todas as propostas terapêuticas desses problemas.[3]

É importante salientar que tanto as dislipidemias como a hipertensão arterial não causam sintomas e cursam sorrateiramente até o aparecimento de suas complicações. A identificação do problema somente aparece pela determinação laboratorial do perfil lipídico e pela mensuração da pressão arterial. São muito infrequentes os sinais físicos decorrentes das dislipidemias que se manifestam pela presença dos xantomas em variados locais.

As dislipidemias englobam as alterações do perfil lipídico, composto pelas determinações laboratoriais do colesterol total, triglicérides, HDL-colesterol (HDL-C) e cálculo do LDL--colesterol (LDL-C). Costumam ser classificadas de maneira simples e prática em:[4]

1. Hipercolesterolemia pura.
2. Hipertrigliceridemia pura.
3. Dislipidemia mista (aumento do LDL-C e dos triglicérides).
4. HDL-C baixo isoladamente ou em associação ao aumento do LDL-C e/ou dos triglicérides.

Ao longo dos anos, diversas diretrizes nacionais e internacionais foram publicadas com recomendações para melhor manejo das dislipidemias. A principal meta de tratamento proposta pelas diretrizes tem sido a redução do LDL-C e os valores recomendados variam de acordo com o risco cardiovascular de cada indivíduo[4] (Tabela 29.1). Com a evolução dos conhecimentos, os valores propostos têm sido cada vez mais baixos. Como meta secundária, ou seja, depois que é obtido o valor proposto do LDL-C, as diretrizes sugerem o colesterol não HDL, que é obtido pela subtração do valor do HDL-C da colesterolemia total.[4]

TABELA 29.1 – Valores de referenciais e de alvo terapêutico* do perfil lipídico (adultos > 20 anos).

Lípides	Com jejum (mg/dL)	Sem jejum (mg/dL)	Categoria referencial
Colesterol total**	< 190	< 190	Desejável
HDL-c	> 40	> 40	Desejável
Triglicérides	< 150	< 175***	Desejável
Categoria de risco			
LDL-c	< 130	< 130	Baixo
	< 100	< 100	Intermediário
	< 70	< 70	Alto
	< 50	< 50	Muito alto
Não HDL-c	< 160	< 160	Baixo
	< 130	< 130	Intermediário
	< 100	< 100	Alto
	< 80	< 80	Muito alto

* Conforme avaliação de risco cardiovascular estimado pelo médico solicitante; ** colesterol total > 310 mg/dL há probabilidade de hipercolesterolemia familiar; *** Quando os níveis de triglicérides estiverem acima de 440 mg/dL (sem jejum) o médico solicitante faz outra prescrição para a avaliação de triglicérides com jejum de 12 horas e deve ser considerado um novo exame de triglicérides pelo laboratório clínico.
Fonte: Adaptada de Faludi, 2017.[4]

Quanto à hipertensão arterial, sua forma mais comum é a primária, ou seja, de causa desconhecida, com pequena porcentagem de casos de hipertensão secundária. É caracterizada por elevação persistente dos valores pressóricos: pressão arterial sistólica ≥ 140 mmHg e/ou pressão arterial diastólica ≥ 90 mmHg, observados por medidas com a técnica correta, em pelo menos duas ocasiões diferentes, na ausência de medicação anti-hipertensiva. Quando não adequadamente diagnosticada e tratada, leva a complicações nos chamados órgãos-alvo: coração (doença coronária, insuficiência cardíaca, fibrilação atrial e morte súbita), cérebro (acidente vascular encefálico isquêmico ou hemorrágico e demência), rins (doença renal crônica que pode levar à necessidade de terapêutica dialítica e/ou transplante renal) e sistema arterial (doença arterial obstrutiva periférica).[5]

Além das medidas da pressão arterial observadas em consultório, são recomendados outros métodos de acordo com a situação: MAPA (Mapeamento Ambulatorial da Pressão Arterial de 24 horas) e a MRPA (Medida Residencial da Pressão Arterial).[5]

O tratamento com monitoramento adequado da pressão arterial é sabidamente eficaz no controle de suas complicações e das lesões de órgãos-alvo. Para isso, devem ser implementados os cuidados de estilo de vida e medicamentos anti-hipertensivos, conforme prescrição médica.[5]

Estratégias nutricionais nas dislipidemias e hipertensão

A implantação e manutenção de um estilo de vida com escolhas alimentares saudáveis, prática regular de atividade física, sono adequado, controle do estresse e redução na exposição a produtos com tabaco fazem parte das recomendações para os pacientes com dislipidemias e hipertensão.[4-8]

A alimentação saudável tem impacto importante sobre a doença cardiovascular aterosclerótica e seus fatores de risco, uma vez que reverte ou reduz a obesidade, alta colesterolemia, diabetes e hipertensão arterial.

Orientações nutricionais baseadas em evidências científicas são sugeridas para prevenção e tratamento das dislipidemias e hipertensão. (Quadro 29.1). No entanto, sabemos que, ao gerenciar as escolhas alimentares, trabalhamos com uma matéria-prima multifacetada. Além das características nutricionais, todo alimento contém carga de aspectos culturais, sociais, comportamentais e econômicos interligados. Modificar um comportamento alimentar é estabelecer uma nova rede de conexões.[4-9] Por isto, o simples é tão complicado.

QUADRO 29.1 – Orientações nutricionais baseadas em evidências para promover a saúde cardiometabólica.

1. Promover o balanço energético para manutenção de peso corporal saudável
2. Consumir grande variedade de legumes, verduras e frutas
3. Consumir preferencialmente cereais e grãos integrais
4. Ao escolher alimentos fonte de proteína optar por:
a. maior participação de leguminosas (soja, feijões, ervilha, grão-de-bico) e subprodutos, bem como de castanhas
b. peixes e frutos do mar (≥ 2 vezes por semana)
c. leite e laticínios com baixo teor de gordura
d. se consumir carnes e aves, preferir cortes magros e não processadas
5 Utilizar óleos vegetais ao invés de tropicais (coco, palma, dendê), gorduras animais (manteiga e banha), gordura vegetal parcialmente hidrogenada
6 Optar por alimentos minimamente processados ao invés de ultraprocessados
7 Reduzir consumo de açúcar de adição, bem como alimentos e bebidas com esse ingrediente
8 Escolher e preparar alimentos com baixo teor ou sem adição de sal/sódio. Recomendação de sódio: 2000mg/dia[3]
9 Para os que consomem bebida alcóolica: reduzir consumo (recomendação de não mais do que 1 dose/dia para mulheres e 2 doses/dia para homens). Para os que não consomem: não estimular consumo
10 Seguir essas orientações independentemente do local de preparo e consumo dos alimentos

Fonte: Adaptado de Lichtenstein, 2021.[6]

A estratégia nutricional tem por objetivo criar um hábito alimentar que assegure a manutenção de peso corporal adequado, bem como a oferta de energia, nutrientes e compostos bioativos em alimentos que atendam à necessidade nutricional. O estímulo à prática de atividade física regular é uma estratégia fundamental na construção do balanço energético.[9]

Na distribuição dos macronutrientes, a escolha recai sobre carboidratos disponíveis de lenta digestão e carboidratos não disponíveis (ou fibra alimentar) em função de apresentarem resposta mais adequada do ponto de vista fisiológico e contribuírem para a redução do risco de desenvolvimento de doenças crônicas não transmissíveis. Efeitos benéficos do consumo de grãos integrais são associados à saciedade, laxação e microbiota intestinal. Açúcares de adição deverão contemplar no máximo 5% do valor energético total (VET) da alimentação diária.[9]

A quantidade e qualidade da proteína para praticantes de exercício físico e esporte portadores de dislipidemias e hipertensão seguem as mesmas recomendações discutidas no Capítulo 16. Importante lembrar que proteínas de origem animal e vegetal apresentam em sua composição teores variáveis de lipídeos, ácidos graxos saturados (SAT) e insaturados (INSAT).

A recomendação de lipídeos para prevenção e tratamento das dislipidemias prioriza o consumo INSAT, ao mesmo tempo que sugere controle de SAT e exclusão do ácido graxo trans.[4,5,8] Nem todo SAT eleva a concentração plasmática de colesterol e do risco cardiovascular.[10] O impacto dos ácidos graxos na saúde cardiovascular guarda relação direta com o padrão alimentar no qual se inserem.[7,10]

Modelos alimentares que enfatizam o consumo de legumes, verduras, frutas, grãos integrais, oleaginosas, proteínas magras (de origem animal ou vegetal), com redução no consumo de açúcares, gorduras e sódio estão associados à diminuição do risco de complicações e mortalidade por DCNT[4-10] (Figura 1.1 – Capítulo 1). Em função do maior teor de potássio também estão associados com a redução da pressão arterial, especialmente em pessoas hipertensas.[9]

Condutas baseadas na nutrição são recomendadas como terapia de primeira linha para a prevenção da hipertensão.[11] Assim, a *American Heart Association* recomenda um programa específico denominado *Dietary Approaches to Stop Hypertension* (DASH) para tratar e prevenir a hipertensão. Entretanto, alguns componentes, como álcool, sódio, açúcar simples e gorduras saturadas, mostraram ser capazes de aumentar a pressão arterial.[5] Também foi evidenciado que, para a redução da hipertensão, a perda de peso é essencial, uma vez que mostrou que leva à diminuição da pressão em indivíduos hipertensos e com sobrepeso.[6]

▶ Efeitos da atividade física sobre os diferentes componentes do perfil lipídico

Enquanto os variados tipos de alimentos e nutrientes são capazes de levar a modificações dos componentes do perfil lipídico predispondo ou protegendo os indivíduos contra a doença aterosclerótica, o sedentarismo e a baixa capacidade cardiorrespiratória contribuem para o maior risco de doença arterial coronária. Por outro lado, evidências mostram que a prática de atividade física previne a doença[12] (Tabela 29.2).

Exercício aeróbico

O exercício aeróbico é definido como qualquer forma de atividade física que acarrete elevação da frequência cardíaca e volume respiratório capazes de suprir a necessidade muscular de oxigênio.[13]

TABELA 29.2 – Efeitos do exercício físico e de outros pilares do estilo de vida saudável sobre hipertensão arterial e lípides sanguíneos.

Modificações estilo de vida	Efeito médio na PA		Efeito médio nos lípides sanguíneos		
	PS (mmHg)	PD (mmHg)	LDL-c (mg/dL)	HDL-c (mg/dL)	TG (mg/dL)
Exercício físico					
• aeróbico	-4	-3	-3 a -4	+1 a +2	-4 a -12
• resistência	-2	-3	-6	–	-8
• combinado	-3	-3	–	–	–
Redução peso corporal	-3	-2	-5	+2 a +3	-15
Modificações dietéticas					
• DASH e estilo DASH	-5	-3	-4	–	–
• Dieta Mediterrânea	-3	-2	–	–	–
Cessação do tabagismo	–	–	–	+4	–
Moderação consumo de bebida alcoólica (≤ 2 doses/dia)	-3	-3	–	–	–

DASH: *Dietary Approach to Stop Hypertension*; PA: pressão arterial; PD: pressão diastólica; PS: pressão sistólica; HDL-C: high--density lipoprotein cholesterol; LDL-C: *low-density lipoprotein cholesterol*; TG: triglicérides. (-) indica efeito não significativo, não recomendado ou evidência insuficiente para conclusões.
Fonte: Adaptada de Barone Gibbs, *et al.*, (2021).

A magnitude dos efeitos do exercício sobre as lipoproteínas parece estar relacionada à intensidade e duração do programa de exercícios, além de variabilidade individual e perda de peso associada.[14]

Os benefícios sobre o perfil lipídico apresentados pelo exercício incluem redução da VLDL e triglicérides e aumento do tamanho das partículas de LDL. Aumento do HDL-C e das partículas de HDL, além do maior efeito sobre o LDL-C somente tem sido observado com exercícios de alta intensidade e em grande quantidade. Importante frisar que esses benefícios ocorrem apesar da pequena perda de peso, o que sugere que sejam relacionados realmente à atividade física.

A quantidade, mais do que a intensidade do exercício, tem impacto sobre o perfil lipídico. O efeito é graduado, assim, maior quantidade de exercício está associada a maior benefício.

Efeitos sobre o HDL-C

Diversos estudos focaram na relação entre o exercício aeróbico e o HDL-C, e mostraram que essa partícula é mais sensível ao exercício aeróbico que o LDL-C e os triglicérides.[13] Estudos apontam que o aumento do HDL-C depende da intensidade do exercício.[15]

A relação entre o exercício e as diferentes subfrações da HDL também foram avaliadas em alguns estudos. Evidências sugerem que a HDL2-C promove maior proteção contra doença arterial coronária do que a HDL3-C; entretanto, as duas frações são influenciadas pelo exercício aeróbico, independentemente da dieta, das alterações de peso e da composição da gordura corporal.[16]

Estudos que avaliaram os efeitos do treinamento sobre o HDL-C e a função da HDL mostraram que não houve diferença no LDL-C e no HDL-C. Contudo, a capacidade de oxidação e a atividade da paraoxonase-1 aumentaram em paralelo, houve alteração da composição das subfrações menores da HDL associadas a aumento do colesterol livre e ésteres de colesterol transferidos para a HDL. Assim, evidencia-se a dissociação entre as alterações nas taxas de HDL-C e das suas características qualitativas, o que mostra a importância de explorarmos mais as funcionalidades da HDL ao invés das taxas séricas de HDL-C. Assim, a funcionalidade da HDL passou a ser muito considerada na avaliação dos efeitos das intervenções, inclusive da atividade física, sobre a HDL.[17]

Efeitos sobre o LDL-C

Diferentemente do HDL-C, o impacto do exercício sobre o LDL-C é bastante inconsistente na literatura, uma vez que a maior parte dos estudos mostra leve redução do LDL-C,[18] enquanto dados mostram até aumento dessa subfração.[19] Alguns estudos indicaram que o exercício aeróbico isolado não altera os níveis do LDL-C, a não ser que haja também queda de peso.[20]

Entretanto, apesar dos resultados discordantes com relação ao LDL-C, os estudos indicam o potencial efeito cardioprotetor adquirido com a melhora das subfrações do LDL-C, pois as sub frações menores e mais densas são mais aterogênicas.[21] Foi observado que, em pacientes com dislipidemia, alguns meses de prática de exercício aeróbico não acarretaram alterações significativas no LDL-C, mas houve redução das partículas pequenas e densas mais aterogênicas e aumento do tamanho médio das partículas de LDL.[22] Portanto, o impacto da atividade física sobre o LDL-C não deve se limitar ao LDL-C total, mas suas subfrações também devem ser consideradas.

Efeitos sobre os triglicérides

Os exercícios têm impacto importante sobre os triglicérides, porém, diversos estudos mostraram que, em indivíduos sedentários, não há alteração nos níveis de triglicérides após uma sessão de exercício.[23] As razões para essa discrepância não são totalmente conhecidas, mas há a hipótese de que os triglicérides basais sejam o principal fator de influência da resposta dos triglicérides ao exercício, já que, quanto mais altas as taxas basais, maior a resposta à atividade física.[13]

Assim, a hipótese mais aceita, atualmente, é de que as diferentes respostas dos triglicérides e HDL-C ao exercício aeróbico estejam relacionadas ao peso, gordura corporal, condicionamento cardiovascular, nível de treinamento, concentrações lipídicas basais, alterações dietéticas, fatores genéticos em adição ao tipo de exercício, intensidade e tempo de treinamento.[1]

Exercício resistido

Os exercícios resistidos têm demonstrado capacidade de levar à redução das taxas de colesterol total, LDL-C e triglicérides, ao mesmo tempo em que produzem aumento do HDL-C.[24,25]

Exercício combinado – aeróbico + resistido

Existem poucos estudos disponíveis e os resultados desses tipos de exercício sobre o perfil lipídico são controversos. Alguns são neutros, enquanto outros mostram redução do LDL-C e aumento significativo do HDL-C, além de redução significativa do colesterol total e triglicérides.[26,27]

O impacto da prática de exercício tanto resistido quanto aeróbico é importante no contexto da prevenção cardiovascular; entretanto, sua ação direta sobre os diversos componentes do perfil lipídico ainda é controversa e precisa ser estudada com maior profundidade.

Efeitos do exercício físico sobre hipertensão arterial

O manejo não farmacológico para redução da hipertensão arterial está baseado em mudanças do estilo de vida, usando-se estratégias nutricionais e de exercício físico. Diferentes intervenções de treinamento ou planos nutricionais[35,36] têm mostrado capacidade de reduzir os valores da pressão arterial. Revisões sumarizaram as abordagens do treinamento aeróbico, treinamento anaeróbico e nutrição, e essas estratégias foram efetivas na redução das taxas pressóricas, com diminuições esperadas de 5 mmHg da pressão sistólica e de 3 mmHg na pressão diastólica após 3 meses. Contudo, as estratégias não farmacológicas não contraindicam uma à outra, e sua combinação tem se mostrado efetiva para a melhora de outros dados de saúde, como a redução do peso corpóreo. Assim, há a questão relacionada a qual tipo de intervenção ou sua combinação tem melhor efeito sobre a redução da pressão arterial.

Uma das intervenções com melhor documentação de ser capaz de diminuir a pressão arterial é o exercício de força, que tem sido revisado para definir quais as cargas de treinamento, número de movimentos, repetições e tempo de descanso durante as seções de treinamento.

Efeitos combinados do treinamento de força e programa de nutrição sobre a pressão arterial

Apesar das reduções da pressão arterial mostradas por avaliações isoladas do exercício de força, de programas de nutrição e algumas suplementações, a combinação de todos não se mostrou eficaz em reduzir a pressão arterial. Por outro lado, a combinação do exercício de força com programa de nutrição parece ser necessária para a diminuição da pressão arterial.

Diante do exposto, as seguintes recomendações para exercícios e atividade física podem ser feitas:

1. Adultos devem ser aconselhados rotineiramente em visitas de saúde para otimizar estilo de vida ativo.[28,29]

2. Adultos devem se engajar em pelo menos 150 minutos por semana de exercícios aeróbicos de moderada intensidade ou 75 minutos de exercícios vigorosos ou combinação equivalente de atividade moderada e vigorosa para reduzir o risco de doença aterosclerótica cardiovascular.[30-32]

3. Para adultos incapazes de praticar o mínimo recomendado de atividade física (pelo menos 150 minutos por semana de exercícios aeróbicos de moderada intensidade ou 75 minutos de atividade vigorosa), o engajamento em alguma atividade física moderada ou vigorosa, mesmo que com menos tempo do que o recomendado, pode ser benéfico para reduzir o risco de doença aterosclerótica cardiovascular.[31]

4. A redução do comportamento sedentário em adultos pode ser razoável para reduzir o risco de doença aterosclerótica cardiovascular.[30,33-36]

Os numerosos benefícios para a saúde do exercício físico regular estão bem estabelecidos, e a atividade física é pedra angular para manutenção e melhoria da saúde cardiovascular.[37-39]

Os exercícios de resistência também devem ser encorajados em função de seus vários benefícios para a saúde, o que inclui funcionalidade física,[40] controle glicêmico em pessoas com diabetes[41] e, possivelmente, por redução da pressão arterial.[42] Entretanto, se os exercícios de resistência reduzem o risco de doença aterosclerótica cardiovascular, ainda não está definido.[37]

O exercício físico aeróbico em geral é bem seguro.[43] Porém, indivíduos sedentários que iniciam um programa de exercícios devem fazê-lo em baixa intensidade (p. ex., caminhada lenta) e curta duração, e progredir gradualmente para os níveis recomendados.[44] Ainda é incerto se um limite superior de exercício habitual pode ter consequências cardiovasculares adversas.[45] No entanto, em conversas com os pacientes, deve-se mencionar que esses altos níveis de atividade física (> 10 vezes o mínimo recomendado) pertencem apenas à pequena fração da população.[37] Indivíduos com dificuldades funcionais significativas podem necessitar de modificações e guias mais específicas sobre o tipo, duração e intensidade do exercício físico.

Manter hábito alimentar saudável, associado à prática regular de atividade física contribui para a manutenção de peso adequado e promoção da saúde cardiovascular. O gerenciamento das escolhas alimentares de forma a priorizar alimentos com alta densidade de nutrientes (vitaminas, minerais, fibras alimentares e compostos bioativos), baixa oferta de açúcares de adição, sódio, gordura saturada e trans constitui estratégia para adequação na oferta de energia e nutrientes. Suplementos alimentares são alternativa para situações em que a alimentação não for suficiente para atender as necessidades nutricionais.

Referências bibliográficas

1. Hackam DG. The Changing Epidemiology of Cardiovascular Disease: Two Steps Forward, One Step Back. Can J Cardiol. 2020;36(7):995-6.
2. Yusuf S, Joseph P, Rangarajan S, Islam S, Mente A, Hystad P, et al. Modifiable risk factors, cardiovascular disease, and mortality in 155 722 individuals from 21 high-income, middle-income, and low-income countries (PURE): a prospective cohort study. Lancet. 2020;395(10226):795-808.
3. Visseren FLJ, Mach F, Smulders YM, Carballo D, Koskinas KC, Back M, et al. 2021 ESC Guidelines on cardiovascular disease prevention in clinical practice. Eur Heart J. 2021;42(34):3227-337.
4. Faludi AA, Izar MCO, Saraiva JFK, Chacra APM, Bianco HT, Afiune AN, et al. Arq Bras Cardiol. 2017;109(2 Supl 1):1-76.
5. Barroso WKS, Rodrigues CIS, Bortolotto LA, Mota-Gomes MA, Brandao AA, Feitosa ADM, et al. Brazilian Guidelines of Hypertension – 2020. Arq Bras Cardiol. 2021;116(3):516-658.
6. Kris-Etherton PM, Petersen KS, Despres JP, Anderson CAM, Deedwania P, Furie KL, et al. Strategies for Promotion of a Healthy Lifestyle in Clinical Settings: Pillars of Ideal Cardiovascular Health: A Science Advisory From the American Heart Association. Circulation. 2021:CIR0000000000001018.
7. Arnett DK, Blumenthal RS, Albert MA, Buroker AB, Goldberger ZD, Hahn EJ, et al. 2019 ACC/AHA Guideline on the Primary Prevention of Cardiovascular Disease: A Report of the American College of Cardiology/American Heart Association Task Force on Clinical Practice Guidelines. Circulation. 2019;140(11):e596-e646.
8. Precoma DB, Oliveira GMM, Simao AF, Dutra OP, Coelho OR, Izar MCO, et al. Updated Cardiovascular Prevention Guideline of the Brazilian Society of Cardiology – 2019. Arq Bras Cardiol. 2019;113(4):787-891.
9. Lichtenstein AH, Appel LJ, Vadiveloo M, Hu FB, Kris-Etherton PM, Rebholz CM, et al. 2021 Dietary Guidance to Improve Cardiovascular Health: A Scientific Statement From the American Heart Association. Circulation. 2021:CIR0000000000001031.
10. Izar MCO, Lottenberg AM, Giraldez VZR, Santos Filho RDD, Machado RM, Bertolami A, et al. Position Statement on Fat Consumption and Cardiovascular Health – 2021. Arq Bras Cardiol. 2021;116(1):160-212.
11. Zimmerman E, Wylie-Rosett J. Nutrition therapy for hypertension. Curr Diab Rep. 2003;3(5):404-11.
12. Fletcher GF, Blair SN, Blumenthal J, Caspersen C, Chaitman B, Epstein S, et al. Statement on exercise. Benefits and recommendations for physical activity programs for all Americans. A statement for health professionals by the Committee on Exercise and Cardiac Rehabilitation of the Council on Clinical Cardiology, American Heart association. Circulation. 1992;86(1):340-4.
13. Wang Y, Xu D. Effects of aerobic exercise on lipids and lipoproteins. Lipids Health Dis. 2017;16(1):132.
14. Thompson PD, Buchner D, Pina IL, Balady GJ, Williams MA, Marcus BH, et al. Exercise and physical activity in the prevention and treatment of atherosclerotic cardiovascular disease: a statement from the Council on Clinical Cardiology (Subcommittee on Exercise, Rehabilitation, and Prevention) and the Council on Nutrition, Physical Activity, and Metabolism (Subcommittee on Physical Activity). Circulation. 2003;107(24):3109-16.

15. Kodama S, Tanaka S, Saito K, Shu M, Sone Y, Onitake F, et al. Effect of aerobic exercise training on serum levels of high-density lipoprotein cholesterol: a meta-analysis. Arch Intern Med. 2007;167(10):999-1008.

16. Kelley GA, Kelley KS. Aerobic exercise and HDL2-C: a meta-analysis of randomized controlled trials. Atherosclerosis. 2006;184(1):207-15.

17. Rosenson RS, Brewer HB, Jr., Ansell B, Barter P, Chapman MJ, Heinecke JW, et al. Translation of high-density lipoprotein function into clinical practice: current prospects and future challenges. Circulation. 2013;128(11):1256-67.

18. Nybo L, Sundstrup E, Jakobsen MD, Mohr M, Hornstrup T, Simonsen L, et al. High-intensity training versus traditional exercise interventions for promoting health. Med Sci Sports Exerc. 2010;42(10):1951-8.

19. O'Donovan G, Owen A, Bird SR, Kearney EM, Nevill AM, Jones DW, et al. Changes in cardiorespiratory fitness and coronary heart disease risk factors following 24 wk of moderate- or high-intensity exercise of equal energy cost. J Appl Physiol (1985). 2005;98(5):1619-25.

20. Larson-Meyer DE, Redman L, Heilbronn LK, Martin CK, Ravussin E. Caloric restriction with or without exercise: the fitness versus fatness debate. Med Sci Sports Exerc. 2010;42(1):152-9.

21. Carmena R, Duriez P, Fruchart JC. Atherogenic lipoprotein particles in atherosclerosis. Circulation. 2004;109(23 Suppl 1):III2-7.

22. Varady KA, St-Pierre AC, Lamarche B, Jones PJ. Effect of plant sterols and endurance training on LDL particle size and distribution in previously sedentary hypercholesterolemic adults. Eur J Clin Nutr. 2005;59(4):518-25.

23. Kantor MA, Cullinane EM, Sady SP, Herbert PN, Thompson PD. Exercise acutely increases high density lipoprotein-cholesterol and lipoprotein lipase activity in trained and untrained men. Metabolism. 1987;36(2):188-92.

24. Tambalis K, Panagiotakos DB, Kavouras SA, Sidossis LS. Responses of blood lipids to aerobic, resistance, and combined aerobic with resistance exercise training: a systematic review of current evidence. Angiology. 2009;60(5):614-32.

25. Couillard C, Despres JP, Lamarche B, Bergeron J, Gagnon J, Leon AS, et al. Effects of endurance exercise training on plasma HDL cholesterol levels depend on levels of triglycerides: evidence from men of the Health, Risk Factors, Exercise Training and Genetics (HERITAGE) Family Study. Arterioscler Thromb Vasc Biol. 2001;21(7):1226-32.

26. Verney J, Kadi F, Saafi MA, Piehl-Aulin K, Denis C. Combined lower body endurance and upper body resistance training improves performance and health parameters in healthy active elderly. Eur J Appl Physiol. 2006;97(3):288-97.

27. Park SK, Park JH, Kwon YC, Kim HS, Yoon MS, Park HT. The effect of combined aerobic and resistance exercise training on abdominal fat in obese middle-aged women. J Physiol Anthropol Appl Human Sci. 2003;22(3):129-35.

28. Orrow G, Kinmonth AL, Sanderson S, Sutton S. Effectiveness of physical activity promotion based in primary care: systematic review and meta-analysis of randomised controlled trials. BMJ. 2012;344:e1389.

29. Sanchez A, Bully P, Martinez C, Grandes G. Effectiveness of physical activity promotion interventions in primary care: A review of reviews. Prev Med. 2015;76:S56-67.

30. Ekelund U, Steene-Johannessen J, Brown WJ, Fagerland MW, Owen N, Powell KE, et al. Does physical activity attenuate, or even eliminate, the detrimental association of sitting time with mortality? A harmonised meta-analysis of data from more than 1 million men and women. Lancet. 2016;388(10051):1302-10.

31. Kyu HH, Bachman VF, Alexander LT, Mumford JE, Afshin A, Estep K, et al. Physical activity and risk of breast cancer, colon cancer, diabetes, ischemic heart disease, and ischemic stroke events: systematic review and dose-response meta-analysis for the Global Burden of Disease Study 2013. BMJ. 2016;354:i3857.

32. Wahid A, Manek N, Nichols M, Kelly P, Foster C, Webster P, et al. Quantifying the Association Between Physical Activity and Cardiovascular Disease and Diabetes: A Systematic Review and Meta-Analysis. J Am Heart Assoc. 2016;5(9).

33. Biswas A, Oh PI, Faulkner GE, Bajaj RR, Silver MA, Mitchell MS, et al. Sedentary time and its association with risk for disease incidence, mortality, and hospitalization in adults: a systematic review and meta-analysis. Ann Intern Med. 2015;162(2):123-32.

34. Chomistek AK, Manson JE, Stefanick ML, Lu B, Sands-Lincoln M, Going SB, et al. Relationship of sedentary behavior and physical activity to incident cardiovascular disease: results from the Women's Health Initiative. J Am Coll Cardiol. 2013;61(23):2346-54.

35. Patterson R, McNamara E, Tainio M, de Sa TH, Smith AD, Sharp SJ, et al. Sedentary behaviour and risk of all-cause, cardiovascular and cancer mortality, and incident type 2 diabetes: a systematic review and dose response meta-analysis. Eur J Epidemiol. 2018;33(9):811-29.

36. Piercy KL, Troiano RP, Ballard RM, Carlson SA, Fulton JE, Galuska DA, et al. The Physical Activity Guidelines for Americans. JAMA. 2018;320(19):2020-8.

37. Lee IM, Shiroma EJ, Lobelo F, Puska P, Blair SN, Katzmarzyk PT, et al. Effect of physical inactivity on major non-communicable diseases worldwide: an analysis of burden of disease and life expectancy. Lancet. 2012;380(9838):219-29.

38. Milton K, Macniven R, Bauman A. Review of the epidemiological evidence for physical activity and health from low- and middle-income countries. Glob Public Health. 2014;9(4):369-81.

39. Liu CJ, Latham NK. Progressive resistance strength training for improving physical function in older adults. Cochrane Database Syst Rev. 2009;(3):CD002759.

40. Sigal RJ, Kenny GP, Boule NG, Wells GA, Prud'homme D, Fortier M, et al. Effects of aerobic training, resistance training, or both on glycemic control in type 2 diabetes: a randomized trial. Ann Intern Med. 2007;147(6):357-69.

41. Carlson DJ, Dieberg G, Hess NC, Millar PJ, Smart NA. Isometric exercise training for blood pressure management: a systematic review and meta-analysis. Mayo Clin Proc. 2014;89(3):327-34.

42. Goodman JM, Burr JF, Banks L, Thomas SG. The Acute Risks of Exercise in Apparently Healthy Adults and Relevance for Prevention of Cardiovascular Events. Can J Cardiol. 2016;32(4):523-32.

43. Thompson PD, Franklin BA, Balady GJ, Blair SN, Corrado D, Estes NA, 3rd, et al. Exercise and acute cardiovascular events placing the risks into perspective: a scientific statement from the American Heart Association Council on Nutrition, Physical Activity, and Metabolism and the Council on Clinical Cardiology. Circulation. 2007;115(17):2358-68.

44. Merghani A, Maestrini V, Rosmini S, Cox AT, Dhutia H, Bastiaenan R, et al. Prevalence of Subclinical Coronary Artery Disease in Masters Endurance Athletes With a Low Atherosclerotic Risk Profile. Circulation. 2017;136(2):126-37.

Sugestão de leitura

Efeitos do exercício físico sobre hipertensão arterial

- American College of Sports M. American College of Sports Medicine position stand. Progression models in resistance training for healthy adults. Med Sci Sports Exerc. 2009;41(3):687-708.
- Baum K, Ruther T, Essfeld D. Reduction of blood pressure response during strength training through intermittent muscle relaxations. Int J Sports Med. 2003;24(6):441-5.
- Figueiredo T, Rhea MR, Peterson M, Miranda H, Bentes CM, dos Reis VM, et al. Influence of number of sets on blood pressure and heart rate variability after a strength training session. J Strength Cond Res. 2015;29(6):1556-63.
- Herrod PJJ, Doleman B, Blackwell JEM, O'Boyle F, Williams JP, Lund JN, et al. Exercise and other nonpharmacological strategies to reduce blood pressure in older adults: a systematic review and meta-analysis. J Am Soc Hypertens. 2018;12(4):248-67.
- Hovell MF. The experimental evidence for weight-loss treatment of essential hypertension: a critical review. Am J Public Health. 1982;72(4):359-68.
- Inder JD, Carlson DJ, Dieberg G, McFarlane JR, Hess NC, Smart NA. Isometric exercise training for blood pressure management: a systematic review and meta-analysis to optimize benefit. Hypertens Res. 2016;39(2):88-94.
- LaMonte MJ, Yanowitz FG. Aerobic exercise for lowering blood pressure: a metaanalysis. Clin J Sport Med. 2002;12(6):407.
- Lamotte M, Niset G, van de Borne P. The effect of different intensity modalities of resistance training on beat-to-beat blood pressure in cardiac patients. Eur J Cardiovasc Prev Rehabil. 2005;12(1):12-7.
- Lemes IR, Ferreira PH, Linares SN, Machado AF, Pastre CM, Netto JJ. Resistance training reduces systolic blood pressure in metabolic syndrome: a systematic review and meta-analysis of randomised controlled trials. Br J Sports Med. 2016;50(23):1438-42.
- Moore LL, Visioni AJ, Qureshi MM, Bradlee ML, Ellison RC, D'Agostino R. Weight loss in overweight adults and the long-term risk of hypertension: the Framingham study. Arch Intern Med. 2005;165(11):1298-303.
- Moraes MR, Bacurau RF, Simoes HG, Campbell CS, Pudo MA, Wasinski F, et al. Effect of 12 weeks of resistance exercise on post-exercise hypotension in stage 1 hypertensive individuals. J Hum Hypertens. 2012;26(9):533-9.
- Mulrow CD, Chiquette E, Angel L, Cornell J, Summerbell C, Anagnostelis B, et al. Dieting to reduce body weight for controlling hypertension in adults. Cochrane Database Syst Rev. 2000(2):CD000484.
- Ndanuko RN, Tapsell LC, Charlton KE, Neale EP, Batterham MJ. Dietary Patterns and Blood Pressure in Adults: A Systematic Review and Meta-Analysis of Randomized Controlled Trials. Adv Nutr. 2016;7(1):76-89.
- Pescatello LS, Kulikowich JM. The after effects of dynamic exercise on ambulatory blood pressure. Med Sci Sports Exerc. 2001;33(11):1855-61.
- Sacks FM, Svetkey LP, Vollmer WM, Appel LJ, Bray GA, Harsha D, et al. Effects on blood pressure of reduced dietary sodium and the Dietary Approaches to Stop Hypertension (DASH) diet. DASH-Sodium Collaborative Research Group. N Engl J Med. 2001;344(1):3-10.
- Saneei P, Salehi-Abargouei A, Esmaillzadeh A, Azadbakht L. Influence of Dietary Approaches to Stop Hypertension (DASH) diet on blood pressure: a systematic review and meta-analysis on randomized controlled trials. Nutr Metab Cardiovasc Dis. 2014;24(12):1253-61.
- Scher LM, Ferriolli E, Moriguti JC, Scher R, Lima NK. The effect of different volumes of acute resistance exercise on elderly individuals with treated hypertension. J Strength Cond Res. 2011;25(4):1016-23.
- Schwingshackl L, Chaimani A, Schwedhelm C, Toledo E, Punsch M, Hoffmann G, et al. Comparative effects of different dietary approaches on blood pressure in hypertensive and pre-hypertensive patients: A systematic review and

network meta-analysis. Crit Rev Food Sci Nutr. 2019;59(16):2674-87.

- Stevens VJ, Obarzanek E, Cook NR, Lee IM, Appel LJ, Smith West D, et al. Long-term weight loss and changes in blood pressure: results of the Trials of Hypertension Prevention, phase II. Ann Intern Med. 2001;134(1):1-11.
- Veloso J, Polito MD, Riera T, Celes R, Vidal JC, Bottaro M. [Effects of rest interval between exercise sets on blood pressure after resistance exercises]. Arq Bras Cardiol. 2010;94(4):512-8.
- Wewege MA, Thom JM, Rye KA, Parmenter BJ. Aerobic, resistance or combined training: A systematic review and meta-analysis of exercise to reduce cardiovascular risk in adults with metabolic syndrome. Atherosclerosis. 2018;274:162-71.
- Whelton SP, Chin A, Xin X, He J. Effect of aerobic exercise on blood pressure: a meta-analysis of randomized, controlled trials. Ann Intern Med. 2002;136(7):493-503.

30

Câncer

Maria Cecília Monteiro Dela Vega
Gustavo Duarte Pimentel

Atualmente, o câncer é a segunda causa de morte no mundo e, nas próximas décadas, é projetado um expressivo aumento. Em 2020, o Brasil teve 592.212 novos casos e destes, 300.114 foram homens e 292.098 mulheres. O tipo de neoplasia mais incidente no homem é o câncer de próstata>coloretal>pulmão>estômago>bexiga. Já na mulher, é o câncer de mama>coloretal>tireoide>cólon do útero>pulmão.[1]

A desnutrição induzida pelo tumor e tratamento clínico, cirúrgico ou radioterápico é considerada a principal alteração clínica que impacta a qualidade de vida e a sobrevida dos pacientes oncológicos.

O diagnóstico precoce da neoplasia com a rápida intervenção médica e nutricional são os pilares da qualidade de vida durante o tratamento do câncer. Nesse sentido, a equipe multiprofissional é essencial para identificar, propor intervenções, elaborar estratégias de prevenção e de tratamento que podem melhorar o prognóstico da doença, a tolerância ao tratamento e, com isso, proporcionar melhores desfechos e possibilitar a cura.[2]

Avaliação do estado nutricional

Para fazer um *screening* do estado nutricional (Figura 30.1), a ESPEN recomenda que sejam avaliados regularmente a percentagem de perda de peso, o índice de massa corporal e a ingestão alimentar. Além disso, a avaliação do estado nutricional deve contemplar as possíveis i) complicações relacionadas ao estado nutricional, como a presença de náusea, vômito, diarreia, xerostomia, mucosite; ii) massa muscular: por métodos validados como a densitometria (DXA), tomografia computatorizada, bioimpedância elétrica e dobras e circunferências; iii) *performance* física: como testes de força de preensão manual, sentar e levantar da cadeira, teste de velocidade de caminhada e a "*performance status*" avaliada pela escala de Karnosfky; iv) a inflamação, que pode ser quantificada pela proteína C reativa e a razão neutrófilo-linfócitos que é facilmente obtida pelo hemograma completo do paciente oncológico.[1,3]

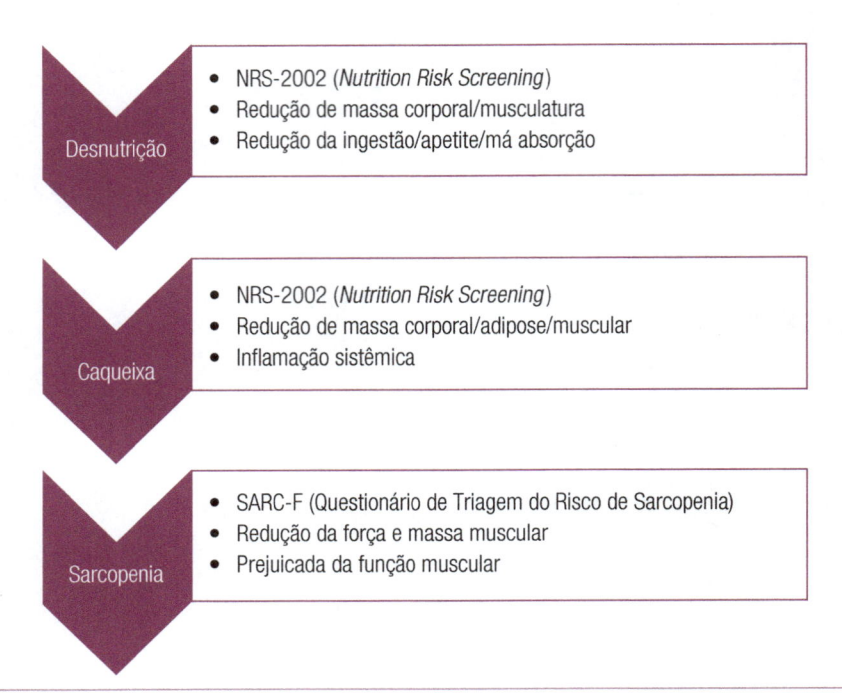

FIGURA 30.1 – Avaliação do estado nutricional para detectar a desnutrição, caquexia ou a sarcopenia em pacientes com câncer.

Embora o European Working Group on Sarcopenia in Older People (EWGSOP2) recomende o uso de ferramentas validadas para fazer o diagnóstico de sarcopenia[4]), os recentes estudos sugerem a aplicação do questionário SARC-F (Strength, assistance with walking, rising from a chair, climbing stairs, and falls), para rastrear o risco de sarcopenia, uma vez que avalia a força muscular, a necessidade da assistência para caminhar, a capacidade de levantar-se de uma cadeira, subir escadas e a frequência de quedas[5,6]). A soma maior ou igual a 4 indica risco de sarcopenia (Tabela 30.1).

TABELA 30.1 – Avaliação do risco de sarcopenia pelo questionário SARC-F.

Componente	Pergunta	Pontuação
Força	O quanto de dificuldade você tem para levantar e carregar 5 kg?	Nenhuma = 0
		Alguma = 1
		Muita, ou não consegue = 2
Ajuda para caminhar	O quanto de dificuldade você tem para atravessar um cômodo?	Nenhuma = 0
		Alguma = 1
		Muita, usa apoios, ou incapaz = 2
Levantar da cadeira	O quanto de dificuldade você tem para levantar de uma cama ou cadeira?	Nenhuma = 0
		Alguma = 1
		Muita, ou não consegue sem ajuda = 2

(Continua)

TABELA 30.1 – Avaliação do risco de sarcopenia pelo questionário SARC-F.
(Continuação)

Componente	Pergunta	Pontuação
Subir escadas	O quanto de dificuldade você tem para subir um lance de escadas de 10 degraus?	Nenhuma = 0
		Alguma = 1
		Muita, ou não consegue = 2
Quedas	Quantas vezes você caiu no último ano?	Nenhuma = 0
		1 a 3 quedas = 1
		4 ou mais quedas = 2

Necessidades nutricionais do paciente com câncer

Quando o nutricionista tiver com os objetivos da terapia nutricional bem definidos (Figura 30.2), deve observar as recomendações nutricionais vigentes:

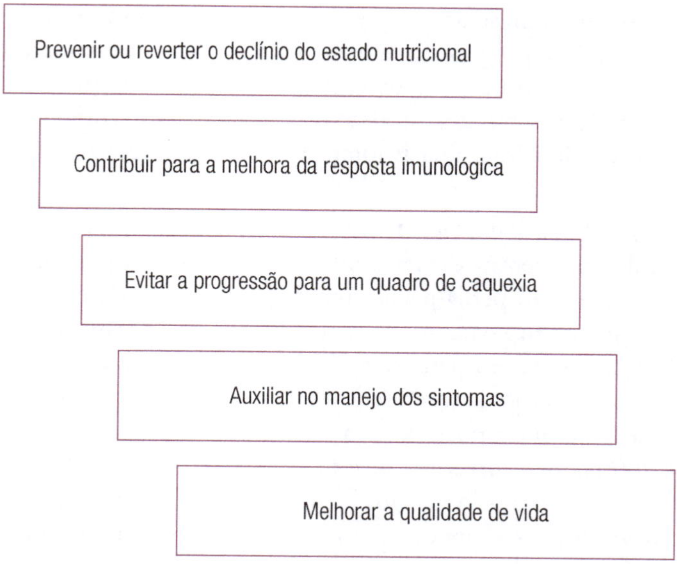

Prevenir ou reverter o declínio do estado nutricional

Contribuir para a melhora da resposta imunológica

Evitar a progressão para um quadro de caquexia

Auxiliar no manejo dos sintomas

Melhorar a qualidade de vida

FIGURA 30.2 – Objetivos da terapia nutricional em pacientes com câncer.

As recomendações nutricionais do paciente oncológico são similares aos indivíduos saudáveis, com a recomendação de ingestão calórica de 25 a 30 kcal/kg de peso atual por dia.[2] Essa fórmula de bolso é amplamente utilizada nos serviços de nutrição. Entretanto, quando o cálculo nutricional é individualizado, deve-se sempre levar em consideração a perda de peso a o quão hipermetabólico o paciente se encontra.

Com relação à ingestão proteica, recomenda-se que a ingestão seja acima de 1 g/kg de peso atual por dia e, se possível, alcançar 1,5 g/kg/dia. Para esses pacientes, a dieta hiperproteica é fundamental para estimular a síntese proteica muscular que é parcialmente atenuada em pacientes com neoplasias malignas. Embora sejam escassos os estudos que avaliem a qualidade proteica, sabe-se que as proteínas lácteas, de carnes, frango, peixe, ovos e vegetais, como de soja, são ricas em aminoácidos com boa biodisponibilidade e, portanto, podem ser contemplados no plano alimentar individualizado de cada paciente.

A suplementação com aminoácidos de cadeia ramificada (BCAA) ou seus metabólitos não inconsistentes e não são indicados para controlar a perda de massa magra e atenuar o risco de sarcopenia. Além disso, as controvérsias se estendem a outros aminoácidos como β-hydroxy-beta-methyl butyrato (HMB), arginina e glutamina.[7] Nesse sentido, um recente estudo transversal conduzido em pacientes em tratamento ambulatorial com câncer gastrointestinal e órgãos anexos de digestão, mostrou que a ingestão de proteínas totais, mas não o BCAA isolado ao longo do dia, é a preditor da massa muscular esquelética.[8] Portanto, durante a prática clínica, o consumo de uma dieta hiperproteica (> 1,5 g/kg/dia) parece ter impacto positivo sobre a massa muscular.

As recomendações de vitaminas e minerais devem ser semelhantes aos dos indivíduos saudáveis. Para isso, é sugerido a RDA (*Recommended Daily Allowance*), e fortemente desencorajada a prática de megadoses de vitaminas e minerais.[2]

Evidências mais recentes têm sugerido que a deficiência de vitamina D pode aumentar a incidência de linfoma,[9] piorar o prognóstico clínico,[10] porém, não há associação com a incidência de câncer de colorretal.[11] Além disso, recente meta-análise não suporta a suplementação com vitamina D como estratégia para reduzir o risco de câncer.[12] Assim como a suplementação com antioxidantes, como selênio e vitamina E foram ineficazes em reduzir a incidência de câncer de próstata.[13]

Para os pacientes que são incapazes de atingir as recomendações nutricionais de energia, macronutrientes e micronutrientes, devido à intensa anorexia, cirurgia oncológica que dificulte a absorção de alimentos e com perda persistente de peso e caquexia e náusea, vômitos e diarreias, é aconselhado o uso de suplementos nutricionais orais (SNO) que podem ser combinados ou limitados à nutrição enteral ou parenteral. Nesse sentido, é conhecida que a ingestão oral precoce é associada com redução da severidade e melhora do prognóstico clínico dos pacientes. No entanto, é aconselhado que o nutricionista e o médico fiquem atentos à síndrome da realimentação e não ofertem mais calorias do que o tolerado pelo paciente. A síndrome de realimentação, geralmente, é ocasionada pelo hipofosfatemia, ou pelo desequilíbrio entre sódio e outros componentes hidroeletrolíticos.[2] Para que o paciente oncológico desnutrido ou com excesso de peso e com resistência a ação da insulina tenha a manutenção do peso e da massa muscular, é fortemente recomendado a manutenção da atividade física ou a orientação do exercício físico para suportar a massa e função muscular e as comorbidades associadas, como resistência à ação da insulina, dislipidemia e a inflamação.[2,14] A suplementação com ácidos graxos poliinsaturados, principalmente o EPA (ácido eicoapentaenoico) e DHA (ácido docosaexaenoico) presentes em sua maior composição nos suplementos de ômega 3, deve ser incentivada para os pacientes oncológicos em estado de risco nutricional, caquexia em cuidados ambultoriais ou durante a hospitalização. Embora as evidências mostrem melhora da ingestão alimentar, redução da inflamação, atenuação da perda de massa magra e do peso corporal,[2,15] ainda não há consenso em relação à dose ideal, que variar entre 600 mg/d e 3,6 g/d de EPA e DHA;[16] o que, na prática clínica, pode ser prescrito na apresentação de ômega 3 em cápsula com 1.000 mg, 1 a 2 cápsulas por dia.

Atualmente, estudos vêm demonstrando a importância da hidratação em pacientes oncológicos. Sabe-se que a desidratação intracelular e o incremento de água no meio extracelular está correlacionado ao maior risco de sarcopenia avaliado pelo SARC-F em pacientes hospitalizados com câncer,[5] assim como à menor força de preensão manual e à velocidade ao caminhar em idosos de comunidade.[17] Dessa forma, a hidratação deve ser incentivada, desde que respeite a tolerância do paciente e evite hiperhidratação.

Com relação aos probióticos, o consenso da ESPEN não recomenda o uso na prática clínica, pois os estudos são muito heterogêneos e com limitidado desenho experimental.[2]

Tratamento clínico

A ESPEN ressalta que os pacientes oncológicos em estágios avançados que sofrem de anorexia podem usar corticoides (dexametasona ou prednisona) e progestinas (acetato de megestrol e acetato de medroxiprogesterona), para estimular o apetite e o ganho de peso via ativação do neuropeptídeo Y e/ou redução da serotonina e das citcoinas inflamatórias. Entretanto, o médico deve monitorar possíveis efeitos adversos, como infeções, tromboembolismo, alterações glicêmicas e o surgimento de resistência à ação da insulina.[2,18,19]

Para os pacientes que sofrem de estase gástrica e náusea, podem ser prescritas medicações procinéticas, como domperidona ou bomoprida,[2] pois elas aceleram o esvazimento gástrico.

Com relação aos anti-inflamatórios não esteroidais, a literatura é inconsistente em demonstrar efeito positivo sobre a perda de peso em pacientes com caquexia induzida pelo câncer.[2] Nesse sentido, uma revisão sistemática realizada com estudos randomizados e não randomizados avaliou os efeitos da talidomida sobre as ações imunomodulatórias e anti-inflamatórias, e não demonstrou efeito positivo em pacientes com câncer avançado com caquexia.[20]

Embora os canabinoides tenham sido utilizados para melhora do apetite, o consenso da ESPEN ainda não recomenda o seu durante a prática clínica, por falta de evidências em estudos clínicos randomizados.[2] Por exemplo, o uso de 5 mg/dia do canobinóide (tetrahidrocanabinol ou extrato de canabis) foi testado em um estudo randomizado em pacientes com desordens relacionadas à anorexia e baixa qualidade de vida, embora bem tolerado, o estudo foi negativo.[21] Sobre o uso de esteroides androgênicos, foi observado em pacientes com câncer de pulmão pequenas células que, com o uso de decanoato de nandrolona intramuscular semanalmente por quatro semanas tendeu a perder menos peso corporal comparado ao grupo controle (0,8 ± 0,15 kg *vs.* 0,21 ± 0,18 kg), respectivamente.[22]. Entretanto, o consenso da ESPEN não recomenda o uso de esteroides androgênicos para aumentar a massa muscular esquelética em pacientes com câncer,[2] devido à falta de evidências que justifique o uso na prática clínica.

Em sobreviventes do câncer, a ESPEN recomenda a manutenção do peso saudável dentro da faixa do índice de massa corporal para a idade, com a rotina do estilo de vida saudável, que inclui a prática de atividade física, alimentação higienizada, que contemple os vegetais, frutas, grãos integrais e baixas em gorduras saturadas e trans e ingestão de álcool. Além disso, pacientes em tratamento paliativo, ou seja, com curta expectativa de vida esperada, a equipe de saúde, em especial os nutricionistas, deve trabalhar com o alivio dos sintomas que impactam o estado nutricional e o prognóstico clínico, de forma a melhorar a qualidade de vida no fim de vida.

Segundo a ESMO, os pacientes com caquexia induzida pelo câncer devem ser incentivados ao tratamento multimodal, que combina o suporte nutricional com exercício físico (aeróbico e de força), com o atendimento psicológico e espiritual, e com o cuidado curativo ou paliativo, de forma a promover a reabilitação, o tratamento ou a cura do paciente.[23,24]

Referências bibliográficas

1. GLOBOCAN. International Agency for Research on Cancer. WHO. [2021 nov. 26] em https://gco.iarc.fr/today/data/factsheets/populations/76-brazil-fact-sheets.pdf.

2. Muscaritoli M, et al. ESPEN practical guideline. Clinical Nutrition. 2021;40(5):2898-913, https://doi.org/10.1016/j.clnu.2021.02.005.

3. Borges TC, Gomes TL, Pichard C, Laviano A, Pimentel GD. High neutrophil to lymphocytes ratio is associated with sarcopenia risk in hospitalized cancer patients. Clin Nutr. 2021;40(1):202-206. https://doi.org/10.1016/j.clnu.2020.05.005.

4. Cruz-Jentoft AJ, Bahat G, Bauer J, Boirie Y, Bruyère O, Cederholm T, et al. Sarcopenia: revised European consensus on definition and diagnosis. Age Ageing. 2019;48(1):16-31. http://doi.org/10.1093/ageing/afy169.

5. Martins AR, Soares JDP, Siqueira JM, Pimentel GD. Correlation between the SARC-F Score and Hydration Status in Older Gastrointestinal Cancer Outpatients. J Nutr Health Aging. 2021;25(6):748-750. http://doi.org/10.1007/s12603-021-1619-1.

6. Gomes TLN, Borges TC, Pichard C, Pimentel GD. Correlation between SARC-F Score and Ultrasound-Measured Thigh Muscle Thickness in Older Hospitalized Cancer Patients. J Nutr Health Aging. 2020;24(10):1128-1130. http://doi.org/10.1007/s12603-020-1524-z.

7. Soares JDP, Howell SL, Teixeira FJ, Pimentel GD. Dietary Amino Acids and Immunonutrition Supplementation in Cancer-Induced Skeletal Muscle Mass Depletion: A Mini-Review. Curr Pharm Des. 2020;26(9):970-978. http://doi.org/10.2174/1381612826666200218100420 a.

8. Soares JDP, Siqueira JM, Oliveira ICL, Laviano A, Pimentel GD. A high-protein diet, not isolated BCAA, is associated with skeletal muscle mass index in patients with gastrointestinal cancer. Nutrition. 2020;72:110698. http://doi.org/10.1016/j.nut.2019.110698 b.

9. Łuczyńska A, Kaaks R, Rohrmann S, Becker S, Linseisen J, Buijsse B, et al. Plasma 25-hydroxyvitamin D concentration and lymphoma risk: results of the European prospective investigation into cancer and nutrition. Am J Clin Nutr. 2013;98:827-838.

10. Gomes TL, Fernandes RC, Vieira LL, Schincaglia RM, Mota JF, Nóbrega MS, et al. Low vitamin D at ICU admission is associated with cancer, infections, acute respiratory insufficiency, and liver failure. Nutrition. 2019;60:235-240. http://doi.org/10.1016/j.nut.2018.10.018.

11. Xu Y, Qian M, Hong J, Ng DM, Yang T, Xu L, et al. The effect of vitamin D on the occurrence and development of colorectal cancer: a systematic review and meta-analysis. Int J Colorectal Dis. 2021;36(7):1329-1344. https://doi.org/10.1007/s00384-021-03879-w.

12. Li Z, Wu L, Zhang J, Huang X, Thabane L, Li G. Effect of Vitamin D Supplementation on Risk of Breast Cancer: A Systematic Review and Meta-Analysis of Randomized Controlled Trials. Front Nutr. 2021;8:655727. https://doi.org/10.3389/fnut.2021.655727.

13. Klein EA, Thompson IM Jr, Tangen CM, Crowley JJ, Lucia MS, Goodman PJ, et al. Vitamin E and the risk of prostate cancer: the Selenium and Vitamin E Cancer Prevention Trial (SELECT). JAMA. 2011;306(14):1549-56. http://doi.org/10.1001/jama.2011.1437.

14. Caspersen CJ, Powell KE, Christenson GM. Physical activity, exercise, and physical fitness: definitions and distinctions for health-related research. Public Health Rep. 1985;100(2):126-131.

15. Colomer R, Moreno-Nogueira JM, García-Luna PP, García-Peris P, García-de-Lorenzo A, Zarazaga A, et al. N-3 fatty acids, cancer and cachexia: a systematic review of the literature. Br J Nutr. 2007;97(5):823-31. http://doi.org/10.1017/S000711450765795X.

16. de Aguiar Pastore Silva J, Emilia de Souza Fabre M, Waitzberg DL. Omega-3 supplements for patients in chemotherapy and/or radiotherapy: A systematic review. Clin Nutr. 2015 Jun;34(3):359-66. http://doi.org/10.1016/j.clnu.2014.11.005.

17. Hioka A, Akazawa N, Okawa N, Nagahiro S. Increased total body extracellular-to-intracellular water ratio in community-dwelling elderly women is associated with decreased handgrip strength and gait speed. Nutrition. 2021;86:111175. http://doi.org/10.1016/j.nut.2021.111175.

18. Moertel CG, Schutt AJ, Reitemeier RJ, Hahn RG. Corticosteroid therapy of preterminal gastrointestinal cancer. Cancer. 1974;33(6):1607-9. http://doi.org/10.1002/1097-0142(197406)33:6<1607::aid-cncr2820330620>3.0.co;2-v.

19. Maltoni M, Nanni O, Scarpi E, Rossi D, Serra P, Amadori D. High-dose progestins for the treatment of cancer anorexia-cachexia syndrome: a systematic review of randomised clinical trials. Ann Oncol. 2001;12(3):289-300. http://doi.org/10.1023/a:1011156811739.

20. Reid J, Mills M, Cantwell M, Cardwell CR, Murray LJ, Donnelly M. Thalidomide for managing cancer cachexia. Cochrane Database Syst Rev. 2012;2012(4):CD008664. http://doi.org/10.1002/14651858.CD008664.pub2.

21. Strasser F, Luftner D, Possinger K, Ernst G, Ruhstaller T, Meissner W, et al. Comparison of orally administered cannabis extract and delta-9-tetrahydrocannabinol in treating patients with cancer-related anorexia-cachexia syndrome: a multicenter, phase III, randomized, double-blind, placebo-controlled clinical trial from the Cannabis-In-Cachexia--Study-Group. J Clin Oncol. 2006;24(21):3394-400. http://doi.org/10.1200/JCO.2005.05.1847.

22. Chlebowski RT, Herrold J, Ali I, Oktay E, Chlebowski JS, Ponce AT, et al. Influence of nandrolone decanoate on weight loss in advanced non-small cell lung cancer. Cancer. 1986;58(1):183-6. http://doi.org/10.1002/1097--0142(19860701)58:1<183::aid-cncr2820580131>3.0.co;2-3.

23. Maddocks M, Hopkinson J, Conibear J, Reeves A, Shaw C, Fearon KC. Practical multimodal care for cancer cachexia. Curr Opin Support Palliat Care. 2016;10(4):298-305. http://doi.org/10.1097/SPC.0000000000000241.

24. Arends J, Strasser F, Gonella S, Solheim TS, Madeddu C, Ravasco P, et al. ESMO Guidelines Committee. Electronic address: clinicalguidelines@esmo.org. Cancer cachexia in adult patients: ESMO Clinical Practice Guidelines. ESMO Open. 2021;6(3):100092. http://doi.org/10.1016/j.esmoop.2021.100092.

31

Sistema Imune, Nutrição e Exercício Físico

Tiego Aparecido Diniz
Jose Cesar Rosa Neto
Luciana Lancha
Antonio Herbert Lancha Jr.

Sistema imunológico

Antes de começarmos a entender como o sistema imune é controlado por fatores dietéticos e de exercício físico, é crucial que compreendamos o que é, qual a função e os tipos de células que compõem o sistema imune.

Como o próprio nome sugere, o sistema imunológico pode ser definido como uma rede de processos biológicos que visam a proteger o organismo de doenças. Mais especificamente, pode-se inferir que o sistema imune possui a capacidade de resistir e se adaptar aos diversos tipos de organismos ou toxinas que podem lesionar os tecidos, por meio do reconhecimento de substâncias que são estranhas ao organismo, que coletivamente chamamos de antígenos.[1]

Além dessa função clássica de combate à microrganismos, o sistema imune também apresenta outras funções, como:

I. Eliminar células malformadas;

II. Iniciar reparo tecidual (cicatrização);

III. Formação de memória imunológica.

Dessa forma, fica evidente a complexidade do sistema imune e como ele participa de diversos processos importantes na manutenção da saúde. Na Tabela 31.1, estão descritas algumas funções do sistema imune e o efeito do seu mal funcionamento.

Todas as células do sistema imunológico são derivadas de um único tipo celular, chamado de célula hematopoiética pluripotente, e passam pelo processo de hematopoiese, no qual fatores externos (citocinas, fatores de crescimento etc.) estimulam sua diferenciação e especialização.[1] Na Figura 31.1, é possível observar o complexo sistema de diferenciação das células imunes.

TABELA 31.1 – Funções do sistema imune.

Papel do sistema imune	Consequências
Defesa contra infecções	Imunidade deficiente resulta em maior suscetibilidade a infecções; exemplificado pela covid-19
	A vacinação impulsiona a defesa imune e protege contra infecções
Defesa contra tumores	Potencial para imunoterapia do câncer
O sistema imune pode lesionar as células e induzir uma inflamação patológica	Respostas imunes exageradas são a causa de doenças alérgicas, autoimune e de outras doenças inflamatórias
O sistema imune reconhece e responde a enxertos de tecidos e proteínas introduzidas recentemente	Respostas imunes são barreiras aos transplantes e terapia gênica

Fonte: Adaptada de Abbas (2007).[1]

Didaticamente, o sistema imune é dividido em dois compartimentos: o sistema imune inato e o adaptativo. É importante destacar que, apesar de haver essa categorização, ambos os grupos de células imunes são interdependentes, e trabalham de maneira conjunta e integrada. No entanto, existem diferenças em relação ao tipo de resposta imunológica que será produzida pelos tipos celulares pertencentes à imunidade inata e adaptativa; por isso, essa divisão facilita a compreensão em relação ao papel de cada tipo celular pelo contato com um patógeno ou agente invasor.[2]

Imunidade inata

A imunidade inata é considerada a primeira linha de defesa contra patógenos, e as células do sistema imunológico pertencentes à esse tipo de imunidade são os fagócitos (neutrófilos, e monócitos), basófilos, eosinófilos, células dendríticas e células Natural Killer. As células pertencentes a esse tipo de imunidade apresentam proteção imediata contra a invasão de microrganismos, uma vez que são a resposta imune rápida e não específica, ou seja, para qualquer tipo de patógeno ou agente invasor, essa células responderão de maneira similar, a fim de eliminar o agente invasor e ativar e recrutar outras células do sistema imune.[1]

Esse é um exemplo clássico da participação do sistema imune inato no processo de reparação tecidual. Mas também, eventos menos traumáticos como uma sessão aguda de exercício de alta intensidade também geram lesão tecidual e necessitam de reparo por meio do sistema inato.

Imunidade adaptativa (ou adquirida)

Como o próprio nome já diz, células que compõem a imunidade adaptativa têm a capacidade de se adaptar aos diferentes patógenos quando expostos a eles, e gerar uma resposta imune extremamente específica, porém mais lenta, que pode levar dias.[1] São consideradas características principais dessa parte do sistema imune: tolerância à componentes do próprio organismo, memória, especialização de resposta e especificidade. Fazem parte da imunidade adaptativa os linfócitos (T e B) e seus produtos, como os anticorpos.[1]

O sistema imune adaptativo funciona por meio do primeiro contato com o antígeno ou patógeno. A partir disso, dois tipos de respostas são geradas: i) imunidade humoral, na qual anticorpos extremamente específicos são gerados pelos linfócitos B; ii) imunidade celular, cujos linfócitos T com alto poder citotóxico eliminam células infectadas por patógenos e recrutam macrófagos para eliminação de debris celulares.[1]

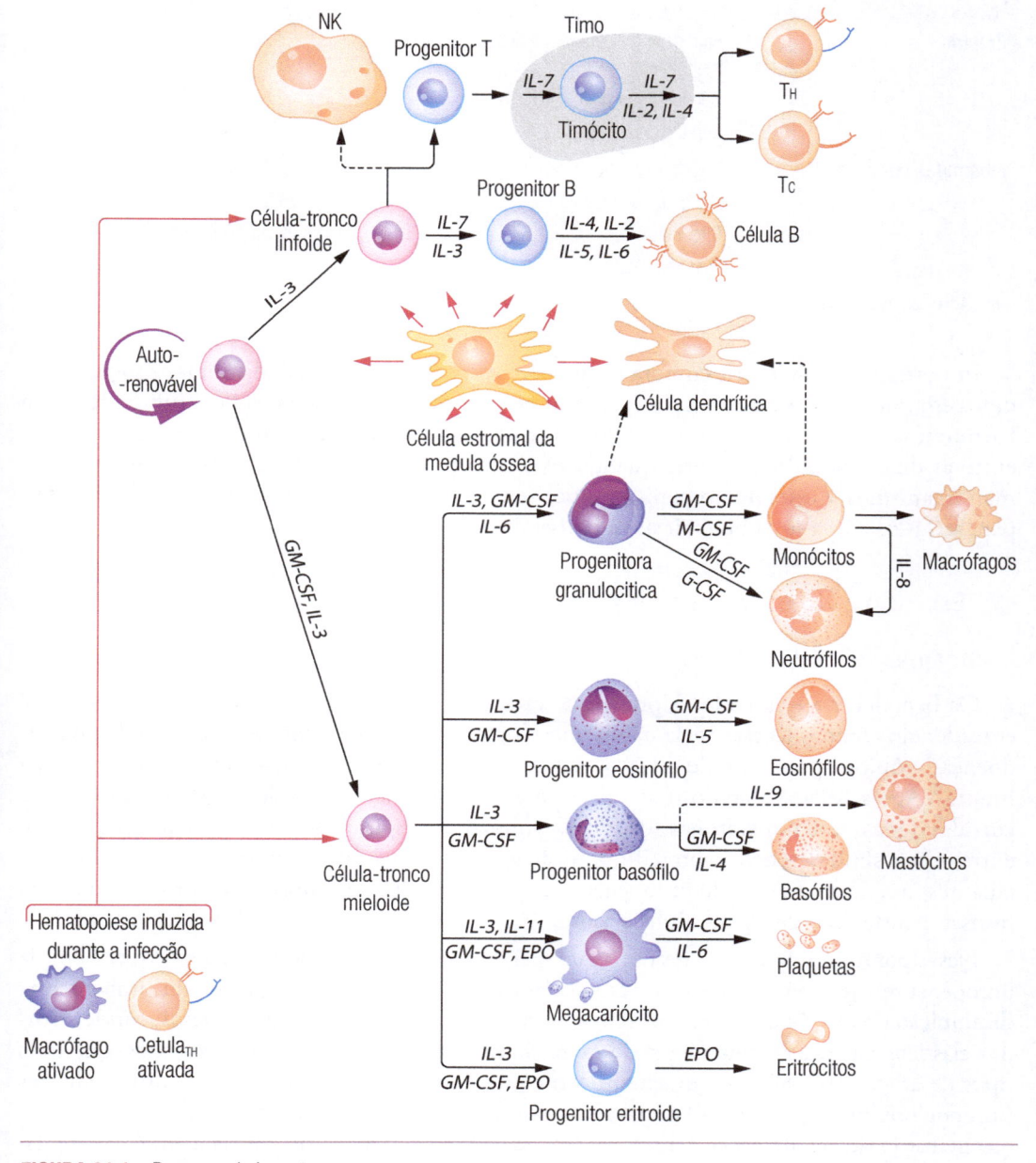

FIGURA 31.1 – Processo de hematopoese.

Fonte: Adaptada de Abbas, 2007.[1]

Além disso, a imunidade adaptativa é capaz de gerar células de memória, linfócitos T e B de memória, que estarão prontos caso haja alguma reinfecção pelo patógeno.[1]

Na Tabela 31.2, são apresentados os principais componentes da imunidade inata e adaptativa.

TABELA 31.2 – Principais componentes da imunidade inata e adaptativa.

Componente	Imunidade inata	Imunidade adaptativa
Células	Fagócitos (células dendríticas, macrófagos e neutrófilos)	Linfócitos T e B
	Células *natural killer* (NK)	
	Mastócitos, basófilos e eosinófilos	
Moléculas solúveis	Sistema complemento	Anticorpos
	Proteínas de fase aguda	Citocinas
	Citocinas	Quimiocinas
	Quimiocinas	

Fonte: Adaptada de Cruvinel, *et al.*, (2010).[3]

Importante ressaltar que, embora os tipos celulares tenham funções distintas e estejam divididos em imunidade inata e adaptativa, geralmente esses sistemas agem em conjunto, de forma harmoniosa e integrada para que o organismo consiga se defender. Um exemplo da interação entre as duas imunidades ocorre quando os anticorpos (imunidade adaptativa) se ligam aos microrganismos, e esses microrganismos, por sua vez, ligam-se aos fagócitos (imunidade inata), para ativá-los e levá-los a destruir os microrganismos.

Exercício físico e sistema imune

Imunodepressão relacionada ao exercício físico

Os benefícios relacionados à prática de exercício físico são inúmeros, uma vez que ele é considerado como uma estratégia não farmacológica para o tratamento e prevenção de diversas doenças crônicas, por meio de diversos mecanismos, inclusive a regulação positiva do sistema imune.[4] Apesar disso, quando o assunto é o exercício físico agudo de longa duração, como corridas de maratona, maratonas aquáticas, ultramaratonas, provas de triatlo de longa duração, entre outras similares, ocorre uma diminuição aguda e transitória do número de linfócitos circulantes, que chamaremos de linfopenia, que pode acarretar em uma maior probabilidade da invasão e instalação de agentes infecciosos.[5]

Nesse ponto, é importante destacar que grande parte dos cientistas acreditam que, além da linfopenia relativa após esses tipos de atividades exaustivas de longa duração, existe também uma diminuição da função dos linfócitos remanescentes na circulação sanguínea. Nesse sentido, estudos clássicos na área de imunologia do exercício físico mostraram, ao longo dos anos, que esses tipos de atividades físicas: i) aumentam o risco de infecções; ii) diminuem anticorpos salivares (imunoglobulina A [IgA]); e iii) diminuem, transitoriamente, o número e a função dos linfócitos na circulação (imunodepressão). Essas evidências levaram à hipótese de "janela-aberta" (do inglês, *open-window*), que indica que o sistema imune pode ser transitoriamente comprometido após alguns tipos de exercício físico, especialmente os de *endurance* de longa duração.[6-8]

Esse declínio da função imunológica estaria associado ao aumento de sintomas de infecções de trato respiratório superior em atletas que praticam essas modalidades. É comum, após longos períodos de treinamento intenso ou competitivos, esses atletas apresentaram sintomas como coriza, dores de garganta e ouvido, tosse e resfriados, todos atribuídos aos efeitos negativos do exercício extenuante de longa duração.[2]

Entretanto, recentemente dois pesquisadores britânicos, John Campbell e James Turner, surgiram com a ideia de que esses tipos de atividades físicas, apesar da clara diminuição da quantidade de linfócitos circulantes, não afeta as funções dos linfócitos como descrito nas décadas de 1980 e 1990.[9,10]

O que já é consenso na literatura é que, do ponto de vista metabólico, essas modalidades de exercício físico são capazes de perturbar o metabolismo, uma vez que requerem um fornecimento excepcional de substratos energéticos para a musculatura esquelética (e outros tecidos), e isso apresenta potencial para prejudicar alguns aspectos da função imunológica, principalmente na ausência de nutrição adequada.[10]

Já do ponto de vista humoral, um das respostas clássicas frente a um exercício físico de longa duração e extenuante é a liberação de cortisol e catecolaminas. Apesar das catecolaminas influenciarem a mobilização de linfócitos T e B (linfocitose) durante o exercício físico, suas concentrações voltam aos níveis basais em pouco tempo. Por outro lado, uma das funções da adrenalina é a diminuição da produção de citocinas em células do sistema imune (p. ex., macrófagos e linfócitos). Tomadas em conjunto, as catecolaminas influenciam a evasão de células do sistema imunológico da corrente sanguínea e diminuem uma das funções efetoras delas, a produção de citocinas, as quais podem ocasionar uma depressão do sistema imune.

As concentrações de cortisol, no entanto, aumentam em mais de 80% em exercício de moderada a alta intensidade.[11] e podem permanecer acima dos níveis de repouso por horas ou mesmo por dias, a depender do grau de exaustão física.[12] Entre suas funções, destaca-se o efeito supressor sobre o sistema imunológico, como por exemplo, a inibição da expressão de moléculas relacionadas à apresentação de antígenos para linfócitos (MHC II); a redução das células imunológicas (linfócitos e monócitos); a redução da capacidade proliferativa das células *natural killer* e células B; a supressão da expressão de imunoglobulinas; e a indução da morte celular de células T e B ainda não diferenciadas (imaturas).

Importante destacar que intervenções nutricionais, como restrições dietéticas, principalmente de carboidratos, e a desidratação, estimulam o eixo hipófise-pituitária-adrenal (HPA), e causa aumento de cortisol e agentes inflamatórias, consequentemente, influencia na suscetibilidade a agentes infeciosos.[5] Dessa forma, estratégias nutricionais são de importante relevância no contexto esportivo.

Imunonutrição

Como discutido no tópico anterior, apesar de não estar totalmente elucidado o papel do exercício físico **exaustivo** na diminuição da função imunológica, se existe alguma modalidade que pode influenciar esse desfecho são as de *endurance* de longa duração (corridas de maratona, maratonas aquáticas, ultramaratonas e triatlo). Além disso, a imunidade adaptativa é a que apresenta indícios de imunodepressão relacionada ao exercício extenuante. Dessa forma, esse tópico vai discorrer sobre as estratégias nutricionais para melhora da função do sistema imune adaptativo exclusivamente nesses tipos de modalidades esportivas.

Carboidratos

Estratégias pré, durante e pós para reduzir imunodepressão

Como citado anteriormente, algumas das alterações humorais geradas pelo exercício físico, como o aumento das concentrações de catecolaminas e cortisol, podem influenciar negativamente a função imunológica. A boa notícia é que estudos têm mostrado que a utilização de um simples e barato suplemento tem efeito positivo neste desfecho.

Sim, estamos falando dos carboidratos. Além da sua função ergogênica já bem descrita,[13] a suplementação de carboidratos durante atividades extenuantes e de longa duração atenua o aumento de citocinas induzidas pelo exercício físico e a redistribuição de células do sistema imunológico, como os neutrófilos, monócitos, células *natural killer* e linfócitos.[5] O efeito positivo dos carboidratos no sistema imune se fundamenta na manutenção das concentrações plasmáticas de glicose e a atenuação da liberação de hormônios do estresse, cortisol e catecolaminas, durante e após o exercício físico.[5]

Por exemplo, quando as concentrações de glicose no sangue são reduzidas durante o exercício prolongado, o cortisol aumenta, sendo assim, muitos dos estudos se fundamentaram nesta observação para investigar se a ingestão de carboidratos, durante exercícios prolongados, poderia ser prescrita como uma contramedida para o comprometimento imunológico.

Os principais *guidelines* da área de nutrição trazem dois tipos de recomendação: i) a necessidade diária de carboidratos como substrato energético e para recuperação; e ii) a necessidade aguda em competições ou treinamento longos.[14]

Com relação a necessidade diária, ela pode ser dividida de acordo com a periodização da carga de treinamento (volume e intensidade) e varia de 3 g a 12 g de carboidratos por kg de peso corporal por dia (g/kg/d). Em períodos no qual a intensidade é leve (atividades baseadas em habilidades), 3 a 5 g/kg/d para o atleta é suficiente. Para períodos de moderada intensidade (aproximadamente 1 hora por dia), 5 a 7 g/kg/d é uma boa quantidade de carboidratos para suplementar durante o dia. Já para atividades de intensidade elevada (1 a 3 horas por dia), a ingestão de 6 a 10 g/kg/d é a recomendada. Por fim, em atividades de intensidade muito elevada e longa duração (> 4 a 5 horas por dia), a ingestão de 8 a 12 g/kg/d de carboidratos é necessária.[14] Entretanto, de maneira mais generalizada, recomenda-se 6 a 10 g/kg/d de carboidratos para atletas, e aumentar para 8 a 12 g/kg/d para atletas que treinam mais de 4 horas por dia.

Com relação à necessidade aguda, é recomendada a utilização de 30 g a 60 g de carboidratos por hora de atividade, quando a atividade dura 1 a 2,5 horas. Caso a atividade dure mais que 2,5 horas, recomenda-se até 90 gramas de carboidratos por hora de exercício físico.[14]

Existem também outras estratégias específicas para determinadas ocasiões. Por exemplo, 36 horas a 48 horas anteriormente ao evento competitivo, recomenda-se a realização de uma sobrecarga de carboidratos de 10 a 12 g/kg/d. Já anteriormente a prova (1 hora a 4 horas), a utilização de 1 a 4 g/kg é recomendada. Além disso, quando duas atividades (treino ou competição) são realizadas com menos de 8 horas entre elas, a suplementação de 1 g a 1,2 g de carboidratos por hora até 4 horas é recomendada para acelerar o abastecimento dos estoques de glicogênio.[14]

Todos esses cuidados nutricionais irão garantir uma menor chance do atleta apresentar imunodepressão relacionada ao exercício físico intenso e de longa duração, e essa, apesar de simples, é a melhor estratégia que pode ser utilizada. Cabe-se ressaltar, também, que nada é

100% garantido e que as necessidades individuais, ao levar em consideração a rotina do atleta, devem ser observadas para otimizar os benefícios.

Glutamina

Durante muitos anos se acreditou que a glutamina fosse o principal elo entre a diminuição da função do sistema imune adaptativo e o exercício extenuante de longa duração.

A glutamina pode ser considerada um aminoácido condicionalmente essencial, isso porque, a depender da situação, como grandes cirurgias, pacientes submetidos à rádio/quimioterapia, portadores de HIV, entre outros, a quantidade produzida desse aminoácido é inferior à demanda metabólica. No organismo, a glutamina é sintetizada principalmente na musculatura esquelética, mas outros tecidos também auxiliam nesse processo, como o fígado, rins e pulmões, e ela representa 20% dos aminoácidos presentes no plasma.[15,16]

Durante o exercício físico em modalidades de longa duração, ocorre a queda significativa de glutamina plasmática (15% a 25%). Em células do sistema imune, principalmente aquelas com grande atividade secretória, como macrófagos, neutrófilos e linfócitos, e que tem alta capacidade proliferativa, o consumo de glutamina para satisfazer a demanda metabólica é enorme.[15,16]

Contudo, embora exista uma base teórica por trás da suplementação de glutamina, fundamentada na fisiologia e bioquímica, em modalidades esportivas de alta intensidade e longa duração, os estudos sobre sua utilização e melhora da função imune são controversos, ora arguindo a favor da suplementação pelos seus benefícios, ora contra, pois o efeito é similar ao placebo.[17]

Os estudos de alta qualidade metodológica apontam que linfócitos mantêm suas funções efetoras normais mesmo em condições de baixa disponibilidade de glutamina (300 a 400 μmol/L), concentração essa inferior a encontrada pós-exercício extenuante de longa duração.[16,18-20]

Logo, atualmente, os principais *guidelines* sobre imunonutrição não recomendam a suplementação de glutamina para atenuar os efeitos depressivos do exercício físico sob o sistema imune em modalidades de longa duração, com o argumento de que o armazenamento e a produção de glutamina endógena excedem a diminuição da glutamina pelo exercício físico.[8]

A atividade física e a alimentação não são promotoras da resposta imune, porém, podem atuar ao modular a intensidade de resposta tanto positiva como negativamente.

A preservação do estado euglicêmico garante a capacidade plena de resposta imune.

A glutamina, embora seja nutriente relevante para boa parte das células do sistema imune, sua disponibilidade para isso depende da produção muscular e, consequentemente, da contração muscular. Isso se dá pela capacidade limitada de aporte circulatório de glutamina pela alimentação/suplementação.

Referências bibliográficas

1. Abbas AK. Imunologia básica. Elsevier Brasil, 2007. ISBN 8535222979.
2. Walsh NP. Recommendations to maintain immune health in athletes. European journal of sport science, 2018;18(6):820-831.
3. Cruvinel WDM, Mesquita Jr, D, Araújo JAP, et al. Sistema imunitário: Parte I. Fundamentos da imunidade inata com ênfase nos mecanismos moleculares e celulares da resposta inflamatória. Revista Brasileira de Reumatologia, 2010;50:434-447.
4. Severinsen MCK, Pedersen BK. Muscle–organ crosstalk: the emerging roles of myokines. Endocrine reviews, 2020;41(4):594-609.

5. Peake JM, Neubauer O, Walsh NP, et al. Recovery of the immune system after exercise. Journal of Applied Physiology, 2017;122(5):1077-1087.

6. Nieman DC. Exercise, infection, and immunity. International journal of sports medicine, 1994;15(3):S131-S141.

7. Nieman DC . Marathon training and immune function. Sports Medicine, 2007;37(4):412-415.

8. Walsh NP, Gleeson M, Shephard RJ, et al. Position statement part one: immune function and exercise. 2011.

9. Campbell JP, Turner JE. Debunking the myth of exercise-induced immune suppression: redefining the impact of exercise on immunological health across the lifespan. Frontiers in immunology, 2018;9:648.

10. Simpson RJ, Campbell JP, Gleeson M, et al. Can exercise affect immune function to increase susceptibility to infection? Exercise immunology review, 2020;26:8-22.

11. Hill E, Zack E, Battaglini C, et al. Exercise and circulating cortisol levels: the intensity threshold effect. Journal of endocrinological investigation, 2008;31(7):587-591.

12. Kanaley JA, Weltman JY, Pieper KS, et al. Cortisol and growth hormone responses to exercise at different times of day. The Journal of Clinical Endocrinology & Metabolism, 2001;86(6):2881-2889.

13. Kerksick CM, Wilborn CD, Roberts MD, et al. ISSN exercise & sports nutrition review update: research & recommendations. Journal of the International Society of Sports Nutrition, 2018;15(1):1-57.

14. Thomas DT, Erdman KA, Burke LM. Position of the Academy of Nutrition and Dietetics, Dietitians of Canada, and the American College of Sports Medicine: nutrition and athletic performance. Journal of the Academy of Nutrition and Dietetics, 2016;116(3):501-528.

15. Costa Rosa LF. Exercise as a time-conditioning effector in chronic disease: a complementary treatment strategy. Evidence-based Complementary and Alternative Medicine, 2004;1(1):63-70.

16. Cruzat V, Macedo Rogero M, Noel Keane K, et al. Glutamine: metabolism and immune function, supplementation and clinical translation. Nutrients, 2018;10(11):1564.

17. Bermon S, Castell LM, Calder PC, et al. Consensus statement immunonutrition and exercise. Exercise immunology review, 2017;23:8-50.

18. Krzywkowski K, Petersen EW, Ostrowski K, et al. Effect of glutamine supplementation on exercise-induced changes in lymphocyte function. American Journal of physiology-cell physiology, 2001;281(4):C1259-C1265.

19. Gleeson M. Immune function in sport and exercise. Journal of applied physiology, 2007;103(2):693-699.

20. Gleeson M. Dosing and efficacy of glutamine supplementation in human exercise and sport training. The Journal of nutrition, 2008;138(10):2045S-2049S.

32

Pessoas Vivendo com HIV/Aids

Michele Caroline de Costa Trindade
Kauana Borges Marchini Siqueira
Pollyana Mayara Nunhes

Os primeiros casos de infecção por Vírus da Imunodeficiência Humana (HIV) foram detecta-dos na década de 1970 e 1980 nos Estados Unidos, sendo este o agente etiológico da Síndrome da Imunodeficiência Adquirida (Aids). O HIV é um retrovírus que ataca principalmente os linfóci-tos TCD4+ do sistema imunológico, e são três as principais fases da infecção no organismo: 1) in-fecção aguda: ocorre entre duas e quatro semanas após o contato com o vírus, com alta replicação viral e depreciação dos linfócitos TCD4+; 2) fase de latência, o vírus fica ativo, porém, o paciente tem características assintomáticas; 3) Aids, fase na qual o sistema imunológico fica seriamente comprometido e suscetível a infecções oportunistas, que podem levar o paciente à morte. Cabe destacar que nem toda pessoa com HIV chega ao estado mais avançado, que é a Aids.[1,2]

Acredita-se que, inicialmente, o HIV se espalhou pela África ocidental, ainda no século XIX, por meio de uma mutação de um vírus símio, que passou para os humanos pelo consumo da carne de animais infectados. Ao longo do século XX, esse vírus chegou a outras partes do mundo, com o ápice da epidemia global registrado em meados da década de 1990. Contudo, a infecção por HIV ainda é considerada um problema de saúde pública. Atualmente, registros apontam que cerca de 37,6 milhões de pessoas vivem com HIV (PVH) no mundo, e 920 mil pessoas no Brasil.[1,2]

A infecção por HIV é considerada uma doença crônica, pois ainda não possui cura, e seu tratamento farmacológico é a Terapia Antirretroviral (TARV) desenvolvida em meados da dé-cada de 1990 e aperfeiçoada ao longo dos anos. Esse tratamento envolve um coquetel de drogas composto por quatro classes de medicamentos: os inibidores de transcriptase reversa análogos de nucleotídeos e os não análogos, inibidores de protease e os inibidores de fusão, que tem por função inibir a replicação e a mutação viral.[3]

A TARV possibilitou a redução da mortalidade e morbidade e, por consequência, aumentou a expectativa de vida das PVH. Entretanto, o tratamento por tempo prolongado, associado ao quadro infeccioso e inflamatório da doença, pode desenvolver efeitos colaterais, como modificações na composição corporal, principalmente relacionadas ao metabolismo de gorduras e à manutenção de massa muscular esquelética.[3,4]

Cabe ressaltar que a infecção por HIV proporciona aumento da inflamação e do estresse oxidativo,[5] que resultam em alterações fisiológicas que acometem a estrutura e função de lipídeos, proteínas, ácidos nucléicos e outras moléculas, e são suficientes para modificar a composição corporal e aumentar o risco do desenvolvimento de outras doenças crônicas, como a obesidade, diabetes e dislipidemias, e de desfechos negativos em PVH.[6]

Desde as primeiras estratégias de tratamento desenvolvidas, uma das grandes preocupações era minimizar a perda de peso (caquexia) ocasionada pelo desenvolvimento da Aids, que é o estágio mais avançado da infecção pelo HIV e que, geralmente, leva o indivíduo à morte. Na primeira geração da TARV, o ganho de peso corporal demonstrava parte do sucesso do tratamento, e indicava melhoria dos parâmetros infecciosos e do quadro clínico geral da PHVA. Entretanto, esse ganho de peso, associado ao uso dos primeiros antirretrovirais, também se relaciona ao desenvolvimento da lipodistrofia, que se caracteriza por uma distribuição irregular da gordura corporal, a qual tende a acumular na região central do corpo e diminuir nos membros.[6,7]

A lipodistrofia não é mais um problema relacionado aos atuais antirretrovirais, mas as pessoas que utilizaram estes primeiros medicamentos podem sofrer as complicações deste quadro mesmo anos após a troca do protocolo de tratamento. Os fármacos mais modernos não causam lipodistrofia, mas estão relacionados ao ganho de peso e acúmulo de gordura, e também às alterações metabólicas dessas vias. Podem também ocasionar complicações como a dislipidemia e resistência à insulina, acúmulo de gordura no fígado, músculo e coração, e aumento do risco de doenças cardiometabólicas.[4]

Com relação ao músculo esquelético, estudos indicam que PVH possuem menor quantidade de massa e função muscular, quando comparado com pessoas sem HIV.[7,8] É importante destacar que o ambiente inflamatório e o desequilíbrio no estado redox ocasionados pelo vírus contribuem significativamente para a proteólise muscular e para a apoptose da célula muscular.[9] Esse comprometimento da unidade motora pode levar a um quadro de perda de força e massa muscular, característico da sarcopenia, que é uma doença que geralmente ocorre com o envelhecimento. Contudo, a sarcopenia, cuja prevalência é de cerca de 24,1% nessa população, pode acometer precocemente indivíduos que possuem doenças que alteram o perfil inflamatório, como é o caso da infecção pelo HIV.[8]

Diante disso, a avaliação nutricional, da composição corporal e da força muscular são importantes para acompanhamento e prescrição de exercícios e estratégias nutricionais.

Avaliação nutricional

A avaliação nutricional completa deve fazer parte da rotina clínica de PHVA, com o objetivo de acompanhamento do quadro geral de saúde do paciente e detectar precocemente eventuais necessidades de intervenções específicas, tanto para perda de força e massa muscular, que podem estar relacionadas ao desenvolvimento da sarcopenia e desnutrição, quanto para ganhos acentuados de gordura corporal, uma vez que o tecido adiposo serve de reservatório para o vírus HIV.[7]

Cabe ressaltar que, até o presente momento, não há instruções específicas para o atendimento de PHVA, e, diante das diversas informações descritas na literatura, fica a critério do profissional adotar, conforme sua conveniência, protocolos, equações e demais métodos de avaliações. Entretanto, algumas particularidades descritas na literatura são apresentadas neste capítulo.

Uso das TARVs

As TARVs assumiram uma posição de destaque na prevenção e tratamento do HIV e suas comorbidades, principalmente por auxiliarem na manutenção do estado nutricional e imunidade. Existem atualmente seis classes de medicamentos antirretrovirais, que incluem inibidores nucleosídeos da transcriptase reversa, inibidores não nucleosídeos da transcriptase reversa, inibidores de protease, inibidores de fusão, inibidores de entrada, potenciadores farmacocinéticos e inibidores da integrase.[10]

O conhecimento sobre os fármacos ingeridos é extremamente necessário, visto que, alguns deles poderão ter suas ações alteradas quando ingeridos com ou sem os alimentos (Quadro 32.1). Assim, é importante esclarecer a PHVA sobre essas recomendações, pois, por exemplo, a ingestão da Efavirenz (EFV) antes de dormir e sem alimentos reduz sintomas de tontura, perda da concentração, depressão, psicose e ideação suicida (MS, 2018); além disso, nutrientes e o estado nutricional podem afetar a absorção, utilização, eliminação e tolerância das TARVs.[10,11]

O uso das TARVs pode estar relacionado a diversas reações adversas, e as mais comuns são: diarreia, anorexia, dislipidemia, lipodistrofia, hiperglicemia, diabetes, resistência à insulina, hepatotoxicidade, intolerância gastrointestinal, neuropatia periférica, alteração da densidade mineral óssea, entre outras.[10]

Para demais eventos adversos da TARV acesse o capítulo 12 do Protocolo Clínico e Diretrizes Terapêuticas para Manejo da Infecção pelo HIV em Adultos (MS, 2018) em <https://www.gov.br/saude/pt-br>.

QUADRO 32.1 – Tipos de TARV e orientação nutricional sobre o consumo concomitante ou não com os alimentos.

Medicamentos	Recomendações para administração
Estavudina (D4T), Lamivudina (3TC), Neviparina (NVP)	Com ou sem alimentos
Zidovudina (AZT)	Com ou sem alimentos, evitar alimentos gordurosos
Abacavir (ABC)	Com ou sem alimentos. Com alimentos pode diminuir irritação gastrointestinal
Tenofovir (TDF)	Com alimentos gordurosos
Atazanavir (ATV), Darunavir (DRV), Lopinavir (LPV), Maraviroque, Ritonavir (RTV), Saquinavir (SQV), Tipranavir (TPV)	Com alimentos
Didanosina (DDI), Indinavir (IDN)	Ingerir 30 a 60 minutos antes ou 2 horas após a refeição. Alimento diminui a absorção do medicamento.
Efavirenz (EFV)	Consumir sem alimentos, preferencialmente a noite. Evitar alimentos gordurosos
Etravirina (ETR)	Consumir após refeição leve que contenha gordura. Pode ser diluído em água
Raltegravir (RAL)	Consumir com ou sem alimentos
Dolutegravir (DTG)	Suplementos de cálcio ou ferro devem ser tomados 6 horas antes ou 2 horas depois da tomada do DTG. Quando acompanhado de alimentos, o DTG pode ser administrado ao mesmo tempo que esses suplementos

Fonte: Adaptado de Ministério da Saúde.[10]

Consumo alimentar

Durante a avaliação da ingestão alimentar, por exemplo, o nutricionista precisará identificar fatores que possam influenciar no consumo de alimentos, como insegurança alimentar, preferências alimentares culturais, intolerâncias alimentares, anorexia, náusea, vômito, dispneia, alterações na boca e esôfago, doença neurológica, uso de suplementos e o consumo de álcool e outras drogas.[11]

Exames físicos

O exame físico de PHVA é necessário para detectar clinicamente possíveis deficiências de nutrientes, efeitos adversos de medicamentos e consequências de infecções oportunistas. Além da avaliação de cabelo, face, língua, gengivas e unhas para identificar deficiências nutricionais, algumas das particularidades de PHVA são: lesões na boca e esôfago e a odinofagia podem ser comuns devido a náusea e vômitos; erupção cutânea (*rash*), conjuntivite, edema facial, icterícia, fraqueza, pirose e alteração do estado mental podem ser alguns dos efeitos adversos de medicamentos.[10,11] E, ainda, apesar da lipoatrofia ser menos comum em pacientes que usam TARVs, tem-se relatado o aumento gradual e progressivo da lipohipertrofia (ganho de gordura no tronco).[11]

Avaliação laboratorial

A infecção por HIV proporciona aumento da inflamação e do estresse oxidativo, com acentuada produção de citocinas pró-inflamatórias, como o Fator de Necrose Tumoral alfa (TNF α) e Interleucina 6 (IL-6), quando comparados com indivíduos não infectados.[5] A inflamação, proporcionada pela ativação dos leucócitos e macrófagos do sistema imunológico, aumenta a produção de espécies reativas de oxigênio (EROs), o que causa uma desregulação do estado redox, com um desequilíbrio entre os sistemas oxidantes e antioxidantes, que aumenta a formação de radicais livres.[5]

Desta forma, o monitoramento dos parâmetros inflamatórios de PHVA é conveniente, bem como a avaliação de marcadores bioquímicos como proteínas séricas, micronutrientes, e entre outros que estão relacionados às condições como: resistência à insulina (índice HOMA), diabetes, dislipidemia, hipertensão arterial, anemias (hemograma, folato, vitamina B_{12}, ferro, ferritina, saturação de transferrina), neutropenia, alterações hepáticas, renais, pancreática e de massa óssea.[11]

Para PHVA, a avaliação da hemoglobina glicada (HbA1c) pode não ser recomendada como indicador de controle glicêmico, pois a HbA1c pode subestimar a glicemia em pacientes com contagem de células TCD4+ baixa, de forma a recomendar-se, então, a frutosamina. Além disso, como a infecção por HIV é um fator de risco para doença renal crônica, o monitoramento da taxa de filtração glomerular, proteínas e creatina urinárias é recomendado.[11]

E por fim, apesar do microbioma intestinal ser um potencial fator contribuinte para a inflamação de baixo grau na infecção pelo HIV, os biomarcadores de translocação microbiana, disbiose ou integridade epitelial intestinal usados para investigar as relações entre disfunção intestinal associada ao HIV e complicações metabólicas, cardiovasculares e neurológicas, apresentam dados ainda inconclusivos e limitados quando usados para substituir as avaliações intestinais diretas.[12]

Avaliação da força muscular

A perda da força muscular tem sido apontada como preditora de desfechos negativos – como quedas, fraturas, tempo de internação, baixa qualidade de vida e mortalidade – em diferentes populações. Por esse motivo e pela maior facilidade de avaliação na prática clínica, a força muscular passou a ser usada para diagnóstico da sarcopenia. Entre os métodos validados para avaliação desse parâmetro está a força de preensão manual (FPM). A FPM tem correlação com a força em outros compartimentos do corpo, por isso pode ser confiavelmente utilizada como substituto de testes mais complexos, tanto para membros superiores quanto inferiores.[13]

A FPM é medida com um dinamômetro de mão, e, mesmo que não haja padronização para a avaliação da população em geral e também de PVH, recomenda-se seguir as orientações do fabricante do equipamento. Para tanto, de modo geral, é recomendado que se façam seis medições, três em cada mão, de maneira alternada, de forma a considerar válida a maior medida registrada.[14] Os valores de referência para diagnóstico de pré-sarcopenia e sarcopenia são < 27 kg para homens e < 16 kg para mulheres.[13]

Avaliação antropométrica e da composição corporal

Ao utilizar equipamentos de fácil manuseio, é possível estimar a quantidade de gordura e massa muscular; contudo, sua principal exigência é que o avaliador esteja treinado a fim de garantir a confiabilidade das medidas.

Medidas de cintura e do quadril e a relação cintura/quadril são úteis para monitorar o risco de obesidade central e lipohipertrofia, assim como o índice de massa corporal (IMC) é utilizado para classificação do estado nutricional. Além disso, uma particularidade relatada na literatura é que PHVA apresentaram circunferências da cintura e do braço menores em comparação com indivíduos não infectados, enquanto a circunferência da coxa era maior em mulheres com HIV após ajuste para IMC.[11]

Para determinar se há desnutrição em pacientes com PHVA, dois ou mais das características a seguir precisam ser diagnosticadas: perda de peso (> 10% do peso corporal); diminuição da massa muscular (síndrome consumptiva: depleção entre 10% e 15% da massa magra); diminuição da gordura subcutânea (lipoatrofia); acúmulo de fluído; déficit energético; ou estado funcional diminuído.[15]

Por não existirem, até o presente momento, protocolos e equações validadas especificamente para avaliação antropométrica e de composição corporal de pessoas com HIV, a massa muscular e a massa magra podem ser preditas por equações já existentes na literatura para a população geral. Entretanto, a gordura corporal pode ser mais bem avaliada quando se utiliza a somatória das dobras cutâneas (bicipital, tricipital, subescapular, supra-ilíaca, axilar média e abdominal), conforme descrito por Florindo, *et al.*[16]

Além disso, com a bioimpedância, que é um método rápido, não invasivo e relativamente acessível quanto aos custos, é possível calcular a massa muscular esquelética (MME) por meio da fórmula de Janssen, *et al.*[17]

$$\text{MME (kg)} = [(\text{E}^2/\text{R} \times 0{,}401) + (\text{gênero} \times 3.825) + (\text{idade} \times -0{,}071)] + 5{,}102$$

E = estatura (cm); R = resistência da bioimpedância (ohms); gênero = 1 para homens, 0 para mulheres; idade (anos).

Com a bioimpedância ainda é possível estimar o ângulo de fase, que é um parâmetro que reflete as alterações da condutibilidade da corrente elétrica no organismo. As alterações no ângulo de fase indicam mudanças na integridade da membrana celular, da função e composição específica, incluindo modificações no espaço intracelular. Apesar de não se ter valores de referência/corte para o ângulo de fase, considera-se que os valores mais altos em PVH foi associado com baixo risco de mortalidade, quando ajustado com a carga viral e a contagem de CD4.[18]

Outra possibilidade para acompanhamento clínico de mudanças na composição corporal pela antropometria é o cálculo da área muscular de braço corrigida (AMBc) e a área de gordura de braço (AGB), que utiliza em fórmulas específicas as medidas de dobra cutânea tricipital (DCT) e circunferência de braço (CB).[19]

$$Homens: AMBc = \{[CB - (0{,}314 \times DCT)]^2/12{,}56\} - 10$$

$$Mulheres: AMBc = \{[CB - (0{,}314 \times DCT)]^2/12{,}56\} - 6{,}5$$

Para ambos os sexos: $AGB = [(CB)^2/12{,}56] - AMBc$

A avaliação da parte superior do braço é considerada como melhor indicador de lipodistrofia quando comparada a classificação do estado nutricional pelo índice de massa corporal (IMC) isolado.[11]

Quando possível, a realização da densitometria radiológica de dupla energia (DEXA) para avaliação da densidade mineral óssea é conveniente para PHVA, pois os fatores de risco tradicionais para osteoporose, como baixo IMC, sedentarismo, tabagismo, etilismo, uso de corticoides e hipogonadismo, são mais frequentes para esse público. Além disso, fatores próprios da infecção pelo HIV, como tempo de infecção, nadir de LT-CD4+ e mesmo o uso de certos TARV também têm influência na baixa massa óssea. Há dados que indicam que a densidade óssea é reduzida entre 2% e 6% durante os primeiros dois anos de TARV, e pode ser maior naqueles que iniciam com a administração de TDF. Uma possível explicação para a desmineralização óssea é a toxicidade do TDF no túbulo renal proximal, com perda de fosfato.[10]

▶ Prescrição de exercício físico para PHVA

Os benefícios do exercício físico (EF) em PHVA, além de aumentar a disposição e a autoestima, tem sido utilizados como uma estratégia terapêutica não farmacológica com potencial de minimizar os efeitos da infecção pelo HIV e também aqueles relacionados ao uso prolongado da TARV. Há inúmeras possibilidades de prescrição de EF, entretanto, neste capítulo, abordaremos os resultados já consolidados na literatura em relação ao treinamento aeróbico (TA), resistido (TR) e combinado (TC).

Os benefícios do TA estão intimamente ligados às adaptações em diversas capacidades funcionais relacionadas com transporte e utilização de oxigênio, sendo as mais evidentes adaptações cardiopulmonares e metabólicas, especialmente relacionadas à gordura corporal. Estudos apontam que o TA pode promover aumento do $VO_2máx$ e na contagem de células CD4,[20] além de alterações na composição corporal (redução do índice de massa corporal, relação cintura--quadril, circunferência de cintura, dobra cutânea tricipital, percentual de gordura e circunferência abdominal).[21]

Com relação ao TR, seu principal benefício está relacionado ao ganho de força e massa muscular.[22,23] Além disso, esse tipo de exercício também promove melhora em parâmetros cardiorrespiratórios, peso, composição corporal e aumento de células CD4.[20,22] A literatura aponta benefícios inclusive numa única sessão de TR, como melhora na pressão arterial[24] e função cognitiva.[25]

Já o TC associa o TR e o TA na mesma sessão de exercício e, de modo geral, reúne os benefícios de ambos.[26] A prática regular de exercício físico melhora a qualidade de vida das PVH, inclusive melhorando quadros de ansiedade e depressão.[27] Em geral, a prescrição de exercícios para PHVA não difere da prescrição para pessoas sem HIV, ainda assim, há *guidelines* específicos que orientam a prática do profissional de educação física.[28,29] Esses documentos seguem os princípios FITT (frequência, intensidade, tempo e tipo de exercício), conforme descrito na Tabela 32.1.

TABELA 32.1 – Principios de frequência, intensidade, tempo e tipo de exercício.

	Tipo de exercício	
	Resistido	**Aeróbico**
Frequência	2 vezes na semana já traz benefícios. Entretanto, recomendam-se três vezes/semana, com intervalo de 24 horas entre as sessões	2 vezes na semana já traz benefícios. Entretanto, recomendam-se três vezes/semana, com intervalo de 24 horas entre as sessões
Intensidade	6 a 8 exercícios, 3 séries, 8 a 12 repetições	Intensidades moderadas de 50% a 60% 1 RM, com aumento progressivo para intensidades mais altas de 75% a 80% 1 RM após 4 a 12 semanas de treinamento 50% a 75% da $FC_{máx.}$
Tempo	Recomendam-se sessões de 30 a 60 minutos por sessão	Recomendam-se sessões de até 90 minutos

Fonte: Adaptada de Brasil[28] e Grace, *et al.*[29]

O EF deverá ser postergado até que as seguintes condições estejam controladas: imunodeficiência avançada na presença de infecção oportunista, presença de comorbidades (hipertensão arterial e diabetes tipo II) não controladas, hepatopatia grave com plaquetopenia (risco de sangramento) e alto risco cardiovascular (> 20%) ou outras situações clínicas devidamente analisadas.[10]

Nutrição para PHVA

A nutrição desempenha um papel essencial no apoio à saúde e qualidade de vida de PHVA, sendo possível auxiliar no tratamento dos diferentes diagnósticos nutricionais comuns de PHVA, como: desnutrição, baixo peso, ganho de peso involuntário, ingestão inadequada de proteínas, imunossuprimidos, doenças metabólicas pré-existentes ou associadas ao uso prolongado de TARVs e interações entre alimentos e medicamentos.[11] E ainda, preserva o sistema imunológico, melhora a tolerância a TARV e favorece a sua absorção, previne os efeitos colaterais dos medicamentos.[10]

No contexto de alimentação saudável, como não há publicações específicas para as PHVA, a recomendação é selecionar guias nutricionais ou diretrizes nacionais/internacionais direcionadas à população saudável. Com o "Guia Alimentar para a População Brasileira"[30] é possível desenvolver várias atividades de educação nutricional como: recomendações gerais sobre a escolha de alimentos; orientações sobre como combinar alimentos na forma de refeições; orientações sobre o ato de comer e a comensalidade que influenciam o aproveitamento dos alimentos e o prazer proporcionado pela alimentação; e os dez passos para uma alimentação adequada e saudável. O profissional nutricionista pode ainda trabalhar com a apresentação e orientações sobre rotulagem nutricional.

Em PVHA, as coinfecções são comuns devido ao comprometimento da imunidade, por isso, episódio de toxinfecção alimentar pode comprometer ainda mais a saúde do indivíduo, portanto, são necessárias recomendações sobre os cuidados de escolha, higiene, preparo e conservação adequada dos alimentos que fazem parte do contexto alimentar, com o intuito de prevenir doenças infecciosas veiculadas por agentes transmissíveis presentes no alimento ou no meio ambiente. Recomenda-se não comprar alimentos com embalagens alteradas, fora dos seus prazos de validade ou que mostrarem alguns sinais visíveis de alterações.[10,31]

Com o uso de TARV é frequente PVHA sentir mal-estar associado à medicação e permanecer períodos prolongados em jejum, o que pode comprometer a saúde e agravar quadros de desnutrição e deficiências nutricionais. Logo, a PVHA deve ser motivada a se alimentar com regularidade, além de realizar pequenas mudanças no hábito alimentar, como o fracionamento das refeições a fim de estimular o apetite.[31]

Estratégias e orientações nutricionais, como as recomendadas à população não infectada, deverão ser usadas para minimizar desconfortos de PVHA como: náuseas, vômitos, dificuldade de digestão, pirose, diarreia, constipação intestinal, gases intestinais, febres e suores noturnos, dificuldade de deglutição, inflamação na boca e/ou esôfago por *Candida Albicans* (candidíase) ou outras infecções e mudanças no paladar.[10,11,31] Enquanto as orientações nutricionais direcionadas as patologias associadas a PVHA, como obesidade, diabetes, hipertensão arterial, dislipidemia, metabolismo óssea poderão ser acessadas nos demais capítulos desta obra.

Como as necessidades energéticas de PVHA podem ser alteradas por má absorção, diarreia e vômitos, e o gasto energético de repouso (GER) absoluto e ajustado para a massa livre de gordura (MLG) maiores devido as complicações da infeção por HIV ou a associação a outras comorbidades, há o aumento da oxidação das reservas de gordura e proteína para suprir essas necessidades energéticas individuais.[11] Por isso, as adequações às necessidades energéticas precisam ser atingidas para a melhora e/ou manutenção do estado nutricional.

As informações disponíveis na literatura sobre as necessidades nutricionais em PVHA disponíveis na literatura ainda são limitadas, mas até o presente momento a recomendação é por dieta individualizada com composição de macronutrientes, fibras, água e micronutrientes baseada nas Ingestões Dietéticas de Referência (DRIs). Para as recomendações proteicas, há a informação de 1,0 a 1,4 g/kg de peso corporal para manutenção da massa magra e 1,5 a 2,0 g/kg de peso corporal para aumento da massa magra.[11]

Em todo o mundo, as deficiências de micronutrientes são comuns em indivíduos infectados pelo HIV, tanto pré quanto após o início da TARV, pelo consumo inadequado de alimentos, anemias e em diferentes estágios da doença, em que o hipercatabolismo e EROs podem depletar muitos nutrientes. Contudo, poucos micronutrientes foram investigados nos últimos anos no contexto da infecção pelo HIV bem controlada, e as inconsistências de evidências científicas sugerem cautela e a necessidade de avaliação individual,[31,32] pois é possível que o paciente tenha algum problema de absorção, ou ainda, quadros de diarreia crônica ou aguda, parasitoses, entre outros fatores que possam influenciar na absorção dos nutrientes.

Mas, como a correção de deficiências de micronutrientes pode melhorar a saúde e qualidade de vida, atenção especial poderá ser direcionada à maior oferta no consumo de alimentos e/ou uso de suplementos (se necessário), que sejam fontes de: ferro, ácido fólico ou vitamina B_{12} relacionados às anemias; cálcio e vitamina D para atenuar a perda de densidade óssea; antioxidantes (zinco, selênio, vitamina C e E) para a condição inflamatória crônica; e, vitaminas do complexo B e vitamina A para adequação nutricional. A suplementação acima da dose diária recomendada deve ser iniciada apenas quando as deficiências clínicas forem confirmadas por meio de testes laboratoriais e outros indicadores confiáveis.[32] Sugestões de leituras são estão disponibilizadas nos QRCODEs a seguir.

| https://www. ncbi.nlm.nih. gov/books/ NBK572219/ pdf/Bookshelf_ NBK572219.pdf | https://www. ncbi.nlm.nih. gov/books/ NBK572222/ pdf/Bookshelf_ NBK572222.pdf | https://www. ncbi.nlm.nih. gov/books/ NBK572223/ pdf/Bookshelf_ NBK572223.pdf | https://www. ncbi.nlm.nih. gov/books/ NBK572228/ pdf/Bookshelf_ NBK572228.pdf | https://www. ncbi.nlm.nih. gov/books/ NBK572227/ pdf/Bookshelf_ NBK572227.pdf |

O uso de probióticos não é recomendado para melhorar a contagem de linfócitos TCD4+ e marcadores de inflamação em PVHA, mas poderá ser útil no tratamento de diarreias.[12]

As ervas E*chinacea purpurea*, São João (*Hypericum perforatum*), kava-kava (*Piper methysticum*), *Gingko biloba*, unha-de-gato (*Uncaria tomentosa*), *Ginseng*, alcaçuz (*Glycyrrhiza glabra*), cardo-mariano (*Silybum marianum*) e o suplemento de alho são contraindicados com o uso da TARV, devido aos potenciais efeitos colaterais associados.[11]

Por fim, como o estado nutricional pode afetar a saúde geral e a longevidade das PVHA, as metas das intervenções nutricionais devem ser individualizadas de acordo com os problemas identificados. As metas incluem a busca do bem-estar físico e mental, redução dos efeitos colaterais e complicações relacionadas à nutrição, tolerância à medicação, segurança alimentar, melhoria da qualidade de vida e acesso adequado aos serviços de nutrição.

Referências bibliográficas

1. Brasil. Ministério da saúde. Boletim epidemiológico – HIV e AIDS. Brasília: Ministério da Saúde, Secretária de Vigilância em Saúde. Departamento de Doenças de Condições Crônicas e Infecções Sexualmente Transmissíveis – DCCI. Número especial, 2021.
2. UNAIDS. Resumo global da epidemia de AIDS; 2021 [acesso em 2021 set.] Disponível em: http://unaids.org.br/ estatisticas.
3. Mattevi VS, Tagliari CF. Pharmacogenetic considerations in the treatment of HIV. Pharmacogenomics. 2017;18(1):85-98.

4. Verhaegen AA, Van Gaal LF. Drugs affecting body weight, body fat distribution, and metabolic function—mechanisms and possible therapeutic or preventive measures: an update. Curr Obes Rep. 2021;10(1):1-13.

5. Kwame WO, Jonathan EF, Twimasiwah FM, Delphine G, Berko SB, Maxwell A, et al. Levels of pro-inflammatory biomarkers among HIV patients on highly active antiretroviral therapy (HAART) and HAART naive patients. *GSC Biol Pharm Sci.* 2018;4(2):17-23.

6. Bailin SS, Gabriel CL, Wanjalla CN, Koethe JR. Obesity and weight gain in persons with HIV. Curr HIV/AIDS Rep. 2020;17(2):138-150.

7. Guimarães NS, Raposo MA, Greco D, Tupinambás U, Premaor MO. People living with HIV, lean mass, and sarcopenia: a systematic review and meta-analysis. J Clin Densitom. 2021;25(1):113-123.

8. Oliveira VH, Borsari AL, Webel AR, Erlandson KM, Deminice R. Sarcopenia in people living with the Human Immunodeficiency Virus: a systematic review and meta-analysis. Eur J Clin Nutr. 2020;74(7):1009-1021.

9. Raso V, Casseb JSDR, Duarte AJDS, Greve JMDA. Uma breve revisão sobre exercício físico e HIV/AIDS. Rev Bras Ciên Mov. 2007:99-110.

10. Brasil. Ministério da Saúde. Secretaria de Vigilância em Saúde. Departamento de Vigilância, Prevenção e Controle das Infecções Sexualmente Transmissíveis, do HIV/Aids e das Hepatites Virais. Protocolo Clínico e Diretrizes Terapêuticas para Manejo da Infecção pelo HIV em Adultos. – Brasília: Ministério da Saúde, 2018. [2021 dez. 03] Disponível em: http://www.aids.gov.br/pt-br/pub/2013/protocolo-clinico-e-diretrizes-terapeuticas-para-manejo-da-infeccao-pelo-hiv-em-adultos.

11. Willig A, Wright L, Galvin TA. Practice Paper of the Academy of Nutrition and Dietetics: Nutrition Intervention and Human Immunodeficiency Virus Infection. J Acad Nutr Diet. 2018;118(3):486-498. doi: 10.1016/j.jand.2017.12.007. Erratum in: J Acad Nutr Diet. 2018;118(5):949.

12. Sim JH, Mukerji SS, Russo SC, Lo J. Gastrointestinal Dysfunction and HIV Comorbidities. Curr HIV/AIDS Rep. 2021;18(1):57-62.

13. Cruz-Jentoft AJ, Baeyens JP, Bauer JM, Boirie Y, Cederholm T, Landi F, et al. Sarcopenia: European consensus on definition and diagnosisReport of the European Working Group on Sarcopenia in Older People. Age Agein. 2010;39(4):412-423.

14. Roberts HC, Denison HJ, Martin HJ, Patel HP, Syddall H, Cooper C, et al. A review of the measurement of grip strength in clinical and epidemiological studies: towards a standardised approach. Age Ageing. 2011:40(4):423-429.

15. White JV, Guenter P, Jensen G, et al. Consensus statement of the Academy of Nutrition and Dietetics/American Society for Parenteral and Enteral Nutrition: Characteristics recommended for the identification and documentation of adult malnutrition (undernutrition). J Acad Nutr Diet. 2012;112(5):730-738.

16. Florindo AA, Latorre MDRDDO, Santos ECMD, Borelli A, Rocha MDS, Segurado AAC. Validação de métodos de estimativa da gordura corporal em portadores do HIV/Aids. Rev Saúde Públ. 2004;38(5):643-649.

17. Janssen I, Heymsfield SB, Baumgartner RN, Ross R. Estimation of skeletal muscle mass by bioelectrical impedance analysis. J Appl Physiol. 1985:89(2):465-471.

18. Schewnk A, Beisenherts A, Romer K, Kremer G, Salzberger B, Elia M, et al. Phase angle from bioelectrical impedance analysis remains an independent predictive marker in HIV-infected patients ion the era of highly active antirretroviral treatment. Am J Clin Nutr. 2000;72:496-501.

19. Mussoi TD. Avaliação nutricional na prática clínica: da gestação ao envelhecimento. Rio de Janeiro: Guanabara Koogan; 2014.

20. Poton R, Polito MD. The effects of aerobic training on the CD4 cells, VO2max, and metabolic parameters in HIV-infected patients: a meta-analysis of randomized controlled trials. J Sports Med Phys Fitness. 2020;60(4):634-642.

21. Leach LL, Bassett SH, Smithdorf G, Andrews BS, Travill AL. A systematic review of the effects of exercise interventions on body composition in HIV+ adults. Open AIDS J. 2015;9: 66-79.

22. Zanetti HR, Lopes, LT, Gonçalves, A, Soares, VL, Soares, WF, Hernandez, AV, et al. Effects of resistance training on muscle strength, body composition and immune-inflammatory markers in people living with HIV: a systematic review and Meta-analysis of randomized controlled trials. HIV Res Clin Pract. 202;22(5):119-127.

23. O'Brien KK, Tynan AM, Nixon SA, Glazier RH. Effectiveness of Progressive Resistive Exercise (PRE) in the context of HIV: systematic review and meta-analysis using the Cochrane Collaboration protocol. BMC Infect Dis. 2017;17(1):1-23.

24. Domingues WJR, Nogueira VC, de Souza DC, Germano-Soares AH, Ritti-Dias R, Avelar A. Blood pressure responses after resistance exercise session in women living with human immunodeficiency virus/acquired immunodeficiency syndrome. J Exerc Rehabil. 2018;14(4):668-693.

25. Souza DCD, Silva JCD, Matos FDO, Okano AH, Bazotte RB, Avelar A. The effect of a short period of supplementation with glutamine dipeptide on the cognitive responses after a resistance training session of women with HIV/AIDS: A randomized double-blind placebo-controlled crossover study. Biomed Res Int. 2018,3.

26. Gomes-Neto M, Saquetto MB, Alves IG, Martinez BP, Vieira JPB, Brites C. Effects of Exercise Interventions on Aerobic Capacity and Health-Related Quality of Life in People Living With HIV/AIDS: Systematic Review and Network Meta-Analysis. Phys Ther. 2021;101(7).

27. Heissel A, Zech P, Rapp MA, Schuch FB, Lawrence JB, Kangas M, et al. Effects of exercise on depression and anxiety in persons living with HIV: A meta-analysis. J Psychosom Res. 2019;126.

28. Brasil, Ministério da Saúde, & Secretaria de Vigilância em Saúde. Aids e hepatites virais. Recomendações para a prática de atividades físicas para pessoas vivendo com HIV e AIDS. 2012.

29. Grace JM, Semple SJ, Combrink S. Exercise therapy for human immunodeficiency virus/AIDS patients: Guidelines for clinical exercise therapists. J Exerc Sci Fit. 2015;13(1):49-56.

30. Brasil. Ministério da Saúde. Secretaria de Atenção à Saúde. Departamento de Atenção Básica. Guia alimentar para a população brasileira/Ministério da Saúde, Secretaria de Atenção à Saúde, Departamento de Atenção Básica. 2. ed. Brasília: Ministério da Saúde, 2014.

31. Brasil. Ministério da Saúde. Secretaria de Vigilância em Saúde. Programa Nacional de DST/AIDS. Manual clínico de alimentação e nutrição na assistência a adultos infectados pelo HIV/Ministério da Saúde, Secretaria de Vigilância em Saúde, Programa Nacional de DST/Aids. – Brasília: Ministério da Saúde, 2006.

32. Mehta S, Finkelstein JL, editors. Nutrition and HIV: Epidemiological Evidence to Public Health. New York (NY): CRC Press; 2018. [2021 dez. 21]. Disponível em: https://www.ncbi.nlm.nih.gov/books/NBK572225/ doi: 10.1201/9781351058193.

33

Transtornos Alimentares

Nyara Didone
Andrea Romero de Almeida

Os transtornos alimentares (TA) são transtornos psiquiátricos, com graves complicações clínicas, psicológicas, biológicas e sociais que levam a significativos graus de morbidade e mortalidade.[1] As complicações clínicas decorrentes dos TA estão relacionadas ao comprometimento do estado nutricional, principalmente em função da restrição nutricional auto imposta e pelas práticas inadequadas e compensatórias para o controle do peso corporal e pela perda de peso, como a prática de vômitos auto induzidos, exercícios exaustivos, uso de diuréticos, de enemas e laxativos. Essas complicações afetam o indivíduo em vários aspectos da sua vida: psicológico, biológico, social, o que leva a significativos graus de morbidade e mortalidade.[1,2]

Das complicações clínicas que são diversas e graves, destacam-se alterações: endócrinas, cardíacas, pulmonares, renais, dentárias, além das seguintes doenças: hipercolesterolemia, hipoglicemia, osteopenia, osteoporose, hipocalemia, hipomagnesemia, hiponatremia, hipofosfatemia, distúrbios ácido básicos, anemia, lanugo, constipação, esofagite, pancreatite aguda, entre outras.[2]

Neste capítulo, serão abordados a anorexia nervosa (AN), a bulimia nervosa (BN), o transtorno da compulsão alimentar (TCA) e os transtornos alimentares não especificados (TANE). Além disso, serão evidenciadas as correlações desses transtornos com o esporte.

A AN, a BN, o TCA e os TANE possuem, atualmente, critérios diagnósticos definidos pela Associação Psiquiátrica Americana, no Manual Diagnóstico e Estatístico de Transtornos Mentais (DSM-5)[3] e pela Organização Mundial de Saúde (OMS), na Classificação Internacional das Doenças e Problemas Relacionados à Saúde.

O Quadro 33.1 apresenta os critérios diagnósticos resumidos para AN, BN e TCAP.

QUADRO 33.1 – Critérios diagnósticos para os TA (transtornos alimentares) segundo DSM-5.

Anorexia nervosa
Restrição da ingestão calórica em relação às necessidades, que leva a um peso corporal significativamente baixo no contexto para idade, gênero, trajetória do desenvolvimento e saúde física
Peso significativamente baixo é definido como um peso inferior ao peso mínimo normal ou, no caso de crianças e adolescentes, menor do que o minimamente esperado
Medo intenso de ganhar peso ou de engordar, ou comportamento persistente que interfere no ganho de peso, mesmo que esteja com peso significativamente baixo
Perturbação no modo de vivenciar o peso, tamanho ou forma corporais; excessiva influência do peso ou da forma corporais na maneira de se autoavaliar; negação da gravidade do baixo peso
Especificar subtipo: Restritivo: nos últimos três meses, não houve episódio de compulsão ou prática purgativa Purgativo: nos últimos três meses, houve episódios de compulsão e/ou purgação
Especificar se: Em remissão parcial: depois de todos os critérios diagnósticos para AN terem sido preenchidos por um período de tempo, o critério A (baixo peso corporal) não se manteve mais, mas o critério B (medo intenso de ganhar peso ou de se tornar gordo ou comportamento que impede o ganho de peso) ou o critério C (perturbação no modo de vivenciar o peso, tamanho ou forma corporais) ainda se mantém Em remissão total: depois de todos os critérios diagnosticados para ANN terem sido preenchidos por um período por um tempo, nenhum dos critérios se apresenta mais, por um período de tempo
Especificar a gravidade atual: Leve: IMC > 17 kg/m² Moderado: IMC entre 16 e 16,99 kg/m² Grave: IMC entre 15 e 15,99 kg/m² Extremo: IMC < 15 kg/m²

Bulimia nervosa
Episódios recorrentes de compulsão alimentar. Um episódio de compulsão alimentar é caracterizado pelos seguintes aspectos: Ingestão, em um período determinado (p. ex., dentro de cada período de duas horas) de uma quantidade de alimento definitivamente maior do que a maioria dos indivíduos consumiria no mesmo período sob circunstâncias semelhantes Sensação de falta de controle sobre a ingestão alimentar durante os episódios (p. ex., sentimento de não conseguir parar de comer ou controlar o que e quanto se está ingerindo)
Comportamentos compensatórios inapropriados recorrentes, a fim de impedir o ganho de peso, como vômitos autoinduzidos; uso indevido de laxantes, diuréticos ou outros medicamentos; jejum ou exercícios físicos em excesso
A compulsão alimentar e os comportamentos compensatórios inapropriados ocorrem, em média, no mínimo uma vez por semana durante três meses
A autoavaliação é indevidamente influenciada pela forma e peso corporais
A perturbação não ocorre exclusivamente durante episódios de anorexia nervosa
Especificar se: Em remissão parcial: depois de todos os critérios para bulimia nervosa terem sido previamente preenchidos, alguns, mas não todos os critérios, foram preenchidos por um período de tempo sustentado Em remissão completa: depois de todos os critérios para bulimia nervosa terem sido previamente preenchidos, nenhum dos critérios foi preenchido por um período de tempo sustentado

(Continua)

QUADRO 33.1 – Critérios diagnósticos para os TA (transtornos alimentares) segundo DSM-5. (*Continuação*)

Bulimia nervosa
Especificar a gravidade atual:
O nível mínimo de gravidade baseia-se na frequência dos comportamentos compensatórios inapropriados. O nível de gravidade pode ser elevado de maneira a refletir outros sintomas e o grau de incapacidade funcional
Leve: média de 1 a 3 episódios de comportamentos compensatórios inapropriados por semana
Moderado: média de 4 a 7 episódios de comportamentos compensatórios inapropriados por semana
Grave: média de 8 a 13 episódios de comportamentos compensatórios inapropriados por semana
Extrema: média de 14 ou mais episódios de comportamentos compensatórios inapropriados por semana

TCA
Episódios recorrentes de compulsão alimentar
Os episódios de compulsão alimentar estão associados a três (ou mais) dos seguintes aspectos:
1) Comer mais rapidamente do que o normal
2) Comer até se sentir desconfortavelmente cheio
3) Comer grandes quantidades de alimento, na ausência da sensação física de fome
4) Comer sozinho por vergonha do quanto se come
5) Sentir-se desgostoso em si mesmo, deprimido ou muito culpado em seguida
Sofrimento marcante em virtude da compulsão alimentar
Os episódios de compulsão periódica ocorrem em média, ao menos uma vez por semana, durante três meses
A compulsão alimentar não está associada ao uso recorrente de comportamento compensatório inapropriado como na BN e não ocorre exclusivamente durante o curso de BN ou ANN
Especificar a gravidade atual:
Leve: de 1 a 3 episódios de compulsão alimentar por semana
Moderada: de 4 a 7 episódios de compulsão alimentar por semana
Grave: de 8 a 13 episódios de compulsão alimentar por semana
Extrema: 14 ou mais episódios de compulsão alimentar por semana

O transtorno alimentar quase sempre surge após uma dieta restritiva em virtude da insatisfação com o peso ou a imagem corporal. Inicialmente, são evitados alimentos ricos em carboidratos e aqueles considerados "proibidos, engordativos" e, paulatinamente, a restrição se faz de forma progressiva e específica.[4,5]

O mecanismo multifatorial dos TA é dividido em três fatores: predisponentes, que aumentam as chances do desenvolvimento do TA; precipitantes, que marcam o início do TA e; mantedores, que contribuem para a instalação e perpetuação do TA.[2,6]

Por isso, é de fundamental importância que o profissional nutricionista compreenda como atuar em cada situação.

Cuidado nutricional

O tratamento nutricional deverá ser realizado por um terapeuta nutricional capacitado e especializado.[5] A recuperação do estado nutricional sempre será priorizada visando a minimizar as complicações clínicas.

A orientação para o exercício físico dependerá do tipo de TA do paciente e do estado nutricional, psicológico e clínico do indivíduo.

Na AN, por exemplo, ela pode ser indicada de maneira limitada ou ainda eliminada de acordo com o peso corporal. Em todos os casos, a promoção de exercícios físicos deve ser baseada no entendimento da saúde e prazer, não focado à compensação energética e promoção para perda de peso.[7]

O nutricionista acompanha as atitudes alimentares do paciente, desmistifica crenças disfuncionais relacionadas aos alimentos e o corpo, aumenta a crítica do paciente em relação à doença e dos comportamentos inadequados a ela relacionados, tais como dietas restritivas e métodos compensatórios, e identifica os gatilhos que desencadeiam as compulsões/restrições alimentares, o que se associa diretamente à insatisfação da imagem corporal.[5]

O peso corporal deve ser acompanhado ao longo do tratamento, mas este não deve ser o foco principal. Logo, é mais importante compreender quais são os gatilhos associados à imagem e ao peso corporal, juntamente com o terapeuta, para diminuir as crenças que estão relacionadas ao "'peso" e ao "corpo ideal".[6]

Também se faz necessário conscientizar o paciente quanto às oscilações dos comportamentos alimentares relacionados ao transtorno alimentar ao longo do tratamento. Por isso, há uma melhora inicial do quadro e recaídas são previstas.

A alta nutricional é obtida quando ocorre a normalização das atitudes alimentares, suspensão das práticas compensatórias inadequadas e a melhora da relação com o corpo para manter o peso de forma estável.[8]

A equipe multidisciplinar é fundamental, durante todo o tratamento, para que cada caso seja tratado de uma forma assertiva e com o melhor manejo possível, a fim de que esse indivíduo consiga ter o acompanhamento adequado.

Exercícios físicos e transtornos alimentares

O exercício físico pode ser um dos métodos utilizados com o transtorno alimentar para perder ou controlar o peso, ocupando lugar importante como estratégia nutricional para tal prática.[9]

Estudos já apontaram que aproximadamente 80% dos pacientes com o diagnóstico de AN e 55% dos pacientes com BN praticaram exercício físico compulsivamente em algum momento da sua história clínica, como forma de compensação para comportamentos alimentares considerados inadequados.[10,11]

Alguns autores adotam termos como *obligatory* (obrigatório) e *compulsive* (compulsivo) para caracterizar indivíduos que se exercitam demasiadamente e que são incapazes de controlar a necessidade pelos exercícios físicos, de forma a realizá-los mesmo quando não se sentem bem, ou deixam de cumprir compromissos sociais.[12]

Por ser mais comum o diagnóstico de TA em mulheres (90%) do que em homens (10%), os estudos existentes na literatura possuem amostras predominantemente femininas. O que chama a atenção, porém, é a surpreendente frequência também no sexo masculino.[13]

Instrumentos de avaliação para TA

Para o rastreamento e diagnóstico de um TA utilizam-se instrumentos autoaplicáveis e entrevistas clínicas. Esses instrumentos contemplam questões relacionadas ao padrão e atitudes alimentares, imagem corporal, comorbidades, aspectos psicológicos, sociais, entre outros.[13]

Os questionários autoaplicáveis são de fácil compreensão e baixo custo, e entre os mais utilizados estão: Eating Attitudes Test – EAT 26 (Teste de Atitude Alimentar), Bulimic Investigatory Test Edinburgh – BITE (Teste de Investigação Bulímica), Body Shape Questionnaire – BSQ (Questionário de Imagem Corporal), Stunkard's Figure Rating Scale (Silhuetas de Stunkard), Body Attitudes Questionnaire – BAQ (Questionário de Atitudes Corporais) e Restraint Scale (Escala de Restrição Alimentar).[13,14]

Para avaliação de imagem corporal em crianças e adultos de ambos os sexos, foi criada a escala de Kakeshita (2008), com biotipos brasileiros. O Inventário de Dismorfia Muscular consiste num instrumento de medida de dismorfia muscular, desenvolvido e validado por Hildebrandt, *et al.*[15]

A Sociedade Americana de Medicina do Esporte (2020) se posiciona em diversos aspectos que envolvem a saúde mental de atletas, e sobre o trabalho da equipe multidisciplinar no manejo de transtornos alimentares. Nesse sentido, recomenda-se uma triagem rotineira de pré-participação para identificação de sintomas de TA em atletas; reconhece que programas de prevenção de TA tem benefícios na redução do risco de TA; e que a TCC – Terapia Cognitiva Comportamental e a terapia familiar são recomendados como tratamentos para TA em atletas.[16]

As recomendações nutricionais do atleta vão depender dos sintomas e segue o tratamento preconizado para os transtornos alimentares apresentados, e deve seguir as necessidades de macronutrientes e micronutrientes de acordo com sua prática esportiva.[17]

Comportamento alimentar

Nos TA, o consumo, o padrão e as atitudes alimentares estão demasiadamente comprometidos.[17]

O padrão alimentar pode ser aplicado à estrutura da alimentação, ou seja, seus horários, tipo de refeições e regularidade. A atitude alimentar envolve crenças, pensamentos, sentimentos e comportamentos com os alimentos.[18,19]

Na anorexia nervosa (AN), a restrição alimentar autoimposta, com exclusão progressiva de alimentos culminando em jejum prolongado, é a principal característica. Com relação ao consumo alimentar, a literatura aponta um aporte calórico baixo que varia de 700 kcal a 1.000 kcal; entretanto, evidências clinicas apontam que esse consumo pode ser bem menor que 700 kcal. O consumo de proteínas não atinge as recomendações de valor calórico total, porém, está proporcionalmente adequado em relação a carboidrato e lipídeo. Outro dado relevante destaca que é comum o aparecimento do vegetarianismo no decorrer da doença. Esse comportamento é adotado não pelo estilo de vida, mas sim pela quantidade de gordura presente na carne.[20,21]

As informações referentes ao consumo de carboidratos são variadas na literatura, mas evidências[20] apontam a crença de que "carboidratos engordam". A fobia em relação às gorduras é clara e geralmente há um baixo consumo envolvido. O baixo aporte energético leva ao raciocínio de que os micronutrientes estão comprometidos, todavia, não há conclusão evidenciada.[21]

Na Bulimia Nervosa, a principal característica é o padrão cíclico de restrição, compulsão e purgação.[20,21]

A ingestão calórica, durante um episódio compulsivo, pode variar de 1.400 kcal a 8.600 kcal em média, com a duração de 59 minutos, seguido da purgação (vômito auto induzido) na maioria dos casos.[20]

Os alimentos mais consumidos durante os episódios bulímicos são riscos em carboidratos e gorduras, como doces gordurosos, refrigerantes, sanduíches, salgadinhos (*chips*, amendoins entre outros), sorvetes etc. São os mesmos alimentos excluídos na fase de restrição.[20]

O padrão alimentar, mesmo fora da compulsão, é extremamente desregrado, sem frequência ou horários regulares e há uma grande variação na ingestão alimentar. As mesmas atitudes alimentares alteradas encontradas na AN são encontradas na BN.

Tratamento nutricional

Para ser mais eficiente, ele é dividido em duas etapas: uma educacional e outra experimental. Deve-se conduzir uma detalhada anamnese relacionada aos hábitos alimentares do paciente e o histórico da doença. É importante avaliar medidas como peso e altura, restrições alimentares, crenças nutricionais, imagem corporal e a relação do indivíduo com os alimentos.[3]

A educação nutricional abrange conceitos de alimentação equilibrada, tipos e funções/fontes dos nutrientes, recomendações nutricionais, consequências da restrição alimentar e purgações.[21]

Na fase experimental, trabalha-se mais intensamente a relação do paciente com o os alimentos e o seu corpo, de forma a ajudá-lo a identificar os significados que o corpo e a alimentação têm na sua vida cotidiana.[22]

As metas do tratamento nutricional na ANN envolvem o restabelecimento do peso, normalização do padrão alimentar, da percepção de fome e saciedade e a correção das sequelas biológicas e psicológicas da desnutrição.[7]

O nutricionista participa de todo o processo de planejamento das refeições, ajuda o paciente a ter uma alimentação adequada, monitora o balanço energético, assim como o (re)ganho de peso. Deve-se auxiliar o paciente a normalizar o seu padrão alimentar e a aprender que a mudança de comportamento envolve o planejamento e o contato com os alimentos.[1,7]

Os objetivos da terapia nutricional na BN são: diminuir as compulsões, minimizar as restrições alimentares, estabelecer um padrão regular de refeições, incrementar a variedade de alimentos consumidos, corrigir deficiências nutricionais e estabelecer práticas de alimentação saudáveis. A abordagem pode ser dividida em alguns pontos-chave: educação sobre a BN, suas consequências, e sobre alimentação e nutrição; redução da preocupação com peso e aumento da aceitação de seu próprio corpo; monitoramento da alimentação por meio do diário alimentar e estabelecimento de um plano alimentar regular.[5,23]

Poucas pesquisas sobre os efeitos do tratamento nutricional na BN foram conduzidas. Algumas pesquisadoras[4] verificaram que o tratamento multiprofissional diminui a frequência de compulsões e purgações e, após o tratamento, 97,5% das pacientes não preenchiam mais critério diagnóstico. As pacientes passaram a fazer mais refeições sentadas, acompanhadas, quietas e passaram a se sentir menos ansiosas e mais tranquilas enquanto se alimentavam. A preocupação constante com a alimentação e a culpa após o consumo de alimentos "proibidos" diminuíram. Contudo, a maioria permaneceu com ódio em relação à sensação de fome, com dificuldade para a seleção de alimentos e sem acreditar que poderia ter uma alimentação adequada, para manter, assim, um peso relativamente normal.[4]

Vigorexia e ortorexia

Também chamada como "Dismorfia Muscular e Anorexia Nervosa Reversa", a vigorexia é descrita como uma variação de desordem dismórfica corporal, e enquadra-se entre os transtornos dismórficos corporais.[25]

A vigorexia está totalmente relacionada com a imagem corporal e apresenta como sintomas a prática excessiva de exercício físico de autorrendimento, principalmente a musculação, pois o indivíduo chega a ficar mais de seis horas em uma academia e na maioria das vezes demonstra um vício exagerado pela prática, pois excede a capacidade fisiológica de o corpo recuperar-se do esforço no qual é submetido, possui padrões alimentares específicos, geralmente compostos de dieta hiperproteica, além de inúmeros suplementos com base em aminoácidos ou substâncias para aumentar o rendimento físico. A busca obsessiva para atingir um corpo considerado perfeito, faz com que o indivíduo não enxergue que essas práticas são prejudiciais à saúde. Além disso, a pessoa com esse transtorno acaba por prejudicar sua vida social, recreativa, pessoal e interpessoal.[26]

Com relação aos exercícios físicos, observa-se que os indivíduos com vigorexia não praticam atividades aeróbicas, pois temem perder massa muscular. São pessoas que evitam a exposição de seus corpos em público, pois sentem vergonha e utilizam camadas de roupas, mesmo no calor, com o intuito de evitar a exposição.[25]

A vigorexia pode estar diretamente relacionado a um transtorno obsessivo-compulsivo, ou seja, a obsessão pelo corpo perfeito e a compulsão por exercícios. Nesses casos ainda, é visível a dismorfia muscular, e tem sido identificada tanto em homens quanto em mulheres, o que provoca alterações da percepção da autoimagem e prejuízos socioculturais, e na saúde e bem-estar dos indivíduos.[26]

A busca obsessiva para atingir um corpo considerado perfeito, faz com que o indivíduo não enxergue que essas práticas são prejudiciais à saúde. Além disso, a pessoa com esse transtorno acaba por prejudicar sua vida social, recreativa, pessoal e interpessoal. Na maioria das vezes demonstra um vício exagerado pela prática, de forma a exceder a capacidade fisiológica de o corpo recuperar-se do esforço no qual é submetido. Possui padrões alimentares específicos, geralmente compostos de dieta hiperproteica, além de inúmeros suplementos com base em aminoácidos ou substancias para aumentar o rendimento físico.[25]

Atualmente, nota-se crescente preocupação com os transtornos relacionados à alimentação, com diversas matérias que envolvem a "necessidade" de se enquadrar em padrões expostos pela mídia.[27]

Portanto, a vigorexia, ou *síndrome de Adonis,* como popularmente é conhecida, é classificada como um transtorno alimentar e, mais especificamente, acompanhada de uma autoimagem distorcida. O paciente com vigorexia, ao se deparar com seu reflexo, não identifica o que vê e, consequentemente, desloca suas questões emocionais nos exercícios. Deste modo, busca alcançar a idealização de um corpo perfeito, ou seja, nunca se sente suficientemente forte ou musculoso, torna-se então, "obcecado" por regimes hiperproteicos, e chega a levar mantimentos alimentares em eventos sociais. Aparentemente esse sujeito busca manter-se saudável, mas ao contrário, busca por um enquadramento, uma luta diária com sua autoestima. Em outras palavras, as pessoas com esse transtorno buscam incessantemente o pseudo corpo perfeito, na tentativa de atingir uma satisfação que nunca poderá ser verdadeiramente alcançada.[28]

A mídia contribui para a influência da imagem corporal, tanto masculina como feminina. Publicitários e profissionais que trabalham com o *marketing* dão ênfase ao corpo perfeito e ao biótipo ideal do homem moderno, musculoso, atlético, sem gordura, da mesma maneira que influenciam as mulheres e impõem padrões a elas há décadas. É um modelo imposto e, muitas vezes, impossível de ser alcançado pela maioria dos homens. Associando esses modelos impostos pela mídia, muitas patologias, antes quase "exclusivas" das mulheres, são cada vez mais diagnosticados em homens.[26]

A presença de profissional devidamente habilitado para acompanhar o praticante de exercício físico é fundamental para minimizar perdas nutricionais, coibir o *overtraining* e os danos associados. Destaca-se que a prática do *overtraining* pode acompanhar a rotina do vigoréxico. Essa prática é conceituada como o excesso de treino, subdividida em duas categorias: treinamentos com excesso de carga e/ou intensidade extrema.[24]

Bratman[29] descreveu a ortorexia nervosa como sendo "uma fixação pela saúde alimentar caracterizada por uma obsessão doentia com o alimento biologicamente puro, acarretando restrições alimentares significativas".

Trata-se de indivíduos com escolhas alimentares acompanhadas de uma preocupação exagerada com a qualidade dos alimentos, a pureza da dieta (livre de herbicidas, pesticidas e outras substâncias artificiais) e o uso exclusivo de "alimentos politicamente corretos e saudáveis".[29]

Bartrina[30] complementou a caracterização da ortorexia nervosa, e propôs outros sintomas, como: evitar extremamente o consumo de corantes, aromatizantes, conservantes, pesticidas, alimentos geneticamente modificados, alimentos com muito sal ou muito açúcar e até usar utensílios de cozinha de modo ritualístico (p. ex., somente cerâmica ou madeira).

Além disso, o perfil dos indivíduos vulneráveis à ortorexia nervosa: "pessoas meticulosas, organizadas e com exacerbada necessidade de autocuidado ou proteção". Esse grupo inclui mulheres, adolescentes, pessoas adeptas de modismos alimentares e de hábitos alimentares alternativos, como vegetarianismo e dieta macrobiótica, e também atletas que se dedicam a esportes como fisiculturismo e atletismo.[30]

Ainda há um longo caminho de investigação científica a ser percorrido para que a ortorexia nervosa seja amplamente conhecida e compreendida. São necessários mais estudos para descrever de modo mais completo o comportamento ortoréxico, sua etiologia, possível diagnóstico, tratamento, grupos e/ou populações vulneráveis.[29]

Embora a ortorexia nervosa ainda não seja oficialmente reconhecida como um TA, estudos sobre esse comportamento alimentar poderão embasar o seu possível futuro reconhecimento. Ademais, trabalhos sobre esse tema poderão fornecer aos profissionais da área de saúde informações necessárias para que possam identificar o indivíduo com comportamento ortoréxico e encaminhá-lo ou tratá-lo adequadamente.[31]

Embora ainda não estejam catalogados como transtornos pelos manuais de classificação de doenças, tanto a "vigorexia'" quanto a "ortorexia" são caracterizadas no âmbito científico como uma das mais recentes enfermidades emocionais estimuladas pela cultura e pelos padrões sociais que hipervalorizam, por meio das mídias, a busca pelo corpo perfeito como sinônimo de sucesso e *status* social.[31]

Dentro de todo contexto apresentado nesse capítulo, ressalta-se a importância da realização de estudos populacionais no Brasil para avaliação da distribuição e magnitude dos transtornos alimentares e em grupos específicos, uma vez que as implicações nutricionais podem promover danos irreversíveis, amplificando os riscos de doenças crônicas.

Isso reforça a necessidade da presença de profissionais da saúde, habilitados e capacitados, para acompanharem o praticante de exercício físico, de modo a identificarem precocemente a tendência ao desenvolvimento desses transtornos, de forma a reduzir os riscos relacionados ao uso excessivo de recursos ergogênicos e práticas alimentares inadequadas.

Perguntas que não podem faltar na sua anamnese nutricional

Quando começou a sua preocupação com o peso? Você já fazia algo para perder peso?

Com que frequência pensa sobre seu peso? Com que frequência você se pesa?

Quanto medo você tem de ganhar peso? E isso afeta negativamente a sua *performance*?

Existe alguma parte do seu corpo da qual você não gosta? Qual? Por quê?

Após o surgimento do TA, quais alimentos você excluiu da sua alimentação? Por quê?

Quais são os alimentos que você considera proibidos e engordativos?

Você já deixou de treinar por conta do seu peso corporal?

Quanto tempo você faz exercícios físicos de forma extenuante e exaustiva? E com que frequência você faz essas compensações?

Referências bibliográficas

1. American Dietetic Association (ADA). Position of the American Dietetic Association: Nutrition intervention in the treatment of anorexia nervosa, bulimia nervosa and other eating disorders. J Am Diet Assoc. 2006;106(12):2073-82.
2. Cordás TA, Salzano FT, Rios SR. Os transtornos alimentares e a evolução no diagnóstico e no tratamento. In: Philippi ST, Alvarenga M. Transtornos alimentares: uma visão nutricional. Barueri: Manore; 2004;2004:39-62.
3. American Psychiatry Association (APA). Diagnostic and Statistical Manual of Mental Disorders (DSM – V), 5ª. ed. Washington DC: APA Press: 2013.
4. Alvarenga M, Larino MA. Terapia nutricional na anorexia e bulimia nervosas. Rev Bras Pisquiatr. 2002;24(3):39-43.
5. Latterza AR, Dunker KLL, Scagliuisi FB, Kemen E. Tratamento nutricional dos transtornos alimentares. Rev Psiq Clin. 2004;31(4): 173-6.
6. Morgan CM, Vecchiattia IR, Negrao Ab. Etiologia dos transtornos alimentares: aspectos biológicos, psicológicos e socioculturais. Revv Bras Pisiquiatr. 2022;24(III):18-23.
7. American Dietetic Association (ADA). Position of the American Dietetic Association: Nutrition Intervention in the Treatment of Eating Disorders J Am Diet Assoc. v.111, 2011;111:1236-1241.
8. Garber AK, Sawyer SM, Golden NH, Guarda AS, Katzman DK, Kohn MR, et al. A systematic review of approaches to refeeding in patients with anorexia nervosa. Int J Eat Disord. 2015(49):293:310.
9. Beumont PJ, Touyz SW, Hook S. Excessive in anorexia. Paper read at the international conference on anorexia nervosa and related disorders. University College Swansea, 1984.
10. Penas-Lledo E, Leal FJV, Waller G. Excessive exercise in anorexia nervosa and bulimia nervosa. Int J Eat Disord. 2002;31:370-5.
11. Davis C. Eating disorders and hyperactivity: a psychobiological perspective. Can J Psychiatry. 1997;42:168-75.
12. Teixeira PC, Costa RF, Matsudo SMM, Cordás TA. A prática de exercícios físicos em pacientes com transtornos alimentares.

13. Freitas AS, Gorensteinb C, Appolinario JC. Instrumentos para a avaliação dos transtornos alimentares. Rev Bras Psiquiatr. 2002;24(III):34-8.

14. Leonidas C, Santos MA. Instrumentos de avaliação da imagem corporal e dos hábitos alimentares na anorexia nervosa: análise da produção científica. Psicol. cienc. prof., Brasília, 2013;33(4):868-883. [2020 maio 06]. Disponível em: http://www.scielo.br/scielo.php?script=sci_arttext&pid=S1414-98932013000400008&lng=en&nrm=iso. doi. org/10.1590/S1414-98932013000400008.

15. Hildebrandt T, Langenbucher J, Schlundt DG. Muscularity concerns among men: Development of attitudinal and perceptual measures. Body Image 2004;1:169-81.

16. Chang C, et al. Mental Health Issues and Psychological Factors in Athletes: Detection, Management, Effect on Performance, and Prevention: American Medical Society for Sports Medicine Position Statement, Clinical Journal of Sport Medicine: 2020;30(2):61-87. doi: 10.1097/JSM.0000000000000817.

17. Latterza AR, Didone N. Transtornos alimentares. In: LONGO, S. Manual de Nutrição para o exercício físico. São Paulo: Atheneu, 2. ed.; 2016.

18. Alvarenga M, Dunker KLL. Padrão e comportamento alimentar na anorexia e na bulimia nervosa. In: Philippi ST, Alvarenga M. Transtornos alimentares: uma visão nutricional. Barueri: Manole; 2. ed.; 2019.

19. Borges VC, Cordás TA, Waitzberg DL. Sociedade Brasileira de Nutrição Parenteral e Enteral (SBNPE), Associação Brasileira de Nutrologia. Terapia nutricional no paciente com transtornos alimentares. Número: 1946, 2011.

20. Alvarenga M, Dunker KLL. Padrão alimentar na anorexia e bulimia nervosa. In: Alvarenga M. Transtornos alimentares: uma visão nutricional. Barueri: Manole; 1. ed.; 2004.

21. Gómez-Candela C, et al. Consenso sobre la evaluación y el tratamiento nutricional de los trastornos de la conducta alimentaria: anorexia nerviosa. Nutr Hosp. 2018;35(1):11-48. DOI:http://dx.dpi.org/10.20960/nh.1561.

22. Alvarenga M, Laurino, MA. Terapia nutricional na anorexia e bulimia nervosas. Rev Bras Psiquiatr. 2002;24(III):39-43.

23. American Psychiatry Association (APA). Diagnostic and Statistical Manual of Mental Disorders (DSM – V), 5. ed. Washington DC: APA Press: 2013.

24. Camargo TPP de, Costa SPV da, Uzunian LG e Viebig RF, Vigorexia: revisão dos aspectos atuais deste distúrbio de imagem corporal. Rev. bras. psicol. Esporte [online]. 2008;2(1):01-15.

25. Assunção SSM. Dismorfia Muscular. Revista Brasileira Psiquiatria: São Paulo, 2002.

26. Azevedo AP, et al; Dismorfia muscular: A busca pelo corpo hiper musculoso. 2012;8(1):53-66.

27. Santos AF, et al. Anabolizantes: conceitos segundo praticantes de musculação em Aracaju (SE). Psicol. estud. [online]. 2006;11(2):371-380.

28. Costa LOP, Samilski DM. Overtraining em atletas de alto nível – uma revisão literária. Rev. bras. ciênc. mov, 2005;13(2):123-134.

29. Bratman SMD. Original essay on orthorexia, 1997. [2022 maio 10]. Disponível em: https://www.orthorexia.com/original-orthorexia-essay/.

30. Bartrina JA. Ortorexia o la obsesion por la dieta saludable. Arch Latinoam Nutr. 2007; 57(4):313-5.

31. Martins CT, et al. Ortorexia nervosa: reflexoes sobre um novo conceito. Rev. Nutr. 2011;24(2).

34

A Atuação do Profissional de Saúde Frente à Tríade "Depressão, Ansiedade e Transtornos Alimentares!"

Murilo Dattilo
Alexandre de Souza Aguiar
Karin Graziele Marin dos Santos

Ao longo dos últimos anos, o número de casos de depressão[1] e de ansiedade,[2] bem como de transtornos alimentares,[3] aumentou de forma expressiva. Embora vários fatores estejam envolvidos na ocorrência dessas condições – inclusive o genético –, é indiscutível a influência do ambiente sobre as pessoas e a forma que elas lidam com ele.

No momento em que determinadas condições clínicas passam a se tornar mais prevalentes, a adequada capacitação profissional também passa a ser condição *sine qua non*. Contudo, o que é necessário para que o profissional de saúde consiga auxiliar pessoas que desenvolvem depressão, ansiedade e/ou transtornos alimentares? Será que o profissional se gradua plenamente capacitado para lidar com esse público, ou antes mesmo de lidar com o próximo, ele precisa direcionar seu olhar para si?

De forma bastante preocupante, dados provenientes de investigações desempenhadas em instituições de ensino demonstram alta prevalência de depressão e ansiedade em estudantes universitários da área da saúde,[4] e alto risco para desenvolvimento de transtornos alimentares[5] em estudantes de nutrição. Como exemplo, comportamentos alimentares com tendência à ortorexia – obsessão por alimentação saudável – chegam a estar presentes em mais de 85% dos estudantes investigados,[6] enquanto Barbosa, *et al.*[7] verificaram que 75,8% dos estudantes de nutrição e 78,2% dos estudantes de educação física apresentaram distúrbios de imagem corporal.

Diante de tal panorama, é imprescindível ponderar como certas visões e conceitos distorcidos – por parte do profissional – interferiam na sua leitura e julgamento da situação de outros, a fim de se evitar posicionamentos e orientações também distorcidas e incompatíveis com a realidade alheia. Portanto, ao longo da breve jornada criada neste capítulo, nossos objetivos serão explorar aspectos relacionados ao "por que comemos? e como a alimentação pode ser conflituosa para algumas pessoas e se tornar peça da engrenagem em casos de depressão, ansiedade e transtornos alimentares.

▶ Definições iniciais acerca de depressão, ansiedade e transtornos alimentares

A depressão é um transtorno de humor que pode ser classificado em diferentes subtipos, mas as características comuns a todos eles são: tristeza, sentimento de vazio ou irritação, em associação a alterações somáticas e cognitivas que afetam de sobremaneira a capacidade funcional do indivíduo.[8]

A ansiedade também pode ser classificada de diferentes maneiras, mas está ligada ao medo e se manifesta como um estado de humor orientado para o futuro, em um complexo sistema de resposta de ordem cognitiva, afetiva, fisiológica e comportamental à preparação para eventos ou circunstâncias que possam parecer perigosas ou ameaçadoras. Um quadro de ansiedade considerado patológico se dá diante da exacerbação da ameaça percebida ou avaliação incorreta do perigo acerca de uma situação que, então, resulta em respostas excessivas e inapropriadas.[9]

Os transtornos alimentares, classificados de acordo com as práticas alimentares adotadas, estão relacionados às alterações no comportamento alimentar, severa distorção em sua imagem corporal e aos agravos psicossociais, o que favorece o desenvolvimento de uma série de atitudes comportamentais compensatórias, como inanição e/ou compulsão-purgação-restrição.[10] Além disso, os transtornos alimentares não costumam ser entidades isoladas e estão intimamente associados a outras condições psiquiátricas, a exemplo da própria depressão e ansiedade.

▶ A contextualização do problema por meio da contemporaneidade

Há um desafio que devemos encarar e que se refere à questão dos movimentos que afetam o comportamento humano, que parte da antiguidade, passa pela modernidade até chegar ao contemporâneo. Claramente, somos uma somatória de forças que norteiam nossas atitudes, mas nem sempre por decisões independentes, apesar de nos parecer evidente que somos nós mesmos os autores das nossas escolhas.[11]

Até que ponto nossas decisões diante da vida são movidas por racionalidade própria em que elaboramos ideias lúcidas, sustentadas por fatores ligados à vontade do eu? Isso é um ponto de inflexão importante a ser avaliado e conhecido por todos nós: o autoconhecimento e os limites da independência. A independência requer fronteiras, bordas que contornam a nossa personalidade e que, quando não descobertas, trazem angústia.[12]

E nesse cenário surgem vários diálogos que nos afetam, que nos alcançam com mensagens distintas e sempre encontram em nós um vão de vulnerabilidade, de fragilidade pronta a aceitar qualquer receita que terceirize o nosso esforço em nos conhecer e aceitar a dolorosa e prazerosa arte de viver. A vida é um contrato de risco, e estamos aqui, aprendendo a viver o instante, às vezes negando-o ou até mesmo amortecendo a queda a partir de recursos diversos, como terapias e medicações.

Para alguns autores existencialistas (linha da filosofia que expõe a pessoa às responsabilidades pessoais na óptica do sentir e agir sobre a vida), já no final do século XIX e início do século XX, a análise existencial da angústia deveria ser pulso principal para lidar com os obstáculos emocionais, uma vez que o fato de questionar a própria existência torna-se insuportável, o buscar uma vida que faça sentido depende dessa análise em busca de valor e propósito. Não obstante, valor, sentido e propósito são eixos congruentes da psicologia positiva, que movimentam nossa vida em busca de autenticidade, pois uma pessoa autêntica é aquela que vive alinhada com seus valores: virtude.[13]

A modernidade, com o avanço da ciência e o modo racional do pensamento cartesiano, foi um marco que estabeleceu o modo de pensar baseado no eu, e que move a visão teocêntrica da idade média para um olhar focado na responsabilidade do homem como autor do pensamento e de suas escolhas, o antropocentrismo. Seria esse um movimento que deflagrou a angústia do homem em relação à vida no contemporâneo? Uma vez que a tecnologia trouxe a promessa de uma vida mais longeva e feliz? Aliás, nunca felicidade foi tão tratada como produto em que se adquire por meio de cliques e "arrasta pra cima" de uma vida em redes sociais – formas essas que passaram a ser engrenagem quase obrigatória no impulsionamento do número de casos de depressão, ansiedade e transtornos alimentares, assim como passaremos a explorar adiante.[13]

A busca pela felicidade existencialmente vazia

A falta de conexão com a vida é uma das grandes causas de depressão e suicídio, com maior prevalência entre adolescentes e idosos (quem há pouco chegou não quer ficar, enquanto quem já viveu mais tempo quer antecipar sua partida). E é justamente nesse momento em que a pessoa se sente um hiato, sem elo ou conexão com a vida, que surgem as questões conflituosas, como um vulcão em erupção que emana lavas angustiantes sobre a alma – a necessidade da presença do corpo é tão forte que, por exemplo, aspectos ligados à automutilação são analisados como necessidade de presença ou de sentir a própria existência a partir da dor.

É inegável dizer que o advento e subsequente capilarização das redes sociais representaram marco histórico sem precedentes como fator contribuinte para o desenvolvimento de condições clínicas de ordem psíquica. O aumento do tempo exposto às redes sociais, além de menos horas de sono, tem sido associado ao avanço dos casos de depressão,[14] inclusive em crianças e adolescentes.[15] Paralelamente à depressão, tem sido evidenciado avanço nos casos de transtornos de ansiedade[14] e alimentares,[16] frutos, ao menos em parte, da busca pelo corpo perfeito anunciado nas páginas alheias que inundam os *feeds* das nossas mídias sociais (a busca por um padrão corporal que apresenta como referência o outro, que revela falhas na autopercepção de imagem e autoconhecimento tem sido uma realidade crescente e recorrente).

Vazios existenciais e comportamentos relacionados ao exercício físico e alimentação

Nos dias atuais, ter uma vida autêntica requer adequado escoramento em virtudes próprias, para assim analisar seus valores, uma vez que o modelo em bolhas, que coloca uma vida feliz dentro de padronizações estruturadas em bens materiais, dinheiro e corpo perfeito, tem sido tratado como válvula pulsátil para vários modelos de depressão e de transtornos de ansiedade e alimentares, além de alterações da autoimagem.[17]

Do ponto de vista comportamental, humanos tendem a buscar preencher vazios das mais diversas maneiras (e quando isso não ocorre, aumenta a probabilidade do autoextermínio). Entretanto, muitas dessas tentativas se dão por meios falhos (por exemplo: compras, pois o ato de comprar está associado à ativação de vias nervosas relacionadas ao prazer e à recompensa, porém, de forma transitória, frequentemente seguida de culpa e fracasso. Outros exemplos que podem promover as mesmas reações de prazer e posterior culpa são o consumo de bebidas alcoólicas, a prática excessiva de exercícios físico e, por fim, a comida, sobretudo quando há ganho de gordura corporal).

Historicamente, a melhora da estética corporal sempre foi colocada como meio de se enquadrar na sociedade (ora com corpos voluptuosos, ora magros; nos dias atuais, corpos musculosos e definidos, para alguns, e magros para outros), e é bastante comum a intenção de alguém querer mudar o próprio corpo para se sentir mais preenchido, pertencido e feliz. Como meio para tal fim, tentativas de mudanças na prática de exercício físico e na alimentação são popularmente conhecidas – qualquer veículo midiático atrela "dietas" e "regimes" a corpos magros, bem como exercícios físicos a corpos "esculturais" –, as quais serão exploradas a seguir.

A dicotomia por trás do exercício físico – benéfico ou não?

São inegáveis os benefícios proporcionados à saúde com a prática do exercício físico, e possivelmente, poucas estratégias têm capacidade de influenciar positivamente a função de todos os órgãos e sistemas fisiológicos da mesma forma que ele. Além disso, o exercício físico aumenta o bem-estar, a disposição física e mental, a autoestima e a identidade. Contudo, cabe ressaltar que o exercício físico também possui o outro lado da moeda: muito do que é bom pode ser ruim, física e psiquicamente, pois para algumas pessoas, a prática do exercício físico com objetivo estético maquiado de busca por saúde pode se manifestar de forma excessiva e com padrão obsessivo, e pode até mesmo atender alguns critérios para caracterização de dependência.[18]

Não é estranho aos ouvidos de ninguém que uma das principais razões que leva uma pessoa a iniciar um programa de exercício físico seja a mudança na estética corporal. Paradoxalmente, essa pessoa é a que tem maior chance de desistir da sua prática. De forma oposta, a exemplo do público idoso, embora haja uma série de barreiras para iniciar o treinamento físico, a taxa de desistência é mais baixa. Assim, perguntamos-lhe: não seria a razão ou propósito que leva alguém ao exercício físico o cerne da questão para aderência ao treinamento físico e, também, evitar experimentar os malefícios advindos dele?

Diante do exposto, pensemos nos seguintes aspectos, a levar em conta o início da prática do exercício físico para fins estéticos:

- Uma pessoa apresenta insatisfação corporal e prospecta um resultado. Esse resultado é factível à sua realidade ou é utópico, pautado, por exemplo, em referências externas?
- Um programa de treinamento físico é iniciado e, mesmo em face de mudanças estéticas, se a prospecção de resultado for intangível, o percurso nunca tem fim. Dessa forma, o mais comum é o abandono à prática do exercício físico.
- Para uma parcela daqueles que se engajam no treinamento físico, o ditado recente "foco, força e fé" se tornou uma roupagem diferente para um comportamento obsessivo, em que grande parte dos pensamentos e atitudes diárias giram em torno da busca pelo corpo sonhado, com possibilidade eminente de estratégias potencialmente danosas serem acionadas e colocadas em prática. Entretanto, há satisfação com a atividade praticada?

Esses três tópicos representam uma pessoa que tenta subir o andar de um prédio pela escada rolante que desce, e tal condição de distanciamento do resultado desejado, somado ao fato de tentar fazer de tudo para atingi-lo, cria ambiente pautado em insatisfação e favorável ao desenvolvimento de depressão, transtornos de ansiedade e peculiaridades na forma de se alimentar.[19] Assim como esperado, os sintomas de ansiedade e depressão são comuns entre frequentadores de academias de musculação e ginástica, o que coloca a prática do exercício físico não em condição de bem-estar, mas sim de dependência, com características muito parecidas às pessoas que apresentam dependência por drogas.

O exercício físico, quando realizado de forma distorcida, pode trazer consequências ruins não somente ao praticante, mas também àqueles que fazem parte do seu círculo social. Na própria literatura científica, há vários dados que exploram características do desenvolvimento da dependência pelo exercício físico, a qual é demonstrada pelo aumento da quantidade de exercício físico praticada, sintomas de abstinência, tolerância e perda de controle.[20] Inclusive, eventualmente a dependência pelo exercício físico pode resultar em sofrimento físico e psicológico, e prejuízos à saúde, mas mesmo que não seja considerada um transtorno psíquico, pode estar bastante associada à depressão, transtornos de ansiedade[21] e alimentares,[22] bem como a outros comportamentos de dependência, uma vez que todos eles apresentam elos entre si – imagine um efeito dominó; uma única ação de derrubar um dominó faz com que todos os outros também, caiam.

A dependência pelo exercício físico parece se manifestar de acordo com as seguintes fases:[23]

Fase 1 – O exercício físico para fins recreativos

A atividade é prazerosa e o comportamento está sob controle do indivíduo, com rara ou nenhuma consequência negativa advinda da sua prática; tensão e/ou dor muscular esquelética de baixo grau são esperadas.

Fase 2 – O exercício físico de risco

Os efeitos do exercício físico sobre o humor passam a ser conhecidos e são usados como meios para lidar com as dificuldades. A dependência passa a ser mais provável de ocorrer quando o exercício físico se torna o principal ou único meio para lidar com o estresse.

Fase 3 – O exercício físico problemático

As obrigações diárias são rigidamente organizadas em torno do exercício físico; consequências negativas passam a ser observadas; o exercício físico é praticado de forma individual e vários tipos de exercícios físicos são realizados.

Fase 4 – A dependência pelo exercício físico

O controle sobre o exercício físico é perdido, a importância e a tolerância se desenvolvem, as obrigações diárias se tornam relaxadas e a prática pelo exercício físico é primariamente buscada como meio de evitar os sintomas de abstinência.

A alimentação como meio de preenchimento e de esvaziamento de si

A alimentação é um meio pelo qual obtemos nutrientes para atendimento das demandas fisiológicas corporais, mas é fundamental destacar que ela não é uma entidade isolada, quer dizer, ela sofre várias interferências. Além disso, nós não comemos somente por necessidade, mas também por prazer, com circuitaria nervosa envolvida nesse processo já muito bem reconhecida e amplamente estudada (regulação hedônica).[24]

No momento em que há alimentos relacionados à geração de prazer, a alimentação pode ser usada como meio de se ancorar à vida, mas quando em excesso em relação às demandas energéticas, espera-se aumento de massa corporal e distanciamento do padrão estético cobrado pela sociedade, o que gera uma situação internamente bastante conflituosa. Nesse momento, recuar ou continuar? "Tomar vergonha na cara" ou "ignorar tudo e todos e comer sem medo do amanhã?" Pensamentos similares a esses são comuns, mas escancaram a avassaladora polarização dos caminhos – esquerda ou direita, tudo ou nada, quente ou frio, muito feliz ou em prantos... – sendo que o caminho não é nem o preto nem o branco, mas sim os diversos tons de cinza.

Certamente, inúmeras pessoas – assim como você, leitor – já se depararam com a informação: "é tudo questão de equilíbrio!" E não é totalmente mentira. Mas como chegar ao equilíbrio? Além disso, esse meio-termo pode ser visto por alguns como muito moroso, representando um certo balde de água fria na urgência do resultado (p. ex., mudança estética). Assim, a alimentação pode passar a ser alvo de atitudes regadas de desespero, com práticas severas de restrição calórica, exposição a longos períodos de jejum, práticas evitativas de consumo a alimentos e produtos alimentícios prazerosos (p. ex., chocolate), sem considerar o uso de substâncias – lícitas e ilícitas – com a intenção de otimizar resultados (p. ex., práticas purgativas e substâncias inibidoras de apetite).

O famigerado "efeito sanfona" representa o abandono ao plano utilizado à redução de massa corporal e retorno aos padrões anteriores. Do ponto de vista biológico, esse abandono é plenamente justificável e, sim, pode ser considerado benéfico, pois todas as práticas acima citadas (extremistas) são adventos estressores. Todavia, o abandono pode se assemelhar a uma catapulta que lança o indivíduo em direção ao consumo alimentar excessivo, descontrolado e punitivo – aqui, estamos diante de alguém com risco para o desenvolvimento de transtornos de compulsão alimentar, por exemplo. Ao mudar a óptica, uma grande preocupação também surge diante de pessoas que praticam atitudes alimentares severamente restritas e passam a vencer o sofrimento (estresse) fisiológico, uma vez que trava a batalha contra a fome e vontade de comer – nesse caso, estamos diante de uma pessoa com alto potencial de desenvolvimento de anorexia nervosa.

Diante da dicotomização do comer muito ou pouco, voltamos à questão da busca pelo equilíbrio. Para pessoas com práticas alimentares mais intensificadas, pode caber aos profissionais a criação de planos pedagogicamente inspirados para reapresentação da alimentação ao sujeito, para que os alimentos recebam a sua devida roupagem (uma banana é somente uma banana, assim como um chocolate é somente um chocolate). Entretanto, é imperativa a necessidade de que os profissionais se desprendam de seus juízos e passem a compreender a visão e sentimentos do próximo, a fim de a caminhada poder acontecer da forma mais singela, produtiva e parceira possível.

Técnicas de meditação, como *mindfulness* (ou atenção plena), ganharam espaço na ciência exatamente por trabalharem essa percepção do instante e sua relação com tempo e espaço; o *mindfuleating* também mostra a relação do comer com atenção, e observa vários pontos importantes ao ato de comer, como o ambiente, aspectos organolépticos associados ao alimento, como tato, cheiro, sabor, cor e sons da mastigação. São técnicas validadas cientificamente e capazes de exercer análise e controle sobre a nossa percepção com a comida.

É muito complexo entender as novas exigências que a nutrição tem pela frente, no que tange o modelo de manejo do comportamento alimentar, que contempla as necessidades nutricionais para além de um modelo mecanicista bioquímico. Dominar os cálculos de macro e micronutrientes já não é mais o diferencial do profissional, que precisa hoje de uma análise em perspectiva, olhar em vários ângulos para diferentes pacientes, que trazem história de vida e expectativas distintas em relação à saúde e ao corpo.

Referências bibliográficas

1. Otte C, Gold SM, Penninx BW, Pariante CM, Etkin A, Fava M, et al. Major depressive disorder. Nat Rev Dis Primers. 2016;2:16065.
2. Penninx BW, Pine DS, Holmes EA, Reif A. Anxiety disorders. Lancet. 2021;397(10277):914-927.
3. Galmiche M, Dechelotte P, Lambert G, Tavolacci MP. Prevalence of eating disorders over the 2000-2018 period: a systematic literature review. Am J Clin Nutr. 2019;109(5):1402-1413.
4. Freitas PHB, Meireles AL, Barroso SM, Bandeira MB, Abreu MNS, David GL, et al. Perfil de qualidade de vida e saúde mental de estudantes universitários da área da saúde. Research, Society and Development. 2022;11(1):e35011125095.
5. Silva JA, Lopes SO, Cecon RS, Priore SE. Comportamento de risco para transtorno alimentar em universitarias de Vicosa-MG: R Assoc Bras Nutr, 2021;12(2):119-32.
6. Penaforte FRO, Barroso SM, Araujo ME, Japur CC. Ortorexia nervosa em estudantes de nutrição: associações com o estado nutricional, satisfação corporal e período cursado. J Bras Psiquiatr. 2018;67(1):18-24.
7. Barbosa MP, Goncalves TD, Rodrigues AM, Rosa LCL. Comportamento anoréxico e percepção corporal em universitários. J Bras Psiquiatr. 2008;57(3):166-70.
8. Chand SP, Arif H. Depression. [Updated 2021 Jul 26]. In: StatPearls [Internet]. Treasure Island (FL): StatPearls Publishing; [2022 Jan 26]. Disponível em: https://www.ncbi.nlm.nih.gov/books/NBK430847/.
9. Penninx BW, Pine DS, Holmes EA, Reif A. Anxiety disorders. Lancet. 2021;397(10277):914-927.
10. Balasundaram P, Santhanam P. Eating Disorders. [Updated 2021 Dec 19]. In: StatPearls [Internet]. Treasure Island (FL): StatPearls Publishing; [2022 Jan 26]. Disponível em: https://www.ncbi.nlm.nih.gov/books/NBK567717/.
11. Schiller F. Cartas sobre a educacao estetica da humanidade. Sao Paulo: EPU, 1991.
12. Frankl VE. A Vontade de Sentido. Fundamentos e Aplicacoes da Logoterapia. Sao Paulo: Paulus, 2011.
13. Mose V. Nietzsche hoje: sobre os desafios da vida contemporanea. Petropolis, RJ: Vozes, 2018.
14. Shensa A, Sidani JE, Dew MA, Escobar-Viera CG, Primack BA. Social Media Use and Depression and Anxiety Symptoms: A Cluster Analysis. Am J Health Behav. 2018;42(2):116-128.
15. Cataldo I, Lepri B, Neoh MJY, Esposito G. Social Media Usage and Development of Psychiatric Disorders in Childhood and Adolescence: A Review. Front Psychiatry. 2021;11:508595.
16. Jiotsa B, Naccache B, Duval M, Rocher B, Grall-Bronnec M. Social Media Use and Body Image Disorders: Association between Frequency of Comparing One's Own Physical Appearance to That of People Being Followed on Social Media and Body Dissatisfaction and Drive for Thinness. Int J Environ Res Public Health. 2021;18(6):2880.
17. Achor S. O jeito Havard de ser feliz. São Paulo: Saraiva, 2012.
18. Lichtenstein MB, Hinze CJ, Emborg B, Thomsen F, Hemmingsen SD. Compulsive exercise: links, risks and challenges faced. Psychol Res Behav Manag. 2017;10:85-95.
19. Pope HG Jr, Gruber AJ, Choi P, Olivardia R, Phillips KA. Muscle dysmorphia. An underrecognized form of body dysmorphic disorder. Psychosomatics. 1997;38(6):548-57.
20. Landolfi E. Exercise addiction. Sports Med. 2013;43(2):111-9.
21. Weinstein A, Weinstein Y. Exercise addiction- diagnosis, bio-psychological mechanisms and treatment issues. Curr Pharm Des. 2014;20(25):4062-9.
22. Trott M, Jackson SE, Firth J, Jacob L, Grabovac I, Mistry A, et al. A comparative meta-analysis of the prevalence of exercise addiction in adults with and without indicated eating disorders. Eat Weight Disord. 2021;26(1):37-46.
23. Egorov AY, Szabo A. The exercise paradox: An interactional model for a clearer conceptualization of exercise addiction. J Behav Addict. 2013;2(4):199-208.
24. Greenway FL. Physiological adaptations to weight loss and factors favouring weight regain. Int J Obes (Lond). 2015;39(8):1188-96.

35

Aspectos Nutricionais para Praticantes de Esportes Adaptados

Claudia Ridel Juzwiak
Daniel Paduan Joaquim

Atualmente, além do destaque em competições, o esporte adaptado contribui para os aspectos sociais e o melhor acesso da pessoa com deficiência a uma vida mais fisicamente ativa. Atualmente, existem 10 tipos de deficiência elegíveis no esporte adaptado: potência muscular prejudicada (p. ex., lesão medular – LM), amplitude de movimento passiva prejudicada (p. ex., artrogripose), deficiência de membro (DM) (p. ex., dismelia), diferença de comprimento de perna, baixa estatura (p. ex., acondroplasia), hipertonia (p. ex., acidente vascular cerebral), ataxia (p. ex., esclerose múltipla), atetose (p. ex., lesão cerebral traumática), deficiência visual (DV) (p. ex., retinopatia diabética) e deficiência intelectual (DI).[1] Nas competições, utiliza-se um sistema de classificação* que considera a funcionalidade do atleta para cada modalidade. Organizados em classes, os atletas competem em condições mais equânimes, de forma a assegurar competições mais justas.[1,2]

O atendimento nutricional do esportista e atleta com deficiência apresenta desafios importantes, com destaque às especificidades das deficiências associadas ao tipo de esporte praticado e às lacunas no conhecimento sobre as necessidades nutricionais desse grupo populacional.

Perfil nutricional e avaliação nutricional

Estudos em nosso meio apontam que praticantes de esporte adaptado apresentam ingestão variável, a depender da deficiência e da modalidade praticada, e as inadequações mais comuns são o consumo insuficiente de energia (E), carboidratos (CHO), cálcio e vitamina A.[3-7] Joaquim, *et al*.[8]

---

* Mais detalhes sobre a descrição da classificação podem ser encontrados no site do *International Paralympic Committee*.[1]

avaliaram a qualidade da dieta de atletas velocistas com DV, paralisia cerebral (PC) e DM e observaram a necessidade de melhoria, principalmente em relação ao consumo de cereais integrais, leite e derivados, hortaliças e frutas.

Assim, a avaliação dietética é uma das etapas fundamentais do acompanhamento nutricional e deve ser bem detalhada. Todavia, algumas particularidades devem ser identificadas nessa etapa nos casos de pessoas com deficiência. É comum que pessoas com DI apresentem dificuldade na mastigação e deglutição ou engasgos, intolerâncias/aversões alimentares e constipação. Já em pessoas com transtorno do espectro autista, o comportamento alimentar pode ser desafiador devido às restrições nas escolhas alimentares, por exemplo, devido a maior sensibilidade à temperatura, cor e, principalmente, textura dos alimentos. Esses casos também apresentam dificuldade em relatar com precisão o consumo alimentar e podem ser muito resistentes à inclusão de novos alimentos e de novas estratégias alimentares.[9] Entre pessoas com DV total, adquirida ou congênita, pode ocorrer dificuldade em relatar o tamanho das porções, o que prejudica a acurácia da descrição do consumo alimentar. Nesses casos, a utilização de utensílios, como colheres, escumadeiras e conchas pode auxiliar no inquérito alimentar. Ainda, a família ou atleta-guia podem influenciar as escolhas alimentares ou a determinação das quantidades consumidas.[10] No caso da PC, a depender da área cerebral comprometida, podem ocorrer alterações na fala, de forma a dificultar o relato do consumo. Nesses casos, podem estar presentes aversões alimentares e alterações neuromotoras que afetam a mastigação, deglutição, bem como refluxo ou constipação.[11-13]

Para atletas videntes, o registro fotográfico pode ser uma estratégia interessante para a coleta de dados dietéticos.[8] Além disso, deve-se considerar que o curso de vida e os vários fatores que influenciam as escolhas alimentares podem trazer informações sobre a relação do atleta com a comida. É importante que o nutricionista entenda e explore essas questões na avaliação dietética, para a definição da melhor estratégia de planejamento nutricional.

A avaliação antropométrica e da composição corporal são aspectos importantes da avaliação nutricional, pois auxiliam no diagnóstico de saúde, no desenvolvimento de tecnologia assistiva (p. ex., encaixe de próteses ou equipamentos), monitoramento das rotinas relacionadas ao treinamento e a dieta, além do desempenho atlético.[14]

Existem inúmeros métodos, entretanto, não existe padrão-ouro para a avaliação nessa população. A deficiência em si tem implicações na avaliação e na interpretação dos resultados, devido às suas características e especificidades, o que pode influenciar na escolha do método, uma vez que os pressupostos são baseados em atleta sem deficiência.[13,14] O Quadro 35.1 descreve estratégias para avaliação da antropometria e da composição corporal, que leva em conta as limitações dos métodos de acordo com as características das deficiências.

Ao levar em conta a necessidade de aumentar a sensibilidade da avaliação e o monitoramento longitudinal da composição corporal dos atletas com deficiência, têm-se sugerido a utilização da somatória de dobras cutâneas (SDC em mm), associada a outras medidas como massa corporal e circunferências. Recomenda-se, ainda, a aplicação de protocolos padronizados de avaliação, como o proposto pela *International Society for the Advancement of Kinanthropometry* (ISAK) para acompanhamento do atleta, para que abstenha-se do uso de equações preditivas inespecíficas.[14] A interpretação da mudança de composição corporal pode ser realizada de forma simples, de acordo com o proposto por Slater & Goosey-Tolfrey,[14] utilizando dados de massa corporal e a SDC. Por exemplo, ao se observar aumento da massa corporal e diminuição da SDC, pode-se interpretar esses dados como tendo ocorrido ganho de massa magra e diminuição na gordura corporal.

QUADRO 35.1 – Métodos para avaliação da antropometria e da composição corporal.

Medidas	Estratégia a ser utilizada

Massa corporal (kg)	• Na impossibilidade do paciente conseguir se posicionar de pé sobre a balança realizar a medida:
	  a. sentado, de pernas cruzadas, sobre a plataforma da balança
	  b. segurado por outra pessoa (cuja massa corporal é conhecida), e estima-se a massa corporal do paciente pela diferença das medidas
	  c. pesado em sua cadeira de rodas (cujo peso é conhecido), a massa corporal do paciente é estimada subtraindo-se o peso da cadeira de rodas
	• Em atletas amputados, utilizam-se as proporções corporais propostas por Osterkamp (1995) para se estimar a diferença do peso da extremidade amputada
	• Utilizar equações para estimativa da massa corporal (Chumlea, *et al.*, 1988)*

Estatura (cm)	• Na impossibilidade do paciente ser avaliado em pé, por exemplo LM, aferir a estatura:
	  a. Estatura recumbente
	  b. Por equações preditivas (Chumlea, *et al.*, 1994)** e (Canda, 2009)***

Composição corporal	**Limitado para**
DXA	• Indivíduos com espasmos (p. ex., LM, PC espásticos e esclerose múltipla) • Indivíduos com implantes cirúrgicos (p. ex., hastes metálicas, pinos cirúrgicos, marca-passos) • Torna incerta a medida em atletas com baixa estatura, atrofia muscular ou amputações bilaterais acima do joelho devido a alterações na leitura do aparelho
BIA	• LM (principalmente com a presença de edema, ascite, doença renal, hepática ou cardíaca), e podendo subestimar a massa magra • Amputados (unilateral ou bilateral), pois influi na mensuração da resistência
PDA	• Indivíduos com tetraplegia (devido à dificuldade de manter-se sentado e incapacidade de mensurar a capacidade pulmonar residual) • Amputados, devido à incompatibilidade com as premissas do método
Dobras cutâneas	• Podem ser necessárias modificações no protocolo de medida, a depender da deficiência ou do hemisfério afetado • As equações preditivas em comparação com outros métodos, em grupos com diferentes deficiências, têm subestimado a estimativa de %G

*Chumlea, *et al.* (1988) propõe para homens: Peso Corporal (kg) = (0,98 × circunferência de panturrilha) + (1,16 × altura de joelho) + (1,73 × circunferência de braço) + (0,37 × espessura de dobra cutânea subescapular) – 81,69. Para mulheres: Peso Corporal (kg) = (1,27 × circunferência de panturrilha) + (0,87 × altura de joelho) + (0,98 × circunferência de braço) + (0,4 × espessura de dobra cutânea subescapular) – 62,35; **As equações de Chumlea, *et al.* (1994) usam como variáveis preditivas a altura do joelho e idade; ***Canda (2009) propõe para homens: Estatura = 1,346 + 1,023 × comprimento da perna + 0,957 × altura sentado + 0,530 × comprimento da coxa + 0,493 × comprimento do braço + 0,228 × comprimento do antebraço. Para mulheres: Estatura = 1,772 + 0,159 × envergadura do braço + 0,957 × altura sentado + 0,424 × comprimento de coxa + 0,966 × comprimento de perna.
%G: Percentual de Gordura; BIA: *Bioelectrical Impedance*; DXA: *Dual Energy X-Ray absorptiometry*; LM: lesão medular; PDA: Pletismografia por deslocamento de ar; PC: paralisia cerebral.
Fonte: Adaptado de Slater & Goosey-Tolfrey;[14] Broad & Juzwiak.[15]

Estratégias nutricionais para praticantes de esporte adaptado

Os conhecimentos da nutrição esportiva têm evoluído nas últimas décadas. No entanto, até o presente momento não foram publicadas recomendações nutricionais com foco específico para esportistas e atletas com deficiência, de forma a destacar a possibilidade de adaptação das recomendações existentes.[12,13]

Determinação da necessidade de energia

A estimativa da necessidade de energia (NE) pode ser realizada a partir do conhecimento do gasto de energia (E). Na impossibilidade de se adotar métodos de referência/padrão para a estimativa da taxa metabólica basal/repouso (TMB/TMR), como por exemplo, a água duplamente marcada, a calorimetria direta ou indireta, são utilizadas equações preditivas.[13,15] No entanto, essas equações não foram desenvolvidas e validadas para atletas com deficiência, sendo necessário o uso criterioso. O Quadro 35.2 resume os aspectos que afetam a NE nos casos de LM, PC, DM e DV.[15]

QUADRO 35.2 – Fatores que afetam a necessidade de energia, considerações sobre o uso das diferentes equações preditivas e sobre o gasto de energia com o exercício.

Deficiência	Características e fatores que afetam a TMB/TMR	Considerações sobre o uso de equações preditivas da TMB/TMR	Considerações sobre o GEex
Lesão medular	• As medidas absolutas de TMB/TMR são 14% a 27% menores do que em indivíduos sem deficiência • O nível de lesão afeta a TMB/TMR devido a: a) atrofia muscular abaixo do nível da lesão b) alteração do funcionamento do SNS e redução na produção de catecolaminas (norepinefrina, epinefrina e dopamina) • Menor débito cardíaco • Influência de medicação	• As equações usadas para prever a TMB/TMR superestimam em 5% a 32% • Chun, *et al.* (2017)* desenvolveram e validaram equação específica para indivíduos com LM (quadriplegia e paraplegia), que apresenta variação de 229 a 241 kcal/dia em comparação com a CI • A equação de Cunningham (1980)**, que utiliza MM como variável, foi a que melhor estimou a TMB/TMR de atletas com LM (Pelly, *et al.*, 2018), com diferença média de 60 kcal/d	• O GEex de atletas com LM é 25% a 75% menor do que em atletas sem deficiência, e que realizam a mesma atividade devido ao: a) nível da lesão b) tipo da lesão (completa ou incompleta) c) nível de treinamento d) produção de catecolaminas
Paralisia cerebral	• A presença de espasticidade, atetose ou ataxia podem aumentar a TMB/TMR comparada a de indivíduos sem deficiência • A espasticidade pode aumentar a TMB/TMR em até cerca de 10%	• As equações de Owen *et al.* (1986/1987)*** apresentaram a melhor estimativa em atletas do atletismo com PC, que superestimam a TMB/TMR em 125 kcal/d em comparação com a CI (Juzwiak, *et al.*, 2016)	• GEex pode estar aumentado se houver assimetria nos movimentos que afete a deambulação

(Continua)

QUADRO 35.2 – Fatores que afetam a necessidade de energia, considerações sobre o uso das diferentes equações preditivas e sobre o gasto de energia com o exercício. (*Continuação*)

Deficiência	Características e fatores que afetam a TMB/TMR	Considerações sobre o uso de equações preditivas da TMB/TMR	Considerações sobre o GEex
Deficiência de membro/amputação	• Quanto mais extensa e mais proximal a amputação, menor a TMB/TMR	• Equações subestimam ou superestimam a TMB/TMR de indivíduos com perda traumática de membros, que variam entre −306 a +528 kcal/dia, a depender da equação (Howell, *et al.,* 2015) • As equações de Owen, *et al.* (1986/1987) apresentaram a melhor estimativa, que superestimam a TMB/TMR de atletas do atletismo com DM em 104 kcal/d (Juzwiak, *et al.*, 2016)	• GEex pode estar aumentado se houver assimetria nos movimentos e alteração da marcha por uso de prótese • Tipo de prótese pode afetar o custo da corrida • Quanto mais proximal a amputação, maior o GEex
Deficiência visual	• Não há razão para acreditar que exista diferença na NE entre os atletas com DV e atletas convencionais	• A equação de Mifflin, *et al* (1990)**** foi a que melhor estimou a TMB/TMR em atletas do atletismo com DV que superestimam em 146 kcal/dia (Juzwiak, *et al.*, 2016)	• Atletas com DV treinam e competem em velocidade menor do que atletas videntes, porém é pouco provável que essa diferença afete a necessidade de energia (Broad, 2019)

*Equação de Chun, *et al.* (2017): TMB/TMR = 24.5 × MM (kg) +244.4; **Equação de Cunningham, *et al.* (1980): TMB/TMR = 500 + 22 (MLG); ***Equação de Owen, *et al.* (1986) para mulheres: TMB/TMR = 50.4 + 21.1 × (massa corporal kg) e Owen, *et al.* (1987) para homens: TMB/TMR = 290 + 22.3 × (MLG kg); ****Equação de Mifflin, *et al.* (1990) para homens: TMB = 9.99 × (massa corporal) + 6.25 × (estatura em cm) − 4.92 × (idade) + 166 × (1) − 161 e equação de Mifflin, *et al.* (1990) para mulheres: TMB = 9.99 × (massa corporal) + 6.25 × (estatura em cm) − 4.92 × (idade) + 166 × (0) − 161.
CI: Calorimetria indireta; DV: Deficiência Visual; TMB/TMR: Taxa Metabólica Basal/Taxa Metabólica em Repouso; GEex: Gasto de energia com o exercício; LM: Lesão Medular; MLG: Massa Livre de Gordura; MM: Massa magra; NE: Necessidade de energia; PC: Paralisia Cerebral; SNS: Sistema Nervoso Simpático.
Fonte: Desenvolvido pela autoria.

Não há informações sobre a TMB/TMR de indivíduos com DI, esclerose múltipla e espinha bífida. Estudos sugerem que indivíduos usuários de cadeira de rodas com outras condições que não LM, provavelmente têm TMB/TMR reduzida,[11] e é importante avaliar a deficiência/doença que levou ao comprometimento da ambulação. São limitados os estudos sobre TMB/TMR em atletas com baixa estatura; no entanto, Owen, *et al.*[16] identificaram a TMB/TMR de indivíduos acondroplásicos não atletas entre 962 e 1823 kcal/dia, por meio da calorimetria indireta.

A estimativa do gasto de energia com o exercício (GEex*) também é um desafio em atletas com deficiência[13] e pode ser obtida por meio de calorímetros, acelerômetros, diários de

---

* GEex refere-se a despesas com exercício planejado, atividade física espontânea e a termogênese de atividades não relacionadas ao exercício.

atividade física (posteriormente convertidos a unidades Metabólicas – METs) e, mais recentemente, com equipamentos que combinam acelerômetros, frequencímetro, pedômetros e mudanças na temperatura corporal. Embora esses equipamentos não tenham sido desenvolvidos para essa população, também podem auxiliar na estimativa do seu GEex.[13,15] Há escassos estudos com pessoas com deficiência,[13] e a maioria dos estudos foi realizada com amostras pequenas de indivíduos com LM[13] (Quadro 35.2). Outro ponto desafiador é que as características fisiológicas de algumas modalidades do programa paralímpico (p. ex., vôlei sentado) não tem descrição na literatura.[13] Entre os poucos estudos sobre GEex nessa população, Collins *et al.*[17] avaliaram o GEex de indivíduos com LM utilizando calorimetria indireta e sugeriram ajuste no valor de MET (de 3,5 mL/kg/min para 2,7 mL/kg/min). Conger & Bassett[18] desenvolveram um *compendium* com 63 atividades em cadeira de rodas com valores de GEex variando entre 0,8 e 12,5 kcal/kg/h. Joaquim *et al.*[19] avaliaram o GEex em atletas velocistas com DV, PC e DM utilizando acelerometria e observaram valores entre 130 e 477 kcal/hora de treino. Já Pegorin *et al.*[20] em estudo com atletas com DV velocistas, utilizando acelerometria e a observação direta do exercício, descreveram valores entre 190 e 340 kcal para as mulheres e entre 238 e 380 kcal, por sessões de duas horas de treino.

O estado atual da arte refere que a melhor maneira de garantir o adequado consumo de E em atletas é estimar a Energia Disponível* (ED), definida como a quantidade de E restante para todos os processos fisiológicos, após considerar o GEex e normalizado pela massa livre de gordura (MLG).[11] Consideram-se adequados valores de ED superiores a 45 kcal/kgMLG/dia; já valores entre 30 e 45 kcal/kgMLG/dia são indicados como reduzida ED. Valores abaixo de 30 kcal/kgMLG/dia são considerados como Baixa Energia Disponível (BED), indicando que a E é insuficiente para suportar as funções exigidas pelo corpo, o que pode levar a longo prazo a alterações fisiológicas.[21] No entanto, deve-se considerar que esses pontos de corte não foram desenvolvidos para atletas com deficiência. A BED tem sido descrita como o elemento central para o desenvolvimento da Tríade da Mulher Atleta (TMA), que envolve ainda a saúde óssea e menstrual e também da Deficiência de Energia Relativa no Esporte (RED-S), que implica em prejuízo a outros aspectos da saúde e desempenho e, diferentemente da TMA, também afeta homens.[11,21] A diversidade entre as deficiências dificulta a determinação da ED. Blauwet, *et al.*[11] descrevem que dados sobre a prevalência de BED, em atletas com deficiência são escassos. No entanto, pessoas com deficiências como DM e PC, que podem afetar a necessidade e/ou o consumo de E, ou que controlam a massa corporal, podem estar mais propensas a desenvolver BED. Ao considerar a heterogeneidade dos casos, é preciso uma avaliação individual cuidadosa.

Em estudo que avaliou a ED, por quatro dias, em 17 atletas velocistas com DV, PC e DM, Joaquim, *et al.*[19] identificaram BED em 82,3% dos participantes. Já Egger & Flueck,[22] ao avaliarem a ED em atletas com LM durante sete dias, observaram que homens apresentaram BED em 30% dos dias avaliados, enquanto entre as mulheres esse valor foi de 73%. Pritchett, *et al.*[23] encontraram discrepâncias na ED calculada e o risco de BED (e RED-S) avaliadas por questionários em atletas com deficiência; no entanto, os exames laboratoriais mostraram um elevado risco de RED-S.

---

* Para o cálculo da ED a proposta é: Energia consumida (kcal) – Energia gasta no exercício (kcal)/Massa livre de gordura (kg).

Recomendações nutricionais e planejamento dietético

As recomendações de nutrientes visando à otimização do desempenho esportivo são amplamente descritas na literatura e têm impacto no desempenho e na adaptação ao treino, e varia de acordo com as características individuais do atleta e a periodização do treinamento.[13] Na ausência de recomendações específicas para pessoas com deficiência que se exercitam, devem ser realizados ajustes nas recomendações existentes, a considerar aspectos específicos, pois quanto menor o comprometimento devido à deficiência, maior a possibilidade de sua aplicação.

Quanto aos CHO, sugere-se aplicar os valores recomendados, de forma a ajustá-los à periodização do treino,[13] no caso de atletas com DV, DI ou PC com baixo comprometimento muscular. No entanto, sugere-se adotar os valores inferiores das recomendações em indivíduos que têm atrofia significativa de massa magra, por exemplo, no caso de LM, espinha bífida ou bi-amputados de pernas,[12] que provavelmente apresentam estoques menores de glicogênio. Nesses casos, especial atenção deve ser dada ao consumo de CHO antes e durante as competições.[24] Quanto às proteínas (PTN), o consumo tem sido apontado como adequado ou elevado em relação às recomendações, em estudos com diferentes modalidades e deficiências;[4,6,8] mas a necessidade pode ser relativamente maior com a presença de úlceras de pressão. Já em atletas com insuficiência renal crônica, o consumo proteico deve ser avaliado criteriosamente, para se alcançar o equilíbrio entre a doença e as necessidades de treino.[25] Já as gorduras contribuem na complementação calórica após o cálculo individualizado de CHO e PTN (em g/kg), de forma a considerar a periodização. Deve-se manter o equilíbrio entre gorduras saturadas e insaturadas, e atenção ao consumo de fontes de ácidos graxos essenciais.[13]

Como também não existem recomendações específicas de micronutrientes para pessoas com deficiência que se exercitam, aplicam-se as recomendações para pessoas sem deficiência, mas é importante enfatizar a ingestão de vitaminas, minerais e fitoquímicos por meio do consumo de alimentos-fonte. Ferro, cálcio e vitamina D devem receber especial atenção[12,13] no caso de esportistas e atletas com deficiência.

Além disso, deve-se levar em conta as características da deficiência para o planejamento das refeições, assim como as atividades realizadas no dia e os horários de treino. Por exemplo, nos casos de LM, devido ao retardo no esvaziamento gástrico, pode ser necessário um maior fracionamento e pequenos volumes na alimentação, com a prescrição de alimentos com maior densidade energética que forneçam uma adequada quantidade de CHO para as necessidades do treinamento.[12]

Hidratação

A adequada hidratação é prioridade para o atleta, que deve iniciar o exercício eu-hidratado, para otimizar o desempenho, especialmente em ambientes quentes e úmidos.[26] No entanto, em algumas deficiências isso pode ser desafiador. Atletas com LM ou esclerose múltipla têm uma reduzida habilidade de termorregulação, devido à inadequada resposta autonômica (no caso da LM, abaixo do nível da lesão), o que levaà menor sudorese e, portanto, maior dificuldade para o controle da termorregulação. Já atletas amputados, principalmente com elevado percentual de amputação, têm maior risco relacionado ao calor, devido à menor superfície corporal.[26] São escassas informações em atletas com PC. Além disso, outros fatores, como a dificuldade de acesso ao banheiro, dificuldade de gerenciar o esquema de hidratação e a restrição hídrica (intencional ou não), podem levar a desidratação, espasmos, câimbras, redução do desempenho e um maior risco de infecções do trato urinário.[12,26]

Embora não haja um consenso sobre o método de referência para avaliação da hidratação, a combinação de vários indicadores, como indicadores urinários (p. ex., coloração da urina, a frequência urinária), sede e variação da massa corporal, são estratégias interessantes para o acompanhamento do estado de hidratação. No entanto, no caso de atletas DV e atletas que utilizam bolsas coletoras de urina, a coloração da urina não é indicada. Já a frequência urinária pode ser influenciada pelo uso de medicamentos.[12,26] O uso do refratômetro urinário também pode ser interessante na avaliação da hidratação, principalmente em viagens, treinos em altitude e competições em climas quentes.[26]

As recomendações hídricas antes e durante a competição devem basear-se nas taxas de suor esperadas para o atleta, uma vez que essas informações devem ser coletadas durante as sessões de treino, para o desenvolvimento de um plano de hidratação individualizado. Além disso, deve levar em conta o fácil acesso ao banheiro, a capacidade/tolerância gastrointestinal e todas as oportunidades para consumir líquidos adequadamente. Já após o exercício é fundamental reabastecer com líquidos e eletrólitos perdidos pela sudorese. Recomenda-se o consumo equivalente a 125% e 150% do peso perdido na sessão de exercício.[26]

Suplementação

Suplementos são amplamente utilizados no esporte para pessoas com deficiência, mesmo com a escassez de informações relativas aos riscos e benefícios nesta população.[27] Graham-Paulson, *et al.*,[28] em estudo sobre a prevalência do uso de suplementos por atletas com deficiência, observaram que 58% deles utilizaram algum tipo de suplemento, e os mais citados foram os suplementos proteicos, bebidas esportivas, multivitamínicos e suplementos de CHO. As principais razões para o uso incluem a melhora do desempenho, auxílio na recuperação, a melhoria do sistema imune, garantia de adequada E para o exercício e a prevenção de doenças.[28,29] No entanto, diferenças fisiológicas e metabólicas entre atletas sem deficiência e atletas com deficiência são negligenciadas, por exemplo, na LM, o uso de medicamentos pode estar associado à alterações no trânsito intestinal, o que pode influenciar negativamente na digestão, absorção e excreção de nutrientes.[27]

Recentemente, o Comitê Olímpico Internacional publicou um consenso sobre os riscos do uso de suplementos, e os diferentes fatores que podem levar a efeitos adversos, com destaque para a segurança (dopagem), a composição dos produtos e inadequada utilização (dosagem/protocolos). Além disso, o documento descreve que poucos suplementos têm reais evidências para melhorar o desempenho esportivo.[29] Essa constatação é corroborada por Shaw, *et al.*,[30] em revisão sistemática que indicou que as evidências sobre os benefícios, diferentes dosagens e protocolos de uso de suplementos para esportistas/atletas com deficiência são inconclusivas. A maioria dos estudos foi desenvolvida em atletas com LM, com escassas evidências para outras deficiências. Os autores[30] descrevem que a cafeína pode causar alterações metabólicas e fisiológicas na LM, especialmente na tetraplegia, o que resulta em uma liberação prejudicada de catecolaminas, que pode causar tremores. A creatina tem se mostrado benéfica em estudos com doenças neuromusculares e LM, mas pouco se estudou sobre o seu efeito ergogênico. O nitrato (óxido nítrico) pode ser interessante em atletas cadeirantes que utilizam os braços para impulsionar a cadeira, no entanto, em quantidades elevadas, pode causar efeitos adversos e toxicidade em um cérebro lesionado. Já a suplementação de vitamina D para o desempenho também é inconclusiva, embora possa ser benéfica para a saúde da pessoa com DM, por exemplo, amputados ou PC, devido ao risco de diminuição da massa óssea.[30]

Essas considerações apontam para a necessidade de uma avaliação muito cuidadosa e criteriosa para a utilização de suplementos para essa população.

Profissionais de diferentes áreas seguem desafiados a cuidar de pessoas com deficiência, desde a sua inserção no esporte adaptado até o alto rendimento esportivo, dado que ainda existem poucas informações disponíveis sobre essa população. Para o cuidado nutricional integral, o trabalho do nutricionista deve ser interdisciplinar, com o envolvimento de outros profissionais da saúde, técnicos e familiares. Deve considerar cada paciente individualmente, com ponderação sobre sua deficiência, limitações funcionais, presença de comorbidades, modalidade praticada, nível de envolvimento com o esporte e a melhor aplicabilidade das evidências científicas disponíveis à realidade do esportista/atleta. A educação alimentar e nutricional é uma ferramenta importante para proporcionar autonomia para a realização de escolhas alimentares mais adequadas para a manutenção e promoção da saúde, além do melhor desempenho esportivo.

Referências bibliográficas

1. International Paralympic Committee. *What is classification?* [internet]. Bonn: IPC; 2021 [citado em 05 maio 2021]. Disponível em: https://www.paralympic.org/classification.
2. Van de Vliet P. Sport for individuals with an impairment. In: Broad E. (Eds.). Sports nutrition for paralympic athletes. Boca Raton: CRC Press; 2019. p.7-20.
3. Ribeiro SML, Silva RC, de Castro IA, Tirapegui J. Assessment of nutritional status of active handicapped individuals. Nutr Res. 2005;25(3):239-49.
4. Gomes A, Ribeiro BG, Soares EA. Nutritional profile of the brazilian amputee soccer team during the precompetition period for the world championship. Nutrition. 2006;22(10):989-95.
5. Valter CA, Panziera C, Ribeiro JL, Sant'Anna MM, Fayh APT. Perfil antropométrico e consumo alimentar de indivíduos com deficiência praticantes de natação e futsal. Lecturas: Educación Física y Deportes [Internet]. 2010 [citado em 05 de agosto de 2021];15(150). Disponível em: https://www.efdeportes.com/efd150/consumo-alimentar-de-individuos-com-deficiencia.htm.
6. Sartori DO, Caris AV, Dátillo M, Winckler C, Juzwiak CR. Avaliação do perfil nutricional de atletas Paralímpicos do atletismo após intervenção. In: Anais do 2ª. Congresso Paradesportivo Internacional; 2012 Nov 7-10; Natal, Brasil. Brasília: Ministério da Saúde, 2012.
7. Sasaki CAL, da Costa THM. Micronutrient deficiency in the diets of para-athletes participating in a sports scholarship program. Nutrition. 2021;81:110992.
8. Joaquim DP, Juzwiak CR, Winckler C. Diet quality profile of track-and-field paralympic athletes. Int J Sport Nutr Exerc Metab. 2019;29(6):589-95.
9. Broad E. Intellectual impairments. In: Broad E. (Eds.). Sports nutrition for paralympic athletes. Boca Raton: CRC Press; 2019. p.209-18.
10. Juzwiak CR, Frutuoso MFP, Lourenço LD, Romano BF, Oliveira LCB, Lourenção F, Winckler C. Percepciones sobre el comer de atletas deficientes visuales de alto rendimiento. In: *Anales del IV Congreso Internacional Otras Maneras de Comer: Elecciones, Convicciones, Restriciones*; 2015 Jul 9-12; Barcelona. Espanha. [Paper 1400-1417].
11. Blauwet CA, Brook EM, Tenforde AS, Broad E, Hu CH, Abdu-Glass E, et al. Low energy availability, menstrual dysfunction, and low bone mineral density in individuals with a disability: implications for the para athlete population. Sport Med. 2017;47(9):1697-708.
12. Scaramella J, Kirihennedige N, Broad E. Key nutritional strategies to optimize performance in para athletes. Phys Med Rehabil Clin N Am. 2018;29(2):283-98.
13. Broad E, Burke L. Principles of sports nutrition. In: Broad E. (Eds.). Sports nutrition for paralympic athletes. Boca Raton: CRC Press; 2019. p.21-69.
14. Slater G, Goosey-Tolfrey V. Assessing body composition of athletes. In: Broad E. (Eds.). Sports nutrition for paralympic athletes. Boca Raton: CRC Press; 2019. p.245-64.
15. Broad E, Juzwiak CR. Sports nutrition in para athletes. Aspetar Sports Med J. 2019;7:170-75.
16. Owen OE, Smalley KJ, D'Alessio DA, Mozzoli MA, Knerr AN, Kendrick KN, Kavle EC, Donohoe M, Tappy L, Boden G. Resting metabolic rate and body composition of achondroplastic dwarfs. Medicine (Baltimore).1990;69(1):56-67.
17. Collins EG, Gater D, Kiratli J, Butler J, Hanson K, Langbein E. Energy cost of physical activities in persons with spinal cord injury. Med Sci Sports Exerc. 2010;42(4):691-700.

18. Conger SA, Bassett DR. A Compendium of energy costs of physical activities for individuals who use manual whe-elchairs. Adapt Phys Activ Q. 2011;28(4):310-25.

19. Joaquim D, Juzwiak C, Winckler C. Do paralympic track and field athletes have low energy availability?. Rev Bras Cineantropom Desempenho Hum. 2018;20(1):71-81.

20. Pegorin GR, Joaquim DP, Winckler C, Juzwiak CR. Energy expenditure with exercise in paralympic athletes with visual impairment: a case study. Lecturas: Educación Física y Deportes. 2020;25(267):95-107.

21. Mountjoy, M, Sundgot-Borgen J, Burke L, Ackerman KE, Blauwet C, Constantini, N, et al. International Olympic Committee (IOC) Consensus statement on relative energy deficiency in sport (RED-S): 2018 update. Int J Sport Nutr Exerc Metab. 2018;52(11):687-97.

22. Egger T, Flueck JL. Energy availability in male and female elite wheelchair athletes over seven consecutive training days. Nutrients. 2020;12(11):3262.

23. Pritchett K, DiFolco A, Glasgow S, Pritchett R, Williams K, Stellingwerff T, et al. Risk of low energy availability in national and international level paralympic athletes: an exploratory investigation. Nutrients. 2021;13(3):979.

24. Ismoglu AH, Kenger EB. Nutrition considerations for athletes with physical disabilities. Curr Sports Med Rep. 2019;18(7):270-4.

25. Goosey-Tolfrey V, Graham-Paulson T, Price M. Spinal cord injuries. In: Broad E. (Eds.). Sports nutrition for pa-ralympic athletes. Boca Raton: CRC Press; 2019. p.103-34.

26. Pritchett K, Broad E, Scaramella J, Baumann S. Hydration and cooling strategies for paralympic athletes: applied focus: challenges athletes may face at the upcoming tokyo paralympics. Curr Nutr Rep. 2020;9(3):137-46.

27. Perret C, Shaw G. Use of supplements in athletes with an impairment. In: Broad E. (Eds.). Sports nutrition for paralympic athletes. Boca Raton: CRC Press; 2019. p.265-86.

28. Graham-Paulson TS, Perret C, Smith B, Crosland J, Goosey-Tolfrey VL. Nutritional supplement habits of athletes with an impairment and their sources of information. Int J Sport Nutr Exerc Metab. 2015;25(4):387-95.

29. Maughan RJ, Burke LM, Dvorak J, Larson-Meyer DE, Peeling P, Phillips SM, et al. IOC consensus statement: dietary supplements and the high-performance athlete. Br J Sports Med. 2018;52(7):439-55.

30. Shaw KA, Zello GA, Bandy B, Ko J, Bertrand L, Chilibeck PD. Dietary supplementation for para-athletes: a syste-matic review. Nutrients. 2021;13(6):2016.

Sugestões de leituras complementares correspondentes aos Quadros 35.1 e 35.2

- Osterkamp LK. Current perspective on assessment of human body proportions of relevance to amputees. J Am Diet Assoc. 1995;95(2):215–8.

- Chumlea WC, Guo S, Roche AF, Steinbeugh ML. Prediction of body weight for the nonambulatory elderly from anthropometry. J Am Diet Assoc. 1988;88(5):564-568.

- Chumlea WC, Guo SS, Ugh MLS. Prediction of stature from knee height for black and white adults and children with application to mobility-impaired or handicapped persons. J Am Diet Assoc. 1994;94(12):1385-1391.

- Canda A. Stature estimation from body segment lengths in young adults - application to people with physical disa-bilities. J Physiol Anthropol. 2009;28(2):71–82.

- Chun S, Kim H-R, Shin H. Estimating the basal metabolic rate from fat free mass in individuals with motor com-plete spinal cord injury. Spinal Cord. 2017;55(9):1–4.

- Cunningham JJ. A reanalysis of the factors influencing basal metabolic rate in normal adults. Am J Clin Nutr. 1980;33(11):2372–4.

- Pelly F, Broad E, Stuart N, Holmes M. Resting energy expenditure in male athletes with a spinal cord injury. J Spinal Cord Med. 2018;41(2):208-15.

- Owen OE, Kavle E, Owen RS, Polansky M, Caprio S, Mozzoli MA, Kendrick ZV, Bushman MC, Boden GH. A reappraisal of caloric requirements in healthy women. Am J Clin Nutr.1986;44(1):1-19.

- Owen OE, Holup JL, D'Alessio DA, Craig ES, Polansky M, Smalley KJ, Kavle EC, Bushman MC, Owen LR, Mozzoli MA, Kendrick ZV, Boden GH. A reappraisal of the caloric requirements of men. Am J Clin Nutr. 1987;46(6):875-885.

- Juzwiak CR, Winckler C, Joaquim DP, Silva A, Mello MT. Comparison of measured and predictive values of basal metabolic rate in brazilian paralympic track and field athletes. Int J Sport Nutr Exerc Metab.2016;26(4):330-337.

- Howell A, Pruziner A, Andrews A. Use of predictive energy expenditure equations in individuals with lower limb loss at seated rest. J Acad Nutr Diet. 2015;115(9):1479-1485.

- Mifflin MD, St Jeor ST, Hill LA, Scott BJ, Daugherty SA, Koh YO. A new predictive equation for resting energy expenditure in healthy individuals. Am J Clin Nutr.1990;51(2):241-247.

- Broad E. Vision and hearing impairment. In: Broad E. (Eds.). Sports nutrition for paralympic athletes. Boca Raton: CRC Press; 2019. p.195-207.

Índice Remissivo